AF475046

TRAITÉ ÉLÉMENTAIRE

D'ANATOMIE

PARIS. — Typographie et Lithographie LACOUR, rue Soufflot, 18.

TRAITÉ ÉLÉMENTAIRE

D'ANATOMIE

AVEC

UN ATLAS DE 60 PLANCHES, CONTENANT 250 FIGURES COLORIÉES
ET DE NOMBREUX TABLEAUX SYNOPTIQUES.

PAR

L. ET P. BATISSIER ET E. SALMON, D. M. P.

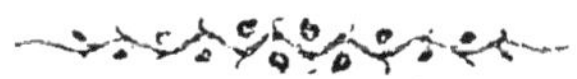

PARIS
J. VIAT, LIBRAIRE-ÉDITEUR
COUR DU COMMERCE, 12.

1857

PRÉFACE

Dans la composition de ce manuel, nous avons eu pour but d'offrir aux élèves et aux praticiens un guide clair, précis et fidèle. A l'exemple de Boyer, H. Cloquet, etc., nous n'avons décrit que les organes dont l'ensemble forme le corps de l'homme; aussi, notre ouvrage, composé principalement au point de vue de l'anatomie descriptive, ne donnera-t-il pas une large place aux considérations physiologiques, pathologiques et historiques.

Nous avons mis à contribution les œuvres de la plupart des anatomistes français et étrangers; les cours des savants professeurs de notre Faculté et les excellentes leçons de M. Dupré. Écartant toute personnalité, nous avons évité l'étalage des noms propres, et nous n'avons cité autant que possible un auteur que lorsqu'il s'agissait d'une découverte de quelque importance.

Beclard, Bichat, Blandin, Boyer, H. Cloquet, Gerdy, Lauth, Roux, etc., et MM. Cruveilhier, Longet, Sappey, etc., etc., ont apporté dans les descriptions anatomiques une exactitude qui touche à la perfection. Nous avons pour ces hommes éminents une profonde admiration; mais trop souvent ils oublient peut-être qu'ils s'adressent à des élèves et non à des maîtres. Aussi les travaux de ces anatomistes doivent-ils être le sujet de méditations profondes, pour agrandir dans le silence du cabinet le cercle des connaissances acquises sur le cadavre, d'après un livre élémentaire. En publiant ce manuel, nous avons essayé de combler une lacune qui existe encore aujourd'hui dans l'enseignement de la science, et nous aurions pu intituler notre traité : *Manuel de l'élève* à l'amphithéâtre.

Notre ordre de présenter les matières diffère de celui qui a été suivi jusqu'à ce jour. L'ordre ancien avec ses divisions : d'ostéologie, de myologie, etc., est surchargé de redites inutiles, et offre en outre des difficultés presque insurmontables à l'élève qui commence. La classification que nous proposons tend à éloigner le moins possible les organes que la nature a réunis dans une même portion de l'économie, et elle simplifie ainsi l'étude si laborieuse des rapports des organes entre eux.

Dans le chapitre 1er, nous avons exposé quelques notions d'anatomie générale, les élèves pourront y puiser des éléments suffisants pour se préparer à l'étude de l'histologie. Le 2e chapitre est consacré à la région dorsale ; le 3e à la région thoracique ; le 4e à celle du membre supérieur ; le 5e à la région cervicale ; le 6e à la région crânienne ; le 7e à la région faciale ; le 8e à la région abdominale ; le 9e aux organes génito-urinaires ; et le 10e au membre inférieur.

L'ostéologie, base de l'anatomie, a été décrite avec soin. L'étude du tégument externe, presque complétement bannie, nous ne savons pourquoi, de l'anatomie descriptive, a été exposée avec une exactitude rigoureuse.

Chaque chapitre renferme à la fois l'anatomie descriptive et celle des régions qu'il importe le plus à l'élève de connaître au point de vue médico-chirurgical. Sans trop nous éloigner de nos prédécesseurs, nous avons essayé de classer, d'une manière aussi philosophique que possible, certaines artères et certaines ramifications nerveuses. Enfin, de nombreux tableaux synoptiques permettent de revoir en quelques instants un chapitre entier ou un organe important.

Quelques-unes des planches sont anciennes et empruntées aux beaux atlas d'Albinus, de Loder, d'Arnold, de Vic-d'Azyr, etc. Les autres ont été exécutées d'après les pièces les plus remarquables du musée de notre Faculté, et d'après nos dissections. Toutes ont été dessinées, lithographiées, coloriées avec soin sous nos yeux, et nous devons remercier MM. G. Arnould et J. Roubert, et en particulier M. J. Bariau, de l'heureux concours qu'ils nous ont prêté pour l'exécution de nos planches.

Nous offrons avec confiance notre manuel aux jeunes gens studieux et même aux praticiens, parce que nous sommes convaincus que ce livre élémentaire pourra leur être d'une véritable utilité.

TABLE.

NOTIONS PRÉLIMINAIRES.

CHAPITRE PREMIER.

TISSUS ET SYSTÈMES.

CHAPITRE II.

RÉGION POSTÉRIEURE DU TRONC ET DU COU.

CHAPITRE III.

RÉGION THORACIQUE.

CHAPITRE IV.

MEMBRE THORACIQUE.

CHAPITRE V.

RÉGION CERVICALE.

CHAPITRE VI.

RÉGION CRANIENNE.

FIN DE LA TABLE.

ANATOMIE

HUMAINE.

NOTIONS PRÉLIMINAIRES.

DÉFINITION ET DIVISIONS DE L'ANATOMIE.

L'*anatomie* (ἀνὰ τέμνω, je coupe parmi) est la science qui a pour objet l'étude de la structure des êtres organisés.

Les êtres organisés se divisent en deux grandes classes : les animaux et les végétaux ; à cette division correspondent l'*anatomie animale* et l'*anatomie végétale*.

Pour arriver à connaître d'une manière plus complète l'homme matériel, on a étudié et comparé l'organisation dans tous les animaux : considérée sous ce point de vue, l'anatomie animale prend le nom de *zootomie*, d'*anatomie zoologique* ou *comparée*.

L'anatomie prend le nom de *spéciale* si elle n'embrasse que l'étude d'une seule espèce. Exemple : *anatomie* de l'*homme*, du *cheval*, etc.

L'*anatomie de texture* ou *anatomie générale* est cette partie de l'anatomie dans laquelle on étudie d'une manière abstraite les divers éléments qui entrent dans la composition des *organes* : de cette étude résulte la preuve que les organes si variés sont formés par la combinaison d'un petit nombre d'éléments.

L'*anatomie physiologique* ou *normale* a pour objet d'étude l'organisation à l'état de santé, par opposition à l'anatomie pathologique, dans laquelle on étudie l'organisation à l'état de maladie. Celle-ci se subdivise en *anatomie pathologique générale*, *appliquée*, et *topographique*.

Dans l'*anatomie chirurgicale*, *topographique*, on décompose le corps en diverses *régions* ; on étudie couche par couche les parties qui entrent dans la composition de chaque région, et les rapports des parties formées par chaque couche.

L'*anatomie du fœtus*, d'*évolution* suit le développement des différents organes, depuis leur apparition, jusqu'à ce qu'ils aient atteint leur complète conformation.

On appelle *anatomie descriptive*, cette partie de l'anatomie dans laquelle on étudie les organes d'après leurs qualités extérieures, sans pénétrer par l'analyse dans leur substance même. Elle a pour objet l'étude du nom, de la synonymie des organes, de leur situation, de leur direction, de leur figure, de leur poids, de leur couleur, de leur consistance et de leurs rapports.

Le tableau suivant donne l'idée du plan généralement adopté dans les ouvrages d'anatomie descriptive.

Appareil de la locomotion.	Des Os..................	Ostéologie.
	Des Articulations.........	Arthrologie ou Syndesmologie.
	Des Muscles.............	Myologie.
	Des Aponévroses	Aponévrologie ou Péridesmologie.
Appareil de la circulation.	Du Cœur................	Angéiologie.
	Des Artères..............	
	Des Veines...............	
	Des Vaisseaux lymphatiques.	
Appareil de la digestion.	Bouche.................	Splanchnologie.
	Pharynx.................	
	Estomac, etc............	
Appareil de la respiration.	Trachée-Artère...........	
	Poumons, etc	
Appareil de la phonation.	Larynx, etc..............	
Appareil urinaire.	Reins...................	
	Vessie..................	
	Uretères, etc............	
Appareil génital dans les deux sexes.	Testicules..............	
	Epididyme, etc.........	
	Utérus..................	
	Vagin, etc...............	
Appareil nerveux.	Moelle épinière..........	Névrologie.
	Cerveau.................	
	Cervelet.	
	Nerfs, etc..............	
Appareils des sensations.	Peau....................	Æstiologie.
	Œil	
	Oreille, etc............	

Désirant réunir d'une manière plus précise *l'ordre anatomique à l'ordre physiologique*, nous n'avons pas, dans le corps de l'ouvrage, suivi la marche indiquée par ce tableau.

Organes. — Appareil.

Nous avons défini *l'anatomie humaine*, l'étude de la *structure* de l'homme : or, chez l'homme, comme chez les autres êtres vivants, les phénomènes de la vie se manifestent par des parties qui exercent des *fonctions spéciales;* ces parties, dont la conformation varie avec les fonctions, portent le nom d'*organes*. L'ensemble des organes qui concourent à l'exercice d'une même fonction, constitue un *appareil*. Les organes d'un même appareil peuvent différer beaucoup entre eux, sous le rapport de la texture, de la situation, etc.

Moyens employés pour séparer les organes les uns des autres.

La *dissection*, c'est-à-dire la séparation par des instruments tranchants, scalpels, ciseaux, et par quelques autres instruments accessoires, pinces, sonde cannelée, aiguilles, etc., est considérée avec raison comme le moyen le plus avantageux pour parvenir à isoler les organes les uns des autres.

Les *injections* consistent à remplir les cavités avec des liquides qui souvent doivent se solidifier par le refroidissement. La composition des injections varie avec la nature de l'organe que l'on veut étudier. On donne ordinairement aux injections dont on remplit les vaisseaux, des colorations qui permettent de les distinguer jusqu'aux dernières ramifications capillaires.

La *macération* dans des acides affaiblis, dans de l'alcool étendu d'eau, favorise souvent la séparation des organes.

La *dessiccation*, l'*analyse chimique*, sont des moyens auxiliaires dont on ne doit pas négliger l'emploi.

Pour déterminer les éléments des *tissus* de l'économie, l'emploi du microscope est d'un fréquent usage. Si l'on compare entre eux les résultats obtenus par les micrographes, on est frappé des nombreuses contradictions fournies aux anatomistes par ce mode d'investigation. Le petit nombre de faits acquis aujourd'hui à la science d'une manière incontestable, la difficulté, pour les élèves, de vérifier les résultats et les hypothèses des micrographes, nous engagent à donner dans ce traité d'anatomie élémentaire peu de développement à l'examen microscopique des organes.

Situation générale des organes.

Avant d'entrer dans l'examen des *tissus* de l'économie, dont la connaissance doit précéder celle des organes, nous devons indiquer le mode employé par les anatomistes pour déterminer la *situation* des organes entre eux.

Après avoir supposé le corps de l'homme dans l'attitude verticale, les extrémités étant peu écartées du tronc, les membres supérieurs dans la *supination* (dans la *supination* le radius est parallèle au cubitus, et la paume de la main regarde alors en avant), on le circonscrit par un parallélipipède; le plan *supérieur* repose sur le sommet de la tête, l'*inférieur* passe au-dessous de la plante des pieds. Le plan *antérieur* passe en avant du front et des pieds, le plan *postérieur* passe derrière l'occiput et les talons; les plans *latéraux*, qui complètent sur les côtés le parallélipipède, portent le nom de *plans externes*, par opposition à un septième plan qu'on suppose diviser d'avant en arrière le corps sur la ligne médiane en deux moitiés semblables. Ce septième plan est le plan *médian* ou *interne*.

Ces plans admis, il est facile de déterminer les positions absolue et oblique des organes, en partant toujours d'un même plan.

CHAPITRE PREMIER.

ANATOMIE GÉNÉRALE.

TISSUS ET SYSTÈMES.

On entend par *tissu*, toute partie solide des êtres organisés qui se distingue par une structure caractéristique. Les travaux des micrographes modernes démontrent qu'il existe des tissus simples et des tissus composés, et que le plus grand nombre des tissus résultent des métamorphoses éprouvées par les cellules élémentaires, les tubes primitifs, les fibres primitives, et par une matière amorphe. Bichat sous le nom de *systèmes*, et M. Gerdy sous celui d'*administrations d'appareil*, ont décrit la réunion des tissus qui sont identiques par la structure et par les fonctions, quels que soient les organes dont ils font partie.

La classification de Bichat a pour base l'examen anatomique. Il admet vingt et un tissus qu'il distingue en *généraux* et en *secondaires*, les premiers pouvant concourir à la génération des seconds. Les tissus générateurs, selon lui, sont : 1° le cellulaire; 2° l'artériel ; 3° le veineux; 4° l'exhalant; 5° le système nerveux de la vie animale ; 6° le système nerveux de la vie organique. Bichat décrit dans l'ordre suivant quatorze systèmes secondaires : 1° l'osseux; 2° le médullaire ; 3° le cartilagineux ; 4° le fibreux ; 5° le fibro-cartilagineux ; 6° le musculaire de la vie animale ; 7° le musculaire de la vie organique ; 8° le muqueux ; 9° le séreux ; 10° le synovial ; 11° le glanduleux ; 12° le dermoïde; 13° l'épidermoïde ; 14° le pileux. Cette classification est défectueuse sous plusieurs rapports ; son auteur ne l'ignorait pas. Le tissu exhalant n'existe pas, les tissus artériel, veineux, etc., sont des tissus composés ; les tissus du cristallin, de la cornée, etc., ne sont pas compris dans cette classification.

A cette classification, qu'ils n'adoptèrent pas, les anatomistes et les physiologistes qui suivirent Bichat, proposèrent d'en substituer d'autres : toutes étant insuffisantes ou très compliquées, les unes déduites des caractères anatomiques ou chimiques, les autres, des caractères physiologiques ou pathologiques, ont partagé le sort de celle de Bichat.

M. Bérard a proposé, dans ces derniers temps, une classification nouvelle des tissus. Il les divise d'abord en *tissus simples* et en tissus composés. Les tissus simples forment cinq classes qui se subdivisent en genres plus ou moins nombreux. M. Bérard admet vingt et un systèmes organiques, savoir : les systèmes, 1° cellulaire, 2° adipeux, 3° fibreux, 4° fibreux élastique, 5° cartilagineux, 6° fibro- cartilagineux, 7° osseux, 8° artériel, 9° veineux, 10° capillaire, 11° érectile, 12° lymphatique, 13° séreux, 14° tégumentaire, 15° épithélial ou épidermique, 16° pigmentaire, 17° corné, 18° pileux, 19° glandulaire, 20° nerveux, 21° musculaire.

Cette classification nous paraît contestable et incomplète; nous ne l'adopterons pas. Sans rien préjuger sur la classification et le nombre des tissus, nous les exposerons en commençant par les systèmes les plus simples, et nous décrirons successivement 1° le *système cellulaire*, 2° le *système cartilagineux*, 3° le *système vasculaire*, 4° le *système nerveux*, 5° le *système musculaire*, 6° le *système osseux*, 7° le *système articulaire*, 8° le *système glanduleux*, 9° le *système tégumentaire*. A ces systèmes primitifs nous réunirons ceux qui ont été considérés par les anatomistes comme des systèmes secondaires.

I. — SYSTÈME CELLULAIRE.

Le tissu cellulaire (*tissu muqueux connectif*, *lamineux*, etc.) est une substance spongieuse, molle, humide, demi-transparente, très extensible et très rétractile. Sa décoction, à la suite d'une ébullition prolongée, se prend en une gelée qui porte le nom de *gélatine*. La macération l'altère moins rapidement que les autres tissus. Il est formé par des lames, des lamelles, des fibres très déliées et par une matière amorphe; l'entrecroisement des fibres, des lames et des lamelles circonscrit des *aréoles* qui portent le nom de *cellules*. (Les *aréoles* ou *lacunes* n'existeraient pas, d'après un petit nombre d'anatomistes, qui alors considèrent le tissu cellulaire comme une masse amorphe).

Les parois des cellules sont incomplètes : toutes communiquent entre elles, ce qui explique la facilité avec laquelle les gaz et les liquides cheminent dans ce tissu.

Le tissu cellulaire remplit les espaces qui existent entre les organes; à la fois moyen d'union et de séparation entre les divers organes, il sert en outre à réunir et séparer les fibres des autres tissus en pénétrant dans tous les interstices qui existent entre elles.

Le tissu cellulaire plus ou moins modifié est si universellement répandu dans le corps de l'homme, que des anatomistes ont pu croire que tous les tissus de l'économie n'étaient formés que par du tissu cellulaire modifié. Dépourvu de graisse sous la peau des bourses, du prépuce, des paupières, le tissu cellulaire n'a pas pourtant la même densité; sur la ligne médiane du corps ses fibres sont serrées, excepté cependant à la partie médiane et antérieure du cou, où elles sont écartées les unes des autres. Dans le tissu cellulaire qui remplit les interstices des organes, rampent et se ramifient des *nerfs* et des *vaisseaux*.

La trame du tissu cellulaire dans laquelle se terminent quelques filets nerveux semble être plus vasculaire que celle des autres tissus; cependant les recherches des anatomistes modernes tendent à prouver que les *vaisseaux lymphatiques* sont loin de constituer la trame de ce tissu et de ses dépendances, car il est difficile de démontrer l'origine de vaisseaux lymphatiques dans cette trame elle-même.

A l'*état physiologique,* les cellules contiennent un liquide aqueux très peu abondant, connu sous le nom de *sérosité :* cette sérosité diffère peu du *serum* du sang; l'exhalation de la sérosité se fait à travers les vaisseaux du tissu cellulaire, et la résorption de ce liquide a lieu continuellement par ces mêmes vaisseaux.

Le tissu cellulaire est *contractile* dans quelques parties du corps, comme au mamelon, aux lèvres, etc. L'aspect du tissu cellulaire contractile diffère de celui du tissu cellulaire non contractile.

Nous allons étudier successivement les principales modifications du tissu cellulaire, modifications qui varient avec les fonctions qu'il doit remplir, constituent les tissus connus sous les noms de *tissus adipeux, dartoïde, séreux, fibreux,* etc.

1° Tissu adipeux (tissu cellulaire graisseux).

Le tissu cellulaire graisseux se présente sous la forme de masses ovoïdes, plus ou moins volumineuses, peu consistantes et jaunâtres.

Ces masses adipeuses se creusent des loges dans le tissu cellulaire; toutes sont constituées par la réunion de nombreuses vésicules microscopiques. Les vésicules adipeuses sont sphériques, elles ne paraissent pas communiquer entre elles. L'enveloppe des cellules est très mince, transparente, et laisse apercevoir une huile jaunâtre qui se solidifie par le refroidissement. Cette huile est une combinaison de glycérine avec les acides margarique et stéarique. Dans le tissu cellulaire très fin, qui isole les unes des autres les cellules adipeuses, est un réseau de vaisseaux capillaires sanguins très déliés qui semblent arriver jusqu'à l'enveloppe des cellules, pour laisser *exhaler la graisse*, à l'état liquide. La graisse est continuellement reprise par l'*absorption*. L'amaigrissement rapide qu'éprouvent certains malades est une preuve de l'activité que peut acquérir cette dernière fonction.

2° Tissu dartoïde.

Ce tissu cellulaire forme une transition entre le système musculaire et le tissu cellulaire ordinaire : il est rougeâtre, filamenteux, aréolaire. Il est *contractile* sous l'influence de certaines causes excitantes. Il constitue le *dartos*, qui est une des tuniques du testicule, la membrane contractile des artères, des veines, etc.

3° Séreuses splanchniques.

Les séreuses splanchniques sont des membranes minces, blanchâtres, transparentes et assez résistantes. Elles sont très extensibles, comme le prouve le développement que peuvent acquérir les hydropisies; elles sont aussi très rétractiles, car elles reviennent à leur état physiologique lorsque l'épanchement sereux a disparu.

Toute séreuse est *un sac sans ouverture*; une seule exception existe, c'est la communication de la trompe utérine avec la cavité péritonéale. On doit considérer dans toute séreuse deux surfaces, l'une *superficielle*, l'autre *profonde*. La surface superficielle est formée par deux feuillets continus l'un à l'autre. Le *feuillet pariétal* est en rapport avec les parois des cavités splanchniques; le feuillet *viscéral* est appliqué sur un ou sur plusieurs organes, en s'adossant à lui-même, il constitue les prolongements séreux connus sous les noms d'épiploons, de mésentère, etc. La *surface profonde*, lisse et polie, limite la cavité de la séreuse, elle est contiguë à elle-même dans toute son étendue.

Les *fibres celluleuses* qui constituent les parois des séreuses sont d'autant plus serrées qu'elles sont plus profondes : les plus superficielles, confondues avec le tissu cellulaire, sont connues sous le nom de tissu *cellulaire sous-séreux*. Des vaisseaux capillaires sanguins très abondants rampent et se ramifient dans le tissu cellulaire et dans l'épaisseur des membranes séreuses, mais ils n'arrivent pas jusqu'à l'*épithélium* dont est revêtue la face profonde de ces membranes. Des recherches récentes, semblent prouver que les vaisseaux lymphatiques des séreuses n'existent pas, et que les vaisseaux lymphatiques, si nombreux dans le tissu cellulaire sous-séreux, ont leur origine dans les parties voisines. Les séreuses reçoivent quelques filets nerveux.

La cavité des séreuses, a l'état normal, renferme une petite quantité de *sérosité*, elle isole l'un de l'autre les feuillets contigus de la séreuse et facilite ainsi le glissement des organes les uns sur les autres. Les accumulations pathologiques de sérosité portent le nom d'*hydropisie*.

4° Séreuses articulaires ou synoviales.

Les *synoviales* sont des membranes dont la texture a la plus grande analogie avec celle des séreuses. Elles sécrètent un liquide filant, visqueux, d'une saveur salée, destiné à lubréfier les surfaces articulaires et à faciliter ainsi leur mouvement. Ce liquide, que l'on appelle *synovie*, est contenu dans la cavité de la synoviale ; sans cesse il est sécrété et absorbé par les vaisseaux sanguins qui existent dans ces membranes.

Toutes les *articulations contiguës* des os sont pourvues d'une synoviale; quelques synoviales appartiennent aux articulations de certains cartilages, telles sont celles que l'on rencontre entre les cartilages du larynx, etc. La face *superficielle* des membranes synoviales adhère fortement aux *ligaments articulaires*, et si ces ligaments sont fasciculés, elle se confond avec le tissu cellulaire graisseux qui existe entre eux ; cette surface est déprimée dans quelques points de son étendue par des pelotons de tissu adipeux qui pénètrent même dans l'épaisseur de la membrane. Certains anatomistes ont considéré ces pelotons graisseux comme des glandes, et ont décrit les *franges* ou replis de la synoviale en dedans d'elle-même, comme les conduits de ces prétendues glandes. D'après les recherches de M. Gosselin, il existerait dans toutes les grandes articulations des *cryptes* synoviaux. Ces petits follicules en forme de culs-de-sac seraient constitués par des replis de la synoviale.

Il est impossible de constater, même avec l'aide du microscope, la présence de la synoviale sur les *cartilages d'encroûtement ;* elle semble s'arrêter à une petite distance du pourtour du cartilage et se continuer en formant la couche de tissu cellulaire condensé qui sépare l'os du cartilage articulaire : le cartilage serait ainsi l'épithélium de la membrane synoviale, sac sans ouverture ; mais cet épithélium serait condensé et profondément modifié. Les faits fournis par l'anatomie pathologique sont loin de contredire cette hypothèse de certains anatomistes.

5° Bourses tendineuses. — Gaînes synoviales.

Les gaînes synoviales sont des séreuses rudimentaires situées en dehors des articulations, dans les points où l'on observe des frottements fréquents entre les os et les tendons. Ces synoviales, que l'on compare à des ballons aplatis, dont une des faces revêt le périoste et dont l'autre s'enroule autour des tendons, sont destinées à faciliter le glissement des tendons sur le périoste. La cavité de ces séreuses n'est pas revêtue d'un épithélium ; souvent elle est divisée en plusieurs loges par du tissu cellulaire condensé ; toutes les loges communiquent entre elles, comme on peut le démontrer par l'insufflation de ces membranes. La synovie des gaînes tendineuses diffère très peu de la sérosité ; elle est sécrétée et absorbée sans cesse par les vaisseaux sanguins du tissu cellulaire condensé qui forme les parois des gaînes tendineuses.

6° Bourses synoviales. — Bourses séreuses.

Les bourses synoviales sont des séreuses rudimentaires ; elles se développent au-dessous de la peau et assez souvent entre les tendons sous la forme d'un ballon aplati, dont une des faces correspond à une éminence osseuse, et dont l'autre répond à la peau ou à un tendon, dont elles doivent faciliter les mouvements. Il n'est pas rare de les voir se développer accidentellement par suite de frottements fréquents entre la peau et les saillies osseuses. Les bourses synoviales situées entre la peau du genou et la rotule, et entre l'olécrane et la peau du coude, sont les plus constantes de toutes ; la texture des bourses séreuses, la synovie qu'elles sécrètent, doivent les faire considérer comme des membranes synoviales rudimentaires.

7° Tissu fibreux ou *albuginé.*

Le tissu fibreux est blanc, nacré, très tenace et très peu élastique, d'une extensibilité presque nulle ; on doit le considérer comme du tissu cellulaire condensé, car on voit dans certaines parties du corps le premier se confondre par dégradation avec le second. Les filaments très déliés qui constituent ce tissu sont parallèles ou entrecroisés, réunis et séparés par du tissu cellulaire. Les vaisseaux capillaires sanguins qui appartiennent à la trame de ce tissu sont très grêles ; les ramifications nerveuses qu'il reçoit sont si fines, que leur démonstration n'a eu lieu que dans ces derniers temps; quelques vaisseaux lymphatiques semblent avoir leur origine dans la trame du tissu albuginé.

Le tissu fibreux présente des modifications importantes en rapport avec les différents usages qu'il doit remplir. Nous allons les passer successivement en revue.

1° *Ligaments articulaires.* — Les ligaments articulaires sont *membraniformes* ou *fasciculés.*

Les *capsules articulaires* sont des ligaments membraniformes en forme de manchon dont les deux circonférences embrassent très solidement les surfaces articulaires.

Les *ligaments fasciculés* sont, les uns *intra-articulaires*, les autres *extra-articulaires.* La forme la plus générale des ligaments périphériques ou extra-articulaires, est celle de cordons, de bandelettes. Plus ou moins épais, très tenaces, ces ligaments, formés de fibres parallèles, sont étendus d'une surface articulaire à l'autre : ils réunissent solidement les os entre eux, permettent certains mouvements et en empêchent d'autres ; ils sont disposés d'une manière plus ou moins régulière autour des *articulations mobiles.* Les *symphyses* sont maintenues solidement par des ligaments *inter-osseux* ou intra-articulaires à fibres nombreuses, entrecroisées obliquement en sautoir et étendues d'une surface articulaire à l'autre.

2° *Aponévroses d'enveloppe ou fascias.*—Les aponévroses d'enveloppe sont des membranes d'un blanc nacré, destinées à maintenir les muscles dans une position déterminée par l'organisation. Toutes sont confondues à leur origine et à leur terminaison avec le périoste ou les tendons. Les fibres des fascias sont entrecroisées dans toutes les directions; mais la plupart sont perpendiculaires à l'axe des muscles sous-jacents. Les aponévroses sont dures, résistantes, et très développées chez les individus maigres et vigoureux ; cellulo-fibreuses, chez les individus obèses et affaiblis. En général, on peut dire que la résistance des fascias augmente avec la longueur des muscles, aussi les fascias des membres offrent-ils beaucoup de force.

La face *superficielle* des aponévroses répond aux vaisseaux et aux nerfs cutanés contenus dans l'épaisseur des deux lames du *fascia superficialis*. Le *fascia superficialis*, plus ou moins facile à démontrer, selon la région que l'on examine, est une lamelle-cellulo-fibreuse, mince, qui constitue la partie la plus profonde du *derme*.

La *face profonde* est réunie aux organes qu'elle enveloppe par du tissu cellulaire peu adipeux, lamelleux et lâche. De la face profonde des fascias qui sont communs à plusieurs organes, se détachent des lames fibreuses qui isolent les couches musculaires les unes des autres, et ces gaînes secondaires pénètrent par des expansions entre les muscles qui constituent chaque couche; de sorte que tout muscle de la vie de relation a une gaîne particulière, de même que toute aponévrose d'enveloppe a un muscle tenseur.

Les fascias sont percés d'ouvertures pour le passage des vaisseaux et des nerfs. Dans certains points de l'économie, ces ouvertures très obliques, constituent de véritables canaux. A l'élément fibreux se joint l'élément fibreux contractile dans un certain nombre d'aponévroses; telles sont l'aponévrose fascia-lata, le ligament suspenseur de la verge, etc.

3° *Gaînes tendineuses ou gaînes fibreuses.* — On doit considérer les gaînes tendineuses comme des dépendances des aponévroses avec lesquelles elles sont continues. Ces gaînes sont ou *générales,* tels sont les ligaments *annulaires du carpe* et du *tarse*, qui se décomposent en gaînes secondaires par leur face profonde, ou *particulières* à un tendon. Elles complètent les canaux ostéo-fibreux destinés à empêcher la luxation des tendons. Les fibres de ces gaînes sont transversales; elles se fixent par leurs extrémités aux bords correspondants des coulisses. Le fond de la coulisse est formé par le périoste, qui souvent devient fibro-cartilagineux à ce niveau. Enfin, une bourse synoviale tapisse chaque coulisse pour faciliter le glissement des tendons.

4° *Périoste.*—On peut se figurer le périoste comme un étui fibreux qui enveloppe le squelette articulé. Cette membrane fibreuse se continue avec les tendons, les aponévroses et les ligaments; elle ne recouvre pas les surfaces articulaires, mais elle passe d'un os à l'autre en s'identifiant avec les ligaments articulaires. Les fibres du périoste sont blanches, nacrées, résistantes; presque toutes sont parallèles à l'axe de l'os qu'elles recouvrent; quelques-unes sont cependant obliques et transversales à cet axe. La face superficielle du périoste est séparée des parties molles par du tissu cellulaire lâche et filamenteux : la face profonde est unie aux os au moyen d'un grand nombre de vaisseaux, qui, après s'être divisés à l'infini dans l'épaisseur du périoste, arrivent aux *canalicules osseux*. Le périoste est plus adhérent chez le vieillard que chez l'enfant. Les points du périoste qui correspondent aux insertions des tendons et des ligaments, sont réunis très solidement aux os. Le *péricrâne*, périoste des os du crâne, en passant d'un os à l'autre, adhère aux os plus solidement au niveau des *sutures* que dans les autres points de son étendue. Dans les parties où le périoste est soumis à des frottements répétés, il s'encroûte de la *matière fondamentale* des cartilages, et il devient ainsi fibro-cartilagineux.

5° *Périchondre.* — Le périchondre présente une grande analogie avec le périoste avec lequel il est continu; il enveloppe les *cartilages périchondriques*. Il se distingue du périoste par une vascularité un peu moins grande, et il adhère moins aux cartilages sous-jacents par des prolongements vasculaires que le périoste n'adhère aux os.

6° *Tendons et aponévroses d'insertion.* — L'étude des tendons et des aponévroses d'insertion, qui sont des dépendances du tissu fibreux, ne doit pas être séparée de celle du tissu musculaire.

7° *Membranes d'enveloppe et de protection de certains organes.* — Le tissu fibreux constitue des enveloppes à certains organes. Ces enveloppes présentent des particularités importantes, particularités qui varient avec les organes qu'elles protègent, elles ne peuvent être l'objet d'une description générale. Les plus importantes à signaler sont : la *dure-mère*, le *névrilème*, le *péricarde*, les membranes *albuginée* et du *tympan*, le *centre phrénique* du diaphragme, les *enveloppes fibreuses* du foie, du rein, de la rate, de l'ovaire, de la prostate, des corps caverneux, le tissu des *valvules* du cœur, les *ligaments* ronds de l'utérus, les *ligaments* de l'ovaire, de la vessie, etc.

8° *Tissu fibreux jaune élastique.*—Ce tissu, comme l'indique son nom, est d'une couleur jaunâtre; il est remarquable par sa grande élasticité. A l'œil nu, il paraît formé de fibres parallèles, mais les fibres sont en réalité entre-croisées en natte. Malgré sa résistance, le tissu fibreux jaune est plus fragile que le tissu fibreux blanc, il se laisse, en effet, assez facilement diviser transversalement. On le rencontre partout où une puissance devait lutter contre une résistance continuellement mise en jeu. Ce tissu constitue la tunique moyenne des artères, la tunique fibreuse des veines, etc. Les *ligaments jaunes* qui unissent les lames des vertèbres, concourent puissamment par l'action permanente de leur élasticité à la station verticale, en maintenant les vertèbres dans l'extension, tout en permettant par leur flexibilité les mouvements de flexion. On a constaté la présence du tissu jaune élastique dans la plupart des faisceaux fibreux des organes de la respiration.

II. — SYSTÈME CARTILAGINEUX.

On donne le nom de *cartilages* à des parties blanches, solides, dures, très flexibles et très élastiques. Tous les cartilages, par une ébullition prolongée, se réduisent en une substance qui se prend en gelée par le refroidissement; cette substance porte le nom de *chondrine*, elle diffère très peu de la gélatine. La variété des usages et de la texture des cartilages rend difficile l'étude du système cartilagineux qui présente une grande importance, car il est un des tissus les plus répandus de l'économie. Suivant que la substance fondamentale des cartilages est *homogène* ou unie à du *tissu fibreux,* on les distingue en *cartilages vrais* ou *homogènes* et en *fibro-cartilages.*

1° Cartilages vrais ou cartilages homogènes.

Les cartilages homogènes se divisent en deux classes : 1° les *périchondriques;* 2° les *cartilages articulaires.*

1° *Cartilages périchondriques.*—Le périoste forme une enveloppe aux cartilages de cette classe, qui présentent une grande analogie avec les cartilages d'*ossification* ou *temporaires*. La vascularité des cartilages périchondriques ne devient apparente que lorsque des germes osseux se développent dans leur épaisseur. Un premier groupe de cartilages périchondriques renferme ceux qui peuvent s'ossifier dans un âge avancé : ce sont les cartilages costaux, remarquables par l'élasticité et la flexibilité de leur tissu, les cartilages du larynx, de la trachée, de la cloison des fosses nasales, la poulie du grand oblique de l'œil. On observe très souvent l'ossification du cartilage de la deuxième côte, plus rarement celle des autres cartilages de ce groupe. Le second groupe des cartilages périchondriques renferme les cartilages de l'aile du nez, les cartilages tarses des paupières, les cartilages du pavillon de l'oreille, l'épiglotte. Ces cartilages ne sont jamais envahis par des germes osseux ; dans la vieillesse ils deviennent durs, jaunâtres et cassants.

2° *Cartilages d'encroûtement ou articulaires.* — Les cartilages d'encroûtement revêtent, en manière de vernis, les surfaces osseuses des articulations mobiles. Tous sont d'un blanc bleuâtre, compressibles, élastiques : ils sont destinés à modérer les chocs et les frottements, par le poli de leur surface libre, sans cesse lubréfiée par la synovie, à faciliter les mouvements. Lorsqu'ils disparaissent, les os se déforment. La surface adhérente des cartilages articulaires est unie très intimement avec la surface osseuse par du tissu cellulaire condensé, qui semble être la continuation de la synoviale. Par l'ébullition ou une macération prolongée, le cartilage se sépare de la surface osseuse.

L'épaisseur des cartilages d'encroûtement ne dépasse jamais 3 ou 4 millimètres : ceux qui revêtent les surfaces convexes sont plus épais au centre qu'à la circonférence ; ceux des surfaces concaves sont moins épais au centre que dans le reste de leur étendue. Examinés à l'œil nu, les cartilages d'encroûtement semblent formés de fibres perpendiculaires à la surface osseuse. On reconnaît à l'aide du microscope que ces cartilages sont formés d'une *substance fondamentale,* homogène, hyaline, et de *cavités.* Les cavités, surtout les plus profondes, sont dirigées perpendiculairement à l'axe de la surface osseuse, d'où l'aspect fibreux des cartilages lorsqu'on les examine à l'œil nu.

On admet que ces cartilages se nourrissent par imbibition aux dépens des organes voisins. L'examen des injections les plus fines à l'aide du microscope, démontre que les vaisseaux ne pénètrent jamais la substance fondamentale, et que nul filet nerveux ne se termine dans ces cartilages.

On doit considérer le tissu cartilagineux, qui ne possède ni vaisseaux ni nerfs, comme un produit de sécrétion analogue à l'épiderme, aux ongles, etc. Les cartilages divisés ne se cicatrisent point, ils s'usent par les frottements si la synovie ne les lubréfie plus. Ils se comportent donc comme les autres couches inorganiques de l'économie.

2° Tissu fibreux-cartilagineux.

Partout où le tissu fibreux est exposé à des frottements habituels, il s'encroûte de la substance fondamentale qui constitue les cartilages, et il devient ainsi fibro-cartilagineux. C'est ainsi que se comporte le tissu fibreux des coulisses tendineuses. Le tissu fibro-cartilagineux, très tenace, élastique et flexible, reçoit, de même que le tissu fibreux, des nerfs et des vaisseaux qui pénètrent le cartilage par sa partie adhérente.

Les fibro-cartilages sont *temporaires* ou *permanents*. Les fibro-cartilages temporaires, d'abord fibreux, ensuite fibro-cartilagineux, deviennent en général osseux à un âge déterminé. C'est ainsi que se développent la *rotule* et les autres os *sésamoïdes*. On doit rapprocher de ce groupe les cartilages d'ossification temporaires.

Les fibro-cartilages permanents présentent de nombreuses variétés sous le rapport de la consistance, de la forme, etc. Il en est d'adhérents par leurs faces, tels sont les *disques intervertébraux*, qui sont fibreux à la circonférence, mous au centre ; cette mollesse semble due à la matière fondamentale qui constitue une sorte de pulpe blanchâtre.

D'autres cartilages sont libres par leurs faces et adhérents par leurs extrémités ; tels sont les cartilages articulaires des articulations temporo-maxillaire, sterno-claviculaire, tibio-fémorale ; tels sont encore les fibro-cartilages qui agrandissent les cavités qui logent des têtes. Ces derniers fibro-cartilages portent le nom de *bourrelets* ou de *ligaments articulaires*. L'élasticité de ce tissu modère l'intensité des chocs transmis aux articulations, chocs auxquels le tissu osseux n'aurait pu résister.

III. — SYSTÈME VASCULAIRE.

Le système vasculaire se compose de l'ensemble de trois ordres de vaisseaux ou de canaux dans lesquels circulent le *sang* et la *lymphe*. et qui répondent à trois systèmes secondaires dont l'ensemble constitue l'appareil circulatoire. Le système vasculaire sanguin se subdivise en *système artériel* et en *système veineux* : le *système lymphatique* est l'ensemble des organes qui concourent à la formation et à la circulation de la lymphe, savoir : les vaisseaux et les ganglions lymphatiques.

TISSU ARTÉRIEL.

On donne le nom d'*artères* à des canaux à ramifications divergentes, c'est-à-dire qui se divisent en branches, en rameaux et en ramuscules de plus en plus nombreux et plus déliés à mesure qu'ils s'éloignent du centre circulatoire. Il existe deux *arbres artériels :* l'un, l'*artère pulmonaire,* a son tronc au ventricule droit du cœur, et ses branches aux poumons; il est destiné à porter le *sang noir*, du cœur aux poumons; l'autre tronc est l'*artère aorte,* qui, née du ventricule gauche, sert à porter le *sang rouge* dans toutes les parties du corps. Les artères sont des canaux cylindriques et en général rectilignes; mais souvent dans la vieillesse elles présentent des dilatations et des flexuosités dues à une diminution de l'élasticité des parois artérielles qui se sont encroûtées de phosphate calcaire. Quelques artères sont flexueuses à l'état physiologique; telles sont les carotides internes, les vertébrales, etc. L'étude du système artériel comprend les modes d'origine, la situation, les rapports, les anastomoses, les modes de terminaison et la texture des artères.

Modes d'origine.— Des artères aorte et pulmonaire, que nous avons vu naître des ventricules du cœur, naissent les autres artères par des bifurcations successives. Ces bifurcations ou *artères principales,* peuvent être considérées comme des *branches,* par les extrémités les plus voisines du cœur, et comme des *troncs* par les extrémités les plus éloignées de cet organe. La division des gros troncs se rencontre surtout au niveau des grandes articulations : les troncs principaux qui résultent des bifurcations, qui se font à angle aigu, conservent en général la direction du vaisseau qui leur a donné naissance. Au point où l'artère se bifurque, à l'intérieur du vaisseau, est une saillie dont la concavité tranchante regarde du côté du cœur, et destinée à diviser le courant sanguin en deux courants secondaires. Cette saillie est connue sous le nom d'*éperon.*

On nomme artères *collatérales,* les branches artérielles qui naissent à angle obtus sur les côtés des artères principales. D'un volume ordinairement moins considérable que les *branches terminales,* les artères collatérales conservent, pour la plupart, la direction du tronc principal qui leur a donné naissance : quelques-unes affectent une direction opposée à celle du tronc générateur, elles portent le nom d'artères *récurrentes;* telles sont les récurrentes cubitales et radiales.

L'origine des artères collatérales est encore plus variable que celle des troncs principaux. Les *anomalies* ou variétés de point de départ de ces dernières artères sont très importantes à connaître, car le chirurgien qui les ignore est exposé à de graves hémorrhagies, dans le cours de certaines opérations.

Situation et rapports. — Les artères ont une si grande tendance à suivre profondément l'axe du tronc et des membres, dans le sens de la flexion, qu'on les voit aussi, au niveau des articulations, se dévier pour regagner cette direction. De cette tendance des artères à être situées profondément, il résulte que, excepté à la face, à la main et au pied, on ne rencontre pas sous la peau de troncs artériels importants. Des artères volumineuses sont en rapport avec les os sur lesquels on peut les comprimer; telle est la fémorale sur la branche horizontale du pubis. Toute artère importante a un muscle *satellite,* c'est-à-dire un muscle qui a une direction parallèle à la sienne; ce muscle peut donc guider l'opérateur dans la recherche du vaisseau. Le plus souvent, les artères sont situées dans le tissu cellulaire qui remplit les interstices des muscles. Plusieurs de ces vaisseaux traversent, non pas le tissu musculaire, qui aurait pu les comprimer par ses contractions, mais des *arcades* fibreuses constituées par les aponévroses d'insertion, arcades que les fibres musculaires tendent toujours à dilater.

Des gaînes celluleuses, dont les fibres sont plus ou moins serrées, enveloppent les artères. A l'intérieur de ces gaînes, on rencontre le plus souvent un tronc artériel, une ou deux veines et un nerf. Les *vasa vasorum* (artérioles et veinules) et quelques vaisseaux lymphatiques appartiennent à ces gaînes. La plupart des artères sont accompagnées par des *veines satellites*, et alors le vaisseau artériel est situé entre les deux veines. Ces deux ordres de vaisseaux sont d'autant plus rapprochés l'un de l'autre, qu'ils sont d'un calibre moins considérable; mais cette disposition n'appartient pas aux gros troncs artériels auxquels correspond constamment une seule veine. Quelques artères marchent solitairement, telles sont les artères du cerveau qui occupent la face inférieure, et les *sinus veineux*, la face supérieure de cet organe, etc.

Au tronc et aux membres, les nerfs qui naissent du système cérébro-spinal, marchent parallèlement aux artères, mais ils abandonnent ces vaisseaux lorsque ces derniers se devient ou se divisent, de sorte qu'une artère peut avoir successivement plusieurs nerfs satellites. Dans les cavités thoracique et abdominale, les ramifications très déliées, très multipliées du grand sympathique et du pneumogastrique, s'anastomosent autour des artères, et constituent ainsi des *plexus,* dont les dernières ramifications pénètrent dans le tissu des organes avec les vaisseaux artériels qui leur servent de point d'appui.

Anastomoses. — L'abouchement des vaisseaux entre eux a reçu le nom d'*anastomose.* Les anastomoses artérielles sont destinées à régulariser la diffusion du sang et à multiplier les courants artériels ; aussi, une artère volumineuse étant oblitérée, peut-elle être suppléée par plusieurs autres artères qui se rendent au même organe. Dans ce cas, les vaisseaux non oblitérés acquièrent un plus grand volume. Les anastomoses artérielles présentent quatre variétés : 1° des anastomoses en *arcades,* alors deux artères, après avoir décrit une sorte de courbe, s'abouchent ensuite entre elles : telles sont les arcades palmaires superficielles et profondes, etc.; 2° des anastomoses par *communication transversale,* deux artères, dans ce cas, sont réunies par des collatérales perpendiculaires à leur direction, telles sont les artères transverses du carpe, du métacarpe, les *communicantes* des artères cérébrales, etc. ; 3° des anastomoses par *convergence,* alors les branches *terminales* de deux artères se réunissent entre elles : telle est l'anastomose des artères vertébrales, dont les branches terminales constituent dans le crâne un seul tronc, le *tronc basilaire ;* 4° des *anastomoses mixtes* qui résultent de la combinaison des trois autres variétés ; tel est l'hexagone artériel de la face inférieure du cerveau.

Terminaison. — Les artérioles sont si multipliées, et si grêles, lorsqu'elles se terminent, que de leurs fréquentes anastomoses résultent des plexus qui enlacent de toutes parts la trame des différents tissus de l'économie. De ces plexus artériels, partent les radicules veineuses, qui s'anastomosent et se continuent avec les artérioles terminales, comme le prouvent les injections et l'examen microscopique. Il n'existe donc pas de solution de continuité entre les vaisseaux artériels et veineux, Le réseau d'origine des vaisseaux lymphatiques ne semble pas s'anastomoser avec les artérioles terminales, qui ne sont pas également abondantes dans les différents tissus du corps.

Texture. — Les parois des artères sont constituées par trois tuniques superposées et par des vaisseaux et des nerfs.

1° La tunique *externe* ou *superficielle* est *celluleuse* ; elle se distingue du tissu cellulaire à fibre lâche et molle, qui réunit l'artère aux parties voisines, par ses filaments grêles et entre-croisés dans toutes les directions. Jamais cette tunique ne s'infiltre de graisse; elle est mince et semble disparaître sur les artérioles; on peut la diviser sur quelques artères en deux couches; c'est cette tunique qui résiste à la section dans les cas de ligature d'artères. D'après M. Cruveilher, cette tunique serait constituée par du *tissu dartoïde*.

2° La *tunique moyenne*, est la plus épaisse des trois tuniques artérielles; elle est d'un blanc jaunâtre. Les fibres qui entrent dans sa composition sont très élastiques, mais très fragiles, comme le prouve leur section à la suite des ligatures; elles sont constituées par du tissu fibreux élastique, jaune, et non par du tissu musculaire, car elles ne fournissent pas de fibrine par la coction, et elles sont insensibles à tous les excitants. Les fibres les plus superficielles sont très adhérentes à la tunique celluleuse et *perpendiculaires* à l'axe du vaisseau; elles sont circulaires, d'après certains anatomistes; circulaires, mais entrecroisées à angles très aigus ou roulées en spirales, d'après certains micrographes. Il en est même qui admettent que les anneaux sont incomplets. Les fibres les plus profondes sont *longitudinales* ou *très obliques*. La tunique moyenne comprend donc deux couches, l'une superficielle et l'autre profonde, les fibres de la seconde sont plus serrées que celles de la première.

3° La *tunique interne* ou *profonde*, aussi fragile que la moyenne dont il est difficile de la séparer, présente les caractères des membranes séreuses. Elle est très mince, demi-transparente, vue au microscope, elle paraît *striée* ou *fenêtrée*, sa face profonde est lubréfiée par de la sérosité, qui est destinée à faciliter le glissement des globules du sang contre les parois artérielles. Sur cette même face existe un *épiderme pavimenteux*, ce qui a fait admettre, dans ces derniers temps, que cette tunique était composée de deux couches.

Les artérioles et les veinules connues sous le nom de vasa vasorum, se ramifient dans l'épaisseur des tuniques artérielles. Quelques vaisseaux lymphatiques ont peut-être leur origine dans les tuniques externe et moyenne. Les nerfs des parois artérielles sont excessivement déliés, et il est fort difficile de suivre leur trajet au-delà de la tunique superficielle. Ces nerfs émanent de l'axe cérébro-spinal et du grand sympathique.

TISSU VEINEUX.

Les *veines*, sont des vaisseaux, à ramifications convergentes, qui ramènent au cœur le sang distribué par les artères dans toutes les parties du corps. Il existe deux systèmes veineux : l'un *général*, à sang *noir*, qui a sa racine dans tous les organes; l'autre, constitué par les quatre *veines pulmonaires*, à sang *rouge*, a ses racines dans le tissu des poumons.

Au système veineux général on doit réunir le système de la *veine porte* et les *sinus veineux*. Dans le système de la veine-porte on considère, 1° les *racines*, qui se perdent dans les organes de la digestion; 2° le *tronc* ou partie moyenne; 3° les *branches*, ramifiées dans le foie et anastomosées avec les origines des *veines-sus-hépatiques*. Les *sinus veineux* sont des canaux qui ont une organisation spéciale, et qui se jettent directement dans le système veineux général. On considère, dans l'étude du système veineux, l'origine, la situation, les rapports, la direction, les anastomoses et la texture des veines.

Origine. — Les dernières ramifications des *veinules* forment des réseaux autour des éléments généraux des organes, en se continuant avec ceux que forment les artérioles à leur terminaison, et même, d'après certains anatomistes, avec les réseaux d'origine des vaisseaux lymphatiques.

Situation, rapports et directions. — Les veines ont une forme moins cylindrique que celle des artères, aussi glissent-elles plus difficilement sous le doigt qui les comprime, et sont-elles plus accessibles que les artères aux causes vulnérantes. Les veines forment des groupes qui communiquent entre eux par de larges anastomoses. Le groupe des *veines superficielles* a son origine surtout dans la peau, et rampe, accompagné par de nombreux vaisseaux lymphatiques, dans le tissu cellulaire qui sépare les deux lamelles du *fascia superficialis*. Les *troncs principaux* des veines de ce groupe ont une terminaison constante, mais les branches présentent des anomalies aussi fréquentes que nombreuses. Le *groupe des veines profondes* est en général plus superficiel que les artères correspondantes. Deux veines accompagnent le plus ordinairement une artère, qui les sépare l'une de l'autre : les branches, les rameaux veineux sont accolés aux branches et aux rameaux artériels, de telle sorte que l'étude des artères peut suppléer à celle du plus grand nombre des veines profondes. Cependant, comme nous l'avons déjà fait remarquer, quelques troncs veineux sont isolés des vaisseaux artériels de certains organes. Les vaisseaux lymphatiques profonds ont une direction parallèle à celle des veines et des artères, ils sont moins nombreux que les lymphatiques superficiels. Les veines, qui pénètrent dans la cavité thoracique, adhèrent plus ou moins complétement à des lames aponévrotiques, aussi restent-elles béantes lorqu'on en fait section, d'où les accidents rares, mais si promptement mortels, qui ont suivi l'ablation de tumeurs dans la région cervicale, par suite de l'introduction de l'air dans le système circulatoire.

Anastomoses. — Les veines sont plus volumineuses, plus nombreuses que les artères, et présentent des anastomoses plus fréquentes que ces derniers vaisseaux. Aux variétés d'anastomoses, que nous avons énumérées en étudiant le système artériel, il faut ajouter l'anastomose par communication *longitudinale,* qui est propre aux veines ; dans cette dernière variété, une branche veineuse, partie d'une veine marche parallèlement à l'axe du tronc générateur, et, après un trajet plus ou moins long, s'ouvre dans le même vaisseau, telle est la veine grande *azygos,* qui établit une communication entre les deux veines caves.

Texture. — Les parois des veines sont moins épaisses que celles des artères ; elles sont constituées par *trois tuniques* superposées. La tunique *externe* ou *superficielle* est d'un aspect celluleux, mais elle est de nature dartoïde, comme la tunique celluleuse des vaisseaux artériels. La tunique *moyenne* ou *fibreuse* est formée de fibres longitudinales blanches, auxquelles s'ajoutent des fibres circulaires dans quelques parties de l'économie. Cette tunique représente la tunique moyenne que l'on observe dans la texture des artères, mais elle est moins élastique et plus dilatable que celle de ces derniers vaisseaux. On ne parvient à séparer que très-difficilement la tunique superficielle de la moyenne ; cette adhérence a engagé certains anatomistes à les confondre sous le nom de *tunique externe.*

Moins fragile que la tunique interne des artères, la *tunique interne* ou profonde des veines est composée par une séreuse *striée* ou *fenêtrée,* lorsqu'on l'examine au microscope, et par un *épiderme pavimenteux.* La tunique interne constitue les *valvules,* replis saillants dans la cavité des veines, et destinés à empêcher le reflux du sang, si une cause tend à produire ce reflux. Ces valvules, de forme parabolique, présentent deux *faces* et deux *bords*. L'une des faces répond à l'axe de la veine, et la face opposée aux parois du vaisseau; des deux bords, l'un est demi-circulaire, et adhérent, tourné du côté des capillaires, l'autre bord est libre, échancré, et tourné du côté du cœur. Les valvules veineuses sont tantôt isolées et disposées de distance en distance, tantôt disposées par paires au même niveau, et de telle manière que les deux bords se touchent dans l'état d'abaissement. Quelquefois on rencontre trois valvules au même niveau. Les valvules veineuses existent en plus grand nombre dans les veines profondes que dans les veines superficielles; elles disparaissent dans les veines volumineuses (telles sont les veines caves, les veines émulgentes, etc.), dans le tronc et les branches de la veine pulmonaire et dans le système de la veine porte. Toute valvule est constituée par un repli de la séreuse; entre les deux lames existent une légère lamelle de tissu cellulaire et un peu de tissu fibreux qui semble se continuer avec la tunique moyenne.

Des trois tuniques des veines, la seule qui soit constante, est la tunique interne. Les tuniques externe et moyenne manquent dans les veines des os; dans les veines cérébrales, un dédoublement d'une membrane *fibreuse* dense, connue sous le nom de *dure-mère*, remplace ces tuniques pour constituer les *sinus du crâne*. Dans l'utérus, elles sont suppléées par les fibres musculaires. Ces veines, à parois musculaires, sont les *sinus utérins*. L'absence des tuniques élastiques dans les sinus explique la gravité et la fréquence des hémorrhagies des organes dont ils font partie.

Les parois des veines renferment dans leur épaisseur des artérioles et des veinules; peut-être les tuniques externe et moyenne donnent-elles naissance à quelques vaisseaux lymphatiques. Les filets nerveux sont encore plus déliés et moins nombreux que ceux qui se perdent dans l'épaisseur des parois artérielles.

SYSTÈME LYMPHATIQUE.

Les vaisseaux *lymphatiques* ou *absorbants* sont des canaux noueux, très extensibles, contractiles, à parois minces et transparentes, à ramifications convergentes, et destinés à verser, dans le système veineux, la *lymphe* puisée dans la trame des organes et le *chyle* produit par la *digestion*. Ces vaisseaux traversent des renflements situés sur leur trajet; ces renflements portent le nom de *ganglions lympha-*

tiques. Tous les vaisseaux absorbants aboutissent à deux troncs, l'un, le canal *thoracique,* se jette dans la veine sous-clavière gauche; l'autre, la *grande veine lymphatique,* dans la veine sous-clavière droite.

L'étude générale du système lymphatique comprend le mode d'origine, la situation, le trajet, les anastomoses, la texture des vaisseaux lymphatiques, et enfin les ganglions lymphatiques.

1° Vaisseaux lymphatiques.

Origine. — On a divisé les vaisseaux lymphatiques en *chylifères* ou *lactés,* et en *lymphatiques* proprement dits; mais cette distinction, fondée sur les liquides qu'ils contiennent, n'existe pas lorsqu'on examine la structure des parois de ces deux ordres de vaisseaux, qui est la même pour tous. Tout vaisseau lymphatique commence par un réseau de capillaires très déliés, qui est superposé à ceux que constituent les artérioles et les veinules dans la trame de nos organes. Le réseau lymphatique ne semble pas communiquer avec les vaisseaux sanguins. L'origine en réseau des vaisseaux lymphatiques exclut la théorie de *bouches absorbantes* à l'extrémité de ces vaisseaux et destinées à absorber les liquides avec lesquels elles seraient en contact. Du reste, le injections mercurielles ne transsudent pas, comme le prétendaient les anatomistes qui admettaient des bouches absorbantes à la surface libre des séreuses, de la peau et des muqueuses.

Situation et trajet.—Au tronc et aux membres, les lymphatiques qui ont leur origine dans la peau cheminent parallèlement aux veines sous-cutanées, dans le tissu cellulaire qui sépare les deux lamelles du *fascia superficialis.* Outre ce plan superficiel, il existe un second plan qui accompagne les veines profondes. L'invagination des deux membranes les plus profondes, suivant l'axe des vaisseaux lymphatiques, explique les *nodosités* qu'ils présentent au niveau des valvules.

Anastomoses. — Le seul mode d'anastomose que présentent les vaisseaux lymphatiques est l'*anastomose* par *bifurcation.* Un vaisseau lymphatique, après un certain trajet, se divise en deux branches, qui se rendent dans deux vaisseaux lymphatiques voisins, ou l'une d'elles dans le ganglion le plus rapproché de la bifurcation. Les anastomoses des lymphatiques interceptent donc des espaces elliptiques. Les vaisseaux qui résultent des dernières anastomoses, arrivent aux ganglions sous le nom de vaisseaux *afférents*, et après s'être ramifiés dans les ganglions, en sortent par le point opposé de ces organes, sous le nom de vaisseaux *efférents*. Les canaux efférents sont plus volumineux, mais moins nombreux que les canaux afférents des mêmes ganglions, et vont se terminer, soit dans un nouveau ganglion, soit dans le canal thoracique, ou dans la grande veine lymphatique. Tout vaisseau lymphatique traverse au moins un ganglion lymphatique.

Texture. — La texture des vaisseaux lymphatiques est identique à celle des veines. Ils ont donc trois tuniques. Les tuniques interne et moyenne constituent les *valvules*, replis semi-lunaires qui, en s'abaissant, empêchent la lymphe ou le chyle de rétrograder. Ces nombreux replis, disposés régulièrement par paires, de distance en distance, présentent deux faces et deux bords : l'une des faces regarde, dans l'état d'abaissement, l'origine du vaisseau, et l'autre est tournée du côté du cœur : l'un des bords est adhérent, épais et convexe, l'autre mince et concave. Leur forme est donc celle d'un croissant.

2° Ganglions lymphatiques.

Les ganglions lymphatiques sont des renflements, d'une consistance assez ferme, situés sur le trajet des canaux lymphatiques. D'un volume, qui varie de celui de la tête d'une épingle à celui d'un gros pois, ces renflements sont plus ou moins arrondis et d'une couleur qui varie dans diverses régions du corps. Les vaisseaux lymphatiques *afférents* se divisent, de la périphérie au centre des ganglions, en rameaux et ramuscules de plus en plus grêles. Les vaisseaux *efférents* naissent des derniers ramuscules des vaisseaux afférents ; les capillaires de ces vaisseaux, en s'anastomosant, se contournent et s'enlacent de manière à former un véritable peloton. Les ganglions lymphatiques reçoivent des artères multiples qui sont accompagnées de veines. Certains anatomistes, d'après des injections de vaisseaux lymphatiques altérés par la putréfaction, ont cru voir que les veines communiquaient avec ces canaux. Cette communication, si elle existe, a besoin d'être établie sur des expériences plus précises. Il est probable que les ganglions lymphatiques reçoivent des nerfs, et quelques anatomistes prétendent même les avoir observés. Une membrane celluleuse ou fibro-celluleuse, qui représente la tunique externe des canaux lymphatiques, isole le ganglion des organes voisins. La face profonde de cette membrane envoie des prolongements entre les branches, les rameaux, les ramuscules, qui forment le ganglion et que réunit entre eux une petite quantité de tissu cellulaire. Les vaisseaux lymphatiques profonds sont moins nombreux, mais plus volumineux que les canaux superficiels. Les deux plans communiquent entre eux par des anastomoses qui sont beaucoup moins fréquentes que celles que l'on observe entre les deux plans veineux, ils se rendent aux ganglions lymphatiques les plus rapprochés de leur origine. Dans la cavité thoraco-abdominale, les viscères présentent aussi deux plans de lymphatiques, l'un superficiel et l'autre profond; ils enlacent les vaisseaux sanguins de la région et se rendent aux ganglions voisins, parallèlement les uns les autres.

DÉPENDANCES DU SYSTÈME VASCULAIRE.

1° Système capillaire.

D'après les micrographes, le sang, pour passer des artères dans les veines, traverse des canaux excessivement déliés, connus sous le nom de *vaisseaux capillaires*. Ces capillaires, qui ne sont ni des artères, ni des veines, sont, dit-on, constitués par une membrane particulière, amorphe et insoluble dans l'acide acétique.

2° Tissu érectile.

On appelle *tissu érectile,* un tissu qui éprouve, lorsqu'il est pénétré par une plus grande quantité de sang qu'à l'état ordinaire, une dilatation active connue sous le nom d'*érection*. Ce tissu est enveloppé d'une membrane fibreuse élastique et extensible : la face profonde de cette tunique envoie des prolongements, qui forment des cloisons incomplètes. Les cellules communiquant toutes entre elles, sont tapissées par la membrane interne des veines qui s'ouvrent ainsi largement dans ces dilatations, et reprennent le sang que versent des artérioles plus volumineuses que celle que l'on observe dans le tissu capillaire. D'après Muller, ces artères, qu'il appelle *hélicinées,* forment des spirales qui se terminent en cul-de-sac dans les dilatations, et versent par de petits orifices le sang destiné à l'érection.

Ce tissu, qui reçoit des filets nerveux, existe spécialement dans le corps caverneux de la verge, dans celui du clitoris, dans les lèvres de la vulve et dans le bulbe du vagin.

3° Ganglions vasculaires.

Les ganglions vasculaires ou *glandes imparfaites*, sont le *corps thyroïde*, le *thymus*, les *capsules surrénales* et la *rate*. On les a séparées des *glandes parfaites*, parce qu'elles n'ont pas comme ces dernières d'orifice qui verse au dehors le produit de leur sécrétion. L'*humeur* spéciale, sécrétée par les ganglions vasculaires, épanchée dans les cellules de leur tissu, est reprise par ces mêmes cellules. Les usages de ces glandes sont inconnus. Elles paraissent destinées à modifier les liquides qui circulent dans leur intérieur. Toutes sont enveloppées d'une enveloppe celluleuse, qui, par sa face profonde, envoie des prolongements qui isolent les différents lobes et lobules qui les composent. Les vaisseaux sanguins des ganglions vasculaires, ordinairement multiples, sont remarquables par leur volume. Les vaisseaux lymphatiques qui ont leur origine dans ces glandes sont volumineux. Les filets nerveux qui pénètrent la substance de ces organes sont très déliés, les uns proviennent du grand sympathique, les autres de l'axe cérébro-spinal.

4° Du sang.

Le sang est l'agent spécial de la nutrition et des sécrétions, il remplit la totalité des vaisseaux sanguins. Ce liquide, chez les animaux supérieurs, est assez épais, d'une couleur rouge et vermeille dans les artères et noirâtre dans les veines. La pesanteur spécifique du sang est de 0,052 à 0,054 ; d'une saveur légèrement salée, il a une odeur *sui generis* : tiré des vaisseaux où il est contenu, chez les animaux vivants, et abandonné à lui-même, le sang se *coagule*, c'est-à-dire qu'il se sépare, après quelques instants, en deux parties, l'une liquide, jaunâtre, transparente, formée par le *sérum*, l'autre, demi-opaque, d'une couleur rouge. La partie opaque, qui surnage dans le sérum, porte le nom de *caillot* ou de *cruor*. Le caillot est constitué par la *fibrine*, qui, en se solidifiant, emprisonne les *globules* du sang. Il suffit de battre le sang avec des baguettes, lorsqu'il est tiré de la veine, pour voir la fibrine s'attacher à ces dernières, les globules rester mêlés au sérum, et le sang perdre la faculté de se coaguler.

Du sang artériel et du sang veineux. — Le sang artériel est d'une couleur rouge vermeille ; il devient sang veineux après avoir servi à la nutrition et fourni les matériaux de sécrétion des organes. Le sang veineux est d'un rouge brun ; il reprend les propriétés du sang artériel par la fonction connue sous le nom de *respiration*.

Examen microscopique du sang. — Lorsque l'on étudie, à l'aide du microscope, le sang sorti depuis peu de temps des vaisseaux, on reconnaît *un liquide* et *trois espèces de corpuscules* : 1° le *sérum* (*plasma*) est le liquide dans lequel nagent les corpuscules sanguins ; il est limpide, incolore, quelquefois il offre une coloration jaunâtre, qui semble due à la présence de l'*hématosine* ou de la matière colorante de la bile ; 2° les *cellules adipeuses ;* 3° les *corpuscules rouges*. Les corpuscules du sang de l'homme ont la forme de petits disques aplatis, circulaires ; leur diamètre est environ la cent vingt-cinquième partie d'un millimètre. A l'état frais, ils présentent une *tache centrale* obscure, due à la présence d'un noyau sphérique : cette tache est entourée d'une sorte de *bordure rouge,* déprimée, facile à diviser, et qui semble constituée par une sorte de gelée. Les globules sanguins s'altèrent promptement : ils sont décolorés par l'eau, l'albumine, et surtout par l'acide acétique. Le gaz oxygène les rend transparents, et l'acide carbonique les rend opaques. 4° Les *corpuscules blancs* ou séreux sont incolores et insolubles dans l'eau. Les corpuscules oblongs, d'un diamètre d'environ un quinze-centième de millimètre, sont considérés comme constitués par de la fibrine coagulée. Ceux qui sont arrondis renferment deux ou trois granules, et paraissent être identiques aux corpuscules de la lymphe.

Composition chimique du sang. — La composition chimique du sang varie avec le sexe, la constitution, l'alimentation, l'état de grossesse. Les maladies modifient aussi la composition de ce liquide. Les travaux importants publiés depuis quelques années sur ce sujet nous engagent à présenter un résumé des résultats obtenus par MM. Becquerel et Rodier.

Les principes chimiques du sang sont : 1° l'eau ; 2° les globules, formés par l'*hématosine* (matière colorante du sang), et par la *globuline* (matière albumineuse). L'hématosine contient le fer du sang ; 3° la fibrine ; 4° des matières extractives, dont la nature n'est pas bien déterminée et qui comprennent la matière colorante du sang, l'osmazôme, etc. ; 5° des matières grasses, qui sont la sérotine, une matière grasse phosphorée (cérébrote), les oléates, les margarates de soude (savons) ; 6° le chlorure de sodium ; 7° la soude, des sulfates et des phosphates de soude et de potasse ; 8° des sels insolubles, dus aux opérations que l'on fait subir au sang : ce sont les phosphates de chaux et le phosphate de magnésie, et peut-être un peu de silice. Cette énumération si longue est encore bien incomplète, car le sang contient d'autres substances, mais en quantité trop minime pour que le chimiste puisse les apprécier, à moins que, par suite d'un arrêt des fonctions de certains organes chargés de les éliminer, ces matières ne s'accumulent dans le sang. Ainsi la suppression de la sécrétion urinaire permet de constater facilement la présence de l'urée dans le sang.

MM. Becquerel et Rodier ont déduit la moyenne des principes constituants du sang, d'après des analyses assez nombreuses.

Voici les chiffres :

	Hommes.	Femmes.
Densité du sang défibriné	1060,200	1057,500
Densité du sérum	1028,000	1027,400
Idem	779,000	791,100
Globules	141,100	127,200
Albumine	69,400	0,500
Fibrine	2,200	2,200
Matières extractives et sels libres	6,800	7,400
Sommes des matières grasses	1,600	1,620
Séroline	0,020	0,020
Matières grasses phosphorées	0,488	0,464
Cholestérine	0,088	0,090
Graisses saponifiées	1,044	1,040

Sels donnés par la calcination de 1000 grammes de sang :

Chlorure de sodium	3,100	3,900
Sels solubles	2,500	2,900
Phosphates insolubles (chaux)	0,334	0,334
Fer	0,565	0,541

L'analyse des gaz du sang a fourni :

	Sang artériel.	Sang veineux.
Acide carbonique	62,3	74,6
Oxygène	23,2	15,3
Azote	14,5	13,1

La composition chimique du sang artériel diffère donc de celle du sang veineux ; il est probable qu'il existe entre les deux sangs, d'autres différences que l'examen microscopique et l'analyse chimique établiront par de nouvelles recherches.

Le sérum du sang a fourni à Berzélius les résultats suivants : eau, 965, albumine, 80, hydrochlorate de soude et hydrochlorate de potasse, 6, lactate de soude et matières extractives solubles dans l'alcool, 4, sous-carbonate de soude, phosphate de potasse et matières animales solubles dans l'alcool, 4.

5° Chyle.

L'aspect du *chyle*, qui est absorbé par les vaisseaux lymphatiques ou chylifères de l'intestin grêle et même par ceux du gros intestin, varie un peu suivant la nature des aliments dont il provient. Dans l'homme, il est en général opaque, d'un blanc laiteux, d'une odeur *sui generis,* onctueux au toucher et d'une saveur légèrement salée; sa pesanteur spécifique est 1,022. Examiné au microscope, le chyle renferme un grand nombre de cellules adipeuses, et des globules dont les uns sont clairs et les autres oblongs. Les premiers sont plus volumineux que les seconds, ils ont un diamètre d'environ 1/1200e de millimètre et contiennent deux ou trois granules. Le chyle est peu coagulable, mais il le devient davantage et il prend une couleur rosée en traversant les ganglions mésentériques; enfin, arrivé dans le canal thoracique, il est devenu coagulable. Aussitôt après sa sortie du canal thoracique, le chyle se sépare en trois parties : l'une, demi-solide, *coagulum;* l'autre, liquide aqueux, *sérum;* la troisième, forme une couche mince, *matière grasse,* à la surface du sérum.

Les analyses du chyle du cheval, par *Macaire* et *Marat*, ont fourni les résultats suivants : carbone, 55,0; oxygène, 26,8; hydrogène ; 06,7, azote; 11,5. L'analyse suivante du chyle est due à *Simon :* eau, 928,0; albumine, 46,0; fibrine, 0,8; graisse, 10,0; hématosine, 0,4; matières extractives et sels, 13,7. Le sérum du chyle diffère surtout du sérum du sang, par une quantité moindre d'albumine et par la présence des *graisses,* dont l'une est jaune et l'autre brune.

6° Lymphe.

La lymphe est le fluide contenu dans les vaisseaux lymphatiques. Ce liquide est transparent, d'un jaune très pâle, d'une saveur salée, alcaline; sa pesanteur spécifique est de 1,02228. Une fois sortie des vaisseaux, la lymphe se coagule après quelques minutes. Le *caillot* est incolore, filamenteux, et constitué surtout par de la fibrine; il est peu résistant. Le sérum est alcalin. Examinée au microscope, la lymphe présente un *liquide* dans lequel nagent des *corpuscules*. Ces corpuscules sont plus petits que les corpuscules rouges du sang ; ils sont arrondis, tantôt lisses, tantôt grenus. Ces corpuscules sont blanchâtres, mais quelques-uns sont colorés par l'hématosine et ont alors une tache centrale plus foncée que la circonférence. Voici l'analyse de la lymphe de l'homme par MM. Tiedmann et Gmelin : eau, 96,10 ; fibrine, 2,75 ; albumine, 27,5 ; chlorure de sodium, carbonate et phosphate de soude et matière animale, 2,5 ; matières extractives et lactate de soude, 6,9.

IV. — SYSTÈME NERVEUX.

Division.

Le système nerveux, formé par une substance pulpeuse, blanchâtre ou grisâtre, est constitué chez l'homme et chez les animaux supérieurs, par deux parties que l'on nomme *système nerveux* de la *vie animale* et *système nerveux* de la *vie organique*.

Le système nerveux de la vie animale se compose d'une *masse centrale* (*axe cérébro-spinal*, centre *encéphalo-rachidien*), et de *cordons allongés* et ramifiés (*nerfs*). La masse centrale est appelée *moelle épinière* dans le canal vertébral, et *encéphale*, dans la cavité du crâne. L'encéphale se compose, 1° du *cerveau*, 2° du *cervelet*, 3° de la *protubérance annulaire*, 4° du *bulbe rachidien*.

Le système nerveux de la vie organique est constitué par des renflements ou *ganglions* que relient entre eux des cordons nerveux, et par les *nerfs* qui émanent de ces ganglions ou des cordons de communication.

Structure.

Qu'on envisage l'un ou l'autre système nerveux dans la partie centrale ou périphérique, ils sont constitués essentiellement par des *fibres primitives* et par des *corpuscules ganglionnaires*. 1° *fibres primitives, tubes primitifs*. La fibre primitive examinée au microscope est constituée par un tube qui renferme la *moelle nerveuse*. Dans ces derniers temps, M. Charles Robin a décrit avec précision les tubes primitifs et les corpuscules nerveux, nous analyserons les conclusions de ce micrographe. Les *tubes primitifs* sont transparents et cylindriques s'ils n'ont subi aucune altération : si l'on les comprime ou s'ils sont altérés, ces tubes perdent leur transparence et s'étranglent de distance en distance, en chassant de leur cavité la moelle nerveuse. Les tubes nerveux sont de deux genres, 1° les tubes larges (*tubes de la vie animale, tubes blancs, tubes double contour*) d'un diamètre de $0^m,010$ à $0^m,015$. 2° les tubes minces (*tubes de la vie organique, tubes gris*), d'un diamètre moitié moindre que les précédents. Le double contour est dû à la refraction de la lumière par la moelle nerveuse et par la paroi du tube. Le double contour des fibres nerveuses minces n'est visible qu'à l'aide d'un microscope puissant, ce qui les a fait considérer longtemps comme à simple contour. L'enveloppe des tubes nerveux est homogène et parsemée de noyaux ovalaires. La *moelle nerveuse* ou *contentum nervorum* est molle, visqueuse et parfaitement homogène à l'état frais, mais elle s'altère rapidement au contact de l'air, de l'eau, alors elle se coagule en partie, la partie coagulée est la plus superficielle. On a décrit, sous le nom de *globules nerveux*, les fragments arrondis de la partie coagulée. La partie centrale du *contentum nervorum* reste ordinairement liquide, on la désigne sous le nom de *cylindre de l'axe*. La moelle nerveuse semble donc être constituée d'une partie corticale et d'une partie centrale.

2° *Corpuscules ganglionnaires* ou *globules nerveux*. On donne le nom de corpuscules ganglionnaires à des renflements que l'on rencontre, à l'état physiologique, sur le trajet de certains nerfs. Les *globules nerveux des nerfs de la vie organique* sont sphériques. Les tubes, à leur entrée dans les globules, se soudent avec la paroi de ces tubes et les abandonnent ensuite par un point opposé à celui de leur entrée. Les parois des globules nerveux sont plus épaisses que celles des tubes. Les corpuscules nerveux ne contiennent pas une matière liquide, mais un corpuscule solide, au centre duquel est un noyau jaunâtre et brillant. Les *globules des fibres de la vie organique* sont jaunâtres, ovoïdes et plus petits que ceux des tubes blancs. De même que ces derniers, ils peuvent émettre ou recevoir un ou plusieurs tubes.

Les tubes nerveux ne subissent aucune division dans le trajet des troncs, des branchies et des rameaux des nerfs, tous sont donc indépendants les uns des autres depuis leur origine jusqu'à leur terminaison.

Structure de l'axe cérébro-spinal.

Le système cérébro-spinal est constitué : 1° par des fibres blanches et des corpuscules nerveux blancs ; 2° par des fibres grises et des globules gris. Dans certaines parties de l'encéphale on rencontre ces substances principales avec des colorations différentes, telle est la *substance jaune,* qui forme la couche la plus profonde des hémisphères cérébraux et les lames du cervelet ; la coloration jaune de ces parties du cerveau semble être due à la présence de nombreux corpuscules nerveux. La substance *jaune rouillée,* qui occupe l'angle antérieur des ventricules du cerveau et l'angle des pédoncules du cervelet, est la substance jaune légèrement modifiée. Le *pigment* s'ajoute à cette même substance jaune, pour constituer la *substance noire,* que l'on observe derrière l'origine des nerfs de la troisième paire.

La disposition des divers ordres de fibres de l'axe cérébro-spinal, dont les unes sont continues avec celles des nerfs, et dont les autres paraissent indépendantes des cordons nerveux, sera exposée lorsque nous décrirons la moelle et l'encéphale.

Propriétés physiques de l'axe cérébro-spinal.—La pesanteur spécifique de la substance cérébrale est de 1,030 à 1,035. La substance blanche est plus solide que la substance grise. Toutes deux sont légèrement élastiques et extensibles. L'alcool et les acides étendus d'eau, le sel marin et surtout les solutions peu concentrées de bi-chlorure de mercure durcissent la substance cérébrale. Les acides et les alcalis concentrés la détruisent peu à peu. Les deux substances forment avec l'eau une émulsion qui ressemble beaucoup au lait, mais elles se précipitent bientôt au fond du vase à cause de la coagulation de l'albumine. Des expériences de Calmeil il résulte que le cerveau, le cervelet sont *insensibles,* puisque la déchirure, la piqûre, etc., de ces parties ne provoquent aucune douleur. La sensibilité de la moelle épinière n'est contestée par aucun physiologiste.

Les enveloppes du cerveau sont au nombre de trois. La plus superficielle, la *dure-mère,* est une membrane fibreuse ; la moyenne, l'*arachnoïde,* est une séreuse. La plus profonde est la *pie-mère;* cette dernière est formée par une couche de tissu cellulaire, dans son épaisseur se ramifient des vaisseaux d'une grande ténuité; ces vaisseaux pénètrent ensuite perpendiculairement la substance cérébrale, accompagnent les tubes et les corpuscules nerveux en formant des réseaux. Des vaisseaux lymphatiques très fins rampent dans l'épaisseur de la pie-mère et à la face externe de la dure-mère ; l'origine et la terminaison de ces lymphatiques réclament des recherches nouvelles.

Des nerfs de l'axe cérébro-spinal.

Dans les nerfs de l'axe cérébro-spinal, comme dans la substance des centres encéphalo-rachidiens, les tubes larges et les corpuscules sphériques sont relativement plus nombreux que les tubes minces et les globules ovoïdes. Les faisceaux des fibres primitives de chaque nerf sont réunis entre eux par le *névrilème,* gaîne constituée par du tissu cellulaire condensé, et qui se continue avec la pie-mère. C'est à cette gaîne que les nerfs doivent leur consistance. Le névrilème envoie par sa face profonde des cloisons minces qui isolent les différents tubes nerveux. Les faisceaux des fibres échangent de nombreux tubes et constituent ainsi un réseau très compliqué dans l'intérieur du névrilème.

L'élasticité et l'extensibilité des nerfs sont faibles. Les acides, l'alcool, étendus d'eau, en augmentent la consistance. Les vaisseaux sanguins qui pénètrent le névrilème sont très grêles et peu nombreux. Arrivés aux tubes primitifs, les vaisseaux les enlacent par des plexus terminaux. Les vaisseaux lymphatiques sont probablement un des éléments des cordons nerveux.

Souvent un nerf envoie un faisceau primitif à un autre nerf, c'est là l'*anastomose simple.* Les faisceaux des tubes primitifs s'*accolent* entre eux, mais ne s'*abouchent* pas, comme on l'a cru longtemps. Si les anastomoses sont multiples, l'enlacement qui en résulte prend le nom de *plexus nerveux.*

La direction des troncs nerveux est presque constamment rectiligne, ils se rendent aux organes en suivant le trajet le plus court; plusieurs nerfs volumineux traversent même des muscles plutôt que de se dévier. Les ramifications nerveuses sont ordinairement multiples pour tous les organes; très nombreuses dans les organes des sens et de la sensibilité, les dernières ramifications nerveuses deviennent plus rares dans les muscles, les os, les tendons, etc. Les fibres primitives arrivées dans la trame des tissus forment des plexus terminaux que l'on appelle *anses terminales :* telles sont les *anses* des muscles de la vie de relation, des nerfs auditifs, etc. Certains nerfs ne se terminent pas par des anses; nous exposerons les modes particuliers de terminaison de ces nerfs en faisant l'histoire des organes auxquels ils appartiennent.

Classification des nerfs de l'axe cérébro-spinal. — Les nerfs qui émanent de l'axe cérébro-spinal sont tous *pairs;* on les divise en *nerfs craniens* et en *nerfs rachidiens*. Les premiers forment *douze paires*, elles proviennent de l'encéphale; les seconds forment *trente-et-une paires* et naissent de la moelle épinière. On compte donc *quarante-trois paires* de nerfs qui émanent de l'*axe cérébro-spinal*.

1° *Nerfs craniens*. — On classe les nerfs craniens d'après la succession, d'avant en arrière, des trous qu'ils traversent pour sortir de la cavité du crâne.

1re paire : nerfs olfactifs;
2e paire : nerfs optiques;
3e paire : nerfs moteurs oculaires communs;
4e paire : nerfs pathétiques;
5e paire : nerfs trijumeaux;
6e paire : nerfs moteurs oculaires externes;
7e paire : nerfs faciaux;
8e paire : nerfs auditifs;
9e paire : nerfs pneumo-gastriques;
10e paire : nerfs glosso-pharyngiens;
11e paire : nerfs accessoires de Willis ou nerfs spinaux;
12e paire : nerfs grands hypoglosses.

Willis admettait 10 paires seulement de nerfs craniens; il réunissait les 7e et 8e paires sous le nom de 7e paire, et les 9e, 10e et 11e paires sous celui de 8e paire; le grand hypoglosse constituait la 9e paire, et il ajoutait le nerf sous-occipital (branche postérieure de la 1re paire des nerfs cervicaux) pour former la 10e paire. On a aussi classé les nerfs craniens d'après les fonctions de ces organes. M. Louget les divise en trois classes. La première comprend les nerfs de sensation spéciale (l'olfactif, l'optique et l'auditif); la seconde renferme les nerfs de la sensibilité générale, savoir : la portion ganglionnaire du trijumeau, le glosso-pharyngien et le pneumo-gastrique; la troisième comprend les nerfs moteurs volontaires ou involontaires, le moteur oculaire commun, le pathétique, le moteur oculaire externe, le facial, le spinal et le grand hypoglosse. L'histoire des nerfs craniens sera rattachée à celle de l'encéphale.

2° *Nerfs rachidiens*. — Les nerfs rachidiens naissent tous de la moelle par deux racines, l'une *antérieure* (*motrice*), l'autre *postérieure* (*sen-*

sitive). Ces deux racines constituent l'*origine apparente* de ces nerfs. Les racines antérieures naissent par trois ou cinq radicules des parties latérales de la face antérieure de la moelle, suivant une ligne que l'on nomme *sillon collatéral antérieur*. Les racines postérieures, plus volumineuses que les antérieures, naissent du sillon collatéral postérieur par six ou huit radicules. L'*origine réelle* des nerfs rachidiens est difficile à constater ; en effet, les radicules antérieures se confondent d'une manière intime avec le cordon *antéro-latéral*, et les *postérieures* avec le prolongement postérieur de la substance grise de la moelle. Les radicules d'un même groupe s'anastomosent souvent entre elles dans le canal rachidien, mais les anastomoses entre les radicules antérieures et postérieures n'existent jamais dans le canal vertébral.

A leur point d'émergence, les racines antérieures sont séparées des postérieures par l'épaisseur du cordon latéral de la moelle, et au delà de l'émergence par une lamelle fibreuse connue sous le nom de *ligament dentelé*. Les racines sont protégées par un prolongement de la pie-mère, et par une gaîne de l'arachnoïde, qui les abandonne lorsqu'elles vont traverser les canaux de la dure-mère. La direction des racines est d'autant plus oblique en bas et en dehors qu'elles sont plus inférieures. Arrivé à la dure-mère, le faisceau formé par la réunion des radicules antérieures traverse un canal particulier de cette membrane, et le faisceau formé par les radicules postérieures traverse un canal semblable. A la sortie de ce canal, les racines *postérieures* se renflent (le renflement est formé par des globules ganglionnaires), pour constituer les ganglions *inter-vertébraux* ou *spinaux*. Ces ganglions sont olivaires; ceux des nerfs lombaires et sacrés sont situés dans l'intérieur du canal sacré; dans les autres régions ils sont situés à l'entrée des trous de conjugaison. La racine *antérieure* passe au-dessus du ganglion formé par la racine correspondante sans s'anastomoser avec lui. La réunion des deux racines en un seul tronc nerveux a lieu immédiatement au delà des renflements ganglionnaires. Le cordon nerveux, formé par la fusion des deux racines, est un nerf *mixte* dont le trajet est très court, car il se bifurque à la sortie du trou de conjugaison en *branche antérieure* et en *branche postérieure*.

Les nerfs rachidiens se divisent : 1° en *nerfs cervicaux*, au nombre de huit de chaque côté du cou : des anastomoses des branches antérieures de ces nerfs résultent les *plexus cervical* et *brachial ;* 2° en *nerfs dorsaux*, au nombre de douze de chaque côté; 3° en *nerfs lombaires*, au nombre de cinq paires, dont les branches antérieures constituent les *plexus lombaires;* 4° en six paires de *nerfs sacrés.* Les branches antérieures des quatre premiers nerfs sacrés concourent seules à former les *plexus sacrés.* La description des nerfs rachidiens sera exposée avec celle des régions dont ils font partie.

SYSTÈME DU GRAND SYMPATHIQUE.

L'ensemble du système nerveux de la vie organique doit être considéré comme formant un double cordon nerveux d'un blanc grisâtre, situé l'un à droite, l'autre à gauche, le long de la colonne vertébrale et de la tête au bassin. Chaque tronc est interrompu par des *ganglions.* Les deux cordons communiquent entre eux, 1° par des filets nerveux qui enlacent la carotide interne, traversent avec elle le canal carotidien, le sinus caverneux, et s'anastomosent sur l'artère *communiquante antérieure* avec les filets nerveux du cordon opposé; 2° par des filets nerveux anastomosés entre eux à la face antérieure de la base du sacrum; 3° par les anastomoses très multipliées des nerfs qui émanent des ganglions nerveux. Le grand sympathique communique avec le système nerveux de la vie animale par ses *racines* et par des anastomoses avec les nerfs qui naissent de l'axe cérébro-spinal.

Les racines du système ganglionnaire sont confondues à leur origine avec les racines des nerfs craniens et spinaux, dont elles se séparent après un trajet assez court. Les racines du grand sympathique, qui proviennent de l'encéphale, sont en général *mixtes,* c'est-à-dire *motrices* et *sensitives.* Les racines qui émanent de l'encéphale naissent les unes au niveau de la fente sphénoïdale, les autres au-dessus du trou déchiré postérieur. Celles qui émanent de la moelle se détachent, les unes de la racine antérieure, les autres de la racine postérieure des nerfs spinaux. Le cordon nerveux du système de la vie organique se compose donc de nerfs moteurs et de nerfs sensitifs. Aux tubes larges s'ajoutent de nombreuses *fibres minces.* Ces trois ordres de fibres, parvenues à un ganglion, traversent des corpuscules ovoïdes, s'anastomosent entre elles et avec les fibres semblables qui viennent d'un autre ganglion, pour constituer un plexus inextricable. A leur sortie du ganglion, les fibres nerveuses se divisent en deux groupes : les uns se rendent aux viscères, et les autres vont se jeter dans un ganglion voisin. Le cordon du grand sympathique n'est donc pas formé par des tubes parallèles comme les cordons nerveux de l'axe encéphalo-rachidien, puisque les fibres qui le composent constituent au niveau des ganglions de véritables plexus.

Les *branches viscérales* du système de la vie organique sont très multipliées, grisâtres, moins consistantes, moins élastiques que les nerfs cérébro-spinaux. Elles se dirigent le plus souvent en dedans et en bas pour parvenir à des viscères situés au-dessous du point d'émergence des branches nerveuses. Celles du même côté ont une grande tendance à s'anastomoser entre elles, et même avec celles du côté opposé, pour constituer des *plexus* très complexes. Sur le trajet de ces branches existent des ganglions nerveux dont le volume est très variable. Quelques-uns d'entre eux sont constants, tels sont les ganglions sémi-lunaires, situés de chaque côté des capsules surrénales, et qui font partie du *plexus solaire*. Aux plexus viscéraux aboutissent des nerfs de l'axe cérébro-spinal ; tels sont les nerfs glosso-pharyngiens, pneumo-gastriques qui concourent ou forment les plexus intercarotidiens et les plexus secondaires qui en dépendent ; telles sont encore les terminaisons des nerfs pneumo-gastriques dans le *plexus solaire*, et celles des branches des plexus sacrés qui vont s'anastomoser avec les plexus mésentériques inférieurs, etc. Les branches *nerveuses* arrivées à la surface des organes creux pénètrent dans leur substance, et aussi dans les viscères pleins, en accompagnant les artères.

Des ganglions du grand sympathique. — Les ganglions du grand sympathique sont de petits corps d'une couleur gris rougeâtre, composés, comme nous l'avons déjà exposé, par des globules ovoïdes et par trois ordres de fibres, les unes *minces*, très nombreuses, les autres *larges*, *sensitives* et *motrices*, qui toutes s'anastomosent entre elles en pénétrant dans les corpuscules. La forme des ganglions est variable, la plupart sont ovoïdes, d'une consistance assez ferme ; ils sont circonscrits par une gaîne celluleuse, distincte du névrilème. Cette gaîne isole, par des prolongements très grêles, qui émanent de sa face profonde les différents tubes et corpuscules nerveux les uns des autres. La gaîne celluleuse des ganglions se continue avec le névrilème des racines et avec les branches des nerfs du grand sympathique.

Analyse chimique de la substance des centres nerveux. — L'analyse élémentaire donne les résultats suivants :

Carbone.	0,5348
Hydrogène	0,1689

Azote	0,0670
Oxygène	0,1849
Phosphore	0,0108
Soufre et sels	0,0336

Les analyses suivantes sont dues à Lassaigne :

	Substance blanche.	Substance grise.
Eau	85,0	73,0
Graisse incolore	1,0	13,9
Graisse rouge	3,7	0,9
Osmazôme, acide lactique et sels	1,4	1,9
Phosphates	1,2	1,3
Albumine	7,5	9,9

Couerbe avait désigné les matières phosphorées sous les noms de cérébrote, de stéaronote, de céphalote, d'encéphalonote. D'après M. Fremy, la composition du cerveau est la suivante : acide cérébrique, acide oléo-phosphorique, cholestérine, acides gras, oléine et margarine.

La substance de la moelle est plus riche en graisse que celle de l'encéphale; des analyses récentes ont confirmé l'exactitude de cette opinion émise par Vauquelin.

Analyse chimique des nerfs. — Lassaigne donne l'analyse suivante du nerf optique :

Eau	0,7036
Albumine	0,2207
Stéarine	0,0440
Osmazôme et chlorure de sodium	0,0044
Gélatine	0,0275

Analyse chimique des gânglions. — La substance des ganglions, plus soluble dans l'acide nitrique que les autres parties du système nerveux, contient moins de matière grasse et renferme une plus grande quantité d'albumine et d'osmazôme.

DÉPENDANCES DU SYSTÈME NERVEUX.

1° *Corpuscules de Paccini.* — Ces corpuscules, qui peuvent acquérir le volume d'un grain de chenevis, sont opaques et d'un blanc nacré.

On les rencontre particulièrement sur les ramuscules des nerfs collatéraux des doigts, sur le trajet des nerfs dorsaux du pied, et de plusieurs nerfs sensitifs, et même sur celui de certaines branches du grand sympathique. Ces corpuscules très nombreux sont tantôt isolés, tantôt réunis en groupe sur la même branche nerveuse. Paccini, en les soumettant à l'examen microscopique, a complété l'histoire de ces petits corps signalés par plusieurs anatomistes modernes. De cet examen il résulte, d'après M. Denonvilliers, 1° que le pédicule qui supporte le corps du corpuscule est conique; 2° que l'apparence striée du corpuscule est due à une série de capsules emboîtées les unes sur les autres; 3° que le pédicule conique qui pénètre dans l'intérieur du corps est creux, et constitue ainsi un petit canal. Des recherches microscopiques plus récentes semblent démontrer que le canalicule central est parcouru par un filet nerveux se détachant du nerf qui supporte le corpuscule. Arrivé au fond du canal, ce filet nerveux présente un ou deux renflements qui sont en contact avec un liquide particulier contenu, comme le nerf, dans le canal central.

2° *Corps pituitaire.* — La glande pituitaire, examinée au microscope par Valentin, a présenté une masse de grains très fins que séparent des corpuscules nerveux arrondis et d'un diamètre extrêmement petit.

3° *Glande pinéale.* — Dans l'intervalle des fibres nerveuses il existe des corpuscules analogues à ceux du corps pituitaire, des granules arrondis de pigment, et enfin ce que l'on appelle *sable cérébral*. Ce sable est formé de molécules brillantes, sphériques ou quadrangulaires. On a reconnu dans les parties élémentaires de la glande pinéale du phosphate de chaux, du phosphate de magnésie, et une matière animale particulière.

V. — SYSTÈME MUSCULAIRE.

Définition. — Les muscles, organes actifs des mouvements, constituent ce que l'on nomme vulgairement la chair des animaux. Le tissu des muscles est *rouge* et *contractile*, c'est-à-dire doué de la faculté de s'étendre et de se raccourcir successivement et d'une *manière intermittente* sous l'influence de certaines causes excitantes. Résistant et élastique pendant la vie, le tissu musculaire devient mou et se laisse facilement déchirer après la mort, et il se putréfie rapidement s'il est exposé à l'air humide.

Muscles volontaires et muscles involontaires. — On distingue les muscles en *volontaires* ou *muscles* de la *vie animale,* et en *involontaires* ou *muscles* de la *vie organique.* Les premiers sont soumis à l'influence de la volonté, et presque tous sont fixés à des os qu'ils doivent mettre en mouvement; les seconds sont seulement sous la dépendance du système nerveux ganglionnaire, ils sont destinés à mettre en mouvement les corps contenus dans la cavité des organes dont ils font partie. L'étude des muscles involontaires prête peu à une description générale; aussi, dans les pages qui vont suivre, n'aurons-nous en vue que les muscles de la vie de relation; nous traiterons des muscles de la vie de nutrition en donnant l'histoire des organes dont ils font partie.

Muscles de la vie animale.

Nombre. — Le nombre des muscles de la vie animale varie avec la manière de les compter. Certains anatomistes considèrent comme des muscles isolés les faisceaux plus ou moins distincts d'un même muscle. Mais on compte plus de 360 muscles. Il n'est pas très rare de rencontrer des faisceaux musculaires surnuméraires et de voir manquer certains muscles, tels sont les petits zygomatiques, les palmaires cutanés, etc. Le tissu musculaire est plus pâle chez l'enfant et les individus affaiblis que chez l'adulte et les individus vigoureux. Par l'exercice les muscles prennent un développement remarquable. On doit distinguer cet accroissement, qui est acquis et souvent limité à une partie du corps, de la prédominance de la totalité du système musculaire, prédominance qui constitue le *tempérament athlétique.*

Forme des muscles.—La forme des muscles présente de grandes variétés. Les muscles *longs,* comme l'indique leur nom, sont de forme allongée; ils sont presque toujours plus épais à leur partie moyenne, qui est libre, et porte le nom de *ventre,* qu'à leurs extrémités qui sont adhérentes. Certains muscles longs présentent un tendon à la partie moyenne de leur ventre, on les nomme *digastriques;* tels sont le digastrique, le splenius, etc. Les muscles *larges* occupent surtout le tronc, et complètent les cavités thoracique et abdominale. Quelques muscles *larges* sont coupés de distance en distance par des raphés aponévrotiques; ces raphés portent le nom d'*intersections.* Les *muscles courts* se trouvent groupés autour des os courts du tronc, de la paume de la main, de la plante du pied. Quelques muscles sont *impairs;* ce sont l'occipito-frontal, l'orbiculaire des lèvres, le diaphragme, le sphincter de l'anus, le constricteur du vagin. Tous les autres muscles sont *pairs*, et sont situés de chaque côté du plan médian.

Nomenclature. — La plupart des anatomistes ont dénommé les muscles d'après leur usage, leur figure, leur situation, leurs directions, leurs dimensions. A cette nomenclature très imparfaite Chaussier et Dumas ont voulu substituer des nomenclatures ayant pour base unique les insertions musculaires; mais la multiplicité des insertions de certains muscles rend les noms incomplets ou tellement longs, qu'ils sont difficiles à retenir. Aussi ces nomenclatures n'ont-elles été adoptées que par un très petit nombre d'anatomistes.

Des muscles congénères, antagonistes, fléchisseurs, extenseurs, etc. — Presque toujours les mouvements résultent de la combinaison d'action de plusieurs muscles. On appelle *congénères* les muscles qui concourent à produire le même effet par opposition aux muscles *antagonistes* qui agissent en sens contraire. Un muscle peut être congénère d'un autre muscle par certains faisceaux, et être antagoniste du même muscle par d'autres faisceaux. Les muscles *extenseurs* des membres thoraciques sont plus puissants que les *fléchisseurs;* mais les seconds l'emportent sur les premiers au tronc et aux membres pelviens. Les muscles *rotateurs* font exécuter à un os un mouvement tel qu'il roule sur son axe sans se porter d'un point à un autre. On réserve le nom d'*élévateurs* aux muscles qui rapprochent une partie quelconque du plan supérieur, et celui d'*abaisseurs* à ceux qui éloignent une partie quelconque de ce même plan. A l'avant-bras, les muscles qui portent l'extrémité inférieure du radius au-devant du cubitus, de sorte que la main éprouve alors une sorte de rotation de dehors en dedans, sont appelés *pronateurs;* ils sont les antagonistes des *supinateurs,* qui, lorsqu'ils agissent, ramènent le radius au parallélisme avec le cubitus. On appelle *adducteurs* les muscles qui rapprochent les parties du *plan médian* ou *interne;* ils ont pour antagonistes les *abducteurs* qui écartent les parties du tronc. Quant à la main et au pied, beaucoup d'anatomistes ont admis des plans médians fictifs; il résulte de là que, pour le petit doigt et l'annulaire, pour le premier et le second orteil, ce que certains anatomistes nomment abduction, d'autres l'appellent adduction, et *vice versâ,* ce qui complique un peu l'étude de ces muscles.

Insertions musculaires. — Les insertions musculaires se font aux os par l'intermédiaire du périoste, avec lequel les *tendons* et les *aponévroses* d'insertion se confondent d'une manière très intime. Aussi les os sont-ils plus tôt fracturés, et les fibres charnues sont-elles plus facilement dilacérées, que les attaches musculaires ne sont séparées du périoste. On entend par *insertions fixes* d'un muscle celles qui n'obéissent pas à la contraction de ce muscle, et par *insertions mobiles* celles qui, au contraire, sont mises en mouvement par suite de l'action de ce même muscle. Les insertions fixes sont ordinairement plus rapprochées du tronc que les insertions mobiles. Les insertions fixes et les insertions mobiles ne sont invariables que dans un petit nombre de muscles; le plus souvent elles peuvent changer dans certaines circonstances, de sorte que les extrémités opposées d'un même muscle peuvent devenir tour à tour le point mobile et le point fixe; c'est ainsi que, dans l'action de grimper, les muscles fléchisseurs de l'avant-bras rapprochent le bras et entraînent le corps vers le point fixe.

Tendons et aponévroses d'insertion. — Les *tendons* et les *aponévroses d'insertion* sont des dépendances du tissu fibreux. Tantôt le tissu fibreux ressemble à un cordon plus ou moins long et constitue alors ce que les anatomistes nomment un *tendon;* d'autres fois il prend la forme d'une membrane et on l'appelle *aponévrose d'insertion.* Les *tendons* sont d'une couleur blanche nacrée, inextensibles, flexibles, et très résistants; ils sont formés de faisceaux parallèles très serrés les uns contre les autres, et séparés par des lamelles de tissu cellulaire. Les aponévroses d'insertion ne diffèrent des tendons que par leur disposition en lames plus ou moins étendues. Quant au mode d'implantation des fibres musculaires sur le tendon ou sur l'aponévrose, il varie selon la forme du muscle sur lequel on l'étudie; mais toujours le tissu *albuginé* affecte une disposition inverse aux extrémités d'un même muscle. Ainsi, si une aponévrose adhère à la face antérieure d'un muscle, la lame aponévrotique de l'extrémité opposée de ce muscle sera adhérente aux fibres charnues par sa face postérieure.

Direction des muscles.—La direction des muscles est très importante à connaître; en effet, elle permet d'apprécier l'action des muscles. Les faisceaux, les fibres elles-mêmes d'un muscle ont des directions différentes, d'où il suit que l'action des fibres charnues de la totalité du muscle est la *résultante* des directions particulières. Cette résultante est l'*axe* ou partie moyenne du muscle. Si l'on *raccourcit* cet axe ou partie moyenne dans différentes attitudes, on détermine l'effet général produit par la totalité du muscle. Beaucoup de muscles sont formés de faisceaux qui peuvent se contracter isolément; aussi tel faisceau est-il quelquefois antagoniste de tel autre faisceau du même muscle. Pour apprécier d'une manière convenable l'action de tel et tel faisceau, on doit donner à chacun un axe particulier; enfin, si un muscle ou un tendon a éprouvé une réflexion, il faut n'avoir égard qu'à la partie réfléchie pour déterminer l'action du muscle.

Structure. — Les éléments qui entrent dans la composition des muscles sont : 1° les fibres musculaires rouges et contractiles; 2° le tissu fibreux qui constitue les tendons et les aponévroses; 3° du tissu cellulaire, des nerfs et des vaisseaux.

Le tissu musculaire est formé de faisceaux réunis entre eux par du tissu cellulaire et que l'on peut décomposer par la coction en faisceaux plus petits. Ces derniers sont constitués par des fibres musculaires *striées* ou *lisses*. Les fibres musculaires lisses et striées ont pour caractères communs d'être solubles dans l'acide acétique, d'être contractiles et d'être composées essentiellement de *fibrine*.

Les fibres *striées* ou *variqueuses* existent seules dans tous les muscles de la vie de relation; mais le cœur, l'œsophage, les muscles du périnée, etc., présentent dans leur organisation les mêmes fibres. Les fibres striées, isolées et vues au microscope, sont d'un diamètre d'environ 0,002 de millimètre, transparentes, d'un rose pâle, plus volumineuses chez l'homme que chez la femme, rangées parallèlement les unes à côté des autres et de forme aplatie. Tout petit faisceau de fibres primitives a une gaîne propre, amorphe ou un peu granuleuse, qui présente quelques noyaux; cette gaîne porte le nom de *périmysium*. Cette enveloppe, que l'on peut démontrer par l'acide acétique, dissout la substance nerveuse en la laissant intacte, semble être de nature celluleuse et se continuer en abandonnant les faisceaux des fibres primitives avec les fibres tendineuses des muscles. Les fibres primitives, non anastomosées entre elles, ont toute la longueur du muscle, ressemblent à de petits disques superposés lorsqu'on les comprime; toutes présentent des stries transversales, noires, plus ou moins serrées, remplacées souvent par des points obscurs. Cet aspect a fait donner à ces fibres le nom de *fibres musculaires* à *stries transversales*, de *fibres musculaires articulées* ou *variqueuses*.

Les fibres *musculaires, plates* ou *lisses* sont moins rosées que les fibres striées; elles n'obéissent pas à l'influence de la volonté; elles constituent des faisceaux qui répondent aux fibres primitives des muscles volontaires. Examinées au microscope, ces fibres, d'un diamètre d'environ 0,013 de millimètre, sont plates, lisses, parallèles entre elles et à bords nets. Leur surface est tantôt unie, tantôt granulée à la partie moyenne; d'autres fibres supportent des granulations jaunâtres, disposées longitudinalement; ces granulations sont souvent remplacées par des taches jaunâtres. La plupart des organes qui ne sont pas soumis à l'influence de la volonté possèdent plusieurs couches de fibres musculaires non articulées, qui constituent des bandes transversales, longitudinales ou obliques. Elles ne semblent pas former des anneaux complets, mais elles paraissent s'insérer au tissu cellulaire sous-muqueux, qui présente une assez grande résistance. La fibre musculaire plate ne semble différer que par sa forme de la fibre musculaire striée.

Nerfs. — D'après les recherches de MM. Prévost et Dumas, les filets nerveux se terminent dans les muscles en formant des *anses*. Les filets nerveux, d'abord perpendiculaires aux fibres musculaires, s'épanouissent en conservant cette direction, parcourent les fibres contractiles, puis se réfléchissent autour d'elles pour retourner au nerf dont elles s'étaient détachées, ou pour se réunir dans un tronc nerveux voisin.

Les muscles dont les mouvements peuvent être déterminés par la volonté reçoivent tous des nerfs *mixtes* de l'axe cérébro-spinal : les muscles, au contraire, dont les mouvements sont complétement indépendants de la volonté, reçoivent des nerfs *mixtes* du système ganglionnaire.

Artères et veines. — Les artères des muscles, très souvent multiples, rampent dans le tissu cellulaire qui réunit les faisceaux musculaires; elles se divisent et se subdivisent ensuite en artérioles de plus en plus petites, dont les dernières ramifications semblent s'épuiser dans les fibres primitives. Les deux *veines satellites* de chaque artère sont munies de nombreuses valvules.

Vaisseaux lymphatiques. — Les vaisseaux lymphatiques des muscles de la vie de relation sont très difficiles à injecter, à cause des nombreuses valvules qui occupent la cavité de ces canaux. D'après les travaux les plus récents, ils suivent le trajet des vaisseaux sanguins, mais sans s'accoler à ces vaisseaux, dont quelquefois même ils croisent la direction. Les vaisseaux lymphatiques des muscles involontaires sont si nombreux, que l'on a cru longtemps qu'ils constituaient en totalité les séreuses qui enveloppent si souvent les organes dont font partie les muscles involontaires.

Analyse chimique. — Comme on ne peut isoler la fibre musculaire du tissu cellulaire, des nerfs, des vaisseaux, etc., qui entrent dans la structure des muscles, les recherches analytiques n'ont pu porter que sur cette fibre réunie à ces divers éléments. Les analyses démontrent que les muscles sont constitués surtout par l'*eau* et par de la *fibrine*. On signale en outre dans les muscles des traces de gélatine, d'albumine, d'osmazôme (extrait alcoolique de viande), de phosphates de soude et de chaux, une matière colorante particulière, etc.

VI. — SYSTÈME OSSEUX.

Définition des os. — Les os sont des corps *organisés* et *vivants*, d'un blanc opaque, d'une consistance pierreuse, d'une densité plus grande que les autres tissus de l'économie (quelques os semblent légers à cause des cavités creusées dans leur épaisseur). Toujours recouverts par des parties molles, les os existent seulement dans la classe des vertébrés.

Définition de l'ostéologie. — La partie de l'anatomie qui a pour objet l'étude des os, porte le nom d'*ostéologie.*

Importance de l'ostéologie. — Organes de locomotion, les os servent de point d'appui et souvent de protection aux parties molles. Les rapports des os entre eux et avec les parties molles, sont les plus invariables de l'économie, aussi l'ostéologie est-elle depuis longtemps considérée comme la base de l'anatomie.

Difficultés que présente l'étude des os. — Les difficultés de l'étude des os, si importante par elle-même, résultent : 1° des imperfections nombreuses non seulement de la nomenclature des os, mais de celle des cavités, des éminences, des conduits des os ; 2° de la multiplicité des insertions musculaires et ligamenteuses ; 3° de la forme irrégulière des os, que l'on ne compare que difficilement aux formes d'objets connus, ou à des formes géométriques.

Nombre des os. — Il s'en faut bien que les anatomistes s'accordent sur le nombre des os; tel anatomiste admet moins de deux cents os, tel autre en compte plus de deux cent cinquante. Ce dernier considère les dents comme des os, décrit comme autant d'os séparés les diverses pièces du sternum, du coxal, etc. On doit remarquer que le nombre des os varie avec l'âge du sujet; le nombre augmente par le développement des os sésamoïdes; il diminue par la soudure des pièces d'abord isolées d'un même os; assez souvent même, dans la vieillesse, des os parfaitement distincts se soudent entre eux, ex. les vertèbres.

Vers l'âge de vingt-cinq ans, le squelette (non compris les dents, les osselets de l'ouïe, les os sésamoïdes et vormiens) est constitué par *deux cents* os. On divise le squelette en *colonne vertébrale, tête (crâne* et *face), thorax, os hyoïde, membres supérieurs* et *membres inférieurs.* Les deux cents os sont distribués de la manière suivante dans les divisions du squelette :

Colonne vertébrale. [26 os.]	Tous les os sont impairs.		24 vertèbres. Sacrum. Coccyx.
Crâne. [8 os.]	4 os impairs.........		Frontal. Occipital. Sphénoïde. Ethmoïde.
	2 os pairs		2 Temporaux, 2 pariétaux.
Face. [14 os.]	6 os pairs.		2 Maxillaires supérieurs. 2 Palatins. 2 Malaires. 2 Unguis. 2 Cornets inférieurs. 2 Os propres du nez.
	2 os impairs.........		Maxillaire inférieur. Vomer.
Os hyoïde.			
Thorax. [25 os.]	12 os pairs..........		24 côtes.
	1 os impair..........		Sternum.
Membres thoraciques. [32 os pour chaque extrémité supérieure.]	Épaule, 2 os.........		Clavicule. Omoplate.
	Bras, 1 os...........		Humérus.
	Avant-bras, 2 os......		Radius. Cubitus.
	Carpe, 8 os.	1re rangée	Scaphoïde. Sémilunaire. Pyramidal. *Pisiforme.*
		2e rangée.	Trapèze. Trapézoïde. Grand os. Os crochu.
	Métacarpe, 5 os......		5 Métacarpiens.
	Doigts, 4 os..........		14 Phalanges, (3 à chaque doigt, moins au pouce, qui n'a pas de deuxième phalange).
Membres pelviens. [31 os pour chaque extrémité.]	Hanche, 1 os........		Coxal.
	Cuisse, 1 os..........		Fémur.
	Jambe, 3 os		*Rotule.* Tibia. Péroné.
	Tarse, 7 os.	1re rangée.	Astragale. Calcaneum.
		2e rangée.	Scaphoïde. Cuboïde. Trois cunéiformes.
	Métatarse, 5 os.......		5 Métatarsiens.
	Orteils, 14 os........		14 Phalanges (3 à chaque orteil, moins au gros orteil qui n'a pas de deuxième phalange).

DES OS CONSIDÉRÉS A L'EXTÉRIEUR.

Division des os d'après leur figure. — Si l'on considère le squelette, on remarque des os situés sur la ligne médiane et divisibles en deux *moitiés semblables* par un plan médian; ces os sont dits *symétriques* ou *impairs*. Sur les côtés du *plan médian*, on rencontre des os *pairs* non *symétriques*, car ils ne sont pas divisibles en deux moitiés semblables par un plan médian.

Une division très importante, non seulement pour l'étude de l'anatomie, mais encore pour celle de la pathologie, est celle qui est établie d'après les trois dimensions (longueur, largeur, épaisseur).

Les os *courts* ont les trois dimensions à peu près égales; on les rencontre dans les parties du corps dont les fonctions nécessitent la solidité et la mobilité (colonne vertébrale, tarse, etc.). Dans l'étude de ces os que l'on considère comme *cubiques*, on a six faces à décrire.

Dans les os *longs*, la *longueur* l'emporte sur la largeur et l'épaisseur. Tous ont un *corps* ou *diaphyse*, partie moyenne, et deux extrémités ou *épiphyses*. Tous ont un conduit nourricier principal dont la direction est importante à noter, et sont creusés à l'intérieur d'un *canal médullaire*. Dans l'étude de ces os on considère le corps comme un prisme triangulaire, divisé en trois faces et en trois bords que l'on étudie successivement, ensuite l'on étudie l'extrémité supérieure; et enfin l'extrémité inférieure. Les os longs font partie des membres; ils représentent ou des colonnes destinées à soutenir le poids du corps, ou des leviers de différents genres que les muscles font mouvoir.

Dans les os *larges*, la *largeur* l'emporte sur les deux autres dimensions : ces os forment les parois des cavités splanchniques. On étudie successivement dans ces os les *faces*, les *bords*, et les *angles*.

Certains os échappent à la division précédente. Ainsi les côtes, la clavicule, etc., qui, par leur figure, sont des os longs, sont des os courts par leur texture. Ces os forment le petit groupe des os *mixtes*.

Dans tout os symétrique, qu'il soit court ou large, on étudie d'abord les objets situés sur la ligne médiane, et ensuite ceux qui sont sur les côtés.

Éminences et *dépressions*. — On rencontre à la surface des os des *éminences* et des *dépressions* : les tableaux suivants, empruntés en grande partie à l'anatomie de Blandin, résument les caractères des unes et des autres.

ÉMINENCES ARTICULAIRES.

A peu près sphériques	*têtes.*
Têtes allongées	*condyles.*
Pointues et rappelant les dents d'une scie	*dentelures.*

ÉMINENCES NON ARTICULAIRES.

Suivant la forme.

Inégales, peu saillantes, mais étendues en longueur	*empreintes.*
Peu élevées lisses et arrondies	*bosses.*
Inégales, saillantes, mais étendues en longueur	*lignes.*
Arrondies, larges et rugeuses	*tubérosités* ou *protubérances.*
Se développant tardivement	*épiphyses.*

Apophyses.

Se développant plus tôt que les épiphyses, et paraissant un petit os surajouté à celui qui le supporte	Suivant leur analogie avec	une épine	*épineuses.*
		un stylet	*styloïdes.*
		une dent	*coronoïdes.*
		un mamelon	*mastoïde.*
		un marteau	*malléolaire.*
	Suivant leur direction		*montantes.*
			verticales.
			transverses.
			supérieures, etc.
	Suivant leur usage relatif	à la rotation	*trochanters.*
		à l'orbite	*orbitaires.*

DÉPRESSIONS ARTICULAIRES.

Arrondies et profondes	*cotyloïdes.*
Oblongues et superficielles	*glénoïdes.*
En forme de poulie	*trochlées.*

DÉPRESSIONS NON ARTICULAIRES.

De réception.

Entrée plus large que le fond	*fosses.*
Entrée plus étroite que le fond	*sinus.*

D'insertion.

Étendues en largeur, anguleuses à leur fond	*rainures.*

De glissement.

....	*coulisses.*

D'impression.

Superficielles des artères	*sillons.*
Formant un demi-canal aux veines	*gouttières.*

De transmission.

Superficielles au bord d'un os	*echancrures.*
Ayant un trajet peu étendu à travers un os	*trous.*
Ayant un trajet assez long à travers un os	*canaux.*
Étroites et longitudinales	*fentes* ou *fissures.*
Destinées à la nutrition des os	*conduits nourriciers.*
Canal dont l'ouverture est très petite	*hiatus.*

DES OS CONSIDÉRÉS A L'INTÉRIEUR.

Tous les os sont formés d'une même substance, mais la différence de la densité du tissu de cette substance l'a fait distinguer en *substance compacte* et en substance *aréolaire, celluleuse* ou *spongieuse.*

La *substance compacte* forme la superficie des os. Épaisse au centre des os larges, à la partie moyenne des os longs, elle est mince sur les os courts et sur les épiphyses des os longs. La paroi du canal médullaire de ces derniers os est formée par du tissu compacte qui a souvent une épaisseur de plusieurs centimètres.

La *substance spongieuse* ou *celluleuse,* située entre les lames des os larges est désignée sous le nom de *diploé;* déjà raréfiée à l'intérieur des os courts et des extrémités des os longs, la substance spongieuse se raréfie encore davantage à l'intérieur des canaux médullaires; elle prend alors le nom de *tissu réticulaire,* elle forme à ces canaux des cloisons incomplètes, ce tissu est plus abondant aux extrémités des os. Au centre de tout os long on rencontre un canal, *canal médullaire,* dont la partie la plus large répond à la partie moyenne de l'os. Jusque dans ces derniers temps on avait admis que la cavité du canal médullaire était tapissée par une membrane *celluleuse, périoste interne;* des observations de MM. Gosselin et Regnault, confirmées par celles de M. Ch. Robin, prouvent que cette membrane est seulement vasculaire, que les ramifications très déliées des vaisseaux ont pour support les lamelles du tissu réticulaire. La *moelle* que l'on rencontre dans la cavité des os longs est, d'après M. Ch. Robin, formée de plusieurs éléments parmi lesquels on doit signaler les *cellules adipeuses.*

Si l'on examine la surface extérieure d'un os long, elle semble formée par la juxta-position d'un grand nombre de fibres parallèles à l'axe de l'os. Cette apparence fibreuse est due à la direction des canaux vasculaires; la disposition rayonnée des lames, disposition si remarquable sur les os du crâne des jeunes sujets, est due aussi aux canaux vasculaires, les rayons divergents semblent tous partir du centre de l'os.

TEXTURE DES OS.

Vaisseaux lymphatiques, tissu cellulaire et *nerfs.* — L'existence des *vaisseaux lymphatiques* et du *tissu cellulaire* dans les os n'a pas encore pu être démontrée. Les *nerfs* des os peuvent être constatés, celui du du trou nourricier du tibia, et surtout celui du trou nourricier-fémur sont facilement reconnus. Les os reçoivent encore des filets nerveux qui traversent les trous des épiphyses, ils sont très déliés. Ils sont au nombre de deux pour chaque artère qu'ils accompagnent. Les nerfs qui traversent ces filets nerveux, aprè savoir fourni au périoste, se perdent dans la membrane médullaire qui est douée d'une grande sensibilité.

Vaisseaux artériels et *veineux*. — Dans les *os longs :* la surface des os longs présente les variétés suivantes de *trous vasculaires,* orifices des canalicules osseux ; 1° le *conduit nourricier,* parcouru par l'artère principale de l'os ; il se dirige obliquement vers la cavité médullaire, et se divise en deux canaux secondaires, l'un ascendant, l'autre descendant ; ils se perdent dans l'épaisseur de la membrane médullaire et dans les prolongements qu'elle envoie sur les lamelles du tissu réticulaire ; 2° les nombreux *canaux* du *tissu compacte,* très déliés, parallèles à l'axe de l'os, parcourus par des vaisseaux qui se sont d'abord ramifiés dans l'épaisseur du *périoste ;* 3° les *canaux vasculaires* des *extrémités ;* très multipliés, inégaux en volume, ils se ramifient dans la partie spongieuse des os longs. Les trois ordres de canaux que nous venons d'examiner communiquent entre eux, de sorte que les artères qui les parcourent ont des anastomoses très fréquentes et peuvent facilement se suppléer réciproquement.

Les canaux, et par suite les vaisseaux du tissu compacte des *os larges* rayonnent du centre à la circonférence ; la plupart sont destinés à la substance spongieuse. — Les vaisseaux et les canaux des *os courts* sont identiques à ceux des épiphyses des os longs.

Les veines accompagnent les artères et présentent la même distribution que ces vaisseaux. Dupuytren a démontré le premier que les veines du diploé présentaient des étranglements de distance en distance, disposition qui semble être due à des valvules. On rencontre ces étranglements veineux dans toutes les veines du tissu spongieux.

Analyse chimique des os.

Les os sont essentiellement composés de deux éléments, l'un *organique,* l'autre *inorganique.* En effet, si l'on place un os dans l'acide chlorhydrique, les sels qui forment la partie inorganique sont dissous, l'os qui a conservé sa forme et son volume, soumis à l'action de l'eau bouillante, présente les caractères de la gélatine. Par la calcination des os, on brûle l'élément organique; les os conservent leur forme et leur volume, mais le résidu est léger, poreux et très fragile. — L'analyse de ce résidu calcaire a fourni à Berzélius 32 parties organiques réductibles en gélatine par la coction, 51 parties de phosphate de chaux, 11 parties de carbonate de chaux et des traces de matière animale non réductible en gélatine par la coction, de fluorure de calcium, de phosphate de magnésie, de soude et de chlorhydrate de soude.

M. Nélaton, dans son *Traité de pathologie*, a prouvé qu'à *tous* les âges de la vie l'élément organique était à l'élément inorganique : : 32 : 68, qu'ainsi les deux éléments forment un composé défini, puisque les os, quel que soit l'âge du sujet, donnent toujours le même composé.

Nutrition des os.

Les expériences de Duhamel ont prouvé que les os sont soumis à un mouvement continuel de composition et de décomposition comme les autres tissus de l'économie. Si, comme Duhamel, on donne à de jeunes animaux alternativement des aliments contenant du suc de garance et des aliments n'en contenant pas, et si l'on sacrifie les animaux pendant le cours de cette alimentation, on trouve le corps des os longs disposé par couches rouges et blanches, suivant l'ordre suivi pendant l'alimentation. Le même mode d'expérimentation prouve que la couche la plus récente est sécrétée par le périoste et qu'elle est la plus superficielle, que les couches les plus anciennes sont les plus profondes. et qu'elles sont absorbées par la membrane médullaire.

Changements qui s'opèrent dans les os après la naissance.

Parmi les nombreux changements qui s'opèrent dans les os après la naissance, nous devons signaler :

1° L'apparition et la soudure de nombreuses épiphyses;

2° La soudure des pièces d'abord isolées d'un même os;

3° La soudure de la plupart des os du crâne;

4° L'augmentation du volume des os par le dépôt de nouvelles couches, et de leur longueur par l'élongation des cylindres osseux aux dépens des cartilages qui séparent les épiphyses des diaphyses.

5° Le dévelopement de la substance spongieuse des os, si remarquable dans les os plats, qui se creusent alors des cellules; tantôt ces cellules renferment du tissu adipeux; tantôt, comme les sinus frontaux, ethmoïdaux, sphénoïdaux et maxillaires, ils sont tapissés par une muqueuse qui communique avec celle des fosses nasales.

6° Les changements de densité des os. A l'âge adulte, le nombre des lamelles osseuses est considérable, et les os présentent une grande résistance. Dans la vieillesse, la cavité médullaire est plus vaste, et bien que la combinaison entre les éléments organiques et inorganiques reste la même, les os sont fragiles, car, sous le même volume, ils présentent un moins grand nombre de lamelles qu'aux autres âges de la vie.

OSTÉOGÉNIE, OU DÉVELOPPEMENT DES OS.

Importance de l'étude de l'ostéogénie. — On ne saurait trop insister sur l'importance de l'étude de l'ostéogénie. La connaissance de cette science est indispensable pour le physiologiste et pour l'anatomiste. La connaissance du développement des os fournit souvent à l'étude de la pathologie des explications précieuses sur la nature, la marche et la fréquence de certaines lésions : elle permet au médecin légiste de résoudre ce problème : un os étant donné, déterminer l'âge et souvent le sexe du sujet auquel il a appartenu.

Etat des os. — Les phénomènes du développement des os présentent trois périodes successives : 1° l'*état muqueux;* 2° l'*état cartilagineux;* 3° l'*état osseux.*

1° *Etat muqueux.* —Pendant le premier mois de la vie intra-utérine, les os sont confondus avec les parties molles dont on ne peut les distinguer : les os sont alors dits à l'*état muqueux.*

2° *Etat cartilagineux.* — Il succède à l'état muqueux vers le trentième jour de la vie fœtale. La *cartilaginification* a lieu simultanément pour tous les os, et pour la totalité de chaque os particulier. On reconnaît chaque os à l'aspect blanc nacré du cartilage.

3° *Etat osseux.* — L'ossification débute par des *points osseux isolés.* Le point osseux n'est d'abord qu'une réunion de filaments très ténus. Tout os présente un nombre à peu près constant de germes osseux qui se montrent toujours dans les mêmes points de l'os. La partie du cartilage où doit bientôt paraître le germe osseux perd son aspect nacré, elle devient d'un jaune terne, bientôt des vaisseaux se développent et au *centre* de l'auréole rouge se montre enfin le point osseux. Ce germe envahit successivement le cartilage, et de nouveaux vaisseaux artériels se développent dans les parties du cartilage auxquelles le point osseux va s'étendre, et disparaissent dès que l'ossification a eu lieu.

Points d'ossification primitifs et points complémentaires des épiphysaires. — Si les points osseux *primitifs* n'envahissent pas par extension tout le cartilage, de nouveaux points osseux, *points osseux complémentaires* ou *épiphysaires* apparaissent à des époques variables pour compléter l'ossification du cartilage.

Lois de développement. — Si les auteurs admettent le même nombre de points osseux pour la plupart des os longs et courts, ils sont loin de s'accorder sur la détermination du nombre des points d'ossification des os impairs. M. Serres a établi, à la suite de faits d'une valeur incontestable, les trois lois suivantes, mais elles souffrent de nombreuses exceptions.

1° *Loi de symétrie* : — tout os impair ou médian se développe par des points osseux latéraux, les uns droits, les autres gauches, qui se réunissent entre eux sur la ligne médiane.

2° *Lois des éminences* : — toute éminence se développe par un point isolé d'ossification.

3° *Loi des cavités, des canaux, des trous.* — Les cavités, les canaux, les trous osseux, résultent toujours de la réunion de un, deux ou de plusieurs points d'ossification.

La marche de l'ostéogénie diffère dans les os *longs*, *larges* et *courts*.

1° Ostéogénie des os longs.

Le point osseux paraît à la partie moyenne de l'os, il est perforé du trou *nourricier principal* ; de forme bientôt cylindrique, il est creusé d'une cavité à son intérieur ; par son extension il s'avance vers les extrémités de l'os ; et en même temps, l'os s'accroît en longueur aux dépens des lames cartilagineuses qui séparent le corps des épiphyses, et, comme l'a prouvé M. Duhamel, par l'élongation du corps de l'os lui-même. A la naissance, les extrémités de ces os longs sont encore presque toutes cartilagineuses.

Du trente-cinquième au quarantième jour de la vie fœtale paraissent les points osseux du corps de l'*humérus*, du *radius*, du *cubitus*, et du *fémur* (le fémur a un second point primitif qui se développe à son extrémité inférieure pendant les derniers jours de la vie intra-utérine). — Du quarante-cinquième au cinquantième jour se montrent les germes osseux du corps du *tibia*, du *péroné*, des *métacarpiens*, des *métatarsiens*, des *phalanges des doigts*, de la *deuxième phalange* des gros orteils. Le point osseux du corps des phalanges des quatre derniers orteils se montre beaucoup plus tard, vers la fin du troisième mois.

L'extrémité *supérieure* de l'humérus a deux points d'ossification, l'un pour la tête, l'autre pour la grosse tubérosité : les deux points se soudent avec le corps vers l'âge de neuf ans. L'extrémité *inférieure* présente trois points d'ossification, le premier, pour la petite tête, vers le commencement de la troisième année ; le second, vers la septième année, apparaît à l'épitrochlée; enfin, vers la douzième année, un troisième point achève l'ossification de l'épitrochlée, les trois points de l'extrémité inférieure sont réunis entre eux à quinze ans.

Le *fémur* présente un point d'ossification pour la tête vers la fin de la deuxième année, un point à quatre ans pour le grand trochanter, un troisième point d'ossification pour le petit trochanter, ce dernier ne se montre que vers la quinzième année.

Le germe osseux de l'extrémité inférieure du *radius* se développe vers l'âge de deux ans, celui de l'extrémité *supérieure* à neuf ans.

Le point d'ossification de l'extrémité supérieure du *cubitus* apparaît à l'*olécrane* à l'âge de sept ans, celui de l'extrémité inférieure à l'âge de six ans.

C'est vers la deuxième année que se développe le point d'ossification de l'extrémité inférieure du *péroné,* et vers l'âge de cinq ans celui de l'extrémité inférieure de cet os.

A la fin de la première année de la vie extra-utérine paraît le germe osseux de l'extrémité supérieure du *tibia,* et un an plus tard celui de l'extrémité inférieure du même os.

Enfin, les points épiphysaires des extrémités des *métacarpiens* et des *métatarsiens* se montrent vers la troisième année, et ceux des phalanges beaucoup plus tard, ordinairement vers la fin de la sixième année.

Souvent la réunion des épiphyses avec la diaphyse n'est pas en rapport avec l'ordre des apparitions des germes osseux. M. A. Bérard a établi les lois suivantes : 1° des deux extrémités des os, celle qui *se soude la première au corps de l'os,* est celle vers laquelle se dirige le conduit nourricier principal de l'os. 2° Si un os *long* n'a que deux points d'ossification, l'un pour une extrémité, l'autre pour le corps et la deuxième extrémité, l'extrémité qui s'ossifie avec le corps, est celle vers laquelle se dirige le trou nourricier.

A vingt ans, les épiphyses des os *longs* du membre supérieur sont soudées avec la diaphyse : les épiphyses du membre inférieur ne se soudent avec les corps des os *longs* que vers la vingt-cinquième année.

2°. Ostéogénie des os larges.

Il est des os larges qui ont de nombreux points d'ossification, mais l'extension d'un seul germe osseux suffit à l'ossification d'un grand nombre d'os de cette classe.

Vers le trentième jour de la vie fœtale paraît le germe osseux de la *clavicule,* il précède l'apparition de tous les points d'ossification de l'économie. Du quarante-cinquième au cinquantième on reconnaît le point osseux du *maxillaire supérieur,* du *pariétal,* du *palatin,* de l'os *malaire,* de l'os *propre* du *nez,* du *cornet inférieur,* du *vomer,* et vers le quatre-vingt-dixième jour, le germe osseux de l'*unguis.*

Les deux germes osseux du *frontal* se montrent sur les arcades orbitaires vers le quarante-cinquième jour. Le point d'ossification de chaque masse latérale de l'*ethmoïde* est visible vers le cinquième mois de la vie intra-utérine; celui des cornets, un peu plus tard, et enfin celui du corps de ce dernier os est visible quelques jours après la naissance.

L'os *maxillaire inférieur* a deux *points osseux primitifs,* réunis en général entre eux à la fin de la première année de la vie extra-utérine : les deux points épiphysaires de *Spix,* destinés à compléter en dedans les canaux dentaires inférieurs, sont confondus, au cinquantième jour de la vie intra-utérine, avec le point primitif correspondant.

Jusqu'à l'époque de la naissance, le *sphénoïde* est divisé en deux parties, l'une antérieure, l'autre postérieure. Le *sphénoïde antérieur* est formé par les petites ailes et la partie du corps qui est située en avant de la *fosse pituitaire;* il se développe par deux points osseux *primitifs* qui paraissent vers le soixantième jour de la vie intra-utérine, et par deux germes épiphysaires qui se montrent un mois plus tard. Le *sphénoïde postérieur* comprend la partie du corps qui correspond à la *selle turcique* et aux *grandes ailes.* Les deux points osseux de ces dernières sont déjà visibles vers le cinquantième jour, les points osseux du corps apparaissent dix jours plus tard. Les germes osseux de chaque sphénoïde se soudent d'abord entre eux, et les deux sphénoïdes sont réunis entre eux peu de jours avant le terme de la grossesse. Le sphénoïde a deux germes complémentaires latéraux, celui de l'aile externe de l'apophyse ptérigoïde se développe vers le quatrième mois; et vers le septième mois, celui du cornet de Bertin, qui ne se confond avec le reste de l'os que vers la vingtième année.

Les anatomistes sont loin de s'accorder sur le nombre des points d'ossification de l'*occipital*. Mekel admet huit points d'ossification pour l'écaille, Béclard quatre, et enfin M. Cruveiller seulement un point qui, d'après lui, apparaît vers le soixantième jour. Deux points latéraux se montrent pour la portion condylienne de l'os à la même époque. M. Serres admet deux points latéraux pour l'apophyse basilaire, M. Cruveiller un point médian. Les divers points d'ossification sont réunis à la naissance.

Le *temporal* présente cinq germes d'ossification. Ceux du *rocher* et de la portion *écailleuse* sont visibles du quarante-cinquième au cinquantième jour de la vie intra-utérine. Au troisième mois se montre celui du *cercle tympanique,* et vers le cinquième mois celui de l'apophyse *mastoïde,* et un peu plus tard celui de l'apophyse *styloïde.* Les divers points osseux sont en général soudés entre eux à l'âge de cinq ans.

Les *côtes* ont trois points d'ossification; celui du corps se montre vers le quarante-cinquième jour de la vie fœtale; les germes épiphysaires, l'un pour la tête, l'autre pour la tubérosité, ne se développent que vers la quinzième année, et ne se confondent avec le corps que vers l'âge de vingt ans. Les deux dernières côtes n'ont pas de points épiphysaires.

Le nombre des points d'ossification du *sternum* est variable. Vers la fin du cinquième mois, l'ossification de la *poignée* s'annonce par un, deux, trois et même quatre points osseux. Les points osseux des quatre pièces qui doivent, par leur réunion, former le *corps,* sont ou médians ou latéraux; dans ce dernier cas, ils sont plus petits et placés, non l'un au-dessus de l'autre, comme les germes de la poignée, lorsque ces germes sont multiples, mais l'un à côté de l'autre. Ils apparaissent peu de temps après ceux de la poignée. L'appendice *xyphoïde* n'a ordinairement qu'un seul point d'ossification qui paraît vers la fin du neuvième mois de la vie fœtale. L'ordre d'apparition des points osseux se fait de haut en bas, et la soudure des trois pièces du sternum de bas en haut. L'appendice se soude avec le corps vers cinquante ans; il peut rester articulé avec le corps jusque dans la vieillesse la plus avancée, bien qu'il y ait soudure apparente par des lamelles osseuses qui s'étendent du corps à la poignée.

L'*omoplate* se développe par un germe osseux primitif visible dès le soixantième jour de la vie intra-utérine, et par quatre points épiphysaires qui apparaissent, l'un pour l'apophyse coracoïde à la fin de la première année, les trois autres vers l'âge de quinze ans, deux pour l'acromion, et un pour le bord *spinal* de l'omoplate. A vingt ans, la réunion des épiphyses avec le point primitif est complète.

L'os *coxal* se développe par trois germes primitifs d'ossification. Le germe osseux de l'*ilium* paraît le premier vers le cinquantième jour de la vie intra-utérine. Celui de l'*ischion* peut être reconnu à la fin du troisième mois, et celui du *pubis* au cinquième mois. Jusqu'à la quinzième année, un cartilage en forme d'Y indique au fond de la cavité cotyloïde les trois points d'ossification primitifs. A cet âge, se montrent trois germes épiphysaires, l'un pour le fond de cette cavité, dans le cartilage en forme d'Y, l'autre connu sous le nom d'*apophyse marginale,* mesure toute la longueur du bord supérieur de l'os coxal, troisième germe osseux, paraît à la tubérosité de l'ischion. L'apophyse marginale n'est soudée avec l'os que vers la vingt-cinquième année. L'épiphyse de l'épine iliaque antérieure et supérieure et celle de l'angle du pubis sont inconstantes.

3° Ostéogénie des os courts.

1° *Os du carpe.* — Ils se développent tous par un seul point d'ossification : les germes osseux du *grand os* et de l'os *crochu,* vers l'âge de deux ans, et ceux du *sémilunaire* et du *trapèze* vers la fin de la troisième année; à l'âge de huit ans, on reconnaît les points osseux du *scaphoïde* et du *trapézoïde.* Le point osseux du *pisiforme* est, de tous les germes osseux primitifs, le dernier à se développer ; en effet, il ne se montre que vers la quinzième année.

2° La *rotule* présente un point d'ossification à l'âge de deux ans.

3° *Os du tarse.*—Le *calcaneum* se développe par deux germes osseux; l'un paraît au sixième mois de la vie intra-utérine, l'autre à l'âge de huit ans. Tous les autres os n'ont qu'un point d'ossification; celui de l'*astragale* est visible vers le sixième mois de lá vie fœtale, le *scaphoïde* et les trois *cunéiformes* ont chacun un point d'ossification qui se développe pendant les quatre premières années qui suivent la naissance.

4° *Vertèbres.* — Vers le quarante-cinquième jour, le point latéral des lames se montre; vers le soixantième, un point, qui semble être constitué par la réunion de deux points latéraux, paraît pour le corps. Les lames se soudent d'abord entre elles, et se réunissent au corps à la fin de la deuxième année. Des points *complémentaires* se développent ensuite, l'un au sommet de l'*apophyse épineuse*, deux autres à celui des *apophyses tranverses ;* on voit enfin paraître un germe osseux pour chaque face du *corps*. Les épiphyses restent distinctes des points primitifs jusqu'à l'âge de vingt-cinq ans. La partie antérieure de l'apophyse transverse de la *septième* cervicale présente un point épiphysaire dont le développement anormal explique la présence d'une côte surnuméraire, côte que l'on rencontre très rarement. — L'*atlas* a deux points latéraux pour l'arc antérieur. Ces points se réunissent d'abord entre eux et ensuite avec les deux points latéraux de l'arc postérieur qui se sont soudés entre eux. Les germes osseux de l'arc antérieur sont visibles du quarante-cinquième au cinquantième jour ; ceux de l'arc postérieur apparaissent à la fin de la première année de la vie extra-utérine. Ce n'est que par exception que les *masses latérales* qui se développent ordinairement aux dépens des points osseux de l'arc postérieur présentent des germes osseux. — Outre les points osseux des autres vertèbres, l'*axis* présente deux points épiphysaires latéraux pour l'apophyse *odontoïde ;* on commence à les distinguer au huitième mois de la vie intra-utérine. La soudure complète des points osseux de cet os entre eux n'existe qu'à la sixième année.

5° *Sacrum.* — Les *trois* premières vertèbres sacrées se développent par six points primitifs d'ossification, savoir : deux pour le corps à la fin du deuxième mois de la vie fœtale ; ils se soudent très rapidement entre eux ; les deux germes des lames qui sont visibles à la fin de la vie intra-utérine ; enfin, deux points épiphysaires qui se montrent plus tard à la partie antérieure des masses latérales. — Les *deux* dernières vertèbres sacrées se développent par deux points antérieurs pour le corps des vertèbres, et deux points d'ossification postérieurs pour les lames. Les germes osseux de chaque vertèbre sacrée se réunissent d'abord entre eux vers la quinzième année : les deux vertèbres supérieures se soudent ensuite entre elles, bientôt les deux inférieures se comportent de la même manière, et à vingt-cinq ans la soudure de toutes les vertèbres sacrées est complète.

6° *Coccyx.* — Chaque vertèbre coccygienne se développe par un point médian, et quelquefois par deux points latéraux : elles se réunissent entre elles vers la vingt-cinquième année, et ne se soudent le plus souvent avec le sacrum qu'après la soixantième.

VII. — SYSTÈME ARTICULAIRE.

Définition des articulations. — Tout mode d'union, de connexion des os entre eux est une *articulation*. L'étude des articulations est l'*arthrologie* ou la *syndesmologie*. Toute articulation présente à considérer: 1° les *surfaces* et les *cartilages articulaires;* 2° les *ligaments* (souvent les tendons et les muscles qui concourent à affermir la jointure) 3° les *synoviales;* 4° les *vaisseaux* et les *nerfs;* 5° les *mouvements* dont jouissent les articulations.

Classification des articulations. — Les analogies et les différences qu'offrent entre elles les nombreuses articulations ont fait reconnaître, même par les anciens anatomistes, la nécessité de les grouper en classes et en genres. Pour établir les classes et les genres on peut prendre pour base la figure et les moyens d'union des os ou les mouvements dont jouissent les jointures; or, comme l'a fait remarquer M. Cruveilhier, les mouvements qu'exécute une articulation sont la conséquence nécessaire de la configuration et des moyens d'union des os. Aussi la classification des articulations de Bichat, fondée sur la considération des mouvements, ne diffère-t-elle que très peu de la classification de Galien, fondée surtout sur la considération de la configuration et des moyens d'union des os entre eux.

Classification de M. Cruveilhier. — La classification généralement adoptée par les anatomistes modernes est celle de Galien, modifiée par Winslow et de nos jours par M. Cruveilhier. Pour établir les classes et genres, M. Cruveilher a pris pour base *unique* la *configuration* des parties : la classification de Galien présentait dans les divisions des genres l'inconvénient d'être *mixte;* en effet, elle était fondée tantôt sur la configuration de surfaces articulaires (ex. : enarthroses, arthrodies), tantôt les mouvements (ex. : ginglymes ou articulations charnières).

Adoptant donc pour point de départ unique la configuration des parties, M. Cruveilhier divise d'abord toutes les articulations en trois *classes* (diarthroses, synarthroses et symphyses), et il divise ensuite les classes en plusieurs *genres*. D'après cet anatomiste, les classes ont les caractères suivants :

1re CLASSE. *Diarthroses.* — Surfaces articulaires contiguës ou libres, configurées de manière à se mouler exactement les unes sur les autres toutes sont pourvues : 1° de cartilages d'encroûtement ; 2° de synoviales ; 3° de ligaments périphériques ; et toutes exécutent des mouvements.

2° CLASSE. *Synarthroses* ou *sutures*. — Surfaces articulaires armées de dents ou d'inégalités qui s'engrènent réciproquement. Point de cartilages d'encroûtement, point de synoviales point de ligaments, et point de mouvements.

3° CLASSE. *Amphiarthroses* ou *symphyses*. — Surfaces articulaires planes ou presque planes, en partie contiguës, en partie continues, ligaments inter-osseux et périphériques ; les cartilages d'encroûtement sont minces, les synoviales sont rudimentaires. Les mouvements sont peu étendus.

Le tableau suivant a l'avantage de nous présenter les classes, les genres et les articulations les plus importantes comprises dans chaque genre.

1re CLASSE. — DIARTHROSES.

1er Genre. — *Enarthroses*.

Caractères. Tête ou portion de sphère reçue dans une cavité. *Ligaments*. Capsule fibreuse. *Mouvements*. Mobilité dans tous les sens (flexion, extension, abduction, adduction, circumduction et rotation).	Articulations coxo-fémorale, scapulo-humérale, costo-vertébrale des première, onzième et douzième côtes, métacarpo-phalangiennes, métatarso-phalangiennes.

2e Genre. — *Par emboîtement réciproque*.

Caractères. Surfaces articulaires, concaves dans un sens, convexes dans le sens perpendiculaire au premier, de manière à s'enfourcher réciproquement. *Ligaments*. Deux ou quatre ligaments, ou bien un ligament orbiculaire plus ou moins complet. *Mouvements*. En tous sens comme dans les enarthroses, mais point de rotation.	Articulations sterno-claviculaires, calcanéo-cuboïdienne, du trapèze avec le premier métacarpien, de l'os crochu avec le cinquième métacarpien.

3e Genre. — *Condyliennes ou condylarthroses (arthrodies lâches des anciens)*.

Caractères. Tête allongée ou *condyle* reçu dans une cavité. *Ligaments*. Deux ou bien quatre ligaments, dont deux principaux. *Mouvements*. En quatre sens, flexion, extension, abduction, circumduction, mais point de rotation. Dans ces articulations, il y a toujours deux mouvements principaux, les deux autres mouvements sont bornés.	Articulations temporo-maxillaire, radio-carpienne, astragalo-scaphoïdienne, radio-carpienne, des condyles de l'occipital avec l'atlas.

4e Genre. — *Trochléennes (ginglymes angulaires des anciens)*.

Caractères. Réception ou engrènement réciproque des surfaces articulaires : la forme de trochlée ou de poulie est affectée à ce mode d'articulation. *Ligaments*. Deux latéraux, ordinairement plus rapprochés du côté de la flexion que du côté de l'extension. Ligaments antérieur et postérieur faibles, et souvent remplacés par des tendons. *Mouvements*. Angulaires en deux sens opposés.	Articulations huméro-cubitale, fémoro-tibiale, tibio-tarsiennes, des phalanges des doigts et des orteils entre eux.

5e Genre. — *Trochoïdes* (*ginglymes latéraux des anciens*).

Caractères. Axe ou cylindre reçu dans un anneau partie osseux, partie fibreux. *Ligament.* Un ligament annulaire. *Mouvement.* Rotation.	Articulations radio-cubitale supérieure, atloïdo-odontoïdienne.

6e Genre. — *Arthrodies.*

Caractères. Surfaces articulaires planes ou presque planes. *Ligaments.* Fibres irrégulièrement placées autour de l'articulation. *Mouvements.* Glissement.	Articulations des apophyses articulaires des vertèbres, acromio-claviculaire, du scaphoïde avec les trois cunéiformes, du pyramidal avec le pisiforme, des deuxième, troisième et quatrième métacarpiens avec les os du carpe, chondro-costales, chondro-sternales, costo-vertébrales.

IIe CLASSE. — SYNARTHROSES OU SUTURES.

1er Genre. — *Dentées.*

Sutures munies de dents.	Fronto-pariétale (entre le frontal et le pariétal), sagittale (entre les bords supérieurs des deux pariétaux), lambdoïde (entre les deux pariétaux et l'occipital).

2e Genre. — *Ecailleuses.*

Sutures disposées en écailles, de telle sorte que l'écaille supérieure est recouverte par l'inférieure.	Sphéno-temporale, sphéno-pariétale, fronto-jugale, sphéno-jugale, etc.

3e Genre. — *Harmoniques.*

Sutures rugueuses et juxta-posées.	Pétro-occipitale, pétro-sphénoïdale, etc.

4e Genre. — *Schindylèse.*

Une lame osseuse est reçue dans la rainure d'un autre os.	Avance osseuse du palatin reçue dans la rainure du maxillaire supérieur.

Gomphose.

M. Cruveilhier, avec la plupart des anatomistes modernes, rejette les *gomphoses* ou implantations des dents, car les dents ne sont pas des os.

IIIe CLASSE. — SYMPHYSES OU AMPHIARTHROSES.

Caractères. Surfaces articulaires planes ou presque plates, en partie contiguës, en partie continues par tissu fibreux. *Ligaments.* Des ligaments inter-osseux et des ligaments périphériques. *Mouvements.* Balancement plutôt que glissement. L'*arthrodie* entre comme élément nécessaire dans l'amphiarthrose.	Symphyse sacro-iliaque, symphyse du pubis, articulations du corps des vertèbres, péronéo-tibiale inférieure, des os du carpe entre eux, des extrémités supérieures des métacarpiens avec le carpe, des os cunéiformes entre eux, des os cunéiformes avec le cuboïde, des extrémités supérieures des métatarsiens entre elles et avec les os du tarse.

VIII. — SYSTÈME GLANDULEUX.

Définition.— Le système glanduleux comprend l'ensemble des parties connues sous le nom de glandes. Les *Glandes* proprement dites sont des organes qui séparent du sang certaines humeurs et les versent ensuite tantôt continuellement, tantôt seulement à des époques déterminées à la surface libre de la peau ou des muqueuses. D'après cette définition on ne doit pas considérer comme des glandes les organes qui ont avec elles une certaine analogie de fonctions ou de texture, tels sont les poumons, les ganglions vasculaires, etc.

Division. — L'organisation des glandes présente trois types : 1° la *vésicule,* 2° le *tube,* 3° l'*utricule.* La glande peut être sans canal excréteur ; ou munie d'un canal excréteur, non ramifié, alors elle prend le nom de glande *simple;* la glande *conglomérée* est constituée par un canal ramifié et par des lobes indépendants les uns des autres. A chaque ramification du canal excréteur des glandes conglomérées correspond un *lobule.* On appelle *lobe* l'ensemble des lobules portés par la même branche, et lobes secondaires, tertiaires, etc., les lobes qui sont appendus aux divisions secondaires, tertiaires, etc., du canal excréteur. Les derniers lobules portent le nom d'*acini*, ou de *grains glanduleux*. Les lobes primitifs, secondaires, etc., sont réunis entre eux par du tissu cellulaire plus ou moins condensé.

1° *Glandes vésiculeuses.* — Les glandes vésiculeuses, à leur état le plus rudimentaire, ont l'aspect d'une petite excavation qui s'ouvre à la surface de la peau ou des muqueuses par un orifice très étroit. Les glandes vésiculeuses simples sont rares chez l'homme : telles sont les *glandes de Peyer,* qui occupent la terminaison de la muqueuse de l'intestin grêle, dont les orifices ne sont admis que par analogie, l'examen microscopique n'ayant pu les démontrer, ce qui les a fait ranger par quelques anatomistes au nombre des *follicules clos.* Les glandes vésiculeuses du col de l'utérus sont simples ; elles ont un orifice étroit; si l'orifice s'oblitère, la matière sécrétée par la vésicule en distend les parois, et le kyste ainsi formé prend le nom impropre d'*œuf de Nalboth.* L'*ovaire* est la seule *glande composée* vésiculeuse que l'on rencontre dans l'espèce humaine. Les ovules ou les vésicules sont des follicules clos, s'ouvrant par déhiscence à des époques déterminées, c'est-à-dire par la rupture de l'enveloppe fibreuse de l'organe; elles parcourent après cette rupture le canal de la *trompe de Fallope* pour arriver dans la matrice.

2° *Glandes tubuleuses.* — Les glandes tubuleuses *simples* existent au nombre de plusieurs centaines de mille dans la partie sous-diaphragmatique du tube digestif. On les désigne sous le nom de *glandes* de *Lieberkuhn;* les plus volumineuses sont celles du gros intestin, elles sont visibles à l'œil nu. Toutes ces glandes sont parallèles entre elles et perpendiculaires à la surface de la muqueuse dont elles font partie, et occupent toute l'épaisseur de cette membrane. Les glandes tubuleuses *à conduit non ramifié* que l'on rencontre chez l'homme sont constituées par un tube droit, qui s'enroule sur lui-même à sa terminaison; l'extrémité profonde est située au-dessous du derme, telles sont les glandes *sudorifères* et *cérumineuses.* Les *glandes conglomérées* de ce groupe sont d'une structure compliquée; elles présentent à considérer: 1° une *muqueuse* mince, revêtue d'un épithélium, et continue avec la surface tégumentaire interne; 2° une couche *cellulo-fibreuse élastique;* elle recouvre la membrane muqueuse; 3° la surface *superficielle* des conduits excréteurs présente, d'après certains anatomistes, des fibres musculaires, circulaires et longitudinales, mais l'existence de ces fibres n'est pas suffisamment établie; 4° la *membrane* qui constitue dans *toutes les glandes* les divisions ultimes des conduits excréteurs; cette membrane amorphe, homogène, sans aucune trace de fibres, présente des granulations; elle est tapissée par un épithélium spécial, et elle semble différer de la membrane muqueuse. 5° les *nerfs* qui sont nombreux, les uns proviennent de l'axe cérébro-spinal, les autres du grand sympathique: ces derniers pénètrent les glandes avec les vaisseaux qui les supportent; 6° des vaisseaux *artériels* et *veineux*, ordinairement multiples, dont les branches se ramifient dans le tissu cellulaire qui existe entre eux, les lobes et les lobules des glandes; 7° des *vaisseaux lymphatiques*: ces vaisseaux, d'après les injections de M. Sappey, forment deux plans dont les radicules présentent entre elles de nombreuses anastomoses. Le *plan profond* serait, d'après le même anatomiste, presque en contact avec la cavité des tubes; il formerait un réseau dont les ramuscules s'anastomoseraient avec les lymphatiques *interlobulaires* ou *superficiels* des vaisseaux excréteurs. Les anastomoses des vaisseaux lymphatiques superficiels et profonds avaient fait croire à un grand nombre d'anatomistes que les tubes de certaines glandes s'anastomosaient entre eux à leur terminaison. Les résultats de M. Sappey démontrent que les culs-de-sac des glandes sont libres et indépendants les uns des autres.

Les glandes tubuleuses conglomérées ont des canaux excréteurs très longs, qui émettent des branches à leur extrémité profonde et dont leurs radicules forment une sorte de pinceau. Ces organes glanduleux sont enveloppés d'une gaîne celluleuse plus ou moins résistante; et les prolongements émanés de cette enveloppe, destinés à isoler les lobes et les lobules sont peu élastiques. Deux glandes tubuleuses, le rein et le testicule, sont munies, chez l'homme, de réservoirs. La *vessie*, réservoir de l'urine, semble constituée par une dilatation des uretères, à laquelle s'ajoutent des fibres musculaires très apparentes. Les *vésicules séminales*, réservoirs du sperme, sont pyriformes et communiquent latéralement avec les canaux déférents.

3° *Glandes utriculiformes.* — Les glandes utriculiformes *simples* sont désignées sous le nom de *follicules*, elles se présentent sous l'aspect d'une petite excavation ouverte par un petit pertuis ordinairement à la surface des muqueuses. Elles sont très nombreuses entre la couche cellulo-fibreuse et la muqueuse du canal alimentaire, et par conséquent situées plus profondément que les glandes de Lieberkühn. Les glandes *utriculiformes* à conduits non ramifiés sont formées par plusieurs utricules qui s'ouvrent dans une utricule centrale, utricule transformée en canal. Ces petites glandes en forme de grappe constituent chez l'homme les follicules sébacés, les follicules de la base du mamelon, les amygdales, etc. On désigne ordinairement les glandes *conglomérées utriculiformes* sous le nom de *glandes en grappe.* Elles présentent une organisation qui diffère très peu de celle des *glandes tubuleuses conglomérées*. Le tissu cellulo-fibreux des canaux excréteurs est élastique ; le tissu cellulaire qui sépare les lobes et les lobules est peu serré. Les glandes de ce groupe, sont très multipliées, souvent elles ont plusieurs canaux excréteurs ; telles sont les glandes sublinguales, lacrymales, les glandes mammaires, le pancréas, la prostate, etc. Quelques glandes conglomérées utriculiformes sont munies chez l'homme d'un réservoir, tel est le foie qui a pour réservoir une sorte de dilatation du canal excréteur, connu sous le nom de *vésicule biliaire*.

IX. — SYSTÈME TÉGUMENTAIRE.

Le système tégumentaire comprend la *peau* (*tégument externe*), et les *membranes muqueuses* (*téguments intérieurs*), qui tapissent les cavités et qui s'ouvrent directement ou indirectement à la surface du corps. Le tégument externe et le tégument interne présentent entre eux une grande analogie de texture, et ils sont continus l'un à l'autre, au niveau des ouvertures naturelles.

1° PEAU OU TÉGUMENT EXTERNE.

Les anatomistes anciens et modernes ont publié de nombreuses recherches relatives au tégument externe; ces recherches ont été complétées et contrôlées par les travaux des micrographes modernes, nous allons présenter un résumé des uns et des autres. La peau est l'organe de la *sensibilité tactile,* cette sensibilité tactile suffit pour nous faire apprécier la présence, la température, la consistance et quelques autres propriétés des corps qui sont en contact avec le tégument externe, ce sens est alors passif et général. Dans l'homme, la main est l'organe spécial du *toucher,* c'est-à-dire du tact perfectionné ou actif. La mobilité, la flexibilité des phalanges, la faculté d'opposer le pouce aux autres doigts, concourent, ainsi que la texture du tegument qui est très riche en papilles, à l'exercice du toucher. L'épaisseur de la peau varie dans les diverses parties du corps. L'élasticité, la rétractilité et l'extensibilité de la peau sont très remarquables. Le tégument externe, organe de protection, se moule sur les parties sous-jacentes, et perd son caractère en se réunissant aux muqueuses, en outre, un organe de sécretion et d'excrétion. La peau présente deux *surfaces,* l'une *libre,* ou *superficielle,* l'autre *adhérente* ou *profonde.*

Surface superficielle de la peau. — Cette surface est en général polie, douce au toucher, elle est recouverte de *poils* très apparents dans certaines régions, et à peine visibles dans d'autres. A la sortie de chaque poil, la peau offre une petite élévation. Ces élévations, dues aux bulbes des poils, deviennent plus saillantes par suite de l'impression du froid, et alors la peau prend l'aspect connu sous le nom de *chair de poule.* Outre les poils et les *ongles,* la surface superficielle de la peau est remarquable par une multitude de pertuis appelés *pores* de la peau, par des plis et par des sillons.

Les pores de la peau correspondent : 1° aux orifices des *glandes sébacées*, orifices visibles à l'œil nu ; 2° aux orifices microscopiques des *glandes sudorifères*. Les *plis* et les *sillons* de la peau constituent quatre groupes, comme Bichat l'a fait remarquer. Le premier *groupe* comprend : 1° les rides dues aux contractions des muscles sous-jacents dont la peau ne peut suivre les mouvements, telles sont les rides dues aux contractions du muscle occipito-frontal, des orbiculaires des paupières, etc. ; 2° les rides du scrotum, dues aux contractions des dartos. Le second *groupe* est constitué par les plis et les sillons dus aux mouvements des articulations. Ces plis et ces sillons sont surtout remarquables à la paume des mains et à la plante des pieds. 3° Le troisième *groupe* renferme les sillons et les plis que l'on observe chez les vieillards, ils sont d'autant plus prononcés que l'amaigrissement est plus considérable. 4° Le quatrième *groupe* comprend les petits sillons que l'on observe même à l'œil nu aux doigts et aux orteils, ils sont situés entre les rangées des papilles.

Surface profonde de la peau. — La surface profonde de la peau est constituée par le *pannicule graisseux* : ce pannicule est logé entre les mailles fibreuses entre-croisées du chorion. Les lames fibreuses qui se détachent de la face profonde du derme, s'enlacent le plus souvent, dès leur origine, et la lamelle cellulo-fibreuse ainsi formée porte le nom de *feuillet superficiel du fascia superficialis ;* ces lames s'écartent pour loger le pannicule graisseux, les vaisseaux et les nerfs cutanés et au niveau des aponévroses d'enveloppe des muscles, elles s'enlacent de nouveau pour former le feuillet profond du fascia-superficialis. Dans certaines parties de l'économie, la face profonde du derme est unie aux aponévroses sous-jacentes par des prolongements fibreux très denses et très serrés. La peau est alors peu mobile, telle est la peau de la paume de la main, de la plante du pied. Dans certaines régions, les faisceaux fibreux se perdent peu à peu dans le tissu cellulaire adipeux ; alors le fascia superficialis n'a qu'un feuillet, et les vaisseaux et les nerfs rampent dans le tissu cellulaire situé au-dessous de ce feuillet unique.

Le *pannicule charnu* chez l'homme est limité à la tête et au cou, la plupart des muscles *peauciers* s'insèrent par des fibres albuginées qui sont continues avec celles du derme par une de leurs extrémités, et à des os par l'autre extrémité. Entre les deux points d'attache, du tissu cellulaire adipeux sépare la face profonde du derme des muscles peauciers. Les rapports du tégument externe avec les os sont peu étendus, si la peau est mobile sur les os ; entre elle et la surface osseuse se développe une *bourse séreuse* pour faciliter les mouvements.

Structure de la peau. — La peau se compose de deux couches principales ; le *derme* ou *chorion* et l'*épiderme*. Ces deux couches présentent des parties accessoires.

DU DERME.

1° Le *derme* contient dans son épaisseur des *vaisseaux*, des *nerfs;* les *glandes sudorifères*, les glandes *sébacées*, les *bulbes* des poils et les *papilles*. Le derme est blanc, souvent rosé par suite des nombreux vaisseaux qu'il reçoit, demi-transparent. Cette demi-transparence laisse apercevoir les veines sous-cutanées, et les liquides qui distendent souvent la peau en s'accumulant dans le tissu cellulaire sous-cutané. La résistance du derme est aussi grande que celle des tendons. L'élasticité et la contractilité de ce tissu sont dues à l'arrangement, mais surtout à la nature des fibres qui entrent dans la texture. Aux fibres *celluleuses* et aux fibres dites de noyaux, qui toutes sont très nombreuses, s'ajoutent des *fibres élastiques*, le nombre de ces dernières varie avec les parties de la peau que l'on examine Les fibres du derme sont entre-croisées dans toutes les directions, et tres serrées à la face superficielle, écartées au contraire à la face profonde où elles limitent les *alvéoles*, espaces coniques dont le sommet répond à la face superficielle, dont la base répond à la face profonde de l'organe. Ces alvéoles logent le pannicule adipeux ; l'inflammation de ce dernier constitue la maladie connue sous le nom de *furoncle*. Les prolongements fibreux, en s'enlaçant, forment les lames du *fascia superficialis*, qui sont minces dans certaines parties, et fibreuses dans d'autres. La dessiccation rend le derme jaune et inélastique ; la macération, avant de le détruire, permet de le diviser en plusieurs lames. La coction prolongée le convertit en gélatine. Le tannin, en se combinant avec le derme, forme un composé imputrescible, connu dans les arts sous le nom de *cuir*. Le derme représente la presque totalité de l'épaisseur de la peau. Cette épaisseur varie dans les diverses régions ; il est épais au crâne, à la partie postérieure du tronc, à la paume des mains, à la plante des pieds, et mince aux paupières, au scrotum, aux mamelles, à la verge. Il est plus mince chez le vieillard que chez l'adulte. Ses limites, en général, varient entre $0^{m},001$ et $0^{m},005$.

1° *Papilles.* — Les papilles dont l'ensemble porte le nom de *corps papillaire*, sont de petites élevations spongieuses d'une sensibilité exquise, et susceptibles d'une sorte d'érection. Les papilles recouvrent toute la surface superficielle de la peau, elles sont constituées évidemment par des saillies du derme que pénètrent de nombreux vaisseaux lymphatiques et sanguins, et des ramuscules nerveux. Des recherches microscopiques de M. Sappey, il résulte que l'on doit admettre les trois ordres de papilles que les anciens ont signalées.

Les papilles de *premier ordre* sont coniques à la paume de la main et à la plante du pied, elles décrivent des courbes dont la concavité regarde la racine des membres; chaque courbe est formée par une double série de papilles, disposées par paires : entre chaque double série, se voit un sillon qui a aussi une direction courbe. Dans d'autres parties du corps, les papilles de premier ordre sont disposées en ligne droite; elles forment ainsi des séries longitudinales, que séparent des sillons rectilignes, au fond des sillons s'ouvrent les vaisseaux sudorifères. Les papilles de *second ordre* ou sous-onguales sont filiformes et rangées parallèlement les unes aux autres. Les papilles de *troisième ordre* sont peu saillantes, à base le plus souvent large; elles sont disséminées à la surface du derme, et semblent former des losanges plus ou moins réguliers. Les papilles sont surtout apparentes à la paume de la main, à la plante du pied et au mamelon.

2° *Vaisseaux de la peau.* — Les vaisseaux artériels, après avoir traversé les aponévroses d'enveloppe, se ramifient à l'infini dans l'épaisseur du tissu cellulaire sous-cutané, et se terminent en formant des arcades dont les unes sont situées dans l'épaisseur du derme, et dont les autres font partie des papilles. Ces arcades sont les origines des veines qui décrivent des flexuosités plus nombreuses que celles des artères, et qui restent sous-cutanées dans une grande étendue de leur trajet. Les vaisseaux sanguins sont si multipliés dans les parties éloignées du *centre circulatoire* et surtout dans les papilles, que le derme paraît formé exclusivement de ces vaisseaux lorsque les injections fournissent de beaux résultats. Les vaisseaux lymphatiques naissent par des réseaux à la face superficielle du derme. De même que les vaisseaux sanguins, ils sont très nombreux dans les papilles et dans les parties éloignées du centre circulatoire. Les radicules lymphatiques constituent en s'anastomosant entre elles le réseau *sus-papillaire;* de ce réseau partent de petits troncs qui, traversant l'épaisseur du derme, s'anastomosent à leur tour dans l'épaisseur du pannicule adipeux pour former le *réseau sous-dermique.* Le tégument externe possède donc un réseau lymphatique superficiel et un réseau lymphatique profond; de ce dernier partent les vaisseaux *lymphatiques sous-cutanés.*

3° *Nerfs.* — Les nerfs se terminent presque tous dans les papilles en formant des anses, qui ont une grande analogie avec les anses terminales des nerfs moteurs.

4° *Glandes sudorifères, glandes hydrophores.* — On rencontre ces petites glandes dans toutes les parties du corps, les plus grosses sont situées dans le creux de l'aisselle. Le nombre de ces glandes s'élève à plus de deux millions d'après certains anatomistes; M. Sappey l'évalue seulement à plus de sept cent mille. La couleur jaunâtre de ces organes permet de les distinguer du derme qui est demi-transparent. Le *corps* des glandes *sudorifères* est constitué par un tube irrégulièrement pelotonné, situé dans les profondeurs du derme, et plus souvent dans le tissu cellulaire sous-cutané; du corps de ces glandes part un canal vertical qui s'engage entre les mailles du derme, et qui, arrivé à la face superficielle du chorion, se contourne en spirale pour s'ouvrir obliquement à la surface libre de l'épiderme, au fond du sillon qui sépare les papilles. Le nombre des spires dépend de l'épaisseur de l'épiderme; ainsi, à la main le nombre des spires est de six à dix, et au pied, où l'épiderme est épais, il peut s'élever de douze à trente. Le tissu cellulaire graisseux, qui entoure le corps des glandes, est plus ou moins abondant. La membrane propre de ces glandes sudorifères semble dépourvue d'organisation; le canal excréteur ne paraît pas avoir de parois propres, il est revêtu d'un épiderme pavimenteux. Le liquide secrété par lès glandes sudorifères, tantôt se volatilise à mesure qu'il arrive à la surface du corps; c'est là ce que l'on appelle la *transpiration insensible*, tantôt ce liquide se réduit en gouttelettes et porte le nom de *transpiration sensible* ou de *sueur*. La sueur est transparente, elle tache le linge; d'une saveur acide, elle devient bientôt alcaline sous l'influence de l'évaparation; l'odeur de la sueur est en général aigre.

Berzélius considère la sueur comme de l'eau tenant en suspension des chlorures de sodium et de potassium, du lactate de soude, de l'acide lactique, de l'osmazôme et de l'hydrochlorate de soude. M. A. Favre a constaté dans la sueur les principes suivants.

Eau	9,955 73
Chlorure de sodium	22 30
Chlorure de potassium	2 43
Sulfates alcalins.	0 11
Albuminates alcalins	0 05
Lactate de soude et de potasse	3 17
Hydrocrate de soude et de potasse. . .	15 02
Urée	0 42
Matières grasses	0 13

5° *Follicules sébacés.* — Ces glandes existent dans toute l'étendue du tégument externe, excepté à la paume de la main et à la plante du pied ; elles sont situées dans l'épaisseur du derme, et elles ont un diamètre qui varie d'un tiers de millimètre à deux millimètres; du *corps* de ces glandes partent ordinairement des conduits multiples, dont le nombre peut s'élever jusqu'à douze, et qui se réunissent entre eux pour former un seul *canal excréteur* dont le diamètre est le tiers de celui du corps, ce dernier est une glande en grappe. D'après M. Huguier, il est constitué par une tunique externe dont les prolongements réunissent les granulations de la glande, d'une tunique moyenne plus épaisse et granuleuse, enfin, d'une membrane interne amorphe, sans trace de fibres, tapissée à sa face interne d'un épithélium parvimenteux, dont les cellules sont plus petites que celles de l'épiderme et que celles qui recouvrent la membrane tégumentaire externe. Les recherches de Weber prouvent que, partout où il existe des poils, les canaux excréteurs des glandes sébacées s'ouvrent dans la gaîne du poil lui-même. Cependant, au gland et aux petites lèvres, les canaux excréteurs simples d'un grand nombre de glandes sébacées traversent obliquement l'épaisseur du derme pour s'ouvrir isolément à la surface libre de la peau. La matière sécrétée par ces glandes donne à la peau un aspect luisant, elle tache le papier comme les graisses, elle brûle en répandant une odeur de corne, au lieu de se liquéfier comme les corps gras. Cette humeur peut être exprimée par la pression sous forme de petits vers lorsqu'elle s'est accumulée dans les follicules. Les analyses chimiques de l'humeur sébacée réclament de nouvelles recherches.

2° DE L'ÉPIDERME OU SURPEAU.

L'*épiderme* est une couche mince qui forme une sorte de vernis à la surface du derme. L'épiderme présente une *surface superficielle*, et une *surface profonde*. A la surface superficielle, on voit les plis et les sillons de la peau, les saillies des bulbes des poils, et les ouvertures des glandes sudorifères et sébacées. La face profonde adhère assez fortement au derme en se moulant sur le corps papillaire. La macération, les inflammations érythémateuses détachent l'épiderme du derme. Cette face profonde envoie des prolongements très déliés destinés, les uns aux glandes sudorifères et sébacées, les autres aux follicules pileux. Tous ces prolongements sont canaliculés, ceux des glandes sudorifères sont d'une ténuité extrême et très multipliés; on les observe assez bien à l'œil nu, en détachant l'épiderme du derme, sur un pied qui commence à se putréfier. Les prolongements épidermiques destinés aux follicules pileux, parvenus à l'embouchure des follicules, deviennent de plus en plus minces, et arrivés à la tête du poil, ils contractent des adhérences très intimes avec le poil lui-même, de sorte que le corps du poil est couvert de lamelles épidermiques microscopiques, transparentes, imbriquées les unes sur les autres, mais qui deviennent de plus en plus rares à mesure qu'elles se rapprochent de l'extrémité libre du poil. Les prolongements de l'épiderme destinés aux glandes sébacées, tapissent la cavité principale et les cavités des canaux secondaires de ces glandes.

Propriétés physiques et chimiques de l'épiderme. L'épiderme est incolore, sec, cassant, flexible, transparent et peu élastique. Son épaisseur est de 0,2 de ligne, elle est en moyenne le sixième de celle de la peau. Par les frottements répétés, cette épaisseur augmente ; ainsi, à la plante du pied, l'épiderme a souvent une épaisseur de plus d'une ligne. L'épiderme se gonfle dans l'eau, par une macération prolongée, il est divisible en plusieurs lames; il est insoluble dans l'eau, l'alcool et l'éther, mais il est dissous par les dissolutions alcalines concentrées. L'acide acétique le colore en jaune. Il se combine avec la plupart des couleurs végétales (tatouage), mais il ne se combine pas avec le tannin. Sur le vivant, le contact de la chaleur sépare le derme de l'épiderme, et alors, une certaine quantité de sérosité s'épanche entre les deux couches de la peau, alors elle constitue une vésicule transparente, analogue à celle que produit l'application d'une matière vésicante.

Examen microscopique de l'épiderme. — L'épiderme ne contient ni tissu cellulaire, ni nerfs ni vaisseaux, ce qui l'a fait considérer jusque dans ces derniers temps, ainsi que l'*épithélium* (épiderme des muqueuses), comme une matière inorganique solidifiée. Les recherches des micrographes modernes démontrent que l'épiderme et les épithéliums sont constitués par une multitude de cellules juxtaposées et que ces cellules subissent des transformations qui prouvent leur vitalité. Les jeunes cellules se dissolvent dans l'acide acétique, elles sont rondes, leurs parois sont transparentes, leurs cavités, que n'admettent pas tous les micrographes, semblent contenir un liquide et un noyau qui est entouré de granulations moléculaires ou nucléoles. Le noyau des cellules est dissous par la potasse caustique. Ces cellules ont environ 0,01 de millimètre de diamètre. A mesure que les jeunes cellules sont repoussées au dehors, elles perdent leur forme polygonale, elles deviennent aplaties, enfin leur noyau disparaît ordinairement. L'épiderme, dans les cellules déjà anciennes, se présente sous la forme de petites écailles, disposées comme les pierres d'un pavé, d'où le nom de *pavimenteux* qui lui a été donné. L'épiderme pavimenteux est *stratifié,* c'est-à-dire, formé de cellules superposées en plusieurs couches. L'épithélium pavimenteux des muqueuses est identique à l'épiderme du tégument externe, mais il est souvent *simple;* dans ce cas, les cellules sont disposées en une seule couche. L'épithélium pavimenteux revêt une grande partie du système tégumentaire, mais on le rencontre encore à la face libre des séreuses, à la face interne des membranes du cœur et des vaisseaux, dans les culs-de-sac terminaux des glandes, à la face profonde de la membrane de Desmours (membrane qui tapisse la face postérieure de la cornée transparente), sur toute l'étendue des ventricules de l'encéphale, et enfin sur les plexus choroïdes du cerveau.

Corps muqueux de Malpighy. — Les recherches modernes démontrent que l'épiderme est un produit exhalé à l'état liquide par les vaisseaux capillaires sanguins. L'épiderme, à l'état naissant, a reçu le nom de *corps muqueux de Malpighy,* qu'il ne faut pas confondre avec la *tunique propre du derme* décrite par des micrographes, et qui serait amorphe hyaline. Aucun anatomiste n'admet les quatre couches d'épiderme que Gauthier prétendait avoir observées sur l'épiderme de la peau du talon du nègre.

Analyse chimique de l'épiderme. — D'après M. John, l'épiderme se compose des éléments suivants :

Cératrine, albumine modifiée, matière cornée.	0,950
Substance soluble dans l'eau, analogue à la gélatine	0,050
Graisse.	0,005
Acide lactique, lactate, phosphate et sulfate de potasse, sulfate et phosphate de chaux, sel ammoniacal, trace de fer et de manganèse . .	0,010

DÉPENDANCES DE L'ÉPIDERME.

1° *Pigment.* — On sait aujourd'hui que les pigments sont de véritables tissus exclusivement formés de cellules *transparentes, incolores* et de formes très variées. La présence d'un noyau dans leur intérieur est admise par quelques micrographes et niée par d'autres, mais tous ont reconnu dans les cellules colorées un grand nombre de grains d'un brun foncé. Le chlore liquide, l'acide acétique dissout la cellule sans attaquer les grains de pigment. Ces derniers sont solubles dans la potasse caustique. Soumises à la distillation sèche, les cellules laissent un résidu charbonneux qui se compose, d'après Berzélius et Gemlin, de chlorure de sodium, de chlorure de calcium, de phosphate de chaux et d'oxyde de fer. Les cellules pigmentaires, les corpuscules qu'elles renferment sont très multipliés dans plusieurs des membranes de l'œil. Les cellules pigmentaires de la peau chez le nègre forment une couche entre le corps muqueux et l'épiderme, mais il en est aussi de disséminées dans l'épaisseur du corps muqueux de Malpighy; ces dernières sont moins colorées et semblent pouvoir se confondre avec les cellules épithéliales en devenant plus anciennes. Le pigment ne se régénère qu'autant que le derme n'a pas été altéré profondement. Les cellules pigmentaires incolores paraissent devoir exister dans toutes les races ; la variété de couleur de la peau semble donc due seulement au plus ou moins grand nombre de granulations brunes contenues dans les cellules transparentes. A la production accidentelle des granulations pigmentaires sont dues les taches de rousseur, les taches brunes et noires de naissance, etc. D'après M. Flourens, les cellules pigmentaires des parties de la peau de la race blanche les plus colorées sont le scrotum, la peau des grandes lèvres, etc. Le pigment ne possède ni nerf, ni vaisseaux; de même que l'épiderme, il est exhalé par les vaisseaux sanguins; l'appareil *chromatogène,* formé par de petites glandes situées dans les couches les plus superficielles du derme, que Breschet avait cru apercevoir, n'existe pas.

2° *Ongles.*— Les ongles sont des écailles cornées, flexibles, transparentes, élastiques, qui se laissent assez facilement déchirer en travers. Ces organes protégent la face dorsale de la dernière phalange des doigts et des orteils. On distingue dans un ongle trois parties : 1° la *racine*, 2° le *corps,* 3° une *extrémité libre.* La *racine* est enchâssée dans un repli du derme, ce repli porte le nom de *matrice de l'ongle;* elle comprend environ le cinquième de la longueur de l'ongle; la racine se termine en s'amincissant par un bord irrégulièrement dentelé. Le *corps* est assez épais; sa face superficielle présente des stries, qui l'ont fait considérer comme constituée par des fibres longitudinales. La face profonde du corps est concave, molle; elle adhère fortement au corps muqueux. On désigne sous le nom de *lunule* la partie blanche, semi-lunaire. La lunule est située près de la racine; une ligne dont la convexité regarde l'extrémité libre des phalanges la sépare du reste du corps. Les *rapports* du derme avec l'angle sont les suivants : Le derme, après avoir recouvert une petite partie de la surface superficielle de l'ongle, se réfléchit en s'adossant à lui-même pour arriver à l'extrémité postérieure de la racine, et se réfléchir de nouveau pour passer à la face inférieure de l'ongle et se continuer avec le derme de la pulpe des doigts.

Les rapports de l'*épiderme* avec l'ongle ne sont pas exposés de la même manière par tous les anatomistes. Béclard admettait que l'épiderme se réfléchissait sur la racine et se prolongeait sur la face superficielle de l'ongle. D'après Lauth, l'épiderme accompagnerait le derme dans tout son trajet, le derme et l'épiderme tapisseraient donc la face inférieure de l'ongle. M. Sappey émet une autre opinion : selon lui, l'épiderme remonte sur le corps de l'ongle auquel il adhère et se confond avec lui; de chaque côté, le bord libre l'ongle et l'épiderme seraient aussi continus. Selon cet anatomiste, la partie blanche du derme qui répond à la lunule serait la seule partie du derme qui serait chargée de la sécrétion de l'ongle. Il explique ainsi pourquoi l'ongle est plus épais à sa partie antérieure, pourquoi les nouvelles lames formées soulèvent les anciennes. Les lamelles des parties profondes de l'ongle ne sont pas superposées, mais imbriquées; de cette imbrication résultent les stries transversales qu'offrent certains ongles volumineux. La partie du derme, située en avant de la lunule et qui est la plus riche en vaisseaux, serait, d'après lui, un organe de sensibilité. Les lamelles de l'ongle, soumises à l'examen microscopique, semblent être des lamelles épidermiques, minces et aplaties.

Les analyses chimiques des ongles ont fourni des résultats analogues à ceux obtenus par les analyses de l'épiderme.

3° *Poils.* — Les poils nous offrent à étudier, 1° un organe sécréteur, le *follicule pilifère;* 2° le produit sécrété ou le *poil* lui-même. Le *follicule pileux* est une cavité ovoïde ou tubuleuse dont une des extrémités est perforée pour laisser passer le poil et répond à la face superficielle de la peau, et dont l'autre extrémité répond à la face profonde du derme. Cette dernière extrémité présente un renflement (*bulbe pileux*) qui supporte la base de poil. Les parois du follicule pileux sont séparées de la *racine* du poil, 1° par la matière onctueuse sécrétée par les glandes sébacées dont les canaux s'ouvrent un peu audessus de la partie moyenne de la cavité du follicule pileux; 2° par les cellules adipeuses sécrétées par les glandes *pilifères,* glandes formées par deux ou trois lobules, et dont les canaux s'ouvrent dans la cavité du follicule après un très court trajet. Les *parois* du follicule sont constituées, 1° par une tunique *profonde* ou *épidermique* qui se continue avec l'épiderme, qui devient très mince au niveau du bulbe pileux et qui se confond avec les cellules épidermiques microscopiques qui recouvrent le poil; 2° par une *tunique externe* ou *fibreuse* qui se confond avec le derme, cette tunique est vasculaire et reçoit des filets nerveux.

Les *poils* présentent à considérer leur *racine,* leur *tige* et leur *structure.* La *racine* est la partie située au-dessous de l'épiderme; sa partie la plus profonde est évasée et porte le nom de *tête* ou de *capitulum* du poil. La *tige,* partie libre du poil, se termine en pointe.

Au point de vue de la *structure,* on distingue dans le poil, 1° *la sub-*

stance corticale; 2° la *substance médullaire.* La *substance corticale*, examinée au microscope, offre dans toute sa longueur des stries longitudinales; ces stries sont transparentes, aplaties, cassantes et d'un diamètre d'environ 0m,005; elles semblent s'écarter les unes des autres au niveau de la tête du poil. Ces stries semblent réunies par des fibres roulées en spirale, formées par des squamules épidermiques. La *substance médullaire* ou *centrale* n'existe pas vers la pointe des poils ni dans les poils du duvet, assez souvent elle manque même, en certains points, dans les poils les plus gros. Elle représente environ le tiers ou le quart du diamètre du poil. Examinée au microscope, elle paraît formée de petites cellules brillantes, entassées irrégulièrement et mêlées à des grains de pigment. A ces grains de pigment est due la couleur sombre qu'offre la substance médullaire; cette coloration permet de la distinguer de la substance corticale qui est transparente. La quantité des grains de pigment varie avec la nuance des poils que l'on examine; il est difficile de différencier l'une de l'autre les deux substances des poils peu foncés en couleur.

Les *poils du duvet* sont très multipliés; ils recouvrent la plus grande partie du tégument externe. Ces poils diffèrent des poils proprement dits : 1° par leur bulbe, qui est en général ovoïde et qui ne dépasse pas la face profonde du derme; 2° par l'absence de glandes pilifères.

La disposition et la nomenclature des poils chez l'homme sont connues de tout le monde, nous ne nous arrêterons pas à les exposer.

Propriétés physiques et chimiques des poils. — Les poils n'ont ni la même longueur ni le même volume dans les différentes régions du corps. Leur couleur est en rapport avec celle de la peau; elle varie avec l'âge, les races, les individus, etc. Les uns sont cylindriques, tels sont la plupart de ceux de la tête; souvent ils sont aplatis, tels sont les cheveux du nègre. A cette disposition aplatie est due la frisure des poils. La tige des cheveux n'est ni sensible ni irritable, mais comme par la *tête* du poil elle adhère d'une manière intime au bulbe, elle transmet aux filets nerveux que reçoit ce dernier les mouvements et elle peut devenir ainsi l'organe du tact de certains animaux. Les poils sont flexibles et élastiques; les cheveux noirs sont les plus élastiques de tous les poils; un cheveu noir, long d'environ 30 centimètres, peut s'allonger de plus d'un tiers, mais, après un allongement d'un cinquième, il ne conserve qu'un dix-septième de plus qu'avant la traction (Weber). Les poils sont très résistants; un cheveu noir, d'une longueur de 20 centimètres, peut supporter un poids de 125 grammes. Il est rare que les cheveux de l'homme deviennent électriques par le frottement de manière à produire des étincelles, comme les poils de beaucoup d'animaux. Les poils, très mauvais conducteurs de calorique, attirent l'humidité de l'air, s'allongent et deviennent plus courts par la dessiccation; ils sont donc *hygrométriques;* ils résistent longtemps à la putréfaction; soumis à la coction dans une marmite de Papin, ils fournissent une dissolution qui ne se prend pas en gelée. L'alcool bouillant, ou une solution bouillante de soude, enlèvent aux poils une graisse acide dont la coloration varie avec la couleur des poils, et les rendent alors imputrescibles et incolores. Les acides et les alcalis concentrés dissolvent ces organes. Divers sels métalliques les colorent de la même manière qu'ils colorent l'épiderme, tels sont les sels de cuivre, le nitrate d'argent, etc. Le chlore les blanchit. Les poils brûlent avec une flamme brillante en se contournant, en exhalant une odeur de corne brûlée et en laissant pour résidu un charbon boursoufflé et brillant. La distillation a fourni à Berthollet les produits suivants :

Huile	0,2500
Eau.	0,1555
Carbonate d'ammoniaque	0,0781
Gaz	0,2352
Charbon	0,2812

L'analyse de cendres du charbon des poils a fourni du sulfate, du phosphate et du carbonate de chaux, du chlorure de sodium et de fer, du phosphate de magnésie, du sulfate d'alumine, des traces de manganèse et de silice.

MEMBRANES MUQUEUSES.

La membrane tégumentaire interne a une étendue beaucoup plus considérable que celle de la peau; elle revêt toutes les cavités internes qui communiquent au dehors. Après avoir pénétré la cavité buccale, le tégument interne tapisse tout l'appareil digestif et ses dépendances (*muqueuse digestive*) dans ce long trajet, il pénètre, 1° dans les fosses nasales et dans les sinus de la face (membrane pituitaire, membrane de Schneider); 2° dans la trompe d'Eustache et dans la caisse du tympan; 3° dans les voies lacrymales (conjonctives); 4° dans les voies respiratoires et dans les divisions de cet appareil (muqueuse respiratoire).

La membrane tégumentaire interne tapisse toutes les divisions de l'appareil génito-urinaire chez l'homme et chez la femme (muqueuse génito-urinaire). Enfin, elle pénètre dans les canaux de la glande mammaire (muqueuse mammaire). La coloration des membranes muqueuses varie du rouge vif au rose très pâle; d'un rouge vif aux lèvres, à la vulve, elle est rosée dans le tube digestif et les conduits aériens. Les muqueuses sont en général peu consistantes, mollasses, et peu extensibles. La dessiccation les rend dures, la coction les convertit en gélatine, toutes se putréfient rapidement. Le tégument interne est peu sensible, excepté toutefois aux orifices naturels; mais quelques muqueuses sont le siége de sensations spéciales. Les muqueuses présentent deux surfaces, l'une *adhérente* ou *externe*, l'autre *libre* ou *interne*.

Surface adhérente. — La surface adhérente est doublée par le tissu cellulaire *sous-muqueux*. Les fibres du tissu sont serrées et blanches, jamais infiltrées de graisse. Plusieurs plans musculaires s'ajoutent au tissu cellulaire sous-muqueux et augmentent la solidité du tégument interne. Dans certaines régions du corps le tissu musculaire est remplacé par du tissu fibreux élastique; telle est la disposition de la muqueuse des canaux sécréteurs des glandes et des voies respiratoires. Dans les fosses nasales, dans les sinus de la face et dans la voûte palatine, le tissu cellulaire sous-muqueux se confond avec le périoste des os des organes dont les muqueuses font partie.

A la surface libre du tégument interne, on rencontre : 1° des *valvules* formées par un pli de la muqueuse, par le tissu cellulaire sous-muqueux et par des fibres musculaires, telles sont les valvules piloriques, iléo-cæcale ; 2° des *plis* qui ont la même texture que les précédents, moins les fibres musculaires, telles sont les nombreuses *valvules conniventes* de l'intestin grêle; 3° des *rides* formées par la muqueuse seule, telles sont les rides régulières du vagin, etc. ; 4° les *orifices de glandes* très nombreuses appartenant aux trois types que nous avons décrits en faisant l'histoire du *système glandulaire :* 5° les *papilles muqueuses* analogues à celles de la peau, de forme en général conique ou arrondie, d'une longueur qui varie entre 0,10 et 0,02 de ligne. Les plus apparentes sont celles de la langue, des lèvres, de la conjonctive, de la pituitaire, du gland, de la face interne des grandes et des petites lèvres, des organes génitaux de la femme, du rectum. Les papilles des muqueuses ont une organisation identique à celle des papilles cutanées; comme ces dernières, elles sont recouvertes par un épiderme qui prend le nom d'*épithélium*. Les papilles muqueuses semblent disparaître peu à peu à mesure que la muqueuse s'éloigne des orifices naturels; 6° les *villosités intestinales* sont de petits prolongements de la muqueuse qui existent à la surface libre de cette membrane, qui est douce au toucher, et comme veloutée. Les *villosités* ont une longueur qui varie entre 2 millimètres et 0,01 de millimètre. Leur nombre est très considérable; Lieberkühn l'évalue à 500,000, quelques anatomistes qui en comptent 4,000 par pouce carré, l'évaluent à un million. Chez l'homme, toutes les villosités ne sont pas lamelleuses et foliacées, comme chez certains animaux, souvent elles sont rectilignes, cylindriques ou étranglées; celles du duodénum et de la partie pylorique de l'estomac sont plus larges que longues; celles de l'intestin grêle et du gros intestin, sont au contraire plus longues que larges. Pour bien apercevoir les villosités intestinales, il suffit d'enlever le mucus par un filet d'eau, de placer l'intestin ouvert dans de l'eau, et d'agiter légèrement le liquide. Les recherches des micrographes modernes prouvent que l'extrémité libre des villosités est close, que le centre des villosités est parcouru par deux vaisseaux lymphatiques qui sont les origines des vaisseaux *chylifères*, et qui se subdivisent en formant un réseau qui occupe, avec les réseaux sanguins, l'extrémité libre de ces petits organes. Les perforations signalées par beaucoup d'anatomistes, semblent dues à la rupture des villosités.

Texture des membranes muqueuses. — On distingue dans la conformation des membranes muqueuses, deux couches, savoir : 1° le *derme* ou *chorien muqueux;* 2° l'*épithélium*. — 1° Le derme muqueux est plus mince, moins résistant que le derme cutané, et il est pourvu d'un plus grand nombre de ramuscules capillaires; aussi est-il spongieux et comme celluleux. Son épaisseur présente beaucoup de variétés; elle est d'une si grande ténuité dans certains canaux excréteurs, que son existence ne peut être démontrée qu'à l'aide du microscope. 2° à l'œil nu, l'épithélium des muqueuses est facilement reconnu aux orifices des cavités; mais il faut avoir recours au microscope pour démontrer sa présence sur la plupart des muqueuses situées un peu profondément. L'épithélium du tégument interne présente trois variétés; 1° L'*épithélium pavimenteux*; 2° l'*épithélium à cylindre;* 3° l'*épithélium à cils vibratiles.*

1° L'*épithélium pavimenteux.* — Il est identique à l'épiderme cutané; il est épais à la langue et mince sur les autres muqueuses. Cet épiderme tapisse le tube digestif depuis les lèvres jusqu'à l'anus; il se continue sur la muqueuse nasale jusqu'au niveau du bord inférieur des os propres du nez, sur la membrane muqueuse de la trompe d'Eustache et de la caisse du tympan; on pense même que le labyrinthe et les canaux demi-circulaires membraneux sont revêtus par des écailles microscopiques d'épiderme pavimenteux; on le trouve encore sur la conjonctive proprement dite, et sur la muqueuse des conduits lacrymaux, de la face supérieure de l'épiglotte, des canaux excréteurs de la glande mammaire. La muqueuse urinaire, dans les deux sexes, est protégée par un épiderme pavimenteux, stratifié depuis le bassinet jusqu'au méat urinaire. Il pénètre dans le vagin et arrive jusqu'à la partie moyenne de la muqueuse de l'utérus.

2° *Epithélium à cylindre.* — Les cellules de cet épithélium sont allongées, implantées par leur extrémité la plus étroite sur la muqueuse; l'autre extrémité, libre, large, arrondie, est souvent *polygonale* comme partie moyenne de ces cellules. La longueur des cellules varie avec les muqueuses qu'elles recouvrent; les jeunes cellules sont arrondies et entourent le noyau qui fait saillie à leur partie supérieure. Le noyau occupe la partie moyenne du grand diamètre des cellules qui ont parcouru toutes les périodes de leur évolution, et qui présentent alors des points obscurs que l'on considère comme de jeunes cellules. Les propriétés physiques et chimiques de l'épiderme à cylindre sont à peu près les mêmes que celles de l'épiderme pavimenteux. L'épithélium cylindrique commence dans le tube digestif et s'étend jusqu'à l'anus; il pénètre dans les canaux de toutes les glandes qui s'ouvrent à la surface des muqueuses, mais dans la cavité des culs-de-sac glandulaires, il est remplacé par l'épiderme pavimenteux. Cet épiderme, dans les fosses nasales, commence là où cesse le pavimenteux, c'est-à-dire au niveau du bord inférieur des os propres du nez, et il accompagne les prolongements de la pituitaire dans le sinus sphénoïdeux, maxillaire, etc. La conjonctive palpébrale est recouverte aussi d'un épithélium à cylindre. Le tégument interne des voies aériennes offre encore un épithélium de ce genre ; il en est de même de celui des canaux des organes génitaux de l'homme, depuis leur origine jusqu'à la prostate, et de celui de l'utérus, depuis la partie moyenne du col de cet organe, d'où il s'étend sur les pavillons des trompes.

3° *Epithélium vibratile.* — L'épithélium à cils vibratiles est un épiderme cylindrique dont l'extrémité libre supporte de trois à huit filaments microscopiques très déliés (*cils vibratiles*), de longueur variable, à sommet tantôt arrondi, tantôt pointu. Les cils vibratiles sont doués de mouvements spontanés d'abaissement et de redressement, d'ondulation, et même de torsion sur eux-mêmes. Cependant les cils, de même que les autres productions épidermiques, sont dépourvus de tissu cellulaire, de nerfs et de vaisseaux. Les usages des mouvements qui se passent dans les filaments sont peu connus ; l'on sait seulement que les attouchements les accélèrent, qu'ils cessent au-dessous de 0°, etc. Ces mouvements persistent assez longtemps après la mort, dans les cellules qu'on a isolées des membranes muqueuses. L'épithélium à cils vibratiles accompagne l'épiderme cylindrique, et constitue seul l'épiderme des cavités ventriculaires.

L'usage de l'épiderme et des divers genres d'épithélium est principalement de garantir la surface des membranes tégumentaires du contact des corps étrangers. L'épithélium cylindrique semble être une modification de l'épiderme pavimenteux.

CHAPITRE II.

RÉGION POSTÉRIEURE DU TRONC ET DU COU.

(*Voir* Planches, de I à VII.)

OSTÉOLOGIE.

1° COLONNE VERTÉBRALE.

Définition de la colonne vertébrale. — La colonne vertébrale est une tige osseuse, creuse, flexible, d'une longueur d'environ soixante-quinze centimètres. Chez l'adulte, elle mesure toute la hauteur du tronc, dont elle occupe la partie médiane et postérieure.

Division. — On la divise en région *cervicale,* région *dorsale,* région *lombaire* et région *pelvienne.*

Nombre des os composant la colonne vertébrale. — La colonne vertébrale est formée, 1° de vingt-quatre os superposés, ce sont les *vertèbres;* 2° du *sacrum;* 3° du *coccyx.* Ces deux derniers os sont formés par la soudure de vertèbres qui prennent le nom de *fausses vertèbres,* par opposition aux premières, qui sont dites *vraies vertèbres.*

Caractères généraux des vertèbres. — Une vertèbre est un os *mixte* percé d'un trou. Toute vertèbre nous présente à étudier, d'avant en arrière : 1° le *corps,* portion de cylindre. La *face supérieure* et la *face inférieure* du corps sont excavées et en rapport avec le *ligament interosseux* qui a la forme d'une lentille biconvexe. 2° Un *trou, trou vertébral, rachidien.* 3° L'*apophyse épineuse,* dont la base bifurquée porte le nom de *lames des vertèbres.* Sur les côtés on rencontre : 1° les *pédicules,* au-dessus desquels on voit les *échancrures* qui doivent former les trous de conjugaison ; 2° les *apophyses articulaires,* distinguées en *supérieures* et en *inférieures;* 3° les *apophyses transverses.*

Nombre des vertèbres de chaque région. — On compte sept vertèbres *cervicales* (il est excessivement rare de n'en rencontrer que six), douze vertèbres *dorsales*, et cinq vertèbres *lombaires*. Le nombre de ces dernières peut n'être que de quatre, la dernière vertèbre lombaire pouvant être soudée avec le sacrum ; par opposition on peut en rencontrer six, la première vertèbre sacrée pouvant n'être pas soudée avec le sacrum.

Le tableau suivant permet d'étudier les caractères particuliers de chaque région de vertèbres, et les caractères différentiels des vertèbres de chaque région, d'après les corps, les trous, etc.

VERTÈBRES CERVICALES.	VERTÈBRES DORSALES.	VERTÈBRES LOMBAIRES.
	Corps.	
Diamètre transverse beaucoup plus grand que le diamètre antéro-postérieur.	Diamètres transverse et antéro-postérieur égaux.	Diamètre transverse un tiers plus grand que le diamètre antéro-postérieur.
Deux petits ***crochets latéraux*** naissant de la face supérieure du corps de la vertèbre.	Absence de crochets latéraux.	Absence de crochets latéraux.
Absence des demi-facettes latérales.	Deux demi-facettes de chaque côté du corps.	Absence des demi-facettes latérales.
	Trous.	
Le diamètre transversal du du trou l'emporte de beaucoup sur le diamètre antéro-postérieur.	Le trou a une forme arrondie.	Le diamètre transverse est un tiers plus grand que le diamètre antéro-postérieur.
	Echancrures.	
Les supérieures et les inférieures sont presque égales.	Les inférieures sont plus profondes que les supérieures.	Les inférieures sont plus profondes que les supérieures.
	Apophyses articulaires.	
Elles forment des petites ***colonnes*** à facettes ***planes,*** toutes situées sur le même plan et inclinées de 45 degrés à l'horizon.	Elles forment des lames minces, ***planes***, verticales; les inférieures sont sur un plan postérieur aux antérieures.	Elles forment des lames fortes, à surfaces articulaires courbes. Les supérieures présentent en arrière un tubercule ***apophysaire***.
	Apophyses transverses.	
Creusées en gouttière à leur face supérieure; percées d'un trou à leur base et bituberculeuses à leur sommet. Point de facette articulaire près du sommet.	Non creusées en gouttière, point de trou à la base, fortement déjetées en arrière près le sommet, unituberculeux, présente une facette articulaire.	Non creusées en gouttières, point de trou à la base. Aplaties d'avant en arrière, ressemblant à de petites côtes Unituberculeuses à leur sommet. Leur sommet n'offre pas de facette articulaire.
	Apophyses épineuses.	
Prismatiques, triangulaires, horizontales, creusées en gouttière à leur face inférieure, bifurquées à leur sommet.	Prismatiques, triangulaires, verticales, creusées en gouttière à leur face inférieure, unituberculeuses à leur sommet.	Quadrilatères, épaisses, non creusées, en gouttière à leur face inférieure. Le sommet forme un bord épais.
	Lames.	
Minces, longues, inclinées de manière à pouvoir s'imbriquer.	Courtes, carrées et verticales.	Très courtes, très épaisses et verticales.

Pour comparer les caractères des trois régions des vertèbres, il faut choisir celles qui occupent la partie moyenne de chaque région, car celles qui sont aux limites des régions réunissent des caractères appartenant à deux régions.

L'*atlas* (première vertèbre cervicale) et l'*axis* (deuxième vertèbre cervicale), diffèrent assez des autres vertèbres pour que l'on doive les étudier à part. La septième vertèbre cervicale, les première, onzième et douzième vertèbres dorsales, et la cinquième lombaire, ont des caractères particuliers qui peuvent les faire distinguer des autres vertèbres appartenant aux mêmes régions.

Septième vertèbre cervicale. — Apophyse épineuse triangulaire, prismatique, unituberculeuse à son sommet, beaucoup plus longue que les apophyses épineuses des autres vertèbres cervicales.

Apophyse transverse épaisse en arrière, mince en avant; le trou dont elle est percée est petit et manque assez souvent.

Première vertèbre dorsale.— Le corps muni de crochets comme celui des vertèbres cervicales, offre en haut une facette complète pour l'articulation de la première côte.

Onzième et douzième vertèbres dorsales. — Le corps de ces vertèbres présente une facette complète pour l'articulation des onzième et douzième côtes.

Les apophyses transverses sont moins longues et sans facettes pour l'articulation des têtes des onzième et douzième côtes.

Les apophyses articulaires inférieures de la douzième sont en outre courbes au lieu d'être planes.

Cinquième vertèbre lombaire. — Corps taillé très obliquement de haut en bas et d'avant en arrière.

Apophyses transverses volumineuses.

Apophyses articulaires inférieures très écartées l'une de l'autre.

Atlas. — Pour étudier l'atlas, il faut placer le *petit arc* en avant et les facettes articulaires concaves en haut.

Description. — L'atlas a la forme d'un anneau que le *ligament transverse* divise en *deux arcs*. L'*arc antérieur*, qui a le moins d'étendue, présente en avant deux tubercules auxquels s'insèrent les muscles petits droits antérieurs de la tête et des ligaments, et en arrière, une petite facette ovalaire articulée avec l'apophyse *odontoide*. L'*arc posté-*

rieur offre en arrière deux tubercules auxquels s'insèrent les muscles petits droits postérieurs de la tête et quelques fibres ligamenteuses. Sur les côtés, on voit les *masses latérales* de l'atlas formées par des apophyses articulaires énormes. Les surfaces articulaires *supérieures* sont concaves, elliptiques, obliques de dedans en dehors et d'avant en arrière; elles s'articulent avec les *condyles* de l'occipital. En dedans de chaque apophyse articulaire supérieure on voit une dépression pour l'insertion du *ligament transverse*, qui est étroit à sa partie inférieure pour embrasser le col de l'apophyse odontoïde. L'arc antérieur est destiné à l'articulation *atloïdo-axoïdienne*, l'arc postérieur fait seul partie du canal vertébral. Les facettes articulaires *inférieures* sont planes et circulaires; elles s'articulent avec les apophyses articulaires de l'axis. Derrière les apophyses articulaires de l'atlas, on voit les *échancrures;* les supérieures sont très profondes et converties quelquefois en trou; elles sont destinées au passage de l'*artère vertébrale,* de la petite veine satellite de cette artère, et du premier nerf cervical. Les échancrures inférieures forment le deuxième trou de conjugaison. Les apophyses *transverses* sont unituberculeuses à leur sommet, elles sont percées d'un trou comme les autres vertèbres cervicales; près de leur sommet elles donnent insertion, *en bas,* au muscle grand oblique de la tête ; *en haut,* au muscle petit oblique de la tête, et par la partie antérieure de leur *base* au muscle droit latéral.

L'atlas se distingue des autres vertèbres par la grandeur du trou dont elle est percée, par l'absence du corps et de l'apophyse épineuse, par ses masses latérales qui supportent des apophyses articulaires courtes et non canaliculées.

L'*axis*. — On reconnaît cet os à la présence de l'apophyse *odontoïde,* au volume considérable de l'apophyse épineuse et des lames, à la largeur des apophyses articulaires supérieures qui sont situées sur les côtés du corps, et aux apophyses transverses qui sont petites et unituberculeuses. Pour étudier cet os, placez en haut et en avant l'apophyse *odontoïde*.

Description. — Le *corps* a une grande étendue verticalement; en avant et sur la ligne médiane, il présente une crête pour l'insertion de ligaments, et de chaque côté une dépression pour l'insertion de certains muscles prévertébraux. Ce corps est surmonté par l'apophyse *odontoïde,* d'une hauteur de 10 à 11 millimètres, dont la portion étranglée prend le nom de *col ;* le sommet ou *tête* donne attache aux ligaments *odontoïdiens ;* l'apophyse odontoïde a deux facettes articulaires, l'*antérieure* s'articule avec l'atlas, la *postérieure* avec le ligament transverse.

Le *trou* a la forme d'un cœur de carte à jouer, il est remarquable par sa largeur.

Les *échancrures* supérieures n'existent pas. L'apophyse *épineuse* est très volumineuse ; à sa face supérieure on remarque, de chaque côté de la ligne médiane, une dépression pour l'insertion des muscles grands droits postérieurs de la tête. En dehors des muscles droits s'insèrent les muscles grands obliques de la tête. Les *apophyses articulaires* supérieures, presque planes, sont situées sur un plan antérieur aux apophyses articulaires inférieures. Les *apophyses transverses* sont petites et percées d'un trou.

2° SACRUM.

Description. — Pour étudier le sacrum, placez en avant la face concave, et en haut et un peu en arrière la base de l'os.

Le sacrum est un os impair, symétrique ; il a la forme d'une pyramide dont le sommet est tronqué. On considère dans cet os une *face antérieure,* une *face postérieure,* deux *faces latérales,* une *base* et un *sommet.*

Face antérieure. — Elle fait partie de l'excavation du bassin ; elle répond sur la ligne *médiane* à l'artère *sacrée moyenne* et au *rectum.* On remarque sur cette face quatre crêtes qui répondent à la soudure des vertèbres sacrées. Sur les côtés on voit les quatre trous *sacrés antérieurs* qui donnent passage à des petits vaisseaux et aux branches antérieures des nerfs sacrés qui vont constituer le plexus-sacré. En dehors de ces trous, sont des gouttières dont les bords donnent insertion aux faisceaux du muscle *pyramidal* du bassin.

Face postérieure. — Sur la ligne médiane, on voit des élévations dont l'ensemble porte le nom de *crête sacrée,* elle représente les apophyses épineuses des *vertèbres.* Au-dessous de la crête est la *gouttière* qui termine le canal sacré, bornée en bas par deux petites apophyses qui sont les *petites cornes* du sacrum. En dehors de la crête, on voit une série d'éminences qui représentent les apophyses articulaires des vertèbres. Ces éminences limitent en dedans les *gouttières sacrées* qui font suite aux gouttières vertébrales. Ces gouttières sont percées des *quatre trous sacrés postérieurs* que traversent les branches *postérieures* des nerfs sacrés, des artérioles et des veines. Les gouttières sont limitées en dehors par une série d'éminences qui représentent les apophyses transverses des vertèbres.

Faces latérales. — Elles ont la forme d'un triangle dont le sommet est inférieur. On remarque en haut la facette *auriculaire*, comparée à l'auricule de l'homme, elle est encroûtée d'un cartilage, et articulée avec les os coxaux. Derrière la surface auriculaire, on voit une surface très inégale à laquelle s'insèrent les ligaments de l'articulation sacro-iliaque. A leur partie inférieure, les faces sont étroites et donnent insertion aux deux ligaments sacro-sciatiques.

Base. — Sur la ligne médiane on voit une facette *ovalaire* articulée avec la cinquième vertèbre lombaire. Derrière cette facette est l'*orifice supérieur* du canal sacré, orifice limité sur les côtés par les lames de la première vertèbre sacrée. De chaque côté de la ligne médiane est une surface lisse qui fait partie du grand bassin et qui donne insertion au muscle iliaque. En dedans et en arrière sont les apophyses *articulaires* du sacrum, semblables à celles des vertèbres lombaires et articulées avec celle de la cinquième vertèbre lombaire. Entre ces apophyses et le corps, sont deux *échancrures* qui concourent à former les derniers trous de conjugaison.

Sommet. — Il présente une facette ovalaire articulée avec le coccyx.

3° COCCYX.

Description. — Pour étudier le coccyx, placez en avant la face concave et la base en haut.

Cet os est formé par la soudure de quatre à cinq vertèbres rudimentaires d'autant plus petites qu'elles sont plus inférieures. On lui considère une *face antérieure*, une *face posterieure*, deux *bords*, une *base* et un *sommet*.

Face antérieure. — Elle répond au rectum et elle est concave comme celle du sacrum.

Face postérieure. — Inégale, elle donne insertion à l'aponévrose des muscles grand fessier et grand dorsal.

Bords. — Ils donnent insertion aux ligaments sacro-sciatiques et aux muscles ischio-coccygiens.

Base. — Elle présente une petite facette ovalaire articulée et souvent soudée avec le sommet du sacrum. Cette base offre en arrière les *cornes* du *coccyx* qui, bien souvent, se soudent avec celles du sacrum, et de chaque côté, une échancrure convertie en trou par un ligament : ces trous laissent passer la cinquième paire des nerfs sacrés.

Sommet. — Étroit, il donne insertion aux muscles releveurs de l'anus et au sphincter de cet organe.

CONFORMATION INTÉRIEURE DES VERTÈBRES, DU SACRUM ET DU COCCYX.

Le corps et les apophyses des vertèbres sont formés de tissu spongieux, revêtu à l'extérieur d'une lamelle de tissu compact. Les lames sont presque en totalité compactes.

Le sacrum et le coccyx sont formés d'une grande quantité de tissu spongieux que revêt une lame peu épaisse de tissu compact.

DE LA COLONNE VERTÉBRALE EN GÉNÉRAL.

La colonne vertébrale, considérée comme une seule pièce, est formée par la réunion, base à base, de deux pyramides. La supérieure a son sommet en haut, à l'axis que surmonte l'atlas, et sa base à la cinquième vertèbre lombaire. Le sommet de la pyramide inférieure est la dernière pièce du coccyx ; elle a pour base, la base du sacrum. De la réunion des deux pyramides résulte l'angle *sacro-vertébral,* angle saillant en avant et rentrant en arrière. On distingue à la colonne vertébrale une *face antérieure*, une *face postérieure* et deux *faces latérales*.

Face antérieure. — Elle a un aspect noueux ; elle offre en avant *quatre* courbures ; *convexe* à la région cervicale, *concave* à la région dorsale, de nouveau *convexe* à la région lombaire, elle est enfin *concave* à la région pelvienne. Au niveau des troisième, quatrième et cinquième vertèbres dorsales, il existe une courbure dont la concavité est à gauche, due à la présence de la crosse de l'aorte à ce niveau, et non pas à la répétition fréquente de l'inclinaison du tronc, par suite de l'habitude de se servir de la main droite, on remarque à la face antérieure de la colonne vertébrale les gouttières des corps des vertèbres, et dans la région sacrée, les trous sacrés antérieurs, qui sont les trous de conjugaison de cette région.

Face postérieure. — Les courbures de cette face sont dirigées en sens opposé à celui des courbures antérieures. De même que ces dernières, elles sont destinées à favoriser la station bipède ; car si l'une d'elles se dévie à la suite des maladies, on voit s'établir de nouvelles courbures, dites *courbures* de *compensation.* On remarque sur la ligne médiane la série des apophyses épineuses, la crête sacrée qui leur fait suite, et la gouttière qui termine le canal sacré, gouttière transformée en canal par du tissu fibreux. Sur les côtés de la ligne médiane, on voit les gouttières vertébrales, larges au col, étroites au dos, larges aux lombes et se terminant sur le sacrum en se rétrécissant :

Faces latérales.—On remarque à la région dorsale 1° les facettes destinées à l'articulation des côtes ; 2° les trous de conjugaison formés par la réunion de deux échancrures, trous destinés au passage des nerfs spinaux, d'artérioles et de grosses veines ; 3° les apophyses articulaires des vertèbres ; 4° enfin la série des apophyses transverses, les faces latérales du sacrum et les bords du coccyx.

DU CANAL VERTÉBRAL ET DU CANAL SACRÉ.

Le canal vertébral formé par la réunion des vertèbres, complété par de nombreux ligaments, fortifié par des parties molles, est destiné à contenir et à protéger la moelle épinière. La largeur de ce canal varie, aux diverses régions de la colonne vertébrale, avec l'étendue des mouvements qu'exécute le rachis.

Chez l'adulte, la moelle ne dépasse pas le niveau de la douzième vertèbre dorsale, et alors le canal vertébral et le canal sacré protègent le faisceau de nerfs connu sous le nom de *queue de cheval*, faisceau qui fait suite au renflement lombaire de la moelle épinière. La gouttière qui termine en bas le canal sacré, est fermée par des fibres aponévrotiques et surtout par le ligament sacro-coccygien postérieur.

MYOLOGIE.

1° RÉGION SUPERFICIELLE.

TRAPÈZE.

Forme et situation.—Large, mince, triangulaire, ce muscle a sa base étendue de l'occiput à la région lombaire, le sommet tronqué est reçu dans l'angle rentrant formé par l'épine de l'omoplate et le bord postérieur de la clavicule.

Insertions. — 1° Au sommet des apophyses épineuses de toutes les vertèbres dorsales et des septième et sixième vertèbres cervicales, au ligament cervical postérieur, à la protubérance occipitale externe, au tiers interne de la ligne courbe occipitale supérieure; 2° à toute la partie convexe du bord postérieur de la clavicule, à la lèvre supérieure du bord postérieur de l'épine de l'omoplate et au bord antérieur de l'acromion.

Structure. — Les fibres se portent en dehors, les supérieures en descendant, les moyennes transversalement, les inférieures en montant. A la hauteur des dernières cervicales, le trapèze forme une aponévrose semi-elliptique, qui reçoit les fibres inférieures et qui glisse, au moyen d'une synoviale, sur la facette que l'on remarque à l'extrémité interne de l'épine de l'omoplate. Les insertions à l'acromion, à l'épine de l'omoplate, ont lieu par des fibres aponévrotiques qui vont se confondre avec celles du deltoïde; les insertions au bord postérieur de la clavicule se font par des fibres aponévrotiques très courtes.

Rapports. — Sous-cutané en arrière, le trapèze recouvre la partie supérieure du grand dorsal, le rhomboïde, l'angulaire, etc.

Usages. — Le muscle entier, en prenant son point fixe aux apophyses épineuses, porte l'omoplate et l'épaule directement en arrière. Si les fibres *supérieures* agissent seules, elles élèvent le moignon de l'épaule; les *inférieures* produisent le même effet par suite d'un mouvement de bascule; les *moyennes* rapprochent l'épaule de l'épine du dos.

Si l'épaule est fixée, le muscle entier attire le tronc vers l'épaule. Enfin, si les fibres supérieures se contractent, en prenant leur point fixe à l'épaule, elles inclinent la tête et le cou du même côté, en leur imprimant un mouvement de rotation.

GRAND DORSAL.

Forme et situation. — Muscle triangulaire qui recouvre les deux tiers inférieurs du dos.

Insertions. — 1° A la face postérieure du coccyx, aux tubercules qui représentent les apophyses épineuses du sacrum et du coccyx, aux apophyses épineuses des vertèbres lombaires, et aux apophyses épineuses des six dernières vertèbres cervicales, par quatre digitations charnues à l'angle des *quatre dernières côtes*. Ces digitations alternent avec celles du grand oblique de l'abdomen, et au tiers extérieur de la base externe de la crête iliaque;

2° Au fond de la coulisse bicipitale de l'humérus.

Structure. — Les insertions se font larges par une aponévrose, qui est très forte en bas et mince à la partie supérieure du muscle. Les fibres charnues nées de cette aponévrose, se dirigent d'autant plus obliquement en haut et en dehors, qu'elles sont plus inférieures : souvent elles reçoivent un petit faisceau de renforcement qui s'insère alors à l'angle inférieur de l'omoplate. A partir de ce point, les fibres charnues, d'abord postérieures au muscle grand rond, deviennent inférieures, puis antérieures à ce muscle, et dégénèrent en un tendon large, aplati, qui va s'insérer au fond de la coulisse bicipitale de l'humérus. Ce muscle concourt à former la paroi postérieure du creux de l'aisselle; mais il descend moins bas que le grand rond.

Rapports. — Sous-cutané en arrière dans toute son étendue, excepté en haut, où il est recouvert par le trapèze ; le grand dorsal recouvre par sa face antérieure, le petit dentelé postérieur et inférieur, les muscles des gouttières vertébrales, les derniers intercostaux externes, le rhomboïde, le sous-épineux, le grand rond. Son bord externe est séparé du bord postérieur du grand oblique de l'abdomen, par un intervalle triangulaire dont la base répond à la crête iliaque ; au fond de l'intervalle, on voit l'aponévrose postérieure du petit oblique de l'abdomen.

Usages. — Il tire le bras et l'épaule en bas et en arrière. Si le bras est porté en haut et fixé par d'autres muscles, il devient inspirateur en élevant les côtes, et en même temps il rapproche le tronc du membre supérieur.

RHOMBOÏDE.

Forme et situation.— Ce muscle, dont le nom indique la forme, est situé à la partie inférieure du cou et supérieure du dos.

Insertions. — 1° A la partie inférieure du ligament cervical postérieur; aux apophyses épineuses des sixième et septième vertèbres cervicales.

2° A l'interstice du bord spinal de l'omoplate, au-dessous de l'épine.

Structure. — Il est souvent divisé en deux portions, la supérieure ou *petit rhomboïde* se fixe immédiatement au-dessous de l'épine de l'omoplate; la portion inférieure ou *grand rhomboïde* s'attache surtout à l'omoplate, près de l'angle inférieur. Les fibres de ce muscle sont obliques de haut en bas et de dedans en dehors.

Rapports. — Recouvert par le trapèze, et un peu en bas par le grand dorsal, le rhomboïde est en rapport en avant avec le splénius, le petit dentelé postérieur et supérieur, le sacro-lombaire et les intercostaux externes.

Usages. — Il porte l'omoplate en arrière et un peu en haut en lui imprimant un mouvement de bascule qui déprime l'épaule. Si l'épaule est fixée, il attire le tronc vers l'épaule.

ANGULAIRE.

Forme et situation. — Muscle allongé, situé à la partie latérale de la nuque.

Insertions. — 1° A l'angle interne de l'omoplate, et à la partie du bord spinal de l'omoplate qui est au-dessus de l'épine du scapulum.

2° Aux apophyses transverses des trois premières vertèbres cervicales.

Structure.—Large et charnu en bas, ses fibres musculaires donnent naissance à trois petits tendons qui se fixent aux apophyses transverses des trois premières vertèbres.

Rapports. — Recouvert en bas par le trapèze, sous-cutané à sa partie moyenne, il est recouvert en haut par le sterno-cléido-mastoïdien : il recouvre à son tour le petit dentelé postérieur et supérieur, le splénius, le transversaire du cou.

Usages. — Si l'omoplate est fixée, l'angulaire, en se contractant, incline le cou vers l'épaule. Si le cou est fixé, il élève l'angle interne de l'omoplate et fait descendre son angle externe, dans ce mouvement il y a donc dépression de l'épaule.

PETIT DENTELÉ POSTÉRIEUR ET SUPÉRIEUR.

Forme et situation. — Mince et quadrilatère, il est situé à la partie inférieure du cou et supérieure du dos.

Insertions. — 1° A la partie inférieure du ligament cervical postérieur, aux apophyses épineuses des sixième et septième vertèbres cervicales et des trois dorsales supérieures.

2° Au bord supérieur et à la face externe des deuxième, troisième, quatrième et cinquième côtes.

Structure. — Aponévrotique dans sa moitié interne, charnu dans le reste de son étendue, ses fibres sont obliques de haut en bas et de dedans en dehors.

Rapports. — Il est recouvert par le trapèze, le rhomboïde, le grand dentelé, l'angulaire ; il recouvre le splénius, le long dorsal, le sacro-lombaire, le transversaire du cou et les intercostaux supérieurs.

Usage. — Il est élévateur des côtes.

PETIT DENTELÉ POSTÉRIEUR ET INFÉRIEUR.

Forme et situation. — Mince et quadrilatère, il est situé à la partie inférieure du dos et supérieure des lombes.

Insertions. — 1° Aux apophyses épineuses des deux dernières vertèbres dorsales et des trois premières lombaires.

2° Au bord inférieur de l'angle des quatre dernières côtes.

Structure. — L'aponévrose mince de ce muscle se confond en dedans avec celle du grand dorsal ; il est charnu dans sa moitié externe. Ses fibres sont dirigées en sens opposé à celui du petit dentelé postérieur et supérieur.

Rapports. — Recouvert par le grand dorsal, il est en rapport en avant avec les muscles des gouttières vertébrales, les quatre dernières côtes, et avec les intercostaux qui leur correspondent.

Usages. — Abaisseur des côtes. (Si les deux petits dentelés postérieurs du même côté se contractent en même temps, ils tendent l'aponévrose qui leur est intermédiaire.)

9° RÉGION CERVICO-OCCIPITALE SUPERFICIELLE.

SPLÉNIUS.

Forme, situation. — D'une forme rhomboïdale, il est situé à la nuque.

Insertions. — 1° Aux apophyses épineuses des sixième et septième vertèbres cervicales et à celles des quatre premières dorsales.

2° Aux apophyses transverses des quatre premières vertèbres cervicales et aux inégalités que l'on voit entre les deux lignes courbes de l'occipital et à l'apophyse mastoïde, au-dessous du sterno-cleïdo-mastoïdien.

Structure. — Les fibres aponévrotiques sont d'autant plus longues qu'elles s'insèrent plus bas. Ce muscle se divise en haut en deux faisceaux qui constituent, l'un le *splénius du cou*, qui se termine par de petits tendons; l'autre le *splénius de la tête*; ce dernier est inseré par des fibres aponévrotiques assez longues à l'apophyse mastoïde et à l'occipital.

Rapports. — Ce muscle, situé plus profondément que les muscles trapèze, petit dentelé postérieur et supérieur, rhomboïde, angulaire et sterno-cléido-mastoïdien, recouvre les muscles long dorsal et transversaire du cou.

Usages. — Il tourne la tête et le cou en arrière de son côté. Les deux splénius tirent directement la tête et le cou en arrière.

PETIT COMPLEXUS.

Forme, situation. — Triangulaire; situé à la région cervicale postérieure, entre le splénius et le grand complexus.

Insertions. — 1° A la face postérieure des apophyses transverses des cinq dernières cervicales.

2° Au bord postérieur de l'apophyse mastoïde de l'os temporal près du sommet.

Structure. — Il offre des fibres aponévrotiques assez nombreuses à son insertion à l'apophyse mastoïde; les insertions aux apophyses articulaires se font par de petits tendons nacrés.

Rapports. — En arrière avec le splénius et le transversaire du cou; en avant, avec le grand complexus, les deux obliques de la tête et l'artère occipitale.

Usages. — Il étend la tête sur l'épine et réciproquement, et il imprime à la tête un mouvement tel que la face est tournée du côté qui lui est opposé.

GRAND COMPLEXUS.

Forme, situation. — Situé à la région cervicale postérieure, et à la partie supérieure du dos, il est plus large en haut qu'en bas.

Insertions. — 1° Aux apophyses transverses des cinq premières vertèbres dorsales, à celles des cinq dernières cervicales ; quelquefois aux apophyses épineuses de la septième vertèbre cervicale et de la première vertèbre dorsale.

2° Au-dessous du trapèze, entre les deux lignes courbes de l'occipital.

Structure. — Aponévrotique à ses insertions, charnu surtout à sa face antérieure, il présente à sa partie moyenne un tendon qui l'a fait considérer comme un muscle digastrique.

Rapports. — En *arrière* avec le trapèze, le petit complexus et le transversaire du cou, le long dorsal, en *avant* avec les muscles droits et obliques de la tête et l'artère cervicale profonde.

Usages. — Extenseur de la tête sur l'épine et réciproquement : si un seul grand complexus se contracte en prenant son point fixe à la colonne vertébrale, il imprime à la tête un mouvement de rotation tel, que la face est tournée du côté qui lui est opposé.

TRANSVERSAIRE DU COU.

Forme, situation. — Allongé, situé à la partie supérieure du dos et latérale du cou.

Insertions. — 1° Aux apophyses transverses des vertèbres dorsales depuis la troisième jusqu'à la septième.

2° Aux tubercules postérieurs des apophyses transverses des cinq dernières vertèbres cervicales.

Structure. — Aponévrotique à ses insertions, charnu à sa partie moyenne.

Rapports. — En dehors avec le long dorsal, le sacro-lombaire, le splénius et l'angulaire; en dedans avec le grand et le petit complexus.

Usages. — Extenseur et rotateur des vertèbres cervicales.

GRAND OBLIQUE DE LA TÊTE, OU OBLIQUE INFÉRIEUR DE LA TÊTE.

Forme, Situation. — Fusiforme, étendu de l'axis à l'atlas.

Insertions.— 1° A la face supérieure de l'apophyse épineuse de l'axis, en dehors du muscle grand droit postérieur de la tête; 2° à la face inférieure de l'apophyse transverse de l'atlas, en dehors du muscle grand droit postérieur de la tête. Les fibres de ce muscle sont obliques de dedans en dehors.

Structure.—Charnu, excepté aux insertions qui sont aponévrotiques.

Rapports. — En arrière avec le grand et le petit complexus; il recouvre les fibres aponévrotiques qui unissent l'arc postérieur de l'atlas aux lames de l'axis.

Usages.—Il imprime à l'atlas, et partant à la tête un mouvement de rotation tel que la face est tournée du côté du muscle contracté.

PETIT OBLIQUE DE LA TÊTE, OU OBLIQUE SUPÉRIEUR DE LA TÊTE.

Forme et situation. — Aplati, plus large à sa partie supérieure qu'à sa partie inférieure, situé derrière l'articulation occipito-atloïdienne.

Insertions. — 1° Au sommet de l'apophyse transverse de l'atlas.
2° Au-dessous du muscle grand droit postérieur de la tête.

Structure.—Charnu, excepté à ses insertions; les fibres de ce muscle sont obliques de bas en haut, de dehors en dedans.

Rapports. — Recouvert en arrière par le grand complexus, le petit complexus, le splénius; il recouvre l'articulation occipito-atloïdienne.

Usages. — La rotation entre l'atlas et l'occipital étant presque nulle, le petit oblique est surtout extenseur de la tête sur l'atlas.

Les muscles grand droit postérieur, grand oblique, et le petit oblique, limitent un espace triangulaire au fond duquel on voit l'artère occipitale et la branche postérieure du premier nerf cervical.

GRAND DROIT POSTÉRIEUR DE LA TÊTE.

Forme, situation. — Aplati, il a la forme d'un triangle dont la base serait dirigée en haut; il est situé entre l'axis et l'occipital.

Insertions. — 1° Au-dessous de la ligne courbe de l'occipital, en dehors du petit droit postérieur, et en dedans du petit oblique;

2° L'apophyse épineuse de l'axis.

Structure. — Charnu, excepté à ses insertions; les fibres de ce muscle sont un peu obliques de bas en haut et de dehors en dedans.

Rapports. — Recouvert en arrière par le grand complexus, il recouvre le petit droit postérieur de la tête, l'articulation des deux premières vertèbres entre elles, et celles de ces vertèbres avec l'occipital.

Usages. — Il incline la tête sur l'axis et lui imprime un mouvement de rotation tel que la face est dirigée de son côté. Si les deux muscles se contractent simultanément, ils sont extenseurs de la tête.

PETIT DROIT POSTÉRIEUR DE LA TÊTE.

Forme et situation. — Aplati et de forme triangulaire, situé entre l'atlas et l'occipital.

Insertions. — 1° Au tubercule de l'arc postérieur de l'atlas; 2° de chaque côté de la crête occipitale superficielle, 2° au-dessous de la ligne courbe occipitale inférieure.

Structure. — Charnu, excepté à ses insertions.

Rapports. — Recouvert en arrière par le grand droit postérieur de la tête; il recouvre le ligament occipito-alloïdien postérieur.

Usages. — Il étend la tête sur l'atlas, ou celui-ci sur la tête.

MUSCLES DES GOUTTIÈRES VERTÉBRALES.

MASSE COMMUNE AUX MUSCLES SACRO-LOMBAIRE, LONG-DORSAL ET TRANSVERSAIRE-ÉPINEUX.

Les fibres charnues de ces trois muscles naissent de la face antérieure d'une très forte aponévrose. Cette aponévrose s'insère à la face postérieure du coccyx, du sacrum, au sommet des apophyses épineuses de toutes les vertèbres lombaires et des dernières dorsales, au tiers postérieur de la lèvre externe de la crête iliaque, et à l'épine iliaque postérieure et supérieure.

Au niveau de la région lombaire, des lignes celluleuses et vasculaires indiquent la séparation des trois muscles.

1° SACRO-LOMBAIRE.

Forme et situation.—Plus épais en bas qu'en haut, situé à la partie postérieure des lombes, du dos et du cou.

Attaches. — 1° A l'aponévrose commune et par un fort tendon à l'épine iliaque postérieure et supérieure ;

2° Par douze tendons à l'angle des côtes, et par cinq tendons aux apophyses transverses des cinq dernières vertèbres cervicales.

Structure. — Charnu dans la région lombaire, ce muscle est formé d'un grand nombre de faisceaux ; la partie accessoire de ce muscle, connue sous le nom de *muscle cervical descendant,* de *faisceaux de renforcement* du sacro-lombaire, est constituée par douze faisceaux charnus à leur partie moyenne, tendineux à leurs extrémités, dirigés obliquement de dehors en dedans et de bas en haut ; les faisceaux s'insèrent au bord supérieur de l'angle de toutes les côtes (les faisceaux de terminaison s'insèrent au bord inférieur de l'angle des douze côtes, et il faut, pour voir les faisceaux du cervical descendant, renverser fortement en dehors les faisceaux de terminaison). En se réunissant aux fibres charnues de la partie fondamentale du sacro-lombaire, les faisceaux de renforcement permettent aux faisceaux de terminaison du sacro-lombaire d'atteindre la région cervicale.

Rapports. — Recouvert en arrière par le grand-dorsal, le trapèze, les deux petits dentelés postérieurs, le sacro-lombaire recouvre l'aponévrose postérieure du muscle transverse de l'abdomen, les côtes et les muscles intercostaux externes.

Usages. —Les muscles sacro-lombaires, en se contractant ensemble, sont extenseurs de la colonne vertébrale; s'ils se contractent isolément, ils étendent et inclinent sur le côté la colonne vertébrale.

2° LONG-DORSAL.

Forme, situation. — Plus large inférieurement que supérieurement, ce muscle est situé en dedans du sacro-lombaire ; à la partie postérieure du tronc, il semble être continué à la région cervicale par le transversaire du cou, les deux complexus, etc.

Insertions. — 1° Ce muscle s'insère à l'aponévrose commune aux muscles des gouttières vertébrales;

2° Il forme trois ordres d'insertion qui correspondent aux *trois ordres* de faisceaux de ce muscle.

Structure. — Charnu, excepté à ses insertions, il se décompose en trois ordres de faisceaux : 1° les *faisceaux internes* ou *épineux* forment le *long épineux du dos de Winslow;* ils sont insérés en bas au sommet des apophyses épineuses des dernières vertèbres dorsales, et en haut, au sommet des apophyses épineuses des premières vertèbres de la même région; 2° les *faisceaux transversaires* sont recouverts par les faisceaux épineux nés de l'aponévrose commune, ces faisceaux vont s'insérer aux tubercules des apophyses articulaires des vertèbres lombaires (tubercules qui représentent les apophyses transverses des vertèbres dorsales), et au sommet des apophyses épineuses des vertèbres dorsales; 3° les *faisceaux* externes s'insèrent au sommet des apophyses transverses des vertèbres lombaires (apophyses qui représentent des côtes rudimentaires), et au bord inférieur des côtes dans l'espace compris entre l'angle et la tubérosité de la côte.

Rapports. — Il a les mêmes rapports que le sacro-lombaire; il est situé entre ce muscle et le transversaire épineux.

Usages.— Le long-dorsal est extenseur du rachis, mais il l'incline en même temps de manière à lui faire exécuter un mouvement de rotation qui ramène la face antérieure du tronc du côté du muscle contracté.

3° TRANSVERSAIRE ÉPINEUX.

Forme, situation. — Prismatique et triangulaire, il est étendu du coccyx à l'axis, il remplit les gouttières vertébrales.

Attaches. — 1° A la masse commune, aux tubercules des apophyses articulaires des vertèbres lombaires, aux apophyses transverses des vertèbres dorsales, aux apophyses articulaires des six dernières cervicales.

2° Aux apophyses épineuses de toutes les vertèbres, depuis le sacrum jusqu'à l'axis.

Structure. — Il est formé par un grand nombre de faisceaux tous dirigés de dehors en dedans et de bas en haut, ces faisceaux sont inégaux en longueur; les plus superficiels sont les plus longs.

Rapports. — Recouvert au dos par le long épineux du dos de Winslow, et au cou par le grand complexus, il recouvre les lames des vertèbres et les ligaments jaunes.

Usages.—Si un seul muscle transversaire épineux se contracte, il est extenseur de la colonne vertébrale, mais en même temps il lui imprime un mouvement de rotation qui tourne la partie antérieure du tronc du côté opposé. Si les deux muscles transversaires épineux se contractent simultanément, ils sont extenseurs du rachis.

RÉGION INTER-ÉPINEUSE.

INTER-ÉPINEUX DU COU.

Figure, situation. — Quadrilatères, situés entre les apophyses épineuses des vertèbres cervicales, depuis l'axis jusqu'à la première dorsale, au nombre de six paires.

Insertions. — 1° En haut, au bord inférieur de l'apophyse épineuse de la vertèbre qui est au-dessus.

2° En bas, au bord supérieur de l'apophyse épineuse de la vertèbre qui est au-dessous.

Rapports. — En dehors avec le transversaire épineux.

Usages.— Extenseurs des vertèbres cervicales.

ARTHROLOGIE.

Division. — Les articulations *intrinsèques* de la colonne vertébrale se divisent en articulations *communes* aux vertèbres et en articulations *propres* à certaines vertèbres. Les articulations *extrinsèques* comprennent les articulations de la colonne vertébrale : 1° avec la tête; 2° avec les côtes; 3° avec les os coxaux.

1° ARTICULATIONS INTRINSÈQUES COMMUNES AUX VERTÈBRES.

1° *Articulations des corps des vertèbres.* — Les ligaments sont : 1° le *ligament vertébral commun antérieur* qui s'étend de l'axis au sacrum.

Plus épais au dos que dans les régions cervicale et lombaire, ce ligament est d'un blanc nacré, divisé en trois bandelettes, une médiane, la plus épaisse, et deux latérales. Il est formé de fibres d'autant plus courtes qu'elles sont plus profondes, les plus superficielles ont la longueur de cinq vertèbres. Ce ligament adhère par ses fibres aux disques inter-vertébraux et aux corps des vertèbres. 2° Le *ligament vertébral commun postérieur ;* il est plus long que le précédent, il commence à l'apophyse basilaire de l'occipital et il se termine au sacrum; formé de plusieurs ordres de fibres, ce ligament a le même aspect que le précédent; il adhère par sa face profonde aux disques inter-vertébraux; et il est rétréci au niveau des corps des vertèbres, dont il est séparé par des veines; il a l'aspect d'une bandelette entrecoupée au niveau de chaque corps par des échancrures demi-elliptiques. *Disques interosseux.* Ces disques mesurent l'espace compris entre les corps des vertèbres aux régions cervicales et lombaires, leur hauteur est environ moitié de celle des corps des vertèbres de ces régions; dans la région dorsale, elle n'est que le tiers de la hauteur du corps des vertèbres dorsales. Les disques ont une forme *lenticulaire ;* ils sont plus épais en avant qu'en arrière aux régions cervicale et lombaire, plus épais en arrière qu'en avant à la région dorsale; ils concourent, par cette disposition, à former les courbures antéro-postérieures de la colonne vertébrale. Chaque disque est constitué par des fibres ligamenteuses d'autant plus serrées, qu'elles sont situées plus près de la circonférence du cartilage; toutes les fibres sont parallèles entre elles, elles adhèrent très fortement, après s'être entrecroisées en sautoir aux cartilages d'encroûtement, cartilages qui sont peu épais et qui revêtent les surfaces concaves des corps correspondants des vertèbres. Les fibres ligamenteuses, rares au centre du cartilage, laissent entre elles une cavité remplie d'une substance molle, blanche chez l'enfant, jaunâtre chez le vieillard. Cette substance semble être tapissée par une synoviale rudimentaire, comme le prouve l'insufflation. Si l'on coupe verticalement ou horizontalement un disque inter-vertébral, la substance molle s'élève au-dessus de la substance fibreuse. Un grand nombre d'anatomistes considèrent les disques inter-vertébraux comme des fibro-cartilages.

2° *Articulations des apophyses articulaires.* — Les facettes articulaires sont revêtues d'un cartilage mince d'encroûtement. Les fibres ligamenteuses qui les réunissent sont faibles et irrégulières; elles entourent une synoviale lâche, surtout étendue dans les régions cervicale et lombaire.

3° *Union des lames.* — Les lames des vertèbres sont réunies entre elles par les ligaments *jaunes*. Ces ligaments, qui sont extensibles et élastiques, ont la longueur des lames des vertèbres auxquelles ils s'insèrent ; mais ils ont une hauteur plus grande que celle qui sépare les lames, car chaque ligament jaune est inséré par son bord supérieur à la face profonde de la lame qui est au-dessus, et non au bord inférieur de cette lame ; et par son bord inférieur au bord supérieur de la lame qui est au-dessus. Les ligaments jaunes adhèrent moins au périoste que les autres ligaments.

4° *Union des apophyses épineuses.* — Les ligaments inter-épineux ont la forme d'un triangle dont la base est en bas. Les bords supérieurs et inférieurs de ces ligaments se fixent aux bords des apophyses correspondantes des vertèbres. Au cou, ils sont remplacés par les muscles inter-épineux.

2° ARTICULATIONS INTRINSÈQUES PROPRES A CERTAINES VERTÈBRES.

1° *Sacro-vertébrale.* — C'est une symphyse. Le disque inter-articulaire est épais en avant et mince en arrière, il augmente l'angle sacro-vertébral. Outre les fibres terminales du ligament vertébral commun antérieur et du ligament vertébral commun postérieur, on remarque un ligament épais et court inséré en haut à la base de l'apophyse transverse de la cinquième cervicale, et en bas à la base du sacrum.

2° *Sacro-coccygienne.* — Cette amphiarthrose ressemble assez aux articulations des autres vertèbres : un disque inter-vertébral à fibres lâches et une synoviale sont maintenus par un ligament antérieur à fibres parallèles, et par un ligament postérieur. Ce dernier ligament est inséré en haut aux bords de l'échancrure du sacrum, qui est converti ainsi en canal complet, et en bas à la face postérieure de la base du coccyx.

3° *Coccygiennes.* — Ces articulations sont encore des symphyses dont les articulations rappellent en petit l'articulation du corps des vertèbres.

4° *Atloïdo-axoïdienne.* — 1° *Articulations des apophyses articulaires.*

Les surfaces articulaires, encroûtées d'un mince cartilage, glissent l'une sur l'autre à l'aide d'une synoviale très lâche, et elles sont maintenues par des fibres verticales plus nombreuses en avant qu'en arrière, formant une sorte de capsule fibreuse. Cette articulation est une double arthrodie. 2° *Articulations de l'apophyse odontoïde.* Ce *trochoïde* nous offre à considérer une synoviale, lâche, située entre la facette de l'axe postérieur de l'atlas et la facette antérieure de l'apophyse odontoïde; et une deuxième synoviale aussi lâche que la première, entre la facette postérieure de l'axis et la face antérieure du ligament transverse. Le ligament transverse est un faisceau fibreux, très épais, inséré aux tubercules qui sont en dedans des masses latérales de l'atlas : la circonférence supérieure de ce ligament est plus large que l'inférieure; aussi le col de l'apophyse odontoïde est-il solidement fixé dans l'anneau ostéo-fibreux qui est complété par l'arc antérieur de l'atlas. Le ligament transverse, à cause de ses deux prolongements, porte aussi le nom de *cruciforme.* 3° *Union de l'arc antérieur de l'atlas avec l'axis.* Un ligament très fort, vertical, inséré en haut au tubercule de l'arc antérieur de l'atlas, se termine en bas sur la crête que l'on remarque à la face antérieure du corps de l'axis, où il se confond avec le ligament vertébral commun antérieur. 4° *Union de l'arc postérieur de l'atlas avec l'axis.* Une lame fibreuse réunit le bord inférieur de l'arc postérieur au bord supérieur des lames de l'axis.

3° ARTICULATIONS EXTRINSÈQUES DE LA COLONNE VERTÉBRALE.

1° *Articulations de la colonne vertébrale avec la tête.* 1° Articulation occipito-atloïdienne. *Des condyles de l'occipital avec les facettes supérieures de l'atlas.* Les surfaces articulaires, encroûtées d'une lame mince de tissu cartilagineux, sont débordées par une synoviale qui est très lâche, surtout en dehors, et sont maintenues par des fibres ligamenteuses qui sont situées en dehors et en avant de l'articulation. Cette articulation est une double articulation condylienne. *Union de l'arc antérieur de l'atlas de l'occipital.* Le ligament superficiel, cylindrique, très fort, vertical, est étendu du tubercule de l'arc antérieur de l'atlas à l'apophyse basilaire de l'occipital. Le ligament profond est épais, il s'insère en bas du bord supérieur de l'arc antérieur de l'atlas à la partie antérieure du trou occipital. *Union de l'arc postérieur de l'atlas avec l'occipital.* On note seulement des fibres ligamenteuses parallèles et verticales entre ces deux parties. *Union des apophyses transverses de l'atlas avec l'occipital.* Un ligament épais, s'étend de la base de l'apophyse transverse de l'atlas à l'apophyse jugulaire de l'occipital et au rocher : il concourt à former un canal fibreux qui complète le trou déchiré postérieur. 2° Articulation de l'occipito-axoïdienne. L'occipital et l'axis, séparés entre eux par la hauteur de l'atlas, sont unis par des ligaments très forts. Le *ligament occipito-axoïdien moyen* est épais, les fibres les plus superficielles de ce ligament ne sont autre chose que la partie supérieure du ligament vertébral commun postérieur, les fibres moyennes nombreuses se fixent à la face postérieure du corps de l'axis ; les profondes, moins nombreuses, constituent le prolongement supérieur du ligament cruciforme. Les *ligaments occipito-axoïdiens latéraux* décrits pour la première fois par M. Cruveilhier, se continuant en haut avec le *ligament médian* au pourtour du trou occipital, se terminent en bas aux parties latérales et postérieures du corps de l'axis. *Ligaments odontoïdiens*, au nombre de *trois :* le *moyen* est vertical et moins fort que les latéraux; ses fibres verticales s'insèrent au sommet de l'apophyse odontoïde pour aller se terminer à la partie antérieure du trou occipital. Les ligaments *odontoïdiens latéraux* sont des trousseaux ligamenteux très courts, mais très épais, insérés en bas aux parties latérales de l'apophyse odontoïde, ils se dirigent presque horizontalement en dehors pour se terminer aux fossettes que l'on remarque en dedans des condyles de l'occipital. Les ligaments odontoïdiens sont recouverts en arrière par le ligament vertébral commun postérieur et par les ligaments occipito-axoïdiens latéraux. 3° Articulations de la colonne vertébrale avec les côtes et avec les os coxaux. Les articulations *costo-vertébrales* seront étudiées avec le thorax, et les articulations *sacro-vertébrales* avec le bassin.

DE LA PEAU

Et des aponévroses de la région postérieure du tronc.

La peau de cette région est remarquable par l'épaisseur de son derme. Le *fascia superficialis* est peu distinct et est très adhérent aux fibres aponévrotiques du trapèze. Entre le bord supérieur du petit dentelé postérieur et inférieur et le bord inférieur du petit dentelé postérieur et supérieur, il existe une aponévrose plus ou moins marquée et qui peut être tendue par les contractions de ces deux muscles. Elle semble être destinée, comme les muscles petits dentelés postérieurs, à maintenir en place les muscles des gouttières vertébrales.

A la région lombaire on rencontre les aponévroses, qui terminent en arrière les muscles larges de l'abdomen.

ANGÉIOLOGIE.

Artères. — A la nuque on rencontre 1° les branches descendantes de l'*artère occipitale*, collatérale de l'artère carotide externe : 2° l'*artère cervicale profonde*, collatérale de l'artère sous-clavière, qui après avoir passé entre les apophyses transverses des cinquième et sixième vertèbres cervicales, fournit de nombreuses branches à cette région, et 3° des branches de l'artère *scapulaire postérieure.*

Au dos et aux lombes, les artères *dorsales* sont des branches terminales des artères *dorso-spinales.* (Les artères dorso-spinales résultent de la bifurcation des artères *inter-costales* au dos, des artères *lombaires* à la région lombaire.) Les artères dorsales passent entre les apophyses transverses des vertèbres pour se perdre dans les muscles et la peau du dos.

A la région sacrée il existe des artérioles, branches de l'artère sacrée moyenne et des artères sacrées latérales, qui deviennent postérieures en traversant les trous sacrés postérieurs.

Veines. — Les veines accompagnent les artères et ne présentent rien de particulier à noter.

Lymphatiques. — Les vaisseaux lymphatiques du côté droit naissent en partie du côté gauche et réciproquement. Il y a entrecroisement des uns et des autres sur la ligne médiane : ceux du cou se rendent aux ganglions cervicaux ; ceux du dos et de la partie supérieure des lombes ont la même direction que le grand dorsal correspondant et se rendent aux ganglions axillaires. Les vaisseaux lymphatiques de la partie inférieure de la région lombaire se perdent dans les ganglions de l'aine.

1° *Région cervicale.* — Dans la région cervicale les muscles postérieurs du tronc reçoivent des filets nerveux, 1° des *branches postérieures* des paires cervicales; 2° du plexus cervical que constituent les *branches antérieures* des paires cervicales; 3° le trapèze reçoit des filets de toutes ces branches, et en plus la *branche externe du nerf spinal* ou *accessoire* de Willis.

Les branches postérieures des nerfs cervicaux, en s'anastomosant entre elles, forment un plexus que l'on désigne sous le nom de *plexus cervical postérieur*. Ces branches diminuent de volume de haut en bas, se dirigent d'abord en dedans, entre le grand complexus et le transversaire épineux, traversent ensuite les insertions épineuses du trapèze pour se diriger transversalement en dehors. Toutes ces branches sont *musculo-cutanées,* excepté celles de la première paire, qui sort entre l'occipital et l'arc postérieur de l'atlas et se termine dans les muscles droits postérieurs obliques de la tête. La branche cutanée de la deuxième paire cervicale ou *branche occipitale interne* est destinée exclusivement au cuir chevelu des régions occipitales, elle est accolée à l'artère occipitale et se réfléchit de bas en haut, entre l'aponévrose et le muscle occipital. Des filets cutanés de la troisième paire cervicale se recourbent aussi de bas en haut, en dedans de la branche occipitale interne, pour se perdre aussi dans la peau de la région occipitale.

Le *plexus cervical antérieur* fournit, 1° deux branches d'anastomose à l'accessoire de Willis; ces branches émanent des deuxième et troisième paires; 2° les branches nerveuses de l'*angulaire* et du *rhomboïde* (ces nerfs contournent le scalène postérieur en se dirigeant en bas et en arrière pour se perdre dans ces muscles); ils naissent de la partie inférieure du plexus cervical, souvent ils sont fournis à la fois par le plexus cervical et par la cinquième paire cervicale qui fait partie du *plexus brachial.*

La *branche externe du nerf spinal* (onzième paire des nerfs crâniens), après s'être anastomosée avec les branches du plexus cervical, traverse le plus souvent le sterno-cléido-mastoïdien, lui abandonne quelques filets, continue à descendre entre le splénius et le peaucier pour arriver à la face antérieure du trapèze, dans lequel il s'épanouit en nombreux filets, les uns remontant pour se jeter dans la portion cervicale, les autres descendant jusqu'aux insertions les plus inférieures de ce muscle.

2° *Région dorsale.* — Dans la région dorsale, les nerfs musculaires et cutanés résultent de la bifurcation des *nerfs dorsaux* qui sont au nombre de douze paires. La branche postérieure du premier nerf dorsal présente la même distribution que les branches postérieures des dernières paires cervicales. Les branches postérieures des deuxième, troisième, quatrième, cinquième, sixième, septième et huitième nerfs dorsaux se divisent, dès leur origine, en *branche cutanée* et en *branche musculaire :* la branche cutanée se dirige d'avant en arrière entre le transversaire épineux et le long dorsal, traverse les insertions de ce dernier muscle, au niveau des apophyses épineuses, et ensuite se porte transversalement en dehors en perforant le trapèze pour s'épanouir dans la peau de la partie postérieure du thorax et de l'épaule. La branche musculaire se subdivise en branches secondaires qui se rendent aux muscles sacro-lombaire et long dorsal. Les branches postérieures des neuvième, dixième, onzième et douzième nerfs dorsaux ne se bifurquent pas, elles traversent l'interstice celluleux qui sépare le sacro-lombaire du long dorsal, auxquels elles abandonnent quelques filets, perforent ensuite d'avant en arrière les aponévroses des muscles de cette région pour devenir cutanées. Les aponévroses, qui sont perforées par ces branches nerveuses, sont celles du petit dentelé postérieur et inférieur, du grand dorsal, du transverse et du petit oblique de l'abdomen.

3° *Région lombaire.* — Les branches postérieures des cinq paires de nerfs *lombaires* se distribuent comme les branches postérieures des derniers nerfs dorsaux; les dernières branches présentent un petit volume.

4° *Région sacrée.* — Les branches postérieures des six paires de nerfs *sacrés* augmentent de volume de la première à la cinquième, mais la sixième branche est toujours très déliée; elles fournissent aux muscles des gouttières vertébrales et aux téguments du sacrum et du coccyx.

TABLEAU SYNOPTIQUE DE LA RÉGION POSTÉRIEURE DU TRONC.

MYOLOGIE.

1re couche superficielle.	Trapèze. Grand dorsal.
2e couche superficielle.	Rhomboïde. Angulaire. Petit dentelé postérieur et supérieur. Petit dentelé postérieur et inférieur, inter-épineux du cou.
Région cervico-occipitale superficielle.	Splénius. Petit complexus. Grand complexus.
Région cervico-occipitale profonde.	Petit oblique de la tête. Grand oblique de la tête. Grand droit postérieur de la tête. Petit droit postérieur de la tête.
Région des gouttières vertébrales.	Sacro-lombaire. Long dorsal. Transversaire épineux.
Région inter-épineuse.	Inter-épineux du cou.

ARTHROLOGIE.

Articulations intrinsèques. — 1° Communes aux vertèbres.

1° Du corps................	Ligament vertébral commun antérieur. Ligament vertébral commun postérieur. Disques inter-vertébraux.
2° Des apophyses articulaires.	Capsules rudimentaires.
Des lames...............	Ligaments jaunes.
Des apophyses épineuses ..	Ligaments inter-épineux.

2° Propres à certaines vertèbres.

Sacro-vertébrales.
Sacro-coccygiennes.

Atloïdo-axoïdienne.	des apophyses articulaires..........	Fibres verticales.
	de l'apophyse odontoïde............	Ligament transverse.
	de l'arc antérieur de l'atlas.........	Ligament vertical.
	de l'arc postérieur de l'atlas........	Lame fibreuse.

Articulations extrinsèques.

Occipito-atloïdienne.	Des condyles de l'occipital avec l'atlas.....	Fibres ligamenteuses.
	De l'arc antérieur de l'atlas avec l'occipital.	Ligament superficiel. Ligament profond.
	De l'arc postérieur de l'atlas avec l'occipital.	Fibres ligamenteuses.
	Des apophyses articulaires de l'atlas avec l'occipital...........................	Ligament.
Occipito-axoïdienne.	Ligament occipito-axoïdien médian. Ligaments occipito-axoïdiens latéraux. Odontoïdiens moyen et latéraux.	

Costo-vertébrales.
Sacro-vertébrales.

ANGÉIOLOGIE.

Artères	Branches descendantes de l'artère occipitale (collatérale de la carotide externe).	
	— de la cervicale profonde....	collatérales de la sous-clavière.
	— de la scapulaire postérieure.	
	— dorsales des inter-costales aortiques.	
	— — des artères lombaires.	
	— — des sacrées latérales.	
Veines	Elles accompagnent les artères correspondantes.	
Lymphatiques	de la partie cervicale aux ganglions cervicaux.	
	de la partie dorsale et supérieure des lombes aux ganglions axillaires.	
	de la partie inférieure des lombes aux ganglions de l'aine.	

NÉVROLOGIE.

Région cervicale	1° Branches postérieures des nerfs cervicaux et Branche postérieure du 1er nerf dorsal.	Toutes musculo-cutanées, excepté la branche de la première paire.
		Branche occipitale interne de la 2e paire.
		Branche occipitale de la 3e paire.
	2° Du plexus cervical.....	d'anastomose avec le spinal.
	3° Du plexus brachial.....	du rhomboïde?
		de l'angulaire?
	4° Des nerfs craniens.....	Branche externe du nerf spinal.
Région dorsale	Branches postérieures des 1er, 2e, 3e, 4e, 5e, 6e, 7e et 8e nerfs dorsaux..........	Branches cutanées.
		Branches musculaires.
	Branches postérieures des 9e, 10e, 11e et 12e nerfs dorsaux..............	Branches musculaires du sacro-lombaire et du long dorsal.
		Cutanées.
Régions lombaire et sacrée	Branches postérieures des nerfs lombaires et sacrés.	Même distribution que les dernières paires lombaires.

CHAPITRE III.

RÉGION THORACIQUE.

PAROIS DU THORAX. — OSTÉOLOGIE.

Les os qui composent la cavité thoracique sont : les uns situés sur la *ligne médiane,* le *sternum* en avant et les *corps* des vertèbres dorsales en arrière ; les autres sont situés sur les côtés, les *côtes* et les *cartilages costaux.* Nous avons décrit les vertèbres dorsales dans le chapitre précédent ; il ne doit donc être question ici que du sternum, des côtes et des cartilages costaux.

STERNUM.

Pour étudier le sternum, on place en avant la face convexe et en haut l'extrémité la plus large.

Le sternum est un os impair, symétrique, aplati, situé à la partie antérieure du thorax, obliquement dirigé de haut en bas et d'arrière en avant. Le sternum est un *os mixte;* large, par sa forme aplatie, et court, par sa structure spongieuse. On divise le sternum en *deux faces, deux bords* et *deux extrémités.*

Face antérieure. — Elle est convexe, surtout dans son tiers supérieur, elle offre quatre lignes saillantes qui correspondent à la soudure des pièces qui composent le sternum dans l'enfance. Elle donne insertion aux fibres aponévrotiques des muscles grands pectoraux, et par l'appendice xyphoïde aux muscles droits de l'abdomen.

Face postérieure. — Légèrement concave, cette face présente aussi les quatre crêtes transversales que nous avons indiquées à la face antérieure. Elle donne insertion jusqu'au niveau du premier cartilage costal aux muscles sterno-hyoïdiens et sterno-thyroïdiens, et depuis l'appendice xyphoïde jusqu'au niveau du deuxième cartilage costal aux muscles triangulaires du sternum.

Bords. — Les bords sont creusés de sept cavités qui reçoivent l'extrémité antérieure des cartilages costaux des vraies côtes. Les cavités articulaires sont séparées les unes des autres par des échancrures arrondies, d'autant plus prononcées qu'elles sont plus élevées.

Extrémité supérieure. — L'extrémité supérieure du sternum est la partie la plus large et la plus épaisse de l'os : elle présente une échancrure médiane, lisse, appelée *fourchette du sternum,* et latéralement une cavité convexe d'avant en arrière, concave de dehors en dedans, cette cavité est articulée avec la clavicule. En avant de la fourchette, s'insère de chaque côté le faisceau sternal du sterno-cléido-mastoïdien.

Extrémité inférieure. — Elle se termine en pointe, d'où les noms d'appendice *xyphoïde,* d'appendice *ensiforme:* elle donne insertion au raphé aponévrotique, connu sous le nom de ligne-blanche. La forme de l'appendice xyphoïde est très variable, souvent son sommet est bifurqué, et chez quelques individus on trouve cette extrémité percée d'un trou. L'appendice donne insertion en arrière aux muscles diaphragme et transverse de l'abdomen.

NOTA. *Des trois pièces du sternum,* la pièce la plus large et la plus élevée porte le nom de *poignée;* on y remarque de chaque côté la facette qui reçoit la tête de la clavicule, la facette de réception du premier cartilage costal, et en bas une demi-facette qui concourt à former la cavité articulaire de la seconde côte. La deuxième pièce est appelée *corps* du sternum; elle offre sur les côtés quatre échancrures complètes pour la réception des troisième, quatrième, cinquième et sixième cartilages costaux, et en haut et en bas des demi-facettes, la supérieure est complétée par la demi-facette de la poignée; l'inférieure par une demi-facette de l'appendice xyphoïde. L'appendice xyphoïde est un prolongement qui reste souvent cartilagineux dans un âge avancé. La demi-facette qu'il présente en haut complète la cavité de réception de la dernière vraie côte.

CÔTES.

Caractères communs, situation et *nombre des côtes.* — Les côtes sont des arcs osseux, complétés en avant par les cartilages costaux. Les côtes sont au nombre de douze de chaque côté; dans des cas très rares on en rencontre treize, par suite du développement du tubercule antérieur de l'apophyse transverse de la septième vertèbre cervicale. Quelques anatomistes prétendent avoir vu manquer la douzième côte. On voit augmenter les côtes en longueur et en largeur de la deuxième à la huitième, et diminuer ensuite jusqu'à la douzième.

Manière de compter les côtes. — Les anatomistes comptent les côtes de haut en bas, les pathologistes de bas en haut.

Division des côtes. — Les sept premières côtes portent le nom de *vraies côtes,* parce qu'elles s'articulent directement avec le sternum. Les cinq côtes inférieures sont dites *fausses côtes:* les trois premières fausses côtes arrivent jusqu'au sternum par l'articulation de leur cartilage avec le cartilage de la côte qui est au-dessus ; les cartilages des deux dernières côtes sont libres et unis aux muscles abdominaux, ce qui a fait donner à ces deux côtes le nom de *côtes flottantes.*

Description générale des côtes. — Pour étudier les côtes, il faut tourner en dehors leur surface convexe, placer en arrière et un peu en haut l'extrémité qui présente une tête, et en bas le bord qui présente une gouttière.

Conformation. — On distingue aux côtes *deux faces, deux bords* et *deux extrémités.*

1° Faces. — La *Face externe* présente à considérer d'arrière en avant : 1° La *tubérosité* de la côte dont la facette est articulée avec l'apophyse transverse d'une vertèbre dorsale ; 2° l'*angle de la côte* qui s'éloigne d'autant plus de la tête de l'os que la côte est plus inférieure; à ce niveau, l'os semble avoir éprouvé une sorte de torsion, de sorte que les côtes sont divisées en deux arcs, le plus petit, étendu de la tête de la côte à son angle ; et le plus grand de l'angle de la côte à son extrémité antérieure. A l'angle des côtes s'insèrent en haut les faisceaux de terminaison du sacro-lombaire, et au-dessous et un peu en dedans de ces faisceaux, les faisceaux de renforcement de ce même muscle. Entre l'angle et la tubérosité de chaque côte, s'insèrent les faisceaux externes du long-dorsal. La partie de la côte qui est située en avant de l'angle de la côte, donne insertion à des muscles nombreux, telles sont les digitations du grand dentelé aux huit premières côtes, celles du grand oblique de l'abdomen aux huit dernières, celles du grand dorsal aux quatre dernières côtes, etc.

La *face interne* est lisse, concave, et répond à la *plèvre.*

8

2° Bords. — Le *bord supérieur* est épais, arrondi; il donne insertion, par sa lèvre externe, aux muscles inter-costaux externes, et par sa lèvre interne, aux inter-costaux internes. Aux bords supérieurs des troisième, quatrième et cinquième côtes, s'insère le muscle petit pectoral. A ceux des deuxième, troisième et quatrième côtes, en avant de l'angle, s'insère le petit dentelé postérieur et supérieur. Les muscles petit dentelé postérieur et inférieur et les digitations du muscle grand dorsal s'insèrent aux bords inférieurs des quatre dernières côtes.

Le *bord inférieur* est creusé en gouttière; cette gouttière loge les vaisseaux et les nerfs intercostaux. Par sa lèvre externe, il donne insertion à l'inter-costal externe, et par sa lèvre interne, à l'inter-costal interne. Aux bords inférieurs des quatre dernières côtes, s'insèrent en avant de l'angle les digitations du petit dentelé postérieur et inférieur, et à celles des fausses côtes les muscles diaphragme et transverse de l'abdomen.

3° Extrémités. — L'*extrémité postérieure* est constituée par une tête munie de deux facettes articulées avec les demi-facettes correspondantes du corps de deux vertèbres. La crête qui sépare les deux facettes de la tête des côtes, donne insertion à un ligament.

L'*extrémité antérieure* est concave; elle s'articule avec le cartilage costal qui lui correspond.

Structure. — Les côtes sont des os mixtes : leur forme est celle des os longs, leur texture celle des os courts.

CARACTÈRES PROPRES A QUELQUES CÔTES.

Première côte. — On la distingue aux caractères suivants : elle est très courte, très large; elle n'est pas courbée sur son axe; elle peut reposer sur un plan horizontal; une de ses faces est *supérieure,* l'autre *inférieure :* de ses bords, l'un est *externe,* l'autre *interne.* L'angle de la première côte est confondu avec la tubérosité; la tête n'offre qu'une facette articulaire. La face supérieure de cette côte présente une gouttière large, dirigée de dedans en dehors et d'avant en arrière, est destinée à l'*artère axillaire ;* cette gouttière est limitée en avant par un tubercule assez volumineux, et, en arrière, par un tubercule moins développé; au tubercule antérieur s'insère le muscle scalène antérieur, au tubercule postérieur un faisceau du muscle scalène postérieur.

Deuxième côte.—Elle ressemble assez à la première côte, mais elle est plus longue, moins large, moins horizontale que cette côte. Son bord inférieur offre une gouttière, et sa face externe une empreinte raboteuse destinée à l'insertion de la deuxième digitation du grand dentelé.

Onzième et douzième côtes. — Ces côtes sont dépourvues d'angle et de tubérosité; leur tête n'a qu'une facette. La douzième se distingue de la onzième par une longueur moindre et une courbure moins prononcée.

CARTILAGES COSTAUX.

Les cartilages costaux sont des arcs flexibles, élastiques, destinés à prolonger les côtes jusqu'au sternum. Leur nombre est le même que celui des côtes. Les cartilages supérieurs sont dirigés presque transversalement, les inférieurs se coudent pour se diriger en avant et en haut. Les cartilages costaux présentent à considérer un corps que l'on divise en *face externe* et *face interne,* en *bord supérieur* et *bord inférieur,* et deux extrémités, une *extrémité anterieure* et une *extrémité postérieure.* La face externe des cartilages costaux est convexe; elle donne insertion à des muscles nombreux : sur le premier cartilage costal, qui est court, horizontal, s'insère le muscle sous-clavier; à la face externe des six premiers cartilages costaux, le grand pectoral; à celle des huit derniers le petit oblique de l'abdomen, et à celle des cartilages des trois dernières *vraies côtes,* le muscle droit de l'abdomen. A la face interne des deuxième, troisième, quatrième et cinquième cartilages costaux, s'insère le muscle triangulaire du sternum; à celle des six derniers, s'insèrent les digitations des muscles diaphragme et du muscle transverse de l'abdomen. La lèvre interne des bords des cartilages costaux donne insertion aux muscles inter-costaux internes. La lèvre externe de ces bords donne insertion aux fibres aponévrotiques qui remplacent à ce niveau les muscles inter-costaux externes. L'extrémité postérieure est reçue dans la cavité de l'extrémité antérieure de la côte correspondante. L'extrémité antérieure des sept premiers cartilages costaux arrive jusqu'aux cavités des bords latéraux du sternum; celle des huitième, neuvième et dixième cartilages costaux se termine en pointe et s'applique sur le bord inférieur du cartilage situé au-dessus; celle des onzième et douzième est libre.

Structure. — Les cartilages costaux sont des *cartilages périchondriques.*

THORAX EN GÉNÉRAL.

Le thorax, non revêtu de ses parties molles, a la forme d'un cône dont la base est en bas et le sommet en haut. Le diamètre antéro-postérieur de ce cône est beaucoup plus court que le diamètre transversal. Le thorax doit être étudié à l'extérieur, à l'intérieur et vers ses extrémités.

La *surface externe* du thorax est convexe; on observe : 1° en avant, la face antérieure du sternum, l'extrémité sternale des cartilages costaux et des espaces inter-costaux; 2° en arrière, la série des apophyses épineuses des vertèbres dorsales, l'articulation des apophyses transverses avec les tubérosités des côtes, la partie postérieure des espaces inter-costaux, une ligne oblique de haut en bas et de dedans en dehors, formée par la série des angles costaux qui limitent dans ce point les gouttières vertébrales; 3° latéralement, onze espaces inter-costaux de chaque côté, et l'articulation des côtes avec les cartilages costaux.

La *surface interne* du thorax est concave; on remarque, en avant, la face postérieure du sternum, les articulations chondro-sternales, la partie antérieure des espaces inter-costaux et des cartilages costaux; en arrière, une saillie formée par la colonne vertébrale, et latéralement, deux gouttières limitées en dedans par le corps des vertèbres dorsales, et en dehors par la courbure postérieure des côtes; enfin, la face interne des côtes, les articulations chondro-costales et les espaces inter-costaux.

La *base* du thorax est dirigée en avant et en bas; elle est limitée en *avant*, par l'appendice xyphoïde; *en arrière*, par la colonne vertébrale, *sur les côtés*, par les dernières côtes et les derniers cartilages costaux. On y remarque, à cette circonférence, trois angles : l'angle antérieur a son sommet à l'appendice xyphoïde, il est limité par les cartilages des septième et huitième côtes; les deux angles postérieurs ont leur sommet à l'articulation des douzièmes côtes avec l'épine; les douzièmes côtes et la colonne vertébrale constituent les côtés de ces angles.

Le *sommet* du thorax est ovalaire, il est dirigé de haut en bas et d'avant en arrière; il est limité en avant par l'extrémité supérieure du sternum; en arrière, par la colonne vertébrale; sur les côtés, par les deux premières côtes et les deux premiers cartilages costaux. Cette ouverture livre passage à des organes importants tels sont la trachée-artère, l'œsophage, les artères carotides primitives, etc.

MYOLOGIE.

1° GRAND PECTORAL.

Forme et situation. — De forme triangulaire, situé à la partie antérieure du thorax et du creux axillaire.

Attaches. — 1° A la face antérieure du sternum par des fibres aponévrotiques entrecroisées en sautoir avec celles du muscle du côté opposé, aux cartilages des six premières côtes ; à toute la partie *convexe* du bord antérieur de la clavicule. 2° A la lèvre *antérieure* de la coulisse bicéphale de l'humérus, par un large tendon.

Structure. — Charnues, excepté aux insertions, les fibres de ce muscle se dirigent, les inférieures obliquement de bas en haut et de dedans en dehors, les moyennes transversalement de dehors en dedans, les supérieures de haut en bas et de dedans en dehors.

Rapports.—La face antérieure du grand pectoral est en rapport avec la glande mammaire, et dans le reste de sôn étendue est sous-cutanée; la postérieure fait partie de la paroi antérieure du creux axillaire et recouvre le petit pectoral. Son bord inférieur limite en bas la région de l'aisselle. Entre le bord externe du grand pectoral et le bord antérieur du muscle deltoïde, on rencontre la veine céphalique et une petite branche de l'artère acromiale.

Usages. — Si le grand pectoral prend son point fixe au sternum, et s'il se contracte en totalité, il est adducteur et rotateur du bras en dedans; s'il prend son point fixe à l'humérus, il élève les cartilages costaux et les frappe bientôt d'immobilité. D'après certains anatomistes, ce muscle est inspirateur par les fibres qui forment ses trois quarts supérieurs, et expirateur par ses fibres inférieures. Le faisceau claviculaire est adducteur et élévateur du moignon de l'épaule. Par ses fibres sternales, le grand pectoral est adducteur et abaisseur du moignon de l'épaule.

2° PETIT PECTORAL.

Forme et situation. — Il a la forme d'un triangle, dont la base serait inférieure; il est situé à la partie antérieure du creux axillaire.

Attaches.—1° Par trois digitations au bord supérieur, des troisième, quatrième et cinquième côtes, près de leur extrémité antérieure, et 2° à la face antérieure de l'apophyse coracoïde de l'omoplate.

Rapports. — La face antérieure de ce muscle est recouverte par le grand pectoral, la postérieure fait partie de la paroi antérieure du creux de l'aisselle.

Structure. — Les fibres du petit pectoral sont charnues, excepté aux insertions ; elles sont obliques de dedans en dehors et de bas en haut.

Usages. — S'il prend son point fixe à l'apophyse coracoïde, il est élévateur des côtes ; et il sert à l'inspiration, s'il prend son point fixe sur les côtes.

3° SOUS-CLAVIER.

Forme et situation. — Allongé, situé entre la première côte et la clavicule.

Attaches. — 1° A la face supérieure du cartilage de la première côte. 2° Dans la gouttière de la face inférieure de la clavicule.

Rapports. — Il est recouvert en avant par le grand pectoral, et il recouvre en arrière les organes importants qui pénètrent dans le creux axillaire.

Structure. — Ce muscle est charnu, excepté à son insertion costale.

Usages. — Suivant qu'il prend son point fixe sur la première côte ou sur la clavicule, ce muscle abaisse la clavicule ou élève la première côte.

4° GRAND DENTELÉ.

Forme et situation. — Large, quadrilatère ; son bord antérieur est dentelé ; il est situé sur les parties latérales du thorax.

Attaches. — 1° A la face externe des huit ou neuf premières côtes par autant de digitations, suivant une ligne courbe dont la convexité regarde en avant. 2° A toute l'étendue du bord spinal de l'omoplate.

Rapports. — Sous-cutané en bas, recouvert en haut par les deux pectoraux, ce muscle forme la paroi *interne* du creux axillaire. Il est appliqué sur les côtes et les espaces inter-costaux.

Structure. — Les directions différentes des fibres de ce muscle qui sont charnues, excepté aux insertions, ont fait diviser le grand dentelé en trois faisceaux. Les fibres du faisceau supérieur, insérées en avant sur la première et sur la seconde côte, se dirigent horizontalement en arrière pour se terminer à la lèvre antérieure de l'angle de l'omoplate, en avant du muscle angulaire. Les fibres du faisceau moyen se dirigent obliquement d'avant en arrière et de haut en bas, pour s'insérer à toute l'étendue du bord spinal de l'omoplate. Elles s'insèrent en avant aux deuxième, troisième et quatrièmes côtes. Les fibres du faisceau inférieur s'insèrent aux cinquième, sixième, septième, huitième, et quelquefois neuvième côtes; elles se dirigent obliquement d'avant en arrière et de bas en haut, pour se terminer par un tendon qui se fixe à la lèvre antérieure de l'angle inférieur du scapulum.

Usages. — Le grand dentelé porte l'épaule en avant en prenant son point fixe sur les côtes; et il est inspirateur et éleveur des côtes, s'il prend son point fixe sur l'omoplate.

5° TRIANGULAIRE DU STERNUM.

Forme et situation. — Triangulaire, situé sur la face postérieure du sternum.

Attaches. — 1° En dedans aux parties latérales du sternum ; 2° en dehors aux cartilages des troisième, quatrième, cinquième et sixième côtes par autant de digitations.

Rapports. — En avant, avec les muscles inter-costaux internes, les cartilages costaux et le sternum; en arrière, avec la plèvre.

Structure. — Charnu à sa partie moyenne, aponévrotique dans le reste de son étendue. Les fibres de ce muscle sont d'autant plus obliques qu'elles sont plus supérieures.

Usages. — Ce muscle abaisse les cartilages costaux, il est donc expirateur.

6° INTER-COSTAUX EXTERNES.

Forme et situation. — Minces, quadrilatères, placés entre les espaces inter-costaux.

Attaches. — En haut et en bas aux lèvres externes des côtes correspondantes, depuis les tubérosités jusqu'aux cartilages costaux : entre ces cartilages, des fibres aponévrotiques remplacent les inter-costaux externes.

Rapports. — Superficiellement en avant avec les deux pectoraux, le grand dentelé, et en arrière avec les deux petits dentelés postérieurs, le sacro-lombaire, le long dorsal, etc., profondément avec les muscles inter-costaux internes.

Structure. — Les fibres charnues sont mélangées de fibres aponévrotiques et dirigées obliquement de haut en bas et de dehors en dedans.

Usages. — Leur action est mal déterminée, ils semblent être des élévateurs et des abaisseurs des côtes.

7° INTER-COSTAUX INTERNES.

Forme et situation. — De même forme que les inter-costaux externes, en dedans desquels ils sont situés.

Attaches. — En haut et en bas, aux lèvres internes des côtes, des cartilages costaux correspondants, depuis l'angle des côtes jusqu'au sternum.

Rapports. — Recouverts en arrière par les inter-costaux externes et par le petit pectoral; en avant par le grand pectoral.

Structure. —Celle des inter-costaux internes, mais les fibres sont dirigées obliquement de haut en bas et d'avant en arrière.

Usages. —Inspirateurs et expirateurs comme les inter-costaux externes.

8° SOUS-COSTAUX.

Les muscles sous-costaux sont des languettes musculaires en nombre variable, qui ont en général la direction, la forme, les insertions et les usages des muscles inter-costaux internes, dont ils semblent former la partie postérieure.

9° SUR-COSTAUX.

Les muscles sur-costaux sont situés à la partie postérieure des articulations transverso-costales; ils sont au nombre de douze de chaque coté; ils sont d'autant plus longs qu'ils sont plus inférieurs. Inserés en haut au sommet de l'apophyse transverse d'une vertèbre et en bas au bord supérieur de la côte qui est au-dessous, ces petits muscles ont la même direction, les mêmes usages que des inter-costaux externes, dont ils semblent être une dépendance.

10° DIAPHRAGME.

Forme et situation. — Muscle impair, aplati, de forme à peu près circulaire, formant une cloison entre le thorax et l'abdomen.

Insertions. — Le *Centre phrénique* ou *aponévrose centrale* du diaphragme est découpé comme une feuille de trèfle. Des trois folioles, l'*antérieure* est la plus grande ; la *droite* vient ensuite et la *gauche* est la plus petite. A l'union de ses folioles droite et antérieure, le centre phrénique présente une ouverture quadrilatère, qui livre passage à la veine cave inférieure. Nées de l'aponévrose centrale, les fibres charnues qui se dirigent en avant, vont s'insérer sur les bords de l'appendice xyphoïde et sur la face interne du cartilage de la septième côte; les fibres charnues du coté droit et du côté gauche laissent entre elles un espace triangulaire, qui fait communiquer le tissu cellulaire de la paroi abdominale antérieure avec celui du thorax. Les fibres charnues qui naissent des folioles laterales vont s'insérer au bord supérieur et à la face interne des six dernières côtes et de leurs cartilages par des digitations qui s'entrecroisent avec celles du muscle transverse de l'abdomen. Les fibres charnues qui naissent en arrière des folioles latérales, se dirigent un peu en bas et se terminent 1° à une *arcade fibreuse* (*ligament cintré du diaphragme*) étendue du sommet de la dernière côte à la base de l'apophyse transverse de la première vertèbre lombaire; 2° à une seconde *arcade fibreuse* qui se continue en dehors avec l'extrémité interne du ligament cintré, et qui se termine en dedans au corps de la deuxième vertèbre lombaire. Sous cette seconde arcade passe l'extrémité supérieure du muscle Psoas. 3° par des fibres charnues qui forment deux gros cordons, les deux *piliers du diaphragme,* qui se terminent chacun par un tendon particulier qui va se confondre avec le ligament vertébral commun antérieur. Le pilier droit, plus volumineux que le gauche, s'insère aux corps des deuxième, troisième et quatrième vertèbres lombaires. Le pilier gauche se termine ordinairement aux seconde et troisième vertèbres lombaires. Les deux piliers s'entrecroisent par des bandelettes charnues; celle qui vient du coté droit est la plus volumineuse, elle passe en avant de celle du coté gauche : ces bandelettes circonscrivent deux ouvertures : la supérieure, de nature musculaire et ovalaire, livre passage à l'*œsophage* et aux deux *nerfs pneumogastriques.*

L'*inférieure*, située plus en arrière et plus à gauche, dirigée obliquement, est fibreuse et complétée en arrière par le rachis. Elle donne passage à l'*aorte*, au *canal thoracique* et à la *grande veine azygos*. Les *petites ouvertures*, que présentent les piliers du diaphragme, transmettent dans l'abdomen les nerfs *splanchniques*.

Structure. — Ce muscle est charnu seulement à sa circonférence.

Rapports. — La face supérieure du diaphragme est convexe et unie d'une manière intime avec le *péricarde* fibreux; sur les côtés, elle répond aux poumons, dont elle est séparée par les *plèvres*. La face inférieure concave est en rapport avec le foie à *droite*, avec la rate à *gauche*, avec l'estomac par sa partie *moyenne; en arrière*, avec les reins, les capsules surrénales, le pancréas et le duodénum.

Usages. — Le diaphragme est un muscle inspirateur; au moment où il se contracte, il augmente principalement le diamètre vertical du thorax. MM. Beau et Maissiat ont prouvé que les diamètres transversal et antéro-postérieur de cette cavité sont aussi augmentés par les contractions du diaphragme.

ARTHROLOGIE.

Les articulations du thorax comprennent : 1° les articulations *costo-vertébrales;* 2° les articulations *chondro-sternales;* 3° les articulations des *cartilages costaux entre eux;* 4° les articulations *chondro-costales;* 5° les articulations *sternales*.

1° *Articulations costo-vertébrales.* — Les articulations costo-vertébrales se composent : 1° de l'articulation des *têtes* des côtes avec le corps des vertèbres, et 2° de l'articulation de la *tubérosité* des côtes avec les apophyses transverses des vertèbres; 3° de l'articulation du col de la côte avec l'apophyse transverse. — 1° Articulations de la tête des côtes. La tête des côtes présente deux facettes qui correspondent, l'une à la facette du corps de la vertèbre qui est au-dessus, l'autre à la facette du corps de la vertèbre qui est au-dessous. Les moyens d'union de cette articulation sont : le *ligament antérieur* ou *rayonné*, inséré en dehors à la partie antérieure de la tête de la côte, et en dedans aux corps des deux vertèbres correspondantes et au disque inter-vertébral; le *ligament inter-articulaire* qui s'insère en dehors à la crête qui sépare les deux facettes articulaires de la tête de la côte, et en dedans, après un court trajet, au disque qui réunit les corps des vertèbres dorsales. Deux synoviales facilitent le glissement des articulations correspondantes. Les articulations des première, onzième et douzième côtes, présentent une seule facette articulaire, une seule synoviale, et n'ont pas de ligament inter-articulaire. — 2° Articulations des tubérosités des côtes. Les surfaces articulaires sont ovalaires et ont pour moyen d'union : le *ligament transverso-costal supérieur* formé de trois faisceaux; il s'insère au bord supérieur de l'apophyse transverse de la vertèbre qui est au-dessus, et se dirige obliquement en dedans et en bas, pour se terminer au bord supérieur de la côte qui est au-dessous ; le *ligament transverso-costal postérieur* qui, constitué par des fibres parallèles, s'insère au sommet de l'apophyse transverse de la vertèbre, et se termine à la partie non articulaire de la tubérosité de la côte. Une synoviale rudimentaire facilite le glissement de ces arthrodies. — 3° Articulations du col de la côte avec l'apophyse transverse. La face antérieure de l'apophyse transverse de la vertèbre et le col de la côte, sont unis entre eux par le ligament *transverso-costal interosseux*, dont les faisceaux fibreux sont séparés par du tissu adipeux. Une synoviale facilite le glissement.

2° *Articulations chondro-sternales.* — L'extrémité antérieure des sept premiers cartilages costaux est reçue dans les cavités des bords latéraux du sternum; les moyens d'union sont : le *ligament rayonné antérieur,* dont les fibres se confondent, soit avec le périoste, soit avec les fibres aponévrotiques du grand pectoral, ou s'entrecroisent en sautoir avec celles de l'articulation du côté opposé ; le *ligament rayonné postérieur,* qui est plus mince que l'antérieur, et dont les fibres s'entrecroisent avec les fibres du ligament du côté opposé. On doit remarquer que le cartilage de la première côte se soude avec le sternum ; que de l'appendice xyphoïde partent des fibres ligamenteuses très nombreuses, destinées à fixer les sixième et septième cartilages costaux ; que ces fibres s'entrecroisent en sautoir sur la ligne médiane, et que l'articulation du deuxième cartilage costal présente deux facettes, dont l'une est continue avec l'articulation sternale, et dont l'autre est indépendante de cette articulation.

3° *Articulations des cartilages costaux entre eux.* — Ces arthrodies, que l'on observe entre les sixième, septième, huitième et neuvième cartilages costaux, ont pour moyen d'union deux ligaments : le ligament *vertical antérieur* est plus fort que le ligament *vertical postérieur*.

4° *Articulations chondro-costales.* — La cavité de la côte reçoit le cartilage ; le périoste, en passant de l'un à l'autre, favorise l'adhérence entre la côte et le cartilage.

5° *Articulations sternales.* — Cette articulation, située entre les deux premières pièces du sternum, disparaît presque complétement avec l'âge ; du côté de la poignée du sternum, on remarque une facette concave continue avec la facette supérieure du deuxième cartilage costal ; du côté du corps du sternum, une facette qui se continue avec la facette inférieure du deuxième cartilage costal. Les moyens d'union sont formés, en avant et en arrière, par des fibres ligamenteuses qui vont de l'une à l'autre pièce du sternum ; la synoviale est rudimentaire.

ANGÉIOLOGIE.

1° ARTÈRES DES PAROIS DU THORAX.

Les artères du thorax proviennent de plusieurs troncs, savoir : les *artères inter-costales postérieures* et les *médiastines postérieures* naissant de l'aorte thoracique ; l'*inter-costale supérieure* et la *mammaire interne*, de l'artère sous-clavière ; les *deux thoraciques*, de l'axillaire ; enfin les deux *diaphragmatiques inférieures* sont des branches collatérales de l'aorte abdominale.

Les *artères inter-costales aortiques* ou *postérieures* sont au nombre de *huit* à *neuf*, elles naissent de l'aorte descendante, et comme cette dernière est placée sur la partie latérale gauche de la colonne vertébrale, les inter-costales droites sont plus longues que les gauches. Ces vaisseaux s'appliquent sur les gouttières du corps des vertèbres et se dirigent en dehors ; parvenus au niveau des trous de conjugaison, les vaisseaux se bifurquent en branche *inter-costale*, proprement dite, et en branche *dorso-spinale*. Les artères dorso-spinales se divisent bientôt :

1° En branche *spinale*, qui pénètre dans le trou de conjugaison, fournit aux enveloppes de la moelle, et après s'être ramifiée dans la pie-mère, se termine dans la substance de la moelle elle-même.

2° En branche *dorsale*, qui passe entre deux apophyses transverses, pour devenir postérieure, et se ramifie dans les muscles et la peau de la région postérieure du tronc, après s'être divisée d'abord en deux ou trois troncs que l'on rencontre entre les faisceaux des muscles des gouttières vertébrales.

La *branche antérieure*, ou artère inter-costale proprement dite, des artères inter-costales est placée d'abord à la partie moyenne de l'espace inter-costal, où elle est recouverte par la plèvre, mais bientôt elle pénètre dans la gouttière de la côte qui est située au-dessus d'elle, entre les deux muscles inter-costaux, accompagnée par sa veine satellite et par le nerf inter-costal. Cette artère fournit de nombreux rameaux aux parois du thorax; ses rameaux *perforants* arrivent jusqu'à la glande mammaire. Elle s'anastomose avec l'inter-costale supérieure, les inter-costales antérieures, les deux thoraciques, l'épigastrique, etc.

Les artères *médiastines postérieures* sont des artérioles qui se perdent dans le tissu cellulaire du médiastin postérieur.

Les artères *inter-costale supérieure* et *mammaire interne* sont les deux collatérales descendantes de l'artère sous-clavière, qui les fournit avant de s'engager entre les muscles scalènes.

L'*inter-costale supérieure* croise perpendiculairement le col de la première côte, ensuite le premier et assez souvent le second espace inter-costal. Cette artère, au niveau des trous de conjugaison fournit des branches *dorso-spinales*, qui se terminent comme les artères dorso-spinales des inter-costales aortiques et des branches *inter-costales proprement dites*, qui s'anastomosent avec les trois premières inter-costales antérieures.

L'artère *mammaire interne* longe à deux centimètres de distance les bords latéraux du sternum, appliquée sur la face profonde des muscles inter-costaux internes; parvenue à l'appendice xyphoïde, elle se termine par deux branches, l'une externe, l'autre interne. Les artères *collatérales* de la mammaire interne sont nombreuses. Celles qui se dirigent d'avant en arrière sont les *thymiques* ou *mediastines* antérieures, artérioles qui se perdent dans le *thymus* ou dans le tissu cellulaire qui remplace le thymus chez l'adulte. Les branches qui se dirigent de dedans en dehors sont les artères *inter-costales antérieures*, au nombre de deux pour chaque espace inter-costal; elles s'anastomosent avec les inter-costales aortiques et avec les inter-costales de l'artère inter-costale supérieure. Celles qui se dirigent d'arrière en avant sont les *perforantes*, elles se terminent dans la peau du thorax et dans la glande mammaire. La branche descendante est l'artère *phrénique* ou *diaphragmatique supérieure*, artériole remarquable par la longueur de son trajet; elle accompagne le nerf phrénique entre le péricarde et la plèvre, et s'anastomose dans l'épaisseur du diaphragme avec les artères *dia-*

phragmatiques inférieures. La branche terminale interne continue le trajet de la mammaire interne, s'engage entre le muscle droit de l'abdomen et le feuillet postérieur de la gaîne de ce muscle, pour aller s'anastomoser au voisinage de l'ombilic avec l'artère *épigastrique,* collatérale de l'artère iliaque externe. Cette anastomose avait été regardée par les anciens comme expliquant les connexions qui existent entre la glande mammaire et les organes génitaux de la femme. La branche terminale externe de la mammaire interne est plus volumineuse que la branche terminale interne; elle fournit les artères *inter-costales antérieures* des cinq derniers espaces inter-costaux, et se termine dans l'épaisseur des muscles de l'abdomen.

Les artères *thoraciques supérieure* et *inférieure* sont deux collatérales de l'artère axillaire. L'artère thoracique supérieure naît au-dessus du tendon du petit pectoral, en commun avec l'artère acromiale; elle descend entre les deux pectoraux, se distribue à ces deux muscles, à la glande mammaire et s'anastomose avec les branches perforantes des artères inter-costales antérieures. L'artère thoracique inférieure ou *mammaire externe,* naît de l'axillaire au-dessous du tendon du petit pectoral; elle descend, appliquée sur la face externe du grand dentelé, jusqu'au bord inférieur de ce muscle, auquel elle fournit de nombreux rameaux; elle s'anastomose avec les artères inter-costales supérieures, aortiques et antérieures.

Les deux artères *diaphragmatiques inférieures* naissent de l'aorte abdominale, entre les piliers du diaphragme; elles remontent sur ces piliers pour gagner la face inférieure du diaphragme; elles s'anastomosent entre elles avec les artères diaphragmatiques supérieures et avec des artérioles de la mammaire interne; elles fournissent les *capsulaires moyennes.*

2° VEINES DES PAROIS DU THORAX.

Les veines des parois du thorax présentent des anomalies remarquables et très multipliées; celles du côté droit diffèrent de celles du côté gauche.

Les trois ou quatre veines intercostales supérieures du côté droit accompagnent l'artère inter-costale de l'axillaire, se jettent, soit dans la grande veine azygos, soit dans le tronc brachio-céphalique droit. Les huit veines inter-costales inférieures droites se terminent dans la veine grande azygos. La veine *grande azygos* est un canal qui établit une communication entre la veine cave supérieure et la veine cave inférieure. Elle naît dans l'abdomen, soit des premières veines lombaires, soit de la veine cave inférieure; elle pénètre dans le thorax en traversant l'orifice aortique du diaphragme. Dans la cavité thoracique, elle se place sur la partie latérale droite des vertèbres dorsales, en avant des artères inter-costales aortiques, dans le médiastin postérieur, à droite de l'aorte et du canal thoracique. Parvenue au niveau de la troisième vertèbre dorsale, elle forme une crosse dirigée d'arrière en avant, et dont la concavité embrasse la bronche gauche et se termine dans la veine cave supérieure, immédiatement au-dessus du point où cette dernière pénètre dans le péricarde. Près de son embouchure, elle présente une valvule qui peut obturer complétement la lumière du vaisseau. La grande veine azygos reçoit à droite les huit dernières veines inter-costales droites, souvent près de son embouchure, les trois veines inter-costales supérieures droites et gauches et à une hauteur variable, la veine *petite azygos*. Elle reçoit enfin les veines médiastines postérieures, la veine bronchique droite et quelques veines œsophagiennes; toutes ces veines accompagnent les artères correspondantes.

Les veines inter-costales supérieures gauches, au nombre de trois à sept, se réunissent en un seul tronc qui communique le plus souvent avec la petite azygos; ce tronc se termine dans la grande azygos. Les veines inter-costales intérieures gauches, se terminent dans la petite azygos. La veine petite azygos communique souvent avec la *veine rénale* du même côté; elle reçoit les quatre ou cinq dernières veines inter-costales inférieures, et monte pour se terminer dans la grande azygos. La veine petite azygos est d'autant plus longue que le tronc commun des inter-costales gauches est plus court; ce dernier tronc reçoit les inter-costales les plus élevées.

Deux veines mammaires internes accompagnent ordinairement chaque artère de ce nom; elles reçoivent les veines qui répondent aux collatérales de ces artères, excepté la veine diaphragmatique supérieure. Les deux veines mammaires du même coté se réunissent le plus souvent en un seul tronc pour s'ouvrir à droite à l'angle de réunion des deux troncs veineux brachio-céphalique, et à gauche, dans le tronc brachio-céphalique gauche. Les veines diaphragmatiques supérieures sont grêles, tantot uniques, tantot doubles pour chaque artère qu'elles accompagnent; elles remontent du diaphragme pour s'ouvrir à droite, à l'angle de réunion des deux troncs veineux brachio-céphaliques, et à gauche, dans le tronc innominé correspondant.

Les veines thoraciques supérieures, et mammaires externes en nombre double des artères qu'elles accompagnent, se jettent dans la veine axillaire.

Les veines diaphragmatiques inférieures, au nombre de deux de chaque côté, se dirigent en arrière pour s'ouvrir dans la veine cave inférieure, au-dessus des veines sus-hépatiques.

3° VAISSEAUX LYMPHATIQUES DES PAROIS DU THORAX.

Les vaisseaux lymphatiques superficiels de la partie antérieure du thorax, sont très multipliés, ils naissent presque tous des téguments, quelques-uns des muscles grand pectoral et grand dorsal, ils se rendent tous dans les ganglions axillaires. Les vaisseaux lymphatiques des parois latérales du thorax, commencent un peu au-dessus de la crête iliaque, montent verticalement sur la face externe du grand dentelé, et vont s'ouvrir dans les ganglions axillaires. Les lymphatiques profonds des parois du thorax sont : 1° Les *inter-costaux* au nombre de deux pour chaque artère intercostale ; ces canaux se dirigent d'avant en arrière et arrivés à la terminaison des espaces intercostaux, ils se réunissent entre eux après avoir traversé deux ou trois ganglions situés sur leur trajet, pour constituer deux troncs, l'un à droite et l'autre à gauche, qui descendent se terminer dans le *réservoir de Péquet*. 2° Les *lymphatiques mammaires internes*, au nombre de deux ou trois, nés de la partie supérieure du muscle droit de l'abdomen; ils pénètrent dans le thorax avec les veines correspondantes, traversent les ganglions qu'ils rencontrent sur le trajet des vaisseaux mammaires internes, et vont s'ouvrir à droite dans la grande veine lymphatique, à gauche dans le canal thoracique. 3° Les vaisseaux lymphatiques *du diaphragme*, nés de la convexité de ce muscle, très grêles à leur origine, se réunissent entre eux pour former quatre troncs : les deux antérieurs, l'un droit et l'autre gauche, se dirigent en dedans, pour s'ouvrir dans les ganglions situés à la base du péricarde. Les deux troncs postérieurs dirigés, d'avant en arrière et de haut en bas, se rendent aux ganglions qui entourent l'œsophage.

NÉVROLOGIE.

Les nerfs des parois du thorax émanent de plusieurs sources : 1° de la moelle (*les nerfs inter-costaux*) ; 2° du plexus brachial (*les nerfs thoraciques*) ; 3° du plexus cervical (*les nerfs diaphragmatique* et *du sous-clavier*) ; 4° du grand sympathique.

1° Les *nerfs inter-costaux* sont les branches antérieures des nerfs dorsaux, qui émanent de la moelle, sortent par les trous de conjugaison antérieurs, se placent d'abord à la partie moyenne de l'espace inter-costal correspondant, entre la plèvre et les fibres aponévrotiques qui remplacent en arrière l'inter-costal interne, et s'engagent ensuite entre les inter-costaux externes et internes, au-dessous des vaisseaux inter-costaux. Parvenus à la partie moyenne de l'intervalle qui sépare la colonne vertébrale du sternum, les nerfs inter-costaux se bifurquent en branches *antérieure* et *postérieure*. La branche antérieure longe le bord inférieur de la côte, et ensuite celui du cartilage costal, et se termine près du sternum en perforant l'espace inter-costal, par des filets *cutanés* qui portent le nom de filets *perforants antérieurs*. Dans son trajet, la branche antérieure fournit, comme le tronc qui lui a donné naissance, des filets nombreux mais très déliés, qui se jettent, après un assez long trajet, dans les muscles inter-costaux correspondants ; un de ces filets longe le bord supérieur de la côte qui est au-dessous. Les filaments des quatrième et cinquième nerfs inter-costaux se perdent en partie dans le triangulaire du sternum ; ceux des sixième et septième nerfs inter-costaux fournissent aux muscles grand oblique et droit de l'abdomen ; les neuvième, dixième, onzième nerfs traversent les insertions costales du diaphragme, sans leur fournir de filets, pour se placer entre les muscles petit oblique et transverse de l'abdomen, se distribuent à ces muscles, et se terminent par des rameaux *perforants* qui, traversant la gaîne du muscle droit de chaque côté de la ligne blanche de l'abdomen, se dirigent presque verticalement pour se distribuer à la peau de l'abdomen. La branche postérieure des nerfs inter-costaux, ou *rameau perforant latéral*, après avoir traversé le muscle inter-costal externe, se subdivise en deux filets ; l'antérieur se porte horizontalement d'avant en arrière, en passant entre les digitations du grand dentelé pour huit nerfs intercostaux les plus élevés, et entre celles du grand oblique pour les quatre derniers, et s'épanouit dans la peau en un grand nombre de filets qui s'anastomosent avec les filets des nerfs situés au-dessus et au-dessous, et avec les rameaux perforants antérieurs. Le filet postérieur se réfléchit d'avant en arrière, entre le grand dorsal et la peau, et après un trajet horizontal d'environ sept centimètres, il se réfléchit de nouveau d'arrière en avant pour s'épanouir dans le tégument.

Le premier nerf inter-costal, remarquable par son volume, ne présente point de rameau perforant latéral; de ses deux branches, l'antérieure très grêle, fournit des filets aux muscles du premier espace inter-costal, et se termine par des rameaux perforants. La branche postérieure, volumineuse, croise obliquement le col de la première côte pour s'anastomoser avec la branche antérieure du huitième nerf cervical et concourir à former le plexus brachial. Le rameau perforant latéral des deuxième et troisième nerfs inter-costaux, se bifurque, la branche antérieure s'anastomose avec l'accessoire du nerf cutané interne (le nerf cutané interne, est une des branches terminales du plexus brachial) et descend se perdre dans la peau de la région interne et postérieure du bras; la postérieure croise le bord externe du grand dorsal, et se distribue aussi à la peau du bras. Le rameau perforant latéral du douzième nerf inter-costal est considérable, il descend entre le grand oblique et la peau pour couper perpendiculairement la crête iliaque et fournir de nombreux filets au tégument de la région fessière. Ce nerf fournit une grosse branche qui s'anastomose avec le premier nerf lombaire, et qui fait ainsi partie du plexus lombaire.

2° Les *nerfs thoraciques supérieurs*, au nombre de deux, sont des branches collatérales du plexus brachial. Le nerf thoracique du grand pectoral est le plus volumineux, il naît au niveau de la clavicule, passe en avant de la veine sous-clavière, et pénètre le muscle grand pectoral par sa face profonde. Le nerf thoracique du petit pectoral naît du plexus par plusieurs origines, au niveau du précédent, passe en arrière de l'artère sous-clavière, et, parvenu au petit pectoral, il se subdivise en deux ordres de rameaux : les premiers pénètrent le muscle grand pectoral et la glande mammaire par leur face profonde; les seconds, moins nombreux, s'engagent sous le petit pectoral et se ramifient dans ce muscle. Le *nerf thoracique inférieur* ou *postérieur*, naît des cinquième, sixième et septième paires cervicales, il chemine appliqué sur la face externe du grand dentelé, fournit des filets à toutes les digitations de ce muscle. Ce nerf, satellite de l'artère mammaire externe, est remarquable par son volume et l'étendue de son trajet. Le nerf du muscle *sous-clavier* se détache des cinquième et sixième paires cervicales, il se subdivise presque aussitôt en deux branches : l'une, la plus considérable, se perd dans le muscle sous-clavier ; l'autre s'anastomose avec le nerf diaphragmatique. Le *nerf phrénique* ou *diaphragmatique* naît du plexus cervical par trois filets, dont le plus volumineux émane du quatrième nerf cervical ; il reçoit, en descendant verticalement au devant du scalène antérieur, deux filets qui émanent des cinquième et sixième paires cervicales. Pour pénétrer dans le thorax, il passe entre l'artère et la veine sous-clavière, en dehors du cordon du grand sympathique ; à ce niveau, il reçoit un filet d'anastomose du nerf sous-clavier. Parvenu dans la poitrine, le nerf longe à droite la veine cave supérieure, et croise à gauche la crosse de l'aorte, s'applique ensuite entre le péricarde et la plèvre, et arrive jusqu'au diaphragme dans lequel il se termine par six filets. Les trois filets *supérieurs* se terminent dans l'épaisseur du diaphragme sans le traverser. Les trois filets *inférieurs* traversent ce muscle, fournissent aux fibres musculaires, et se terminent dans les piliers du diaphragme. Les anastomoses du nerf diaphragmatique avec le grand sympathique, sont remarquables : dans la région cervicale, le nerf phrénique reçoit une branche du ganglion cervical moyen et une seconde branche du ganglion cervical inférieur du grand sympathique. Dans l'abdomen, les rameaux inférieurs envoient des filets au plexus solaire et rénal. Sur ces filets terminaux qui perforent les piliers du diaphragme, on remarque de petits ganglions nerveux semblables à ceux du grand sympathique. Selon Blandin, quelques filets du nerf phrénique s'accolent à la veine cave inférieure et pénètrent dans le parenchyme du foie.

3° *Portion thoracique du grand sympathique.*—Le grand sympathique présente douze ganglions de chaque côté; ces renflements sont situés en avant de la tête des côtes. Les ganglions sont petits, assez souvent continus entre eux, ils renferment peu de substance grise. Tous communiquent entre eux par des *branches de communication*, qui semblent continuer les filets d'origine de cette portion du grand sympathique, filets qui, émanés de la moëlle, se rendent à chaque ganglion. Ces filets d'origine, au nombre de deux, et quelquefois de trois, sont, comme les ganglions, recouverts par la plèvre. Les quatre ou cinq premiers ganglions émettent deux ou trois filets *aortico-pulmonaires* qui accompagnent les artères inter-costales postérieures; les droits, aussi déliés que les gauches, sont les plus longs à cause de la situation de l'aorte sur la partie latérale gauche de la colonne vertébrale. Parvenus à l'aorte, quelques-uns de ces filets pénètrent les parois de l'artère, mais le plus grand nombre se jette dans le plexus pulmonaire et s'anastomose avec les branches du nerf pneumo-gastrique. De ces mêmes ganglions émanent deux ou trois filets *œsophagiens* qui se jettent dans le plexus œsophagien, et des *filets* excessivement déliés qui se rendent aux corps des vertèbres lombaires. Le premier ganglion émet quelquefois un nerf cardiaque inférieur.

Les cinquième, sixième, septième, huitième et neuvième ganglions (et assez souvent le cordon de communication qui réunit les dixième et onzième ganglions), émettent des filets qui se dirigent obliquement en bas et en dedans; ces filets, en se réunissant entre eux, forment le nerf *grand splanchnique*. Ce cordon, blanc comme les nerfs rachidiens, traverse le pilier correspondant du diaphragme par une ouverture particulière, pénètre dans l'abdomen pour se jeter dans l'angle externe du ganglion semi-lunaire du même côté. Les dixième, onzième et douzième ganglions thoraciques donnent naissance par trois racines au nerf *petit splanchnique* qui traverse les piliers du diaphragme en dehors du grand nerf splanchnique, et se subdivise dans l'abdomen en trois rameaux; l'un s'anastomose avec le grand splanchnique, un second se rend au plexus rénal, le troisième s'anastomose avec le grand sympathique. Souvent la racine supérieure de ce nerf reste isolée des deux inférieures, ce qui a fait admettre par certains auteurs deux nerfs petits splanchniques.

APONÉVROLOGIE ET PEAU DU THORAX.

Les aponévroses des parois du thorax sont : 1° l'aponévrose *sous-clavière* que l'on doit étudier avec la région axillaire; 2° les aponévroses *inter-costales;* les externes sont les plus fortes, elles ont la même direction que les muscles inter-costaux externes; elles continuent ces muscles depuis le cartilage costal jusqu'au sternum. Les aponévroses inter-costales internes continuent les muscles inter-costaux internes, depuis l'angle des côtes jusqu'au ligament transverso-costal inférieur.

La peau est assez épaisse sur le sternum; elle devient plus mince sur les côtés et surtout sur l'auréole de la glande mammaire. Le tissu cellulaire sous-cutané est chargé de tissu adipeux dans la région mammaire ; il est au contraire filamenteux et est très adhérent au tégument qui recouvre le sternum et l'épigastre. Le tissu cellulaire de la région thoracique communique avec celui de l'aisselle : entre le bord inférieur des muscles grand pectoral et grand dorsal et entre les faisceaux sternal et claviculaire du grand pectoral. Les vaisseaux artériels et veineux de la peau du thorax sont des branches des artères inter-costales aortiques, mammaires externes, mammaires internes et thoraciques. Les vaisseaux lymphatiques se rendent aux ganglions axillaires. Les nerfs sont fournis par les branches perforantes des nerfs intercostaux et par les nerfs thoraciques.

GLANDE MAMMAIRE.

Les glandes mammaires, organes secréteurs du lait, sont situées de chaque côté de la poitrine entre la troisième et la septième côte, en avant des muscles grands pectoraux, dont elles sont séparées par du tissu cellulaire graisseux ; elles sont recouvertes par une peau très fine. Ces organes demi-hémisphériques presentent à leur centre le *mamelon,* petite éminence conoïde d un rouge brunâtre, susceptible d'érection. Autour de la base du mamelon, on voit un cercle rosé chez la vierge, brunâtre chez la femme qui a allaité. Le tégument de ce cercle, qui porte le nom d'*auréole,* est soulevé par de petites granulations dues à la présence de follicules *sébacés,* destinés à le lubrifier. — *Organisation.* Chez l'homme, cette glande est le plus souvent rudimentaire, et au-dessous de l'auréole on rencontre seulement du tissu cellulaire soyeux. Chez la femme, hors l'état de lactation, la glande mammaire semble n'être constituée que par du tissu fibreux assez dense. Pendant la lactation, les *lobes* et les *granulations* deviennent apparents. Les lobes sont au nombre de quinze à vingt ; ils sont formés par une multitude de petites granulations ; les canaux des granulations du même lobe se réunissent entre eux pour former un *conduit galactophore* ou *lactifère.* Les conduits galactophores, très minces, blanchâtres, très flexueux, ne s'anastomosent pas entre eux, et, parvenus près de la base du mamelon, ils se dilatent. Ces dilatations sont les *sinus des conduits lactifères,* ces sinus s'ouvrent par un petit pertuis au sommet du mamelon.

Les artères de la glande mammaire proviennent des artères thoraciques, des inter-costales et de la mammaire interne. Les veines accompagnent les artères. Les vaisseaux lymphatiques se rendent aux ganglions axillaires ou aux ganglions qui sont situés sur le trajet des vaisseaux mammaires internes. Les nerfs sont fournis par les rameaux perforants des nerfs inter-costaux et par les rameaux des nerfs thoraciques.

RÉSUMÉ DES PAROIS DU THORAX.

OSTÉOLOGIE.

Sternum.
Côtes.
Cartilages costaux.
Corps des vertèbres dorsales.
Thorax en général.

MYOLOGIE.

Région thoracique antérieure.	Grand pectoral. Petit pectoral.
Région thoracique latérale...	Grand dentelé. Inter-costaux externes. Inter-costaux internes. Sur-costaux. Sous-costaux. Triangulaire du sternum.
Région thoracique inférieure.	Diaphragme.

ARTHROLOGIE.

Articulations.

Costo-vertébrales de la tête des côtes...	Ligament rayonné. Ligament inter-articulaire. Deux synoviales. Des 1re, 11e et 12e côtes.
— — de la tubérosité des côtes.	Ligament transverso-costal supérieur. — — — postérieur. — — — inter-osseux. Synoviale.
Chondro-sternales..................	Ligament rayonné antérieur. — — postérieur. Fibres ligamenteuses de l'appendice xyphoïde. Synoviale rudimentaire.
Chondro-costales..................	Ligament vertical antérieur. — — postérieur.
Sternales..........................	Fibres ligamenteuses. Synoviale rudimentaire.

ANGÉIOLOGIE.

Artères.

1° De l'aorte thoracique.	Inter-costales aortiques.	Inter-costale proprement dite.	
		Dorso-spinale	Spinale. Dorsale.
	Médiastines postérieures.		

2° De la sous-clavière.
- Inter-costale supérieure.
  - De 2 à 3 inter-costales proprement dites.
  - De 2 à 3 dorso-spinales.... Spinale. Dorsale.
- Mammaire interne.
  - Collatérales. Inter-costales antérieures. Médiastines antérieures. Perforantes. Diaphragmatique supérieure.
  - Terminales.
    - interne. | anast. avec l'épigast.
    - externe. | 5 dernières intercostales antérieures.

3° De l'axillaire......
- Thoracique supérieure. | des deux pectoraux.
- Thoracique inférieure.. | du grand dentelé.

4° De l'aorte abdominale............
- Diaphragmatiques inférieures.. Du diaphragme. Capsulaires moyennes.

Veines.

A droite.......
- Tronc commun des 3 ou 4 inter-costales supérieures.
- Grande azygos.
  - Elle reçoit les 8 ou 9 veines inter-costales inférieures.
  - — les troncs communs des 3 veines intercostales supérieures droites et gauches.
  - — la petite azygos.
  - — les médiastines postérieures.
  - — la veine bronchique droite.
  - — quelques veines œsophagiennes.

A gauche......
- Tronc commun des inter-costales supérieures gauches.
- Petite azygos. | Elle reçoit les dernières inter-costales gauches.

A droite et à gauche.
- 2 Veines mammaires internes.
- 2 Veines diaphragmatiques supérieures.
- 2 Veines thoraciques supérieures.
- 2 Veines mammaires externes.
- 2 Veines diaphragmatiques inférieures.

Vaisseaux lymphatiques.

1° Superficiels.
- De la partie antérieure du thorax.
- Des parties latérales du thorax.

2° Profonds...
- Inter-costaux.
- Mammaires internes.
- Diaphragmatiques.. Antérieurs. Postérieurs.

NÉVROLOGIE.

1° Ayant leur origine à la moëlle.
- *Inter-costaux* ou Branches antérieures des nerfs dorsaux.
  - Branche antérieure. R. musculaires (inter-costaux externes et internes), R. perforants antérieurs.
  - Branche postérieure ou rameau perforant latéral........... R. antérieur. Postér. ou réfléchi.
  - Branches du grand sympathique.
- 1er nerf inter-costal....
  - R. d'anastomose, avec le plexus brachial.
  - R. du premier espace inter-costal.
- 3e, 4e nerfs inter-costaux.
  - R. d'anastomose avec l'accessoire du cutané interne.
  - R. des 2e et 3e espaces inter-costaux.
- 4e, 5e nerfs inter-costaux. | R. du triangulaire du sternum.
- 6e, 7e nerfs inter-costaux. | R. musculaires des muscles grand oblique et droit de l'abdomen.
- 9e, 10e, 11e nerfs inter-c. | R. des muscles larges, droit et pyramidal de l'abdomen.
- 12e nerf inter-costal....
  - R. d'anastomose avec le 1er nerf lombaire.
  - R. cutané de la région fessière.

- 2° Ayant leur origine au plexus brachial.
  - Nerfs thoraciques supérieurs.
    - Branches du grand pectoral.
    - — du petit pectoral.
    - — de la glande mammaire.
  - Nerf thoracique inf. ou postér.
    - Branches du grand dentelé.
  - Nerf du sous-clavier........
    - — du muscle sous-clavier.
    - — d'anast. avec le phrénique.
- 3° Ayant son origine au plexus cervical.
  - Phrénique ou diaphragmatique..
    - Terminaux.
      - Du diaphragme.
      - D'anastomose avec le grand sympathique.
      - Du parenchyme du foie.
    - D'anastomose avec...
      - Les 6ᵉ et 7ᵉ paires cervicales.
      - Le sous-clavier.
      - Les rameaux des ganglions moyen et inférieur de la partie cervicale du grand sympathique.
- 4° Portion du grand sympathique dans le thorax.
  - Branches externes ou d'origine.
    - Deux ou trois branches émanées des nerfs inter-costaux.
  - Branches de communication entre..
    - Les ganglions thoraciques.
    - Le ganglion cervical inférieur et le premier ganglion thoracique.
    - Le douzième ganglion thoracique et le premier ganglion lombaire.
  - Branches internes des quatre ou cinq premiers ganglions.
    - Aortico-pulmonaires.
      - Aortiques.
      - Pulmonaires.
    - Œsophagiennes.
    - Du corps des vertèbres,
    - Nerf cardiaque inférieur.
  - Branches internes des 5ᵉ, 6ᵉ, 7ᵉ, 8ᵉ et 9ᵉ ganglions.........
    - Nerf grand splanchnique.
      - Terminé à l'angle externe du ganglion semi-lun.
  - Branches internes des trois derniers ganglions..........
    - Nerf petit splanchnique.
      - R. d'anastomose avec le grand nerf splanchnique.
      - —Avec le grand sympathique.
      - —Avec le plexus rénal.

APONÉVROLOGIE.

1ʳᵉ Aponévrose sous-clavière; 2° Aponévroses inter-costales.

PEAU DU THORAX.

- Angéiologie.......
  - Artères et veines.
    - Branches des inter-costales.
    - — mammaires externe et interne.
    - — thoraciques.
    - — inter-costales supérieures.
  - lymphatiques ....
    - Se rendant aux ganglions de l'aisselle.
    - — — — mammaires internes.
- Névrologie........
  - Branches perforantes des nerfs inter-costaux.
  - — des nerfs thoraciques.

GLANDE MAMMAIRE.

Mamelon.
Auréole (glandes sébacées).
Lobes.
Canaux lactifères. Sinus.
Vaisseaux et nerfs. (Voyez peau du thorax.)

ORGANES THORACIQUES.

I. — Cœur.

Le cœur, principal agent de la circulation, est un muscle creux, situé dans le médiastin antérieur, en avant de l'œsophage et de l'aorte thoracique, derrière le sternum. Il répond à l'union du tiers supérieur avec les deux tiers inférieurs du corps. Il a la forme d'un cône aplati, dont la base serait en haut et à droite, et dont le sommet serait en bas et à gauche. A l'état normal, chez l'adulte, d'après les recherches de M. Bouillaud, le poids du cœur est d'environ 250 grammes; son épaisseur, d'avant en arrière, à la base des ventricules, est de 52 millimètres; la circonférence de cette base est de 238 millimètres. La longueur du cœur, mesurée de l'orifice aortique à la pointe, est de 98 millimètres; enfin, la largeur de cet organe, à la base des ventricules, du bord droit au bord gauche, est de 107 millimètres.

Chez l'adulte, le cœur est divisé à l'intérieur, par une cloison verticale et complète, en deux moitiés; la partie droite (cœur droit) est destinée au sang veineux, la partie gauche (cœur gauche) au sang artériel. Les cœurs, droit et gauche, sont divisés en deux cavités superposées par une cloison transversale et incomplète. La cavité supérieure porte le nom d'*oreillette*, l'inférieure de *ventricule*.

Le cœur nous présente à considérer : 1° sa conformation extérieure, 2° sa conformation intérieure, 3° sa texture, 4° ses vaisseaux, 5° ses nerfs, 6° ses enveloppes.

1° Conformation extérieure du cœur.

La *face antérieure* de cet organe, légèrement convexe, répond aux cartilages des quatrième, cinquième et sixième côtes gauches. Entre les deux *ventricules*, on remarque le *sillon médian antérieur*, dirigé obliquement de haut en bas, de gauche à droite, de sorte que le ventricule gauche occupe la plus grande partie de cette face. Dans le sillon médian antérieur rampent des vaisseaux sanguins et lymphatiques.

La *face postérieure* du cœur est aplatie, repose sur le centre phrénique; elle est divisée, de la base au sommet, par le *sillon médian postérieur* en deux moitiés égales. Ce sillon loge, comme l'antérieur, des vaisseaux, et répond comme lui à l'adossement des deux cœurs. La *base* du cœur est quadrilatère, elle est constituée par les oreillettes droite et gauche, la bifurcation de la trachée-artère repose sur la face supérieure des oreillettes. Cette base présente, à droite, la terminaison de la veine cave supérieure, et à gauche celle des quatre veines pulmonaires. La face inférieure des oreillettes est séparée des ventricules par le sillon *auriculo-ventriculaire.* La face antérieure des oreillettes est recouverte par les origines de l'aorte et de l'artère pulmonaire; sur leur face postérieure, qui est séparée de la colonne vertébrale par l'aorte descendante et l'œsophage, on aperçoit à droite et en haut, la terminaison de la veine cave inférieure, et un peu au-dessous de celle-ci, l'embouchure de la veine grande coronaire du cœur. La face latérale droite de la base du cœur présente l'*auricule droite,* qui est triangulaire, courte, et qui se prolonge en avant sur l'aorte. La face latérale gauche est surmontée par l'*auricule gauche* qui est plus sinueuse que la droite, et qui s'applique sur la partie antérieure de l'artère pulmonaire. La cavité de l'auricule communique avec celle de l'oreillette correspondante; la forme des auricules les a fait comparer à une crête de coq, au pavillon de l'oreille du chien. La terminaison des sillons antérieur et postérieur, rend le *sommet* du cœur légèrement bifide. Le bord *droit* ou antérieur de cet organe est mince et appuyé sur le diaphragme ; le bord *gauche* ou postérieur, épais, plus court que le précédent, est recouvert par le poumon du même côté.

2° Conformation intérieure du cœur.

1° *Oreillette droite.*—La paroi antérieure de l'oreillette droite répond à l'orifice auriculo-ventriculaire droit : l'externe, à la cavité de l'auricule droite; l'interne ou gauche, est formée par la *cloison inter-auriculaire* qui la sépare de l'oreillette gauche. Cette cloison présente une dépression ovalaire appelée *fosse ovale,* circonscrite par l'*anneau de Vieussens,* qui est la partie de la cloison la plus épaisse. La fosse ovale est la dernière trace du *trou de Botal* qui, chez le fœtus, fait communiquer les deux oreillettes. Assez souvent, chez l'adulte, la fosse ovale n'est pas complétement fermée, et l'on peut alors faire passer un stylet très fin de l'oreillette droite dans l'oreillette gauche. On remarque dans cette oreillette : 1° l'ouverture de la veine cave supérieure, dépourvue de valvule; 2° l'embouchure de la veine cave inférieure, munie de la *valvule d'Eustachi.* Cette valvule incomplète, de forme semi-lunaire, a pour usage de prévenir le reflux du sang dans la veine cave inférieure. Cette dernière, en s'ouvrant horizontalement dans l'oreillette, forme un angle droit avec sa direction primitive qui était verticale ; 3° à gauche de la valvule d'Eustachi, et très près de la cloison inter-auriculaire, on remarque l'orifice de la grande veine coronaire, garni d'une valvule complète et appelée *valvule de Thébésius*. En haut et en dehors on voit l'ouverture de l'auricule droite. Les parois de l'oreillette droite sont minces ; à l'intérieur, elles sont rendues inégales par le relief des fibres charnues.

2° *Ventricule droit.* — Il est situé à la partie inférieure et antérieure du cœur. Il a la forme d'une pyramide triangulaire dont la base répond à l'orifice auriculo-ventriculaire droit. L'une des faces est constituée par la cloison inter-ventriculaire ; les deux autres correspondent au bord droit du cœur. Les parois de ce ventricule sont rendues inégales à l'intérieur par des *colonnes charnues*. Ces colonnes sont de *trois ordres :* celles de premier ordre, au nombre de sept à huit, sont coniques ; elles adhèrent par leur base, qui est inférieure, aux parois du cœur, et se terminent par un petit tendon qui se fixe à la valvule tricuspide; souvent le sommet de ces colonnes est bifurqué ou trifurqué pour donner insertion à plusieurs cordons tendineux qui s'envoient de nombreuses communications. Celles de deuxième ordre sont fixées aux parois des ventricules par leurs deux extrémités, et sont libres à leur partie moyenne ; on les rencontre surtout au sommet du ventricule. Celles de troisième ordre sont nombreuses, courtes, cylindriques, et adhèrent aux parois ventriculaires par un de leurs côtés. A la base du ventricule sont situés les orifices *auriculo-ventriculaire droit* et *pulmonaire*. L'orifice auriculo-ventriculaire est garni de la valvule *tricuspide* ou *triglochine*, formée de trois replis membraneux. La face supérieure de cette valvule répond à la cavité de l'oreillette, lorsque la valvule obture l'orifice auriculo-ventriculaire. L'inférieure répond alors à la cavité du ventricule, elle donne attache aux tendons des fibres musculaires du premier ordre. Le bord supérieur de la valvule est fixé à la circonférence de l'orifice auriculo-ventriculaire. Le bord inférieur présente trois divisions principales qui ont fait donner à cette valvule le nom de tricuspide. L'orifice de l'artère pulmonaire est antérieur et supérieur à l'orifice ventriculaire. Cette ouverture est munie de trois valvules appelées valvules *sigmoïdes*, de forme semi-lunaire, et suspendues à l'origine de l'artère comme des nids d'hirondelle. Dans l'état d'abaissement, la face supérieure de ces valvules est concave et répond à l'axe de l'artère ; l'inférieure, convexe, à la cavité du ventricule; sur leur bord supérieur, qui est libre, on remarque un petit grain fibro-cartilagineux, nommé *nodule de Morgani*. Cet orifice, dirigé de droite à gauche, a la forme d'un entonnoir, d'où vient le nom d'*infundibulum*, sous lequel on le désigne.

3° *Oreillette gauche*.—L'oreillette gauche ressemble à la droite; à sa partie postérieure et supérieure, elle offre, à l'embouchure des quatre veines pulmonaires, l'orifice de l'auricule gauche; et en bas l'orifice *auriculo-ventriculaire gauche*. Ses parois n'ont pas plus de cinq millimètres d'épaisseur.

4° *Ventricule gauche*.—La cavité du ventricule gauche est aplatie, plus étroite, plus allongée que la cavité du ventricule droit. On considère au ventricule gauche deux faces, une base et un sommet. Les faces sont concaves; l'une répond à la cloison inter-ventriculaire, l'autre au bord gauche du cœur. Elles présentent des colonnes charnues appartenant aux trois ordres que nous avons rencontrés dans le ventricule droit. Les fibres du premier ordre constituent deux gros faisceaux dont les tendons se rendent au bord inférieur des deux valves de la valvule mitrale. La base du ventricule gauche présente, comme celle du ventricule droit, deux orifices: l'un est l'orifice *auriculo-ventriculaire gauche*, l'autre, l'orifice *aortique*. L'orifice auriculo-ventriculaire gauche est constitué comme le droit; mais la valvule n'a que deux échancrures à son bord inférieur. Cette valvule porte le nom de valvule *mitrale*, ou *bicuspide*. L'une des divisions de cette mitre renversée est antérieure et l'autre postérieure. L'orifice aortique, situé au même niveau que l'orifice auriculo-ventriculaire, est garni de trois valvules *sigmoïdes*, qui sont identiques à celles que l'on rencontre à l'orifice de l'artère pulmonaire. Les grains fibro-cartilagineux de ces valvules portent le nom de *nodules d'Aurantius*. L'épaisseur des parois de ce ventricule dépasse de beaucoup celle des autres cavités du cœur; elle serait, d'après les recherches de M. Bouillaud, de 15 millimètres.

Résumé.— 1° Le cœur droit est destiné à la circulation du *sang veineux*, et le cœur gauche, à celle du *sang artériel*; 2° les oreillettes présentent les embouchures des veines; deux veines seulement, la veine cave inférieure et la grande coronaire du cœur, ont chacune à leur embouchure une valvule, et ces deux veines s'ouvrent dans l'oreillette droite; 3° les artères ont leur origine aux ventricules; à ce niveau, chaque artère est munie de trois valvules sigmoïdes; 4° enfin, la valvule mitrale est située à gauche, à l'orifice auriculo-ventriculaire gauche, près de la crosse de l'aorte, et la valvule tricuspide à l'orifice auriculo-ventriculaire droit.

3° Texture du cœur.

1° *Zones fibreuses* ou *anneaux fibreux.*—Les zones fibreuses servent de point d'appui aux fibres musculaires; elles sont au nombre de quatre. Les deux zones *artérielles* sont placées sur le même plan, l'une à l'orifice de l'aorte, l'autre à celui de l'artère pulmonaire. Ces zones envoient des prolongements dans la duplicature des valvules sigmoïdes, et dans l'intervalle de ces valvules. La zone aortique présente deux petits noyaux cartilagineux, qui souvent deviennent osseux en s'encroûtant de phosphate calcaire : ces ossifications pathologiques ont été désignées par les anciens sous le nom d'*os du cœur*. Les deux zones *auriculo-ventriculaires* sont moins résistantes et moins épaisses que les zones artérielles; elles donnent attache aux valvules tricuspide et mitrale.

2° *Fibres musculaires.* — Les fibres musculaires du cœur sont *striées* comme celles des muscles de la vie de relation. Ces fibres sont souvent indépendantes par leur partie moyenne et continues les unes aux autres par une de leurs extrémités; de leur enlacement résultent les faisceaux musculaires du cœur : ces faisceaux se confondent souvent, comme les fibres charnues, par leurs extrémités, et sont unis entre eux par des bandelettes qui vont des uns aux autres. Quelques bandelettes, qui vont de l'un à l'autre faisceau, ont été comparées par M. Cruveilhier aux fibres charnues qu'échangent entre eux les piliers du diaphragme pour former l'orifice aortique.

Les fibres charnues *des oreillettes*, insérées aux anneaux fibreux, ont la forme de bandelettes; elles sont les unes *communes* aux deux cavités, les autres *propres* à chacune d'elles. Les fibres communes, peu nombreuses, s'étendent de l'auricule droite à l'auricule gauche; d'autres constituent l'anneau de Vieussens. Les fibres *propres* à l'oreillette droite sont 1° des fibres charnues assez nombreuses, disséminées, et produisant un tissu aréolaire à la face antérieure de l'oreillette; 2° trois bandelettes : la première embrasse l'orifice auriculo-ventriculaire droit; la deuxième, celui de la veine-cave supérieure; la troisième, celui de la veine-cave inférieure; 3° une demi-bandelette est placée entre l'auricule et l'embouchure de la veine-cave inférieure. Les fibres musculaires *propres* à l'oreillette gauche sont plus multipliées que celles de l'oreillette droite. On distingue 1° des faisceaux circulaires autour des orifices des quatre veines pulmonaires et autour de l'orifice auriculo-ventriculaire gauche; 2° des fibres musculaires interposées entre les veines pulmonaires droites et gauches; 3° le tissu aréolaire de l'auricule gauche.

Les ventricules présentent 1° des *fibres propres* à chaque ventricule; 2° des *fibres communes* (ou *unitives,* de M. le professeur Gerdy) à ces deux cavités.

Il résulte des recherches de M. Gerdy que les fibres propres des ventricules ont la forme de deux cylindres creux et adossés l'un à l'autre. Les fibres musculaires insérées en haut à la zone auriculo-ventriculaire du même côté sont libres par leur extrémité inférieure, elles n'arrivent pas, surtout à droite, jusqu'à la pointe du cœur; toutes n'ont pas la même grandeur, elles se recouvrent régulièrement les unes les autres, les plus longues sont les plus superficielles.

Les fibres communes sont, les unes *antérieures*, et les autres *postérieures*. Les fibres unitives antérieures, insérées aux orifices auriculo-ventriculaire droit et pulmonaire, se dirigent en bas et à gauche; arrivées à la pointe du cœur, elles se contournent suivant l'axe prolongé du ventricule, de manière à circonscrire une sorte de canal qui admet un petit stylet, elles se réfléchissent ensuite de bas en haut, pour pénétrer dans le ventricule gauche, par l'orifice inférieur circonscrit par les fibres propres de ce ventricule, et se terminent aux zones fibreuses de cette cavité en décrivant des spires. M. Gerdy a comparé la disposition de ces fibres à la pointe du cœur à une sorte de tourbillon. La partie superficielle des fibres communes recouvre donc les fibres propres à chaque ventricule, ces dernières recouvrent à leur tour la partie profonde des fibres unitives. Les fibres unitives postérieures s'insèrent à la zone auriculo-ventriculaire gauche et se dirigent en bas et à droite. Parvenues au bord droit du cœur, elles se réfléchissent en formant des anses simples dans presque toute l'étendue de ce bord; elles s'engagent ensuite sous les fibres antérieures, pénètrent dans le ventricule droit et remontent pour se terminer aux anneaux auriculo-ventriculaires droit et pulmonaire, elles ne forment pas de tourbillon. La cloison est formée par des fibres appartenant à l'un et l'autre ventricule; elle n'a donc pas de fibres propres. Parvenues dans la cavité des ventricules, les fibres unitives antérieures et postérieures se contournent pour former des *fibres en 8 de chiffre;* l'anneau inférieur du 8 de chiffre, très petit, répond au canal formé par les spires des fibres tourbillonnées; superficiellement, elles se continuent avec les fibres à anses, elles appartiennent profondément à des parois *semblables* des deux ventricules. Ainsi, les fibres en 8 de chiffre des parois antérieures du ventricule droit et du ventricule gauche, sont communes à ces deux cavités. Les mêmes fibres unitives en s'anastomosant forment des *fibres à anses*. Confondues par leur partie superficielle avec les fibres en 8 de chiffre, les fibres à anses font partie à la fois des deux ventricules par leur partie profonde, mais elles appartiennent à des parois opposées des deux ventricules. Ainsi, celles qui remontent dans la paroi postérieure du ventricule droit, descendent dans la paroi antérieure du ventricule gauche et réciproquement.

Les fibres en 8 de chiffre et à anses concourent à former les colonnes charnues des trois ordres dont nous avons parlé.

4° Angéiologie du cœur.

1° Les deux artères *cardiaques* ou *coronaires du cœur* sont les premières branches fournies par l'aorte; elles naissent immédiatement au-dessus des valvules sigmoïdes; la *cardiaque gauche* ou *antérieure*, cachée à son origine par l'infundibulum et l'auricule droite, gagne le sillon antérieur du cœur; elle est plongée dans le tissu adipeux qui occupe ce sillon : parvenue au sommet de cet organe, elle s'anastomose avec la cardiaque droite. Cachée à son origine par l'auricule gauche, l'artère *cardiaque droite* ou *postérieure* parcourt le tissu graisseux qui masque le sillon postérieur du cœur, et s'anastomose au sommet de ce viscère avec l'antérieure. Au niveau du sillon auriculo-ventriculaire, les artères cardiaques droite et gauche fournissent chacune une branche *auriculo-ventriculaire*. Les artères auriculo-ventriculaires contournent la base des ventricules dans le sillon auriculo-ventriculaire, et se terminent en s'anastomosant entre elles. La coronaire antérieure fournit une artériole connue sous le nom d'artère *de la cloison*, parce qu'elle se perd dans l'épaisseur de la cloison inter-ventriculaire. Par des rameaux, les uns ascendants, les autres descendants, les coronaires du cœur et les branches auriculo-ventriculaires, s'épuisent dans les parois des cavités du cœur.

2° La veine *grande coronaire* du cœur commence à la pointe de cet organe, remonte dans le sillon inter-ventriculaire, contourne le sillon auriculo-ventriculaire entre les cavités gauches, pour aller s'ouvrir dans l'oreillette droite, un peu au-dessous de la veine cave-inférieure. Près de son embouchure, elle reçoit une veine volumineuse qui accompagne l'artère coronaire postérieure, et la veine *petite cardiaque* ou de Galien, qui rampe le long du bord gauche du cœur, et des veinules au nombre de trois ou quatre, connues sous le nom de *petites veines coronaires*. Toutes les veines du cœur sont dépourvues de valvules, excepté la grande coronaire à son embouchure.

3° *Lymphatiques du cœur.* — Les vaisseaux lymphatiques *profonds* semblent, d'après M. Sappey, sortir par l'orifice que circonscrivent les fibres tourbillonnées, les *moyens* convergent vers la cloison interventriculaire, les *superficiels* émanent de toute la surface de cet organe. Tous ces rameaux se réunissent pour former deux troncs ascendants qui accompagnent : l'un, les vaisseaux coronaires antérieurs, l'autre, les vaisseaux coronaires postérieurs. Le tronc gauche ou postérieur est plus volumineux que l'antérieur ; il traverse un ganglion situé derrière la concavité de l'aorte, et se jette ensuite dans le canal thoracique : le tronc droit ou antérieur traverse un ganglion situé audevant de la crosse de l'aorte, passe ensuite en avant de cette crosse pour se terminer dans le canal thoracique.

5° Névrologie du cœur.

Les *nerfs* du cœur émanent, les uns du *pneumo-gastrique*, les autres du *grand sympathique*. Les nerfs cardiaques du pneumo-gastrique se détachent du tronc principal, les uns dans la *région cervicale*, les autres dans la région *thoracique*. Les nerfs cardiaques cervicaux sont au nombre de deux à trois ; ordinairement ils s'anastomosent entre eux et avec les nerfs cardiaques cervicaux du grand sympathique ; ces nerfs passent pour pénétrer dans la poitrine, à droite, en avant du tronc artériel brachio-céphalique, à gauche, en avant de la crosse de l'aorte, pour se perdre dans le *plexus cardiaque*. Les nerfs cardiaques thoraciques, se détachent du pneumo-gastrique, au-dessous de l'origine du nerf récurrent laryngé ; ce dernier nerf fournit, au niveau de sa réflexion, des rameaux cardiaques. Tous se jettent dans le plexus cardiaque. Les *nerfs cardiaques* du grand sympathique, qui naissent dans la région cervicale, sont le plus souvent au nombre de trois de chaque côté ; le nerf cardiaque supérieur naît par deux ou trois racines, soit du ganglion cervical supérieur, soit du cordon de communication qui le réunit au ganglion moyen ; le nerf cardiaque moyen naît du ganglion moyen ou du cordon qui le remplace : le nerf cardiaque inférieur, subdivisé ordinairement en deux ou trois branches, émane du ganglion cervical inférieur. Ces nerfs, comme les nerfs cardiaques du pneumo-gastrique, présentent de grandes variétés de volume, de nombre et d'origine. Les nerfs cardiaques du même côté s'anastomosent entre eux, et se jettent dans le plexus cardiaque. Les nerfs cardiaques cervicaux du *côté droit* sont postérieurs à l'artère carotide primitive dans la région cervicale et à la crosse aortique dans la région thoracique. Les nerfs cardiaques cervicaux du *côté gauche* longent le côté externe de la carotide primitive, et arrivent au cœur après avoir passé en avant de la crosse de l'aorte. Les nerfs *cardiaques thoraciques*, au nombre de trois à cinq, fournis par le grand sympathique, émanent surtout du premier ganglion dorsal et se rendent au plexus cardiaque.

Le *plexus cardiaque* s'anastomose avec le plexus pulmonaire antérieur. Au centre du plexus cardiaque on rencontre le *ganglion Wrisberg ;* ce renflement est d'un gris rougeâtre ; il n'est pas rare de rencontrer plusieurs autres ganglions d'un petit volume. Le plexus cardiaque résulte de l'anastomose de tous les nerfs cardiaques. Limité en *haut* par l'origine de la crosse aortique, en *bas* par la branche droite de l'artère pulmonaire, et en *arrière* par la bifurcation de la trachée-artère, il fournit de nombreux filets, qui se subdivisent en deux groupes ; l'un constitue le plexus *cardiaque antérieur*, l'autre le plexus *cardiaque postérieur.* — Les filets du plexus cardiaque antérieur passent en avant de l'aorte et de l'artère pulmonaire, fournissant quelques ramifications à ces vaisseaux et au péricarde ; ils accompagnent ensuite les artères coronaire antérieure et auriculo-ventriculaires. — Les filets les plus nombreux du plexus cardiaque postérieur descendent en arrière de la branche droite de l'artère pulmonaire, mais quelques-uns descendent en avant de ce vaisseau et contournent ensuite le tronc de l'artère pulmonaire pour se réunir aux autres filets de ce plexus. Les rameaux nerveux du plexus cardiaque postérieur accompagnent les artères coronaire postérieure et auriculo-ventriculaires ; ils se perdent, de même que les filets du plexus antérieur, dans les parois des oreillettes et des ventricules.

6° Enveloppes du cœur.

Les enveloppes du cœur sont au nombre de trois : l'une, le *péricarde*, est extérieure et commune au deux cœurs ; les deux autres, les *endocardes*, sont intérieures et tapissent l'une le cœur droit, l'autre le cœur gauche.

Le *péricarde* est formé de deux feuillets, l'un superficiel est *fibreux*, l'autre profond est *séreux*. Le feuillet fibreux du péricarde a la forme d'un cône, dont la base, qui est inférieure, se continue avec le centre *phrénique*, et dont le sommet qui regarde en haut se confond insensiblement avec la gaîne celluleuse des gros vaisseaux de la base du cœur. Par sa *face superficielle* le péricarde fibreux répond : en avant aux cartilages des quatrième, cinquième, sixième et septième côtes, et au poumon gauche ; en arrière, à la colonne vertébrale, dont il est séparé par l'aorte thoracique et l'œsophage ; latéralement à la face interne des poumons, au nerf diaphragmatique et aux vaisseaux diaphragmatiques supérieurs. La *face profonde* du feuillet fibreux adhère intimement au feuillet séreux. — Le feuillet séreux est un sac sans ouverture. La face externe, après avoir tapissé la face profonde du feuillet fibreux, l'abandonne à l'origine des gros vaisseaux de la base du cœur, en se réfléchissant de haut en bas, pour constituer une demi-gaîne aux veines et une gaîne complète aux artères, et se prolonger ensuite sur toute la surface extérieure du cœur. La face interne du feuillet séreux, lisse, polie, est partout contiguë à elle-même et lubrifiée par la sérosité. Le feuillet fibreux est un organe de protection ; le séreux, un organe destiné à faciliter les mouvements du cœur. — Les *artères* du péricarde sont des canaux très déliés, très grêles, fournis par les phréniques supérieures, les bronchiques et les œsophagiennes. Les *veines* satellites des artères se rendent aux veines de même nom. Les *lymphatiques*, très déliés, sont peu nombreux et semblent naître du feuillet fibreux. Les filets *nerveux* très fins sont fournis par le pneumo-gastrique et par le grand sympathique.

Les *endocardes*, que l'on considère comme des séreuses, sont des membranes minces, lisses, polies et transparentes. L'endocarde *droite* se continue avec la membrane interne ou séreuse des veines caves, de la veine coronaire et de l'artère pulmonaire ; l'endocarde *gauche* avec la séreuse des veines pulmonaires et de l'artère aorte.

TABLEAU SYNOPTIQUE DU CŒUR.

- **Situation.** Dans le médiastin antérieur, entre les deux poumons.
- **Forme...** D'un cône dont la base serait en haut.
- **Division..**
  - Cœur droit ou à sang noir...
  - Cœur gauche ou à sang rouge.
  - Séparés entre eux par les cloisons inter-auriculaire et inter-ventriculaire.

Conformation extérieure du cœur.

- **Faces....**
  - Antérieure. Sillon antérieur..
  - Postérieure. Sillon postérieur.
  - Répondant à la cloison inter-ventriculaire.
- **Bords....**
  - Droit. Mince.
  - Gauche. Epais.
- **Base.....**
  - Oreillette droite.
    - Embouchure des veines..
      - Cave supérieure,
      - Cave inférieure.
      - Grande coronaire du cœur
    - Auricule droite.
  - — gauche.
    - Embouchures des quatre veines pulmonaires.
    - Auricule gauche.
  - Sillon auriculo-ventriculaire.
  - Ventricule droit.. Origine de l'artère pulmonaire.
  - — gauche. Origine de l'artère aorte.
- **Sommet..** Bifurqué.

Conformation intérieure du cœur.

- **Cœur droit...**
  - Oreillette droite..
    - Orifice de l'auricule droite.
    - Fosse ovale (trou de Botal).
    - Anneau de Vieussens.
    - Orifice de la veine-cave supérieure.
    - — — inférieure (valvule d'Eustachi).
    - — grande coronaire (valvule de Thébésius).
  - Orifice auriculo-ventriculaire.
  - Ventricule droit.
    - Colonnes charnues de trois ordres.
    - Valvule tricuspide à l'orifice auriculo-ventriculaire.
    - Trois valvules sigmoïdes à l'origine de l'artère pulmonaire.
- **Cœur gauche.**
  - Oreillette gauche.
    - Orifice de l'auricule gauche.
    - — des quatre veines pulmonaires.
  - Orifice auriculo-ventriculaire.
  - Ventricule gauche
    - Colonnes charnues de trois ordres.
    - Valvule mitrale à l'orifice auriculo-ventriculaire.
    - Trois valvules sigmoïdes à l'origine de l'aorte.

Texture du cœur.

- **Zones fibreuses.....**
  - Aux orifices des artères aorte et pulmonaire.
  - Aux deux orifices auriculo-ventriculaires.
- **Fibres musculaires..**
  - Des oreillettes.
    - Propres à l'oreillette droite.
    - — à l'oreillette gauche.
    - Communes aux deux oreillettes.
  - Des ventricules.
    - Propres au ventricule droit.
    - — au ventricule gauche.
    - communes ou unitives.
      - ***Antérieures*** ou ***tourbillonnées*** (en 8 de ***chiffre***, et en ***anses***, formant la cloison inter-ventriculaire et les colonnes charnues de trois ordres).
      - ***Postérieures***.

ANGÉIOLOGIE.

Artères.......	Cardiaque antérieure (branche auriculo-ventriculaire). Cardiaque postérieure (branche auriculo-ventriculaire).
Veines.......	Grande coronaire, ou grande cardiaque. Petites veines coronaires. Veine de Galien.
Lymphatiques.	Superficiels. — Tronc droit... Profonds... — Tronc gauche. — Ils se rendent dans le canal thoracique.

NÉVROLOGIE.

Nerfs *cardiaques*, formant le plexus cardiaque.......	1° du pneumo-gastrique. ...	Fournis dans la région cervicale...........	Cardiaque supérieur. — moyen. — inférieur.
		Fournis dans la région thoracique..........	Cardiaques thoraciques.
	2° du grand sympathique.	Fournis dans la région cervicale............	Cardiaque supérieur. — moyen. — inférieur.
		Fournis dans la région thoracique..........	Cardiaques du premier ganglion dorsal.

Enveloppes du cœur.

1° Péricarde.

Forme.......	Celle d'un cône dont la base est en bas.	
Structure....	Péricarde fibreux....	Face superficielle. Face profonde. Base. | Adhérant au centre phrénique. Sommet. | Se continuant avec la tunique celluleuse des gros vaisseaux.
	Péricarde séreux....	Face libre. Face adhérente.
	Artères. Veines. Lymphatiques. Nerfs.	
	Endocarde droite... — gauche..	Membranes séreuses.

DES VAISSEAUX DE LA BASE DU CŒUR.

A la base du cœur, on rencontre, 1° l'artère pulmonaire; 2° l'artère aorte; 3° les veines-caves supérieure et inférieure, et la grande veine coronaire; 4° les quatre veines pulmonaires. Nous avons décrit la veine grande coronaire en faisant l'histoire du cœur; nous allons étudier les autres canaux vasculaires de la base de cet organe.

ARTÈRE PULMONAIRE.

L'artère pulmonaire porte le sang veineux du cœur au poumon; elle naît de l'infundibulum du ventricule droit, se dirige en haut et à gauche, et parvenue, après un trajet d'environ 40 millimètres, au niveau de la deuxième vertèbre dorsale, elle se subdivise en *deux troncs*, un pour chaque poumon; elle est enveloppée en avant par le feuillet séreux du péricarde; en arrière, elle embrasse, par sa concavité, l'aorte; sur les côtés elle est en rapport avec les deux auricules.

Des deux troncs qui résultent de la bifurcation de l'artère pulmonaire, le droit prend le nom d'artère *pulmonaire droite*, d'une longueur qui est à peu près la même que celle du tronc générateur, il se dirige transversalement de gauche à droite; pour arriver à la racine du poumon droit, cette artère passe derrière la veine-cave supérieure, en avant de la bronche droite et au-dessus de l'oreillette droite. Le tronc gauche ou *artère pulmonaire gauche*, moins long de 10 millimètres que l'artère pulmonaire droite, se dirige de droite à gauche en passant en arrière des veines pulmonaires gauches, en avant de la bronche gauche et de l'artère aorte, pour se rendre à la racine du poumon gauche. Arrivées au poumon, les artères pulmonaires droite et gauche se divisent en nombreuses branches qui se terminent dans les cellules de ces organes.

ARTÈRE AORTE.

Toutes les artères de l'économie naissent de l'artère aorte, excepté l'artère pulmonaire. Née du ventricule gauche, l'aorte se termine dans l'abdomen, au niveau de la quatrième vertèbre lombaire, par trois troncs, le tronc médian, l'artère *sacrée moyenne*, et deux troncs latéraux, les artères *iliaques primitives*, qui représentent sa bifurcation.

Le nombre et l'importance des branches qu'elle fournit dans ce long trajet, ont fait diviser l'aorte en trois portions : 1° la *crosse de l'aorte*; 2° l'*aorte thoracique*; 3° *abdominale*. Dans ce chapitre, nous traiterons seulement des deux premières portions; la troisième sera exposée lorsque nous étudierons l'abdomen.

CROSSE DE L'AORTE.

On désigne sous ce nom, la portion la plus volumineuse de l'aorte; elle s'étend de l'origine du vaisseau au passage de la bronche gauche en avant de l'aorte; on divise la crosse de l'aorte en trois portions. La partie *péricardique* ou *ascendante* de la crosse dirigée d'abord un peu obliquement de gauche à droite, en arrière de l'infundibulum du ventricule droit, et en avant des oreillettes, monte bientôt directement jusqu'au niveau de la troisième vertèbre dorsale. Dans ce trajet ascendant, elle est embrassée à gauche par la concavité du tronc de l'artère pulmonaire; elle répond à à droite à la veine cave supérieure, en avant au sternum, en arrière à l'artère pulmonaire droite, qui est perpendiculaire à la direction. Devenue *horizontale* au niveau de la troisième vertèbre dorsale, l'artère aorte se dirige de droite à gauche et d'avant en arrière en abandonnant le péricarde pour descendre ensuite verticalement sur la partie latérale gauche du rachis et pour prendre le nom d'*aorte thoracique,* lors de son passage derrière la bronche gauche. Dans sa partie horizontale et descendante, la crosse de l'aorte répond, en avant et à gauche, au feuillet gauche du médiastin qui la sépare du poumon du même côté, aux nerfs pneumo-grastriques et diaphragmatiques, en arrière à la trachée-artère, à la bronche gauche, à l'œsophage, et à la partie latérale gauche de la colonne vertébrale. La concavité de cette crosse, en rapport avec de nombreux ganglions lymphatiques, est embrassée par le nerf récurrent laryngé gauche; sa convexité est située à 8 ou 10 millimètres de la fourchette sternale chez l'enfant, à 20 ou 25 centimètres chez l'adulte, et à 12 ou 15 millimètres chez le vieillard. Immédiatement au-dessus des valvules sigmoïdes, elle présente trois dilatations que l'on désigne sous le nom de *sinus* de l'aorte.

L'artère aorte, étant encore contenue dans le péricarde, fournit les artères coronaires antérieure et postérieure. La convexité de la crosse donne naissance, de droite à gauche et d'avant en arrière, au tronc artériel brachio-céphalique, à la carotide primitive gauche et à la sous-clavière gauche. (Ces trois artères présentent dans leur origine de nombreuses anomalies.)

TRONC BRACHIO-CÉPHALIQUE.

La longueur du tronc brachio-céphalique est d'environ 3 centimètres; chez l'adulte et l'enfant il ne dépasse pas la fourchette sternale, mais assez souvent il la déborde chez le vieillard; car dans un âge avancé, la portion horizontale de l'aorte se dilate par suite de l'impulsion du sang; cette dilatation est connue sous le nom de *grand sinus* de l'aorte. Le tronc artériel brachio-céphalique se bifurque au niveau de la fourchette sternale en deux branches : l'artère *carotide primitive droite et* l'artère *sous-clavière droite*. Dans des cas rares, il fournit une collatérale : l'artère *thyroïdienne moyenne* ou de *Neübaüer*. Dans son trajet, le tronc brachio-céphalique répond en avant au sternum, aux muscles sterno-hyoïdiens, sterno-thyroïdiens, au tronc veineux brachio-céphalique droit; en arrière à la trachée-artère; à droite, au poumon droit, dont il est séparé par la plèvre; à gauche à la carotide primitive gauche, dont il est bientôt éloigné par la trachée-artère.

ARTÈRES CAROTIDE PRIMITIVE ET SOUS-CLAVIÈRE GAUCHE.

Nous examinerons ces vaisseaux, de même que les artères carotide primitive droite et sous-clavière droite, lorsque nous exposerons les régions du corps auxquelles elles se distribuent.

AORTE THORACIQUE.

Cette partie de l'aorte est limitée en haut par le point où l'artère est croisée perpendiculairement par la bronche gauche et en bas par l'anneau fibreux du diaphragme. Elle est située sur la partie latérale gauche de la colonne vertébrale, dans le médiastin postérieur; elle répond à droite à l'œsophage, à la grande veine azygos et au canal thoracique; à gauche au feuillet gauche du médiastin postérieur; en avant et de haut en bas, à la bronche gauche, aux vaisseaux pulmonaires gauches, et à l'œsophage (l'œsophage d'abord situé à droite du vaisseau se dévie ensuite pour lui devenir antérieur); et en arrière à la colonne vertébrale.

Les artères *collatérales* fournies par l'aorte thoracique sont, les unes *pariétales*, les autres *viscérales*. Les artères pariétales sont les huit ou dix *artères inter-costales aortiques* ou *inférieures*. Pour ne pas nous exposer à des redites inutiles, nous rappellerons que les droites sont plus longues que les gauches, à cause de la situation de l'aorte thoracique, et que, parvenues à l'espace inter-costal, toutes se subdivisent en *branche antérieure ou inter-costale proprement dite*, et en branche *postérieure* ou *dorso-spinale*. Les artères viscérales sont 1° les *artères bronchiques* ordinairement au nombre de deux; elles sont destinées à la bronche qui leur correspond et accompagnent les ramifications de ces canaux dans les poumons. (L'artère bronchique gauche s'anastomose avec les artères coronaires); 2° les artères *œsophagiennes* sont grêles et en nombre variable, elles fournissent à toutes les tuniques de l'œsophage; 3° les *médiastines postérieures*, artérioles qui se rendent aux organes contenus dans le médiastin postérieur.

VEINE CAVE SUPÉRIEURE.

Cette veine, qui correspond aux trois troncs qui naissent de la convexité de l'aorte, est formée par la réunion des deux *troncs veineux brachio-céphalique* droit et gauche, au niveau du cartilage de la première côte. Le tronc veineux brachio-céphalique droit correspond au tronc artériel brachio-céphalique, et le gauche à l'artère et à la veine sous-clavière gauches. De chaque côté, les troncs veineux brachio-céphaliques sont formés par la réunion de la veine jugulaire interne avec la veine sous-clavière. au niveau de l'extrémité interne de la clavicule, et comme la réunion des deux troncs pour former la veine-cave supérieure a lieu à droite, le tronc brachio-céphalique droit se trouve plus long que le gauche d'environ 3 centimètres, c'est-à-dire que sa longueur est le double de celle du gauche. Le tronc droit est presque vertical, et sur le même plan que le prolongement de la veine-cave supérieure; il est situé en avant et en dedans du tronc artériel brachio-céphalique, en avant et en dehors du feuillet droit du médiastin, et des nerfs pneumo-gastrique et phrénique droits. Le tronc brachio-céphalique gauche est presque horizontal; il croise la convexité de la crosse de l'aorte et les vaisseaux qui naissent de cette convexité; il répond au thymus, aux muscles sterno-hyoïdiens, sterno-thyroïdiens, au sternum et à de nombreux ganglions lymphatiques. La description des troncs veineux brachio-céphaliques sera complétée lorsque nous décrirons successivement les régions du membre supérieur, du cou et de la tête. Toutefois, nous devons ajouter ici que les troncs brachio-céphaliques sont dépourvus de valvules, que les collatérales qu'ils reçoivent sont les veines *diaphragmatiques supérieures, thymiques, péricardiques, mammaires internes, thyroïdiennes inférieures, vertébrales, jugulaires postérieures*. Toutes ces veines présentent de nombreuses anomalies; le plus souvent celles du côté droit, au lieu de s'ouvrir dans le tronc veineux correspondant, se jettent dans l'angle de bifurcation des deux troncs brachio-céphaliques.

La veine-cave supérieure, formée par la réunion des deux troncs veineux brachio-céphaliques, est dépourvue de valvules, elle descend presque verticalement et s'ouvre après un trajet de 5 centimètres environ à la partie supérieure de l'oreillette droite, et reçoit avant de pénétrer dans le péricarde la veine grande azygos. Dans ce trajet, elle répond en avant au thymus ou au tissu cellulaire qui le remplace, en arrière à la trachée, à droite la plèvre droite qui la sépare du poumon correspondant, et à gauche à la crosse de l'aorte. Parvenue dans le péricarde, et recouverte alors par le péricarde séreux dans ses trois quarts antérieurs, elle répond en arrière à l'artère pulmonaire droite et aux veines pulmonaires droites, en dedans à l'aorte et en dehors au poumon droit.

VEINE CAVE INFÉRIEURE.

Cette veine naît de la réunion de deux veines *iliaques primitives* au niveau de la quatrième vertèbre lombaire; elle rapporte au ventricule droit le sang de toute la partie sous-diaphragmatique du corps. Son calibre est plus considérable que celui de la veine cave supérieure. Nous n'avons ici à parler que de sa portion *péricardique;* cette portion a environ une longueur de 4 centimètres; elle se coude brusquement de droite à gauche pour s'ouvrir à la partie postérieure et inférieure de l'oreillette droite. La seule valvule qu'elle présente dans tout son trajet est celle d'Eustachi; nous l'avons décrite en étudiant le cœur.

VEINES PULMONAIRES.

Ces veines sont au nombre de quatre, deux pour chaque poumon; elles rapportent dans l'oreillette gauche le sang qui a été soumis à l'acte respiratoire, elles naissent donc des cellules pulmonaires. Les radicules se réunissent en rameaux, et en branches et ensuite en un tronc qui correspond à un lobe du poumon. Le poumon gauche a trois lobes, mais la veine du lobe moyen se réunit avec celle du lobe supérieur pour constituer un seul tronc, ce qui fait que le poumon droit ne présente que deux veines pulmonaires. Les deux veines pulmonaires supérieures sont descendantes, les deux inférieures à peu près horizontales, toutes sont dépourvues de valvules. Dans le péricarde elles sont revêtues en avant par le feuillet séreux de cette membrane; les droites sont postérieures à la veine cave supérieure, les gauches à l'artère pulmonaire. Au hile des poumons, les veines sont en avant, les bronches en arrière, et l'artère au milieu. Dans l'intérieur des poumons, à une branche des veines pulmonaires, correspondent une branche artérielle, et une division des bronches. Toutes ces ramifications sont parallèles entre elles et dans un ordre constant : les artères sont en avant, les veines en arrière et les bronches au milieu.

TABLEAU SYNOPTIQUE DES VAISSEAUX DE LA BASE DU CŒUR.

Artère pulmonaire.

Origine	Ventricule droit.	
Terminaison	Artère pulmonaire droite. Artère pulmonaire gauche.	Terminaison dans le tissu des poumons.

Artère aorte.

Origine	Ventricule gauche.
Terminaison	Artère iliaque primitive droite. — sacrée moyenne. — iliaque primitive gauche.
Division	Crosse de l'aorte. Aorte thoracique. Aorte abdominale.

Collatérales de la crosse de l'aorte	Partie péricardique	Coronaire antérieure. Coronaire postérieure.
	Hors du péricarde	Tronc innominé. Carotide primitive gauche. Sous-clavière gauche.
Collatérales de l'aorte thoracique	Viscérales	2 Bronchiques. 3 à 7 œsophagiennes. Médiastines postérieures.
	Pariétales	8 ou 9 inter-costales postérieures ou inférieures.

Veine cave supérieure.

Origine	Réunion des deux troncs brachio-céphaliques.
Terminaison	Oreillette droite.
Collatérale	La grande veine azygos.

Veine cave inférieure

Origine	Réunion des deux veines iliaques primitives.
Terminaison	Oreillette droite.
Collatérales	Toutes les veines de l'abdomen.

Grande coronaire du cœur.

Origine	Réunion des veines coronaires antérieure et postérieure.
Terminaison	Oreillette droite.
Collatérales	Petites coronaires, veine de Galien.

Veines pulmonaires.

Nombre	Quatre : deux droites et deux gauches.
Origine	Dans le tissu des poumons.
Terminaison	Oreillette gauche.

THYMUS.

Le thymus est un ganglion vasculaire, c'est-à-dire une glande sans canal excréteur dont on ignore les usages ; chez le fœtus, à l'époque de son plus grand développement, cet organe occupe toute la hauteur du médiastin antérieur et remonte même dans la région cervicale jusqu'au corps thyroïde ; il répond en avant aux muscles sterno-hyoïdiens, sterno-thyroïdiens, sterno-cléido-mastoïdiens, en arrière au péricarde et aux vaisseaux de la base du cœur. Il est divisé en deux lobes, réunis en bas par du tissu cellulaire, et séparés en haut par la trachée artère. Les lobes sont formés par des lobules, les lobules sont constitués eux-mêmes par des granulations réunies entre elles par du tissu cellulaire. Les granulations sont creusées de cavités qui contiennent un liquide épais et lactescent; toutes communiquent entre elles, elles versent le produit de leur sécrétion dans une cavité centrale que l'on désigne sous le nom de *réservoir* du *thymus*. Avec l'âge, le thymus disparaît peu à peu, et, dès la dixième année, il est remplacé ordinairement par du tissu cellulaire graisseux. Les artères thymiques ou médiastines antérieures sont des collatérales de la mammaire interne. Les veines médiastines droites s'ouvrent dans la grande veine azygos, les gauches dans la veine sous-clavière gauche.

APPAREIL RESPIRATOIRE.

Cet appareil nous offre à considérer : 1° la *bouche*, 2° les *fosses nasales*, 3° le *pharynx*, 4° le *larynx*, 5° le *corps thyroïde*, 6° la *trachée-artère*, 7° les *bronches*, 8° les *poumons*, 9° les *plèvres*.

La bouche et le pharynx seront étudiés avec la partie sus-diaphragmatique du tube digestif et les fosses nasales à l'occasion de la face. Il nous reste, à l'exemple de plusieurs anatomistes, à décrire dans ce chapitre, 1° le larynx et le corps thyroïde, qui appartiennent à la région *sous-hyoïdienne*, et dont l'étude sera complétée par la description de la région cervicale; 2° la trachée, les bronches, les poumons et les plèvres, qui appartiennent à la région *thoracique*.

LARYNX.

C'est dans le larynx que la *voix* brute est produite par les vibrations des cordes vocales; la voix éprouve de grandes modifications lorsque l'air traverse le pharynx, la bouche et les fosses nasales.

Le larynx est un organe symétrique, situé à la partie antérieure du cou, au-dessous de l'os hyoïde, au-dessus de la trachée-artère, dans l'intervalle des deux muscles sterno-cléido-mastoïdiens et en avant du pharynx. Cet organe compliqué et important nous offre à étudier : 1° des cartilages, 2° les articulations de ces cartilages, 3° des muscles, 4° une aponévrose, 5° une muqueuse, 6° des glandules, 7° des vaisseaux, 8° des nerfs.

1° CARTILAGES DU LARYNX.

Ces cartilages sont au nombre de cinq, savoir : le *thyroïde*, le *cricoïde*, l'*épiglotte*, et les deux *aryténoïdes*. Tous ces cartilages peuvent s'ossifier dans un âge avancé; mais il est rare que l'épiglotte participe à l'ossification.

1° *Cartilage thyroïde*. — Ce cartilage, placé à la partie antérieure et supérieure du larynx, est le plus volumineux de ceux du larynx; sa forme l'a fait comparer à un bouclier, comme son nom l'indique. Il semble être formé de deux lames quadrilatères, qui en se réunissant constituent un angle saillant en avant : cet angle porte le nom de *pomme d'Adam*. Il présente à étudier deux faces et trois bords. La face antérieure du cartilage thyroïde est formée sur les côtés par deux surfaces planes et obliques. Chaque face est divisée en deux parties par la *ligne oblique* du cartilage thyroïde, ligne constituée par deux tubercules réunis entre eux par des fibres aponévrotiques. Ces tubercules et ces fibres donnent insertion en haut au muscle thyro-hyoïdien, par leur interstice au muscle sterno-hyoïdien, et en bas au muscle constricteur inférieur du pharynx : ce dernier muscle recouvre toute la partie du cartilage qui est en arrière de la ligne oblique. La face postérieure et concave du cartilage thyroïde présente sur la ligne médiane un angle rentrant, angle où convergent les éléments qui constituent les cordes vocales. Sur les côtés, elle est en rapport avec les muscles crico-aryténoïdiens et le cartilage cricoïde.

Le bord supérieur du cartilage thyroïde est échancré sur la ligne médiane; il donne insertion à la membrane *thyro-hyoïdienne* et à l'extrémité antérieure de l'épiglotte. Le bord inférieur présente trois légères échancrures, une médiane et deux latérales; à ce bord s'insèrent la membrane crico-thyroïdienne et les muscles crico-thyroïdiens. Le bord postérieur est libre, arrondi et recouvert par le constricteur inférieur du pharynx. En se réunissant, les bords supérieur postérieur du cartilage thyroïde forment des angles saillants, que l'on appelle les *cornes thyroïdiennes supérieures*. A la réunion du bord inférieur avec le bord postérieur ou voit les *cornes thyroïdiennes inférieures* plus courtes, mais plus grosses que les supérieures, et qui présentent en dedans une petite facette lisse, destinée à l'articulation crico-thyroïdienne.

2° *Cartilage cricoïde*. — Ce cartilage offre assez exactement la forme d'un anneau, comme son nom l'indique. Il est situé entre le cartilage thyroïde et le premier anneau de la trachée-artère. Il a beaucoup plus d'étendue verticale en arrière qu'en avant. On distingue à ce cartilage deux *surfaces*, l'une *extérieure*, l'autre *intérieure;* deux circonférences, l'une *supérieure*, l'autre *inférieure*. La surface extérieure est convexe en avant, plane en arrière; de chaque côté de la partie plane on voit un enfoncement destiné à l'insertion du muscle crico-aryténoïdien postérieur. Sur les côtés, cette surface est marquée d'une facette lisse qui s'articule avec la facette de la corne inférieure du cartilage thyroïde. La surface intérieure du cartilage cricoïde est polie et recouverte par la muqueuse du larynx.

Des deux circonférences du cartilage, l'inférieure est unie au premier anneau de la trachée-artère par une membrane fibreuse. La supérieure est dirigée d'arrière en avant et de haut en bas; en avant et latéralement elle donne insertion à la membrane thyro-hyoïdienne, aux muscles crico-thyroïdiens,crico-aryténoïdiens latéraux; en arrière, de chaque côté de la ligne médiane, est une facette lisse, plane, transversale et convexe d'arrière en avant; cette facette est articulée avec la base du cartilage aryténoïde correspondant.

3° *Cartilages aryténoïdes.* — Au nombre de deux, ces cartilages sont situés à la partie postérieure du larynx, au-dessus du cartilage cricoïde. Ils ont la forme d'une pyramide triangulaire. Le corps de cette pyramide a trois faces, l'antérieure est plane et recouverte par la muqueuse du larynx; la postérieure est concave et donne attache au muscle aryténoïdien; l'externe répond au muscle crico-aryténoïdien latéral correspondant. La base des cartilages aryténoïdes offre une facette en rapport avec la facette du bord supérieur du cartilage cricoïde et deux apophyses; à l'apophyse externe, qui est arrondie, peu saillante, s'insèrent les muscles crico-aryténoïdiens latéral et crico-aryténoïdien postérieur. A l'apophyse antérieure, qui est plus longue, plus saillante que l'externe, s'insèrent le muscle thyro-aryténoïdien et le ligament thyro-aryténoïdien. Le sommet des cartilages aryténoïdes est contourné en dedans et en arrière; il est recouvert par le repli muqueux aryténo-épiglottique. Chez les individus très âgés, on rencontre au sommet des cartilages aryténoïdes de petits noyaux cartilagineux, triangulaires, que l'on appelle les *cartilages de Santorini* ou *corniculés*.

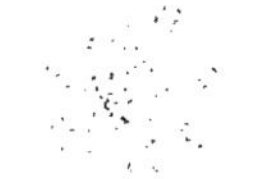

4° *Cartilage de l'épiglotte.* — C'est une lame cartilagineuse mince, souple, très élastique et très flexible ; sa forme, à peu près ovalaire, l'a fait comparer à une feuille de *pourpier*. L'extrémité supérieure est libre ; l'extrémité inférieure est unie à la partie moyenne du cartilage thyroïde. Les bords du cartilage sont enveloppés en haut par la membrane muqueuse, et en bas par le tissu cellulaire de l'extrémité supérieure du larynx. Ce cartilage est perforé par une multitude de petits trous qui renferment des follicules.

2° MUSCLES DU LARYNX.

Les muscles *intrinsèques* du larynx sont chez l'homme au nombre de neuf ; huit d'entre eux sont pairs, savoir : les *crico-thyroïdiens*, les *crico-aryténoïdiens postérieurs*, les *thyro-aryténoïdiens* et les *crico-aryténoïdiens latéraux* : un seul est impair, l'*aryténoïdien.*

1° Muscle *crico-thyroïdien.* — Ce petit muscle aplati est situé à la partie antérieure et inférieure du larynx ; il s'insère, en bas à la face externe et au bord supérieur du cartilage cricoïde, de chaque côté de la ligne médiane, et en haut et en arrière, à l'échancrure du bord inférieur du cartilage thyroïde. Toutes les fibres de ce muscle sont obliques de bas en haut et d'avant en arrière ; il est recouvert par le muscle sterno-thyroïdien et par le corps thyroïde ; il recouvre la membrane thyro-hyoïdienne et le muscle crico-aryténoïdien latéral. Ce muscle semble faire exécuter un mouvement de bascule au cartilage thyroïde, en prenant son point fixe sur le cartilage thyroïde. Dans ce mouvement de bascule, le diamètre antéro-postérieur de la glotte serait agrandi ; et le muscle serait dilatateur de la glotte.

2° Muscle *aryténoïdien.* — Le muscle aryténoïdien est situé entre les deux cartilages aryténoïdes : il est inséré à la face postérieure de chacun d'eux. Les fibres postérieures de ce muscle sont obliques et s'entrecroisent en sautoir sur les fibres antérieures, qui sont transversales. La face postérieure de ce muscle est recouverte par la muqueuse du pharynx, l'antérieure, par celle du larynx. Ce muscle fait exécuter au cartilage aryténoïde, un mouvement de rotation, tel, que l'apophyse antérieure de chaque cartilage est portée en dehors, et les cordes vocales écartées l'une de l'autre. Ce muscle est donc un dilatateur de la glotte.

3° Muscle *crico-aryténoïdien postérieur.* — De forme triangulaire, il s'insère en bas, de chaque côté de la ligne médiane, sur l'enfoncement que l'on remarque à la face postérieure du cartilage cricoïde, et en haut à l'apophyse externe et postérieure de la base du cartilage aryténoïde. Toutes les fibres de ce muscle sont obliques de bas en haut et de dedans en dehors. Recouvert en arrière par la muqueuse du pharynx, il recouvre le cartilage cricoïde et l'articulation crico-thyroïdienne. Il tire l'apophyse externe du cartilage thyroïde en arrière; il est tenseur de la corde vocale inférieure et dilatateur de la glotte.

4° Le muscle *thyro-aryténoïdien*. — Ce muscle est situé dans l'intérieur du larynx; il est à peu près quadrilatère et horizontal; il s'insère en avant à la partie inférieure de l'angle rentrant du cartilage thyroïde, et en arrière à l'apophyse antérieure du cartilage aryténoïde. Par sa face supérieure qui regarde un peu en dedans, il est en rapport avec la muqueuse du larynx, par sa face inférieure qui est un peu externe, il est contigu à la face interne du cartilage thyroïde. Le bord interne du muscle thyro-aryténoïdien est séparé de la muqueuse par le ligament thyro-aryténoïdien et concourt à former la lèvre de la glotte. Ce muscle porte en avant le cartilage aryténoïde, mais en lui faisant éprouver un mouvement de bascule qui porte en dedans l'apophyse antérieure de ce cartilage, et les cordes vocales sont alors rapprochées l'une de l'autre. Ce muscle est constricteur de la glotte et tenseur des cordes vocales.

5° Le muscle *crico-aryténoïdien latéral*. — Les fibres du muscle crico-aryténoïdien latéral sont insérées sur la partie latérale du bord supérieur du cartilage cricoïde, en avant de l'articulation crico-thyroïdienne; elles se dirigent obliquement en haut et en arrière pour se terminer à l'apophyse postérieure du cartilage aryténoïde, en se confondant avec le tendon du muscle thyro-aryténoïdien. Ce muscle est recouvert par le cartilage thyroïde, le muscle crico-thyroïdien; il recouvre la partie latérale de la membrane crico-thyroïdienne; il est constricteur de la glotte comme le muscle thyro-aryténoïdien.

RTICULATIONS DU LARYNX.

Les articulations du larynx sont les unes *extrinsèques*, les autres *intrinsèques*. Les premières sont les articulations hyo-thyroïdienne et trachéo-cricoïdienne. Les secondes sont les articulations crico-thyroïdiennes et crico-aryténoïdiennes.

ARTICULATIONS EXTRINSÈQUES.

1° *Hyo-thyroïdienne.* — Trois ligaments réunissent l'os hyoïde au cartilage thyroïde. Le ligament *thyro-hyoïdien moyen* (*membrane thyro-hyoïdienne*), le plus épais des trois, est une membrane lâche, jaunâtre, élastique, plus épaisse à sa partie moyenne qu'à ses extrémités. Cette membrane est insérée en haut à la lèvre postérieure du bord supérieur de l'os hyoïde, et en bas à tout le bord supérieur du cartilage thyroïde. Ce ligament, sous-cutané à sa partie moyenne, est recouvert sur les côtés par les muscles thyro-hyoïdiens, en avant par la face postérieure du corps de l'os hyoïde; il est recouvert en arrière par la muqueuse du larynx, et répond à l'épiglotte dont il est séparé par du tissu cellulaire graisseux. Entre la membrane et la face postérieure de l'os hyoïde, il existe une synoviale destinée à faciliter les mouvements de ces parties. — Les ligaments *thyro-hyoïdiens latéraux* sont continus avec les extrémités du ligament thyro-hyoïdien moyen. Ce sont deux petits replis étendus des extrémités des grandes cornes de l'os hyoïde aux grandes cornes du cartilage thyroïde; — 2° *trachéo-cricoïdienne.* Le bord inférieur du cartilage cricoïde est uni au bord supérieur du premier anneau de la trachée par du tissu fibreux de même nature que celui qui réunit entre eux les anneaux de la trachée.

ARTICULATIONS INTRINSÈQUES.

1° *Crico-thyroïdienne.* — *Arthrodies.* Les facettes des petites cornes du cartilage thyroïde, facettes dirigées en bas et en dedans, s'articulent avec celles du cartilage cricoïde, facettes dirigées en haut et en dehors. Cette articulation, lubrifiée par une synoviale, est maintenue par un ligament orbiculaire, qui est plus étendu en arrière qu'en avant. — Ligament *thyro-cricoïdien moyen* ou *membrane thyro-icoïdienne.* Cette membrane jaune, élastique, épaisse, percée de nombreux trous vasculaires, est de forme triangulaire; elle s'insère par son sommet au bord inférieur du cartilage thyroïde, et par sa base au bord supérieur du cartilage cricoïde. — Ligaments *thyro-cricoïdiens latéraux.* Ces ligaments très forts sont constitués par des fibres très résistantes, insérées en haut au cartilage thyroïde, au-dessous des cordes vocales inférieures et en bas à la lèvre interne du bord supérieur du cartilage cricoïde. Ils sont recouverts par la muqueuse du larynx.

2° *Crico-aryténoïdiennes. — Emboîtement réciproque.* — Les facettes du cartilage cricoïde sont elliptiques, légèrement concaves, obliquement dirigées en bas et en avant; celles des cartilages aryténoïdes sont oblongues, concaves de dehors en dedans, de sorte que l'emboîtement réciproque est complet. Ces facettes sont réunies entre elles par le *ligament postérieur et interne.* Ce ligament s'insère en bas au cartilage cricoïde, et en haut à la partie postérieure et interne de l'apophyse antérieure du cartilage aryténoïde. Une synoviale lâche facilite les mouvements qu'exécute dans tous les sens cette articulation. Les mouvements les plus étendus se font en dedans et en dehors, et ils se font par une espèce de mouvement de bascule et de rotation dont le centre est dans l'articulation.

3° *Ligaments aryténo-épiglottiques.* — Ce sont des replis fibreux recouverts par la muqueuse laryngée; ils vont des bords de l'épiglotte à la face antérieure des cartilages aryténoïdes.

4° Ligaments *thyro-aryténoïdiens* (*cordes vocales*). — Il y a deux cordes vocales de chaque côté, l'une supérieure, l'autre inférieure. Nous les examinerons en étudiant la surface interne du larynx.

ANGÉIOLOGIE DU LARYNX.

Les *artères laryngées* sont au nombre de deux de chaque côté; la *supérieure* est une collatérale de l'artère thyroïdienne supérieure, branche de la carotide externe. L'artère laryngée supérieure vient de la thyroïdienne supérieure au niveau du point où cette dernière se recourbe pour devenir descendante; elle se dirige en avant, s'engage sous le muscle thyro-hyoïdien, perfore la membrane thyro-hyoïdienne, se divise en rameaux qui se perdent dans l'épiglotte, dans la muqueuse et les muscles du larynx. L'artère laryngée *inférieure* est une artériole qui naît d'une des branches terminales de la thyroïdienne inférieure, branche collatérale de la sous-clavière. Les *veines* du larynx vont se rendre aux troncs veineux correspondants; les *vaisseaux lymphatiques* de cet organe sont peu connus et se terminent dans les ganglions lymphatiques de la région sous-hyoïdienne.

NÉVROLOGIE DU LARYNX.

Les nerfs du larynx émanent : 1° du pneumo-gastrique; ils sont au nombre de deux de chaque côté : le *nerf laryngé supérieur* se détache du pneumo-gastrique correspondant dans la région cervicale ; le nerf *laryngé inférieur* ou *nerf récurrent laryngé* naît du nerf pneumo-gastrique dans le thorax; 2° du grand sympathique.

1° *Nerf laryngé supérieur.* — Il émane du pneumo-gastrique, un peu au-dessous du ganglion olivaire; pour arriver au larynx, il croise en avant et à angle aigu la jugulaire interne et la carotide interne; il s'engage ensuite entre le muscle thyro-hyoïdien et la membrane thyro-hyoïdienne, traverse la partie moyenne de cette membrane, et fournit de nombreuses *branches terminales*, qui se jettent dans la muqueuse du larynx; quelques filets ascendants vont à la muqueuse de la base de la langue. Avant de traverser le ligament thyro-hyoïdien moyen, le nerf laryngé supérieur fournit une branche nerveuse, le *nerf laryngé externe*, qui descend entre le corps thyroïde et le constricteur inférieur du pharynx, sur les côtés du larynx, et qui se ramifie dans les muscles crico-thyroïdien et constricteur inférieur du pharynx, et dans la glande thyroïde. Il s'anastomose avec des filets nerveux du grand sympathique. Un de ses filets, après avoir traversé le muscle crico-aryténoïdien latéral et s'être anastomosé avec le nerf laryngé inférieur, se perd dans la muqueuse qui tapisse le ventricule du larynx.

2° *Nerf récurrent* ou *nerf laryngé inférieur.* — Le gauche, plus court que le droit, se détache du pneumo-gastrique au niveau de la crosse de l'aorte, se contourne d'avant en arrière et de bas en haut, en formant une courbure dont la concavité est supérieure, et embrasse la concavité inférieure de la crosse de l'aorte. Ce nerf remonte ensuite verticalement dans le sillon formé par l'adossement de la trachée-artère et de l'œsophage, pour s'engager ensuite sous le constricteur inférieur du larynx et se terminer dans tous les muscles intrinsèques de cet organe, excepté dans le crico-thyroïdien, qui reçoit, comme nous venons de le dire, un filet du nerf laryngé externe. Le nerf récurrent droit, plus volumineux et plus court que le gauche, naît au niveau de l'origine de la sous- clavière droite, contourne cette artère, comme nous avons vu le nerf gauche contourner la crosse de l'aorte, longe la partie latérale droite de l'œsophage, et, parvenu au larynx, il se termine comme celui du côté opposé. Dans leur trajet, les nerfs récurrents fournissent de nombreux filets nerveux, 1° les *nerfs cardiaques*, ordinairement multiples, et plus volumineux à gauche qu'à droite : ces nerfs s'anastomosent avec les nerfs cardiaques du pneumo-gastrique et du grand sympathique et se jettent dans le plexus cardiaque; 2° les *nerfs œsophagiens*, qui, se détachant des nerfs laryngés à différentes hauteurs, se distribuent aux tuniques musculeuse et muqueuse de l'organe; 3° les *nerfs trachéens*, qu s'épuisent dans le plan musculaire situé entre les anneaux de la trachée-artère et dans la muqueuse de ce conduit; 4° les *nerfs pharyngiens*, au nombre de deux ou trois, qui s'épuisent dans le muscle constricteur inférieur du pharynx; 5° le filet qui s'anastomose avec le nerf laryngé externe.

Les filets nerveux fournis par le grand sympathique au larynx sont des ramifications du plexus thyroïdien supérieur et des branches qui s'anastomosent avec le nerf récurrent.

MUQUEUSE DU LARYNX.

La membrane muqueuse qui tapisse la face interne du larynx, se continue en haut avec les muqueuses buccale et pharyngienne, et en bas avec celle des bronches. Cette membrane, très mince, d'un rose pâle, adhère fortement aux parties sous-jacentes, excepté au niveau des ligaments épiglotti-aryténoïdiens, où elle est doublée par du tissu adipeux; elle est percée de petits pertuis qui sont les orifices de petites glandes situées au-dessous de la muqueuse. Les principales glandes du larynx sont : 1° les *glandules épiglottiques*, follicules utriculiformes très nombreux, situés dans les petites cavités de l'épiglotte, et qui s'ouvrent à la face laryngée de ce cartilage. (On a désigné sous le nom impropre de *glande épiglottique* le tissu adipeux, jaunâtre, qui existe entre la concavité du cartilage thyroïde et l'épiglotte, au-dessous du ligament épiglotti-hyoïdien); 2° les *glandules aryténoïdes*, semblables aux glandules épiglottiques; elles sont situées dans l'épaisseur du repli épiglotti-aryténoïdien, et elles s'ouvrent par une multitude de pertuis à la surface de la muqueuse qui revêt la face interne de ce repli.

LARYNX EN GÉNÉRAL.

Le larynx est l'organe de la voix. Le son se produit au moment où l'air, chassé de la poitrine, fait vibrer les cordes vocales. La parole est la voix articulée, alors le son produit par les vibrations des cordes vocales est modifié en traversant le pharynx, la bouche et les fosses nasales.

Le développement du larynx paraît être lié à celui des parties génitales; car, à la puberté, lorsque ces parties se développent, on voit le larynx subir un accroissement considérable; il en est de même de la glotte qui acquiert des dimensions doubles de celles qu'elle avait auparavant. Le larynx des individus chez lesquels on a opéré la castration dans leur enfance, conserve toute la vie peu de volume. Chez la femme, cet organe est petit; ses cartilages, plus mous, s'ossifient beaucoup plus tard que chez l'homme.

Le larynx a la forme d'un cône irrégulier à base supérieure et à sommet tronqué. Le larynx nous offre à étudier : 1° une *surface externe;* 2° une *surface interne;* 3° une *base* ou *extrémité supérieure;* 4° un *sommet* ou *extrémité inférieure.*

Surface externe. — Elle présente sur la ligne médiane, en avant, l'angle saillant qui résulte de la réunion des deux moitiés du cartilage thyroïde, cette saillie porte le nom de *pomme d'Adam.* Le larynx est recouvert par les muscles sous-hyoïdiens et peauciers et par le corps thyroïde : sur les côtés, on voit la lame thyroïdienne recouverte par les muscles sous-hyoïdiens, par le constricteur inférieur du pharynx, par les lobes du corps thyroïde. En arrière, le larynx est aplati et est en rapport avec la muqueuse du pharynx. A la partie postérieure du larynx, on remarque, de chaque côté, une sorte de gouttière, surtout profonde en haut et bornée en dehors par l'os hyoïde, le cartilage thyroïde et la membrane thyroïdienne. Cette gouttière est, dit-on, destinée au passage des liquides.

Surface interne.—Elle est plus étroite que la précédente. Cette surface est tapissée par la muqueuse, qui forme deux replis principaux de chaque côté. Ces replis portent le nom de *cordes vocales.* La corde vocale *supérieure* est peu saillante; continue en haut avec les ligaments aryténo-épiglottiques, elle est insérée en avant à la partie moyenne de l'angle rentrant du cartilage thyroïde, et en arrière à la face antérieure du cartilage aryténoïde. Cette corde vocale est formée par la muqueuse, par quelques faisceaux aponévrotiques et par quelques glandules sous-muqueuses. La corde vocale *inférieure,* plus résistante, plus large que la supérieure, la déborde en dedans. Elle s'étend de l'angle rentrant du cartilage thyroïde, à l'apophyse antérieure de la base du cartilage aryténoïde. Cette corde vocale adhère fortement au muscle thyro-aryténoïdien contenu dans son épaisseur. Les faisceaux fibreux qui doublent la muqueuse des cordes vocales sont inextensibles.

Les cordes vocales droites et gauches sont séparées par une ouverture triangulaire qui a reçu le nom de *glotte*. La base du triangle est en arrière, le sommet est en avant, les côtés sont limités par les cordes vocales droites et gauches. La glotte est la partie la plus étroite du larynx; ses dimensions varient avec l'âge et avec le sexe. La longueur de cet organe, suivant M. le professeur Cruveilhier, est chez l'homme d'environ 27 millimètres, chez la femme d'environ 21 millimètres : sa largeur, mesurée en arrière, de 8 millimètres chez l'homme, est seulement de 7 millimètres chez la femme, suivant le même anatomiste. Plusieurs auteurs réservent le nom de *glotte* à l'espace qui sépare les deux cordes vocales inférieures; d'autres anatomistes donnent le nom de *glotte* à l'ouverture supérieure du larynx. Entre les cordes vocales supérieure et inférieure du même côté on voit un enfoncement dont le plus grand diamètre est antéro-postérieur. Cet enfoncement est appelé *sinus* ou *ventricule du larynx*. Cette cavité se prolonge en avant, entre la corde vocale supérieure et le cartilage thyroïde, sur le côté correspondant de l'épiglotte, et se termine en formant un cul-de-sac.

La partie du larynx, située au-dessus de la glotte, est triangulaire, mais plus large que la glotte ; elle porte le nom de *portion sus-glottique*. La partie *sous-glottique* du larynx, située au-dessous de la glotte, répond au cartilage cricoïde ; elle est cylindrique comme ce cartilage : c'est la seule partie du larynx dont les dimensions soient fixes.

Circonférence supérieure du larynx. — Elle est beaucoup plus large que l'inférieure; elle est taillée obliquement de haut en bas et d'avant en arrière. Cette circonférence, appelée *ouverture pharyngo-laryngée,* ou *supérieure* du larynx, est limitée par le bord supérieur et par les grandes cornes du cartilage thyroïde; elle est surmontée en avant par l'*épiglotte :* elle est formée en arrière par le sommet des cartilages aryténoïdes et par l'intervalle qui les sépare sur la ligne médiane; elle est constituée sur les côtés, par les bords de la glotte et par les replis épiglotti-aryténoïdiens, replis muqueux qui s'étendent obliquement de haut en bas et d'avant en arrière, des bords de l'épiglotte au sommet des cartilages aryténoïdes.

L'épiglotte est constituée par le cartilage de l'épiglotte et par une membrane muqueuse. Cet organe est une espèce de soupape mobile, élastique; relevée et à peu près verticale dans l'état de repos, elle devient horizontale pour fermer le larynx pendant la déglutition. L'épiglotte nous présente à étudier deux faces et une circonférence. La face *antérieure* ou *linguale* de l'épiglotte est convexe transversalement et concave de haut en bas; elle présente une partie *adhérente* et une partie *libre*. La partie adhérente est dirigée vers la base de la langue et vers l'os hyoïde; pour l'examiner, il faut avoir recours à la dissection. On constate ainsi, 1° un ligament *glosso-épiglottique*, très fort, formé de tissu jaune, élastique, s'étendant de la partie inférieure de la base de la langue à la partie adhérente de l'épiglotte; 2° le ligament *épiglotti-hyoïdien*, qui va de l'épiglotte au bord postérieur de l'os hyoïde; 3° au-dessous de ce ligament, la prétendue *glande épiglottique*, formée seulement par une masse de tissu adipeux, jaunâtre. La partie libre de l'épiglotte, que l'on peut apercevoir en abaissant fortement la base de la langue, adhère à cette base par trois replis muqueux *glosso-épiglottiques*, le médian est plus fort que les latéraux. La face *inférieure* ou *laryngée* de l'épiglotte, concave transversalement et convexe de haut en bas, libre dans toute son étendue, est recouverte par la muqueuse du larynx, muqueuse remarquable par les nombreux pertuis qu'elle présente. Ces pertuis sont les orifices des petites glandules épiglottiques. La circonférence de l'épiglotte est libre et arrondie en haut. De chaque coté, elle est embrassée par la muqueuse du pharynx, qui forme le repli *épiglotti-aryténoïdien;* ce repli, dirigé d'avant en arrière, contient dans son épaisseur le ligament du même nom. Un autre repli muqueux, le repli *épiglotti-pharyngien,* antérieur au précédent, s'étend transversalement de l'épiglotte aux cotés du pharynx. En bas et en avant, l'épiglotte se termine en pointe, cette pointe est fixée par le ligament *thyro-épiglottique* à l'angle rentrant du cartilage thyroïde, au-dessus des cordes vocales.

Circonférence inférieure du larynx. — Elle est circulaire et se continue avec la trachée-artère, sans rien offrir de particulier à étudier.

CORPS OU GLANDE THYROIDE.

Le corps thyroïde est un ganglion vasculaire dont on ignore les usages, et que l'on décrit avec le larynx, à cause de la contiguïté des deux organes.

Cette glande est plus volumineuse chez la femme que chez l'homme, son volume est très variable; il en est de même de son poids, qui est d'environ 30 grammes. L'hypertrophie du corps thyroïde est désignée sous le nom de *goître.*

Cet organe est formé de deux *lobes latéraux* ou *cornes;* ces lobes sont ovoïdes, réunis entre eux par une partie transversale qu'on nomme *isthme,* et qui est en rapport en avant avec les muscles sous-hyoïdiens, et en arrière avec les premiers anneaux de la trachée. La surface, ordinairement lisse, du corps thyroïde est quelquefois divisée en lobules par des sillons superficiels. Les lobes latéraux sont en rapport en avant avec les muscles de la région sous-hyoïdienne; en dedans, ils sont concaves et embrassent les parties latérales du larynx, du pharynx et du commencement de l'œsophage : en dehors, les lobes latéraux sont en rapport avec la carotide primitive, la jugulaire interne, les nerfs pneumo-gastrique et grand sympathique. L'extrémité supérieure de chacun des lobes se termine en pointe, elle s'étend souvent jusqu'au bord supérieur du cartilage thyroïde : l'extrémité inférieure de ces lobes recouvre les six premiers anneaux de la trachée-artère. Le bord supérieur de la glande est échancré sur la ligne médiane, très souvent il présente un prolongement désigné sous le nom de *pyramide.* La pyramide, dont le volume, la forme et la structure présentent de grandes variétés, s'attache tantôt à la membrane hyo-thyroïdienne, tantôt à l'os hyoïde. Le bord inférieur du corps thyroïde échancré sur la ligne médiane, est en rapport avec les vaisseaux thyroïdiens inférieurs.

La glande thyroïde est unie aux parties voisines par un tissu cellulaire lâche, excepté au niveau du premier anneau de la trachée; dans ce point, le tissu fibreux remplace le tissu cellulaire et réunit fortement les lobes à cet anneau. Le corps thyroïde, dont on ne peut démontrer le canal excréteur, a une couleur variable, tantôt lie de vin foncée, tantôt jaunâtre ou grisâtre. Le tissu de ce ganglion vasculaire est constitué par des cellules qui représentent des vésicules : les vésicules de chacun des lobes communiquent toutes entre elles, mais elles ne communiquent pas avec celles du coté opposé. Le liquide sécrété par les cellules est jaunâtre, visqueux; en s'accumulant il peut devenir assez abondant pour constituer une variété de goître. Les cellules sont réunies entre elles par les prolongements d'une membrane fibreuse qui enveloppe la glande elle-même. Le corps thyroïde reçoit de chaque coté deux *artères* volumineuses : l'artère *thyroïdienne supérieure*, collatérale de la carotide externe, et l'artère *thyroïdienne inférieure*, collatérale de la sous-clavière. Il existe quelquefois une cinquième artère, l'artère *thyroïdienne moyenne* ou de *Neubaüer*, qui naît de la crosse de l'aorte. Les *veines* thyroïdiennes, ordinairement au nombre de deux, quelquefois de trois et même de quatre, reçoivent les veines trachéales et laryngiennes inférieures; elles forment un plexus considérable au-devant de la trachée. La droite se termine à l'angle de réunion des deux troncs brachio-céphaliques, la gauche se jette dans le tronc brachio-céphalique gauche. Les *vaisseaux lymphatiques* naissent particulièrement des cellules du corps thyroïde ; ils sont très nombreux et aboutissent aux ganglions cervicaux. Les *nerfs* sont en petit nombre; les uns viennent des nerfs laryngés et les autres des glanglions cervicaux du grand sympathique.

TRACHÉE-ARTÈRE ET BRONCHES.

Trachée-artère.

La trachée-artère est un canal qui fait suite au larynx et dont la longueur est mesurée par l'espace qui sépare la cinquième vertèbre cervicale de la troisième vertèbre dorsale; au niveau de cette dernière, la trachée se bifurque et donne naissance aux bronches. La trachée-artère est assez mobile; sa longueur augmente si le larynx est élevé, et diminue si cet organe est abaissé. Son diamètre, chez l'homme, est d'environ 25 millimètres ; il est plus petit chez la femme ; ce diamètre est déterminé par celui du cartilage cricoïde. La trachée-artère nous présente à étudier une *surface extérieure* et une *surface intérieure*.

La surface extérieure est cylindrique en avant et sur les côtés, aplatie en arrière. La partie *cervicale* de la surface extérieure de la trachée est en rapport, 1° en avant, avec l'isthme du corps thyroïde, le plexus veineux thyroïdien, l'artère thyroïdienne moyenne, lorsqu'elle existe, les muscles sterno-thyroïdiens, l'aponévrose cervicale ; 2° sur les côtés, avec les lobes latéraux du corps thyroïde, l'artère carotide primitive, la veine jugulaire interne, les nerfs pneumo-gastrique et grand sympathique, et avec des ganglions lymphatiques très nombreux; 3° en arrière, avec l'œsophage qui, à ce niveau, est un peu dévié à gauche ;

le nerf récurrent gauche chemine dans le sillon formé par l'adossement de l'œsophage et de la trachée, sur un plan antérieur au nerf laryngé droit, qui répond aux parois latérales de ces organes. La partie *thoracique* de la trachée-artère est située dans le médiastin postérieur : elle répond en avant et de haut en bas au sternum, aux muscles sterno-thyroïdiens, au thymus ou au tissu cellulaire qui le remplace, au tronc brachio-céphalique gauche, à la crosse de l'aorte, enfin à la bifurcation de l'artère pulmonaire. La trachée répond en arrière à l'œsophage, et sur les côtés aux nerfs pneumo-gastriques et aux plèvres.

La surface intérieure de la trachée est tapissée par un prolongement de la muqueuse du larynx.

Bronches.

On désigne sous ce nom les deux canaux qui résultent de la bifurcation de la trachée. L'angle de la bifurcation forme un angle obtus qui limite supérieurement un losange terminé en bas par la bifurcation de l'artère pulmonaire. A ce niveau existent des ganglions lymphatiques remarquables par leur couleur noirâtre. La face supérieure de la bronche droite est embrassée par l'anse que forme, à sa terminaison, la veine grande azygos ; la crosse de l'aorte passe au-dessus de la bronche gauche ; la bronche droite est plus courte, plus large et moins oblique que la gauche. Les deux bronches sont enlacées par les filets nerveux qui constitueront les plexus pulmonaires, et par de nombreux vaisseaux lymphatiques. Toutes deux passent l'artère pulmonaire ; mais avant d'arriver aux poumons, les bifurcations de l'artère pulmonaire deviennent postérieures à ces canaux dont elles sont séparées par les veines pulmonaires du même côté. Parvenues à la face interne des poumons, les bronches se divisent. La droite se divise en trois branches : la supérieure, la moins volumineuse, se rend au lobe supérieur du poumon droit ; la moyenne et l'inférieure, de volume égal, sont destinées, l'une au lobe moyen, l'autre au lobe inférieur du même poumon. La bronche gauche se bifurque en deux bronches secondaires qui ont le même volume et qui pénètrent l'une, dans le lobe supérieur, l'autre dans le lobe inférieur du poumon gauche. Les bronches secondaires se subdivisent ensuite dichotomiquement douze ou quinze fois avant de parvenir aux lobules pulmonaires. Dans les poumons, les bronches sont le plus souvent antérieures aux vaisseaux pulmonaires, mais assez souvent, la veine et l'artère enlacent la bronche.

Structure de la trachée-artère, des bronches et des premières ramifications des bronches.

La trachée est constituée par seize à vingt *anneaux cartilagineux* superposés, incomplets en arrière; une membrane fibreuse et des fibres musculaires réunissent les extrémités de ces cartilages périchondriques. Ces anneaux forment les trois quarts d'un cercle. Leur hauteur est variable; assez souvent ils se soudent entre eux et ils peuvent s'ossifier dans un âge avancé. Le premier anneau de la trachée présente une hauteur plus grande que celle de tous les autres, surtout en avant; celle du dernier offre un éperon saillant à l'intérieur du canal; cette saillie sépare les deux bronches qui résultent des deux demi-cerceaux qui vont former les deux premiers anneaux de ces organes. Le *tissu fibreux* forme à la trachée une gaine complète; surtout développé à la surface extérieure, il est très mince à la surface intérieure de la trachée; en arrière, il forme seul la charpente de la trachée-artère. C'est dans ce point qu'il recouvre des *fibres musculaires* transversales, insérées aux extrémités des anneaux cartilagineux. Entre la membrane muqueuse et les fibres musculaires, on rencontre quelques faisceaux *jaunes*, parallèles entre eux, formant des plis longitudinaux qui ne s'effacent point par la distension. Ces faisceaux se bifurquent avec la trachée pour se rendre dans les bronches. Le tissu de ces fibres semble être le tissu jaune élastique. La membrane muqueuse de la trachée, très mince, est très adhérente aux parties subjacentes : les plis longitudinaux qu'elle présente sont dus à la saillie des faisceaux jaunes. Cette membrane est criblée d'un grand nombre de pertuis; ces petites ouvertures, très multipliées entre les anneaux de la trachée, sont les orifices des *glandules trachéales*, situées entre les diverses tuniques de cet organe.

Les *artères* des bronches sont des ramifications des artères thyroïdiennes supérieures et inférieures : les *veines* se jettent dans les troncs veineux voisins : les *vaisseaux lymphatiques* se rendent aux ganglions noirâtres et volumineux que l'on rencontre sur le trajet de la trachée-artère et des bronches. Les *nerfs* sont fournis par les pneumo-gastriques, les laryngés inférieurs, et par le grand sympathique.

Les premières divisions bronchiques ont la même structure que la trachée; elles sont formées des mêmes tissus qui présentent la même disposition. Les *artères* bronchiques sont le plus souvent des collatérales de l'artère aorte : les *veines* se rendent, à droite, dans la grande azygos, et à gauche, dans l'inter-costale supérieure gauche. Les vaisseaux *lymphatiques* se terminent dans les ganglions bronchiques. Les *nerfs* émanent, les uns des nerfs pneumo-gastriques, les autres du grand sympathique.

POUMONS.

Les poumons sont les organes essentiels de la respiration. Ces organes sont au nombre de deux, l'un *droit* et l'autre *gauche;* ils remplissent la plus grande partie de la cavité thoracique. La forme des poumons est celle d'un cône excavé en dedans, dont la base est en bas; on leur considère deux faces : l'une *externe*, l'autre *interne;* deux bords : l'un *antérieur,* l'autre *postérieur,* une *base* et un *sommet.*

La face *externe,* convexe, non adhérente, répond à la concavité des parois du thorax : la plèvre la sépare des cartilages costaux, des côtes et des muscles inter-costaux. Une scissure profonde, *scissure interlobulaire,* commençant près du sommet du poumon, et se dirigeant obliquement de haut en bas et d'arrière en avant, divise chaque poumon en deux *lobes;* l'*inférieur,* qui est également postérieur, est plus volumineux que le *supérieur.* Cette scissure est simple pour le poumon gauche, mais elle est double pour le poumon droit; la scissure principale du poumon droit présente une scissure secondaire peu profonde qui se dirige en haut et en avant, elle divise le lobe supérieur en deux lobes secondaires, l'un *supérieur*, l'autre *moyen* : le poumon droit a donc trois lobes, un supérieur, un moyen, un inférieur; le dernier est le plus volumineux, le moyen est le plus petit. Le fond des scissures interlobulaires et les surfaces planes par lesquelles les lobes se correspondent, sont tapissés par les plèvres; rarement des scissures anormales multiplient davantage le nombre des lobes des poumons.

La face *interne* des poumons est concave; elle présente à la réunion de ses deux tiers antérieurs avec le tiers postérieur, vers le milieu de sa hauteur, un espace d'environ 4 centimètres de haut, sur 2 centimètres de large, limité en avant et en arrière par deux saillies. C'est par cet espace excavé que pénètre la *racine* ou le *hile* des poumons.

Les parties constituantes de cette racine sont disposées de la manière suivante : la veine pulmonaire est en avant, les bronches au milieu, l'artère en arrière; enfin les plexus pulmonaires sont postérieurs à l'artère. Cette face répond, par sa partie qui est au-devant de la racine, au médiastin antérieur, au péricarde, au nerf diaphragmatique, à la crosse de l'aorte, et à la veine-cave supérieure. La partie de cette face, qui est en arrière de la racine des poumons, répond au médiastin postérieur et aux parties qu'il contient ; savoir, du côté gauche, à l'aorte descendante, à la partie supérieure du canal thoracique : du côté droit, à la veine azygos, à l'œsophage et à la partie inférieure du canal thoracique.

Le bord *antérieur* du poumon est mince ; il est interrompu par deux *échancrures ;* l'échancrure supérieure du poumon droit est en rapport avec la veine-cave supérieure, l'inférieure avec l'oreillette droite. L'échancrure supérieure du poumon gauche répond à l'artère sous-clavière droite; l'inférieure, plus considérable, répond à la pointe du cœur. Le bord *postérieur* du poumon est épais et arrondi ; il occupe toute la gouttière costo-vertébrale.

La *base* de chaque poumon répond à la face convexe du diaphragme ; elle est excavée, dirigée obliquement en bas, en arrière et en dehors ; celle du poumon droit est la plus concave.

Le *sommet* du poumon est obtus ; il est embrassé par l'artère sous-clavière, et dépasse d'environ 3 centimètres la première côte.

Le poumon droit est plus volumineux et plus court que le gauche; la face interne du poumon gauche, plus profondément excavée que celle du poumon droit, reçoit le bord droit du cœur. Le volume des poumons varie chez le même individu pendant l'expiration et l'inspiration. Ces organes se laissent facilement comprimer par les parties voisines, par les épanchements, etc. Le poumon du fœtus qui n'a pas respiré, a une pesanteur spécifique plus grande que celle de l'eau ; aussi se précipite-t-il au fond du vase ; mais dès que la respiration a eu lieu, l'air remplit les cellules pulmonaires, et le poumon, devenu plus léger, surnage toujours. Dans presque toutes les maladies des poumons, ces organes ont une pesanteur spécifique plus grande qu'à l'état physiologique, et alors ils ne surnagent plus.

La couleur du poumon est d'un rouge brun chez le fœtus, elle est d'un rose pâle après la naissance et grisâtre chez l'adulte ; la coloration grisâtre est, surtout chez le vieillard, parsemée de taches noirâtres superficielles et disposées en plaques polygonales. A l'état physiologique, le poumon est spongieux; son volume diminue de beaucoup, si on le comprime; on entend en même temps un bruit connu sous le nom de *crépitation*. Le tissu de cet organe est très élastique, c'est-à-dire qu'il a une grande tendance à revenir sur lui-même, en chassant l'air contenu dans les cellules pulmonaires.

STRUCTURE DES POUMONS.

Chaque poumon est formé, 1° d'un tissu propre, 2° d'une membrane séreuse, nommée la *plèvre*.

Tissu propre du poumon.

Si on insuffle fortement de l'air dans la trachée, on voit des lignes losangiques qui divisent la surface extérieure du poumon en un nombre considérable de groupes de cellules. Les lignes qui sont déprimées répondent au tissu cellulaire *interlobulaire:* ce tissu cellulaire, très fin et non graisseux, traversé par de nombreux vaisseaux lymphatiques, est assez lâche pour pouvoir permettre d'isoler les unes des autres les différentes parties du tissu du poumon qu'il réunit. Ces parties ainsi isolées sont les *lobules* du poumon. Les lobules pulmonaires, de forme variable, ne communiquent pas entre eux; il est assez facile de démontrer leur isolement par l'insufflation ou les injections; un lobule est donc un petit poumon. Les éléments qui entrent dans la texture de chaque lobule sont : 1° une petite bronche; 2° une ramification de l'artère pulmonaire; 3° une ramification d'une veine pulmonaire; 4° une branche de l'artère bronchique; 5° un réseau lymphatique; 6° un petit filet nerveux qui émane du plexus pulmonaire.

La structure du tissu pulmonaire, d'après Malpighi, est vésiculeuse, et les vésicules ou ampoules ne communiquent pas entre elles. D'après M. Cruveilhier, ce tissu est aréolaire. Tout lobule, d'après cet auteur, est formé par une membrane ténue, mais résistante et élastique, de la face interne de laquelle se détachent des lamelles, des filaments qui s'entrecroisent dans toutes les directions, et les aréoles ainsi constituées communiquent toutes entre elles. MM. Rigaud et Basin admettent que la petite bronche conserve ses caractères jusque dans ses divisions ultimes; parvenue aux divisions ultimes, la bronche, d'après ces anatomistes, se subdivise en trois embranchements, deux latéraux et un médian : ces embranchements sont les vésicules pulmonaires. Les vésicules ne se renflent que par suite des progrès de l'âge; selon d'autres micrographes, les renflements des cellules existent à tous les âges de la vie.

M. A. Bérard admet que la membrane qui revêt l'intérieur des cellules bronchiques est un prolongement de la muqueuse des bronches, et que la membrane qui revêt les vésicules est la continuation de la membrane fibreuse de ces canaux. Les rameaux de l'artère pulmonaire pénètrent dans le tissu cellulaire interlobulaire. Ces vaisseaux se divisent en artérioles très fines, qui se répandent dans les cellules où elles se continuent avec les origines des veines pulmonaires; les ramifications des veines pulmonaires parcourent ensuite le tissu cellulaire interlobulaire des lobules pour se réunir aux veines des lobules voisins. Les vaisseaux lymphatiques ont comme les veines leur origine dans les lobules; les nerfs disparaissent dans les parois des vaisseaux sanguins, il en est de même des branches terminales de l'artère bronchique.

Les petites bronches éprouvent des modifications de structure importantes à signaler. Dès la première division des bronches, les anneaux cartilagineux deviennent complets et cylindriques, et se terminent par des angles très allongés, de telle sorte qu'ils peuvent réciproquement s'emboîter. Cet emboîtement, d'après les recherches de M. Cruveilhier, peut permettre le rapprochement presque complet des anneaux et amener ainsi une oblitération presque complète des bronches; ces petits canaux sont réunis entre eux par une membrane fibreuse élastique, et les fibres musculaires devenues circulaires sont situées dans l'intérieur des anneaux. Les anneaux les plus étroits et les plus minces sont aussi les plus rapprochés des dernières divisions bronchiques; ils disparaissent en totalité dans les divisions ultimes de ces conduits, qui ne sont plus formés que par les membranes muqueuse et fibreuse. M. Rigaud, en examinant un embranchement et ses ramifications successives, a constaté que la troisième division redevient parallèle au tronc qui lui a donné naissance, et que chaque ramification forme un angle de 60 degrés avec l'embranchement d'où il est parti.

Angéiologie du tissu propre des poumons.

Le poumon reçoit deux ordres d'artères: l'*artère bronchique* et l'*artère pulmonaire;* il émet deux ordres de veines : la *veine bronchique* et les *veines pulmonaires*, et il émet de plus des *vaisseaux lymphatiques*. L'artère bronchique est destinée aux bronches et aux divisions de ces canaux. Les veines bronchiques répondent à l'artère de ce nom; la droite se rend dans la veine azygos, et la gauche dans la veine intercostale gauche. Des ramuscules des veines bronchiques, d'après les recherches de Reissessen, s'anastomoseraient avec les rameaux des artères pulmonaires. L'artère pulmonaire a la même structure que les autres artères, elle charrie le sang veineux afin qu'il soit soumis à l'acte respiratoire. Les veines pulmonaires, au nombre de deux pour chaque poumon, transportent le sang artériel, des poumons à l'oreillette gauche; elles ont la même structure que les autres veines. Les injections poussées dans les artères pulmonaires passent très facilement dans les veines pulmonaires et dans les tubes bronchiques; poussées au contraire dans les veines pulmonaires, elles ne passent jamais dans l'artère pulmonaire : cette circonstance a fait admettre que ces veines présentent des valvules. Dans les coupes faites au poumon, les bronches restent béantes, et l'on peut, par la pression, en faire suinter un mucus écumeux : les veines sont affaissées, et les artères sont béantes et blanches. Les vaisseaux lymphatiques du poumon sont très-multipliés; les uns sont superficiels et les autres profonds, ils émanent des lobules pulmonaires, quelques-uns, probablement, de la muqueuse bronchique. Ces vaisseaux naissent par des réseaux que M. Jarjavay appelle *sus-lobulaires* et *circumlobulaires*. Les premiers sont situés à la surface externe des lobules, au-dessous de la plèvre qui les recouvre et leur est adhérente. Cette adhérence a fait croire à un grand nombre d'anatomistes que ces vaisseaux naissaient de la plèvre elle-même; ils se rendent aux ganglions bronchiques qui entourent, au hile des poumons, les divisions des bronches. Les seconds sont situés dans le tissu cellulaire interlobulaire, et forment des troncs plus volumineux que ceux formés par les premiers; ils suivent exactement le trajet des bronches, et parvenus à la racine des poumons, ils se jettent dans les ganglions bronchiques, tantôt directement, tantôt après s'être anastomosés avec les vaisseaux sus-lobulaires.

Les ganglions lymphatiques des bronches sont situés autour de la bifurcation de la trachée et des bronches; ils sont très multipliés et volumineux : vers l'âge de quinze ans, ils deviennent noirâtres; cette couleur noire semble être due à du carbone qui se dépose dans le tissu cellulaire qui les entoure.

Névrologie des poumons.

Les nerfs des poumons viennent des *plexus pulmonaires*. Les plexus pulmonaires sont au nombre de deux; le plexus *pulmonaire postérieur droit* et le plexus *pulmonaire postérieur gauche*. Ces plexus sont formés par l'enlacement de nombreuses branches, fournies les unes par les nerfs pneumo-gastriques, les autres par le grand sympathique. Le nerf *pneumo-gastrique droit* pénètre dans le thorax, entre l'artère sous-clavière et le tronc veineux brachio-céphalique, qu'il croise à angle droit; il croise ensuite, en se dirigeant en bas et en arrière, le tronc artériel brachio-céphalique, pour arriver dans le sillon qui résulte de l'adossement de l'œsophage et de la trachée, et se diviser enfin derrière la bronche droite, en nombreux filets qui se jettent dans le plexus pulmonaire droit. Le nerf *pneumo-gastrique gauche* descend entre les artères sous-clavière et carotide primitive gauches qui lui sont parallèles, passe en avant de la crosse de l'aorte, se dirige enfin en arrière de la bronche gauche, pour s'épanouir comme celui du côté opposé et former le plexus pulmonaire gauche. Les nombreux filets qui résultent de la division des nerfs pneumo-gastriques passent, les uns en avant, les autres en arrière des bronches. Les nerfs *pulmonaires antérieurs*, très grêles et peu nombreux, après avoir abandonné quelques filets à la trachée, s'anastomosent entre eux et avec ceux du côté opposé pour constituer un petit plexus, que plusieurs anatomistes désignent sous le nom de plexus *pulmonaire antérieur*. Les nerfs *pulmonaires postérieurs* sont très nombreux, ils se dirigent dans tous les sens; ceux du même côté échangent entr'eux des filets multipliés, s'anastomosent avec le plexus pulmonaire du côté opposé, et avec les nerfs pulmonaires du système ganglionnaire. Les nerfs *pulmonaires du grand sympathique* partent des cinq ou six premiers ganglions thoraciques, ils sont moins nombreux que ceux fournis par les nerfs pneumo-gastriques; ceux du côté droit passent derrière la veine grande azygos; ceux du côté gauche derrière l'aorte, et après s'être anastomosés avec les filets œsophagiens des nerfs pneumogastriques, ils vont concourir à former les plexus pulmonaires.

Les plexus pulmonaires fournissent des filets très déliés à la trachée, à l'œsophage et au péricarde, et les filets bronchiques. Ces derniers sont les plus volumineux et les plus multipliés; ils accompagnent les bronches dans l'intérieur des lobules qui leur correspondent et sont tous destinés à la muqueuse de ces canaux.

Au delà de la racine des poumons, des filets nerveux très multipliés, qui émanent des nerfs pneumo-gastriques, mais qui ont fait partie des plexus pulmonaires, enlacent l'œsophage et forment, par de nombreuses anastomoses à la surface de cet organe, le *plexus œsophagien inférieur*. Ce plexus abandonne au tiers inférieur de l'œsophage un grand nombre de filets : ces rameaux nerveux sont destinés, comme les supérieurs et les moyens, à ses tuniques musculeuse et muqueuses. Les filets nerveux, qui ont concouru à former le plexus œsophagien inférieur et qui ne se jettent pas dans les tuniques de l'œsophage, se réunissent entre eux pour reconstituer un nerf pneumo-gastrique droit et un nerf pneumo-gastrique gauche. Le droit longe le bord postérieur de l'œsophage; le gauche s'applique sur le bord antérieur du même organe, tous deux pénètrent l'abdomen avec ce viscère, en traversant l'ouverture œsophagienne du diaphragme. Parvenus dans la cavité abdominale, ces deux nerfs, comme nous l'exposerons plus tard, ont une distribution essentiellement différente.

PLÈVRE.

Les plèvres, l'une droite, l'autre gauche, sont des membranes séreuses très fines, des sacs sans ouverture, qui, après avoir tapissé un des côtés des parois de la poitrine, se réfléchissent ensuite sur les poumons. La portion qui revêt la face interne des côtes et du diaphragme est désignée sous les noms de *plèvre pariétale,* de *plèvre costale,* de *plèvre diaphragmatique;* celle qui est en contact avec la surface du poumon, est connue sous les noms de *plèvre viscérale,* de *plèvre pulmonaire;* enfin la portion qui s'adosse à celle du côté opposé pour former une cloison qui sépare les deux poumons l'un de l'autre, porte le nom de *plèvre médiastine;* les feuillets viscéral et pariétal des plèvres ne laissent entre eux aucun vide à l'état physiologique.

Pour décrire les plèvres, nous les supposerons partir de la face postérieure du sternum. Après avoir tapissé les cartilages costaux, les côtes, les muscles inter-costaux, les vaisseaux mammaires internes, les vaisseaux et les nerfs intercostaux, en bas la face supérieure du diaphragme, et en arrière la partie thoracique du grand sympathique, les deux plèvres arrivent sur les côtés de la colonne vertébrale. De chaque côté du rachis, les plèvres se réfléchissent d'arrière en avant jusqu'à la racine des poumons, en formant par leur adossement une cloison connue sous le nom de *médiastin postérieur*. Le médiastin postérieur loge dans son épaisseur, au milieu d'une grande quantité de tissu cellulaire, l'œsophage, les nerfs pneumo-gastriques, l'aorte, le canal thoracique, la trachée, la veine azygos et de nombreux ganglions lymphatiques. Parvenue à la racine du poumon, la plèvre se réfléchit, de chaque côté, de dedans en dehors ; elle tapisse, en arrière de cette racine, une petite portion du péricarde et revêt ensuite toute la partie de la face du poumon, qui est en arrière du hile, puis le bord postérieur, la face externe, le sommet et le bord antérieur de cet organe, en s'enfonçant dans les scissures qui séparent les lobes. Arrivée au bord antérieur du poumon, la plèvre se réfléchit d'avant en arrière en tapissant sa face interne jusqu'au hile ; du poumon du hile, la plèvre se réfléchit de nouveau d'avant en arrière, sur les côtés du péricarde jusqu'à la face postérieure du sternum, d'où nous l'avons fait partir. L'adossement des deux plèvres, en avant des racines des poumons, forme le *médiastin antérieur*. Le médiastin antérieur a la même direction que le cœur : il est donc oblique de haut en bas et de droite à gauche. Étroit au niveau du hile, il est évasé en haut et en bas ; il forme ainsi deux cônes, dont les sommets sont au hile des poumons. Le cône supérieur, dont le sommet est inférieur, renferme le thymus chez le fœtus et du tissu cellulaire adipeux chez l'adulte : ce tissu cellulaire communique avec celui de la région cervicale antérieure. Le cône inférieur, dont la base est en bas, renferme le péricarde et le cœur, les nerfs diaphragmatiques et du tissu cellulaire, qui communique souvent avec celui des parois abdominales à travers l'espace que laissent entre elles les insertions du diaphragme au sternum.

Les vaisseaux sanguins des plèvres sont si déliés que beaucoup d'anatomistes nient leur existence. Les vaisseaux lymphatiques, considérés par M. Cruveilhier comme constituant la trame de ce tissu, paraissent tous appartenir aux lobules pulmonaires. M. Sappey admet que cette membrane est une membrane celluleuse. La plèvre facilite les mouvements du poumon sur les parois thoraciques par la sérosité sans cesse exhalée et absorbée par sa face interne.

TABLEAU SYNOPTIQUE DE L'APPAREIL RESPIRATOIRE.

LARYNX.

Cartilages.

- **Thyroïde**....
  - Face externe....... Pomme d'Adam. — Ligne oblique.
  - Face interne....... Angle rentrant.
  - Bords............. Supérieur. — Inférieur. — Postérieur.
  - Angles............ Grandes cornes. — Petites cornes (facettes articulaires).
- **Cricoïde**.....
  - Face externe....... (facettes articulaires).
  - — interne.
  - Circonférence supérieure (facettes articulaires).
  - — inférieure.
- **Aryténoïdes** .
  - Face antérieure.
  - — interne.
  - — postérieure.
  - Base.............. Facette articulaire.
  - Sommet........... Cartilages corniculés.
- **Épiglotte**....
  - Face antérieure ou supérieure.
  - — postérieure ou inférieure.
  - Circonférence.
  - Deux extrémités.

Myologie.

Crico-thyroïdiens........... Situés superficiellement....
Thyro-aryténoïdiens........ — profondément......
Crico-aryténoïdiens latéraux. — — ......
} A fibres dirigées d'avant en arrière.

Aryténoïdien, à fibres obliques et transversales............ Situés superficiellement.
Crico-aryténoïdiens postérieurs, à fibres obliques de dedans en dehors............ — — Situés profondément.

- **Usages des muscles du larynx.**
  - Dilatateurs de la glotte. Crico-thyroïdiens. — Aryténoïdien. — Crico-aryténoïdiens postérieurs.
  - Constrict. de la glotte. Crico-aryténoïdiens latéraux. — Thyro-aryténoïdiens.

Arthrologie.

- **Articulations extrinsèques.**
  - Thyro-hyoïdienne.... Thyro-hyoïdien moyen. — Thyro-hyoïdiens latéraux.
  - Trachéo-cricoïdienne. Tissu fibreux.
- **Articulations intrinsèques.**
  - Crico-thyroïdienne...
    - Arthrodies...... Ligament orbiculaire. — Synoviale.
    - Ligaments... . Thyro-cricoïdien moyen. — Thyro-cricoïdiens latéraux.
  - Crico-aryténoïdienne. Emboîtement réciproque. — Synoviale. — Ligament postérieur et interne.
  - Ligaments aryténo-épiglottique.
  - Ligaments thyro-aryténoïdiens.

Angéiologie.

- **Artères**.........
  - Laryngée supérieure (coll. de la thyroïdienne supérieure).
  - Laryngée inférieure (coll. de la thyroïdienne inférieure).
- **Veines.**
- **Lymphatiques.**

Névrologie.

- Nerf laryngé supérieur........
  - Origine...... Pneumo-gastrique.
  - N. terminaux. Muqueuse du larynx.
  - N. collatéral. . Nerf laryngé externe.
    - Fil. des muscles crico-thyroïdien, constricteur infér. du pharynx, du corps thyroïde, d'anastomose avec le nerf récurrent.
- Nerf récurrent...
  - Origine...... Pneumo-gastrique.
  - Nerfs termin.
    - Dans les muscles du larynx, moins le crico-thyroïdien
    - Filet d'anastomose avec le laryngé externe.
  - Nerfs collatér.
    - Cardiaques.
    - Œsophagiens.
    - Trachéens.
    - Pharyngiens.
    - Du corps thyroïde.
- Du grand sympathique ....
  - Du plexus thyroïdien supérieur.
  - Branches anastomosées avec le récurrent.

Muqueuse.

- Glandules....... Épiglottiques.
- — Aryténoïdes.

Larynx en général.

- Surface extérieure.
  - Pomme d'Adam.
  - Gouttière destinée aux liquides.
  - Rapports.
- Surface intérieure.
  - Cordes vocales supérieures (replis muqueux).
  - — inférieures (muscles thyro-arytén. et replis muqueux).
  - Glotte, située entre les cordes vocales droites et gauches.
  - Sinus (ou ventricule de la glotte) entre les cordes vocales du même côté.
  - Partie sus-glottique.
  - — sous-glottique.
- Circonférence supérieure ou pharyngo-laryngée.
  - Épiglotte..
    - muqueuse (glandules épiglottiques).
    - Cartilage de l'épiglotte.
    - Replis épiglotti-aryténoïdiens.
    - Repli épiglotti-pharyngien.
    - Ligament thyro épiglottique.
- Circonférence inférieure.

CORPS THYROÏDE.

- Lobes latéraux ou cornes.
- Isthme.
- Bord supérieur (pyramide).
- Bord inférieur.
- Cellules (liquide jaunâtre, visqueux).
- Artères ....
  - Thyroïdienne supérieure (collat. de la carotide externe).
  - Thyroïdienne inférieure (coll. de la sous-clavière).
  - Thyroïdienne moyenne?
- Veines.......... Plexus thyroïdien.
- Vaisseaux lymphatiques.
- Nerfs...........
  - Filets des nerfs laryngés.
  - — des ganglions cervicaux.

TRACHÉE-ARTÈRE.

- **Étendue** .... De la cinquième vertèbre cervicale à la troisième dorsale.
- **Surface extérieure.**
  - Cylindrique... en avant et sur les côtés.
  - Aplatie....... en arrière.
- **Surface intérieure.** Muqueuse; plissée par les fibres du tissu jaune.
- **Structure** ....
  - Seize à vingt anneaux cartilagineux incomplets (éperon du dernier anneau).
  - Tissu fibreux.
  - Tissu musculaire.
  - Tissu jaune élastique.
  - Artères..... fournies par les thyroïdiennes supérieure et infér.
  - Veines.
  - Lymphatiques.
  - Nerfs.

BRONCHES.

- **Droite** .... Courte, large (passant sous la concavité de la crosse de la veine grande azygos).
- **Gauche** ... Longue, oblique (passant sous la concavité de la crosse de l'aorte).
- **Division** ..
  - La droite.. en trois bronches secondaires.
  - La gauche. en deux bronches secondaires.
  - Les bronches secondaires se divisent dichotomiquem.
- **Structure** . *Voyez* Trachée-artère.
  - Artère provenant de l'aorte.
  - Veines.
  - Lymphatiques (ganglions lymphatiques noirâtres).
  - Nerfs.

POUMONS.

- **Face externe**.....
  - Poumon droit ... Scissure interlobulaire bifurquée ....
    - Lobe supérieur.
    - — moyen.
    - — inférieur.
  - Poumon gauche. Scissure simp. interlob.
    - — supérieur.
    - — inférieur.
- **Face interne**..... Hile ou racine.
- **Bord antérieur**... Mince, offrant deux échancrures.
- **— postérieur**.. Arrondi.
- **Base** .... Concave.
- **Sommet** .... Obtus.
- **Structure** ....
  - 1° des petites bronches.
    - Membrane fibreuse.
    - Anneaux complets, cylindriques.
    - — anguleux (emboîtement).
    - Fibres musculaires.
    - muqueuse.
  - 2° des lobules ....
    - Tissu cellulaire interlobulaire.
    - Ramifications des bronches.
    - — de l'artère pulmonaire.
    - — de la veine pulmonaire.
    - — de l'artère bronchique.
    - Réseau lymphatique.
    - Filets nerveux.
  - 3° des cellules ....
    - Tissu aréolaire, les cellules communiquent entre elles (M. Cruveilhier).
    - Bronc. ultime tril. (MM. Bazin et Rigaud.)
    - Cellules formées par la muqueuse et la fibreuse des bronches, des rameaux de l'artère pulmonaire, des veines pulmonaires, des vaisseaux lymphatiques (M. Bérard).

- Angéiologie......
  - Artères bronchiques....
    - Origines ..... A l'aorte.
    - Terminaisons. Dans le tissu du poumon.
  - Artère pulmonaire .....
    - Origine ..... Au ventricule droit.
    - Terminaisons. Dans le tissu du poumon.
  - Veines bronchiques.....
    - Origines..... Dans le tissu du poumon.
    - Terminaisons. La droite dans la grande azygos.
      La gauche dans l'intercostale supérieure.
  - Veines pulmonaires. ...
    - Origines. .... Dans le tissu des poumons.
    - Terminaisons. Oreillette gauche.
  - Vaisseaux lymphatiques.
    - Sus-lobulaires ...
    - Circumlobulaires.
      - Origine... Tissu des poumons.
      - Termin. aux ganglions bronchiques.

- Névrologie ......
  - Nerfs pulm. prov. des pneumo-gastriques.
  - Nerfs pulm. prov. du grand sympathique.
    - Plexus pulmonaires postérieurs droit et gauche.
    - Plexus pulmonaire antérieur ....
      - Filets œsophagiens.
      - — péricardiques.
      - — bronchiques.
      - Plexus œsophagien.
      - Cordon œsophag. droit.
      - — — gauche.

PLÈVRES.

- Plèvres..........
  - Pariétale.
  - Viscérale.
  - Médiastine.
  - Organes contenus dans le médiastin antérieur ......
    - Thymus, ou tissu cellulaire graisseux.
    - Péricarde (cœur).
    - Nerfs diaphragmatiques.
  - Organes contenus dans le médiastin postérieur......
    - Œsophage.
    - Nerfs pneumo-gastriques.
    - Aorte.
    - Canal thoracique.
    - Trachée-artère.
    - Grande azygos.
    - Ganglions lymphatiques.

CHAPITRE IV.

MEMBRE THORACIQUE.

Le membre thoracique ou supérieur comprend quatre parties, l'*épaule*, le *bras*, l'*avant-bras* et la *main*.

OSTÉOLOGIE.

ÉPAULE.

L'épaule est située à la partie supérieure, latérale et postérieure de la poitrine; elle est le centre des mouvements de l'extrémité supérieure.

Le squelette de l'épaule est constitué par deux os, la *clavicule* et l'*omoplate*.

CLAVICULE.

La clavicule est un os long, pair, situé au-dessus de la première côte, étendu transversalement entre le sternum et l'omoplate. Cet os, contourné en *S* italique, plus long et moins courbé chez la femme que chez l'homme, a été comparé à une clef.—Pour l'étudier, il faut placer en bas la face qui présente une gouttière; en dedans et un peu en avant l'extrémité la plus arrondie; en avant le bord dont les deux tiers sont convexes. — Comme tous les os longs, la clavicule présente un *corps* ou partie moyenne, et deux *extrémités*.

Le *corps* est aplati, il présente deux faces et deux bords. La face *supérieure* est plus étroite, plus arrondie en dedans qu'en dehors; recouverte par le peaucier dans presque toute son étendue, elle est rugueuse près de l'extrémité sternale, dans ce point elle donne attache au muscle sterno-cléïdo-mastoïdien. La face *inférieure* offre en dedans une surface rugueuse pour l'insertion du ligament costo-claviculaire et à sa partie moyenne une gouttière allongée sur laquelle se fixe le muscle sous-clavier; en dehors une surface rugueuse destinée à l'insertion des ligaments conoïde et trapézoïde. Le bord *antérieur* est convexe en dehors et concave en dedans, la partie convexe donne insertion au faisceau claviculaire du grand pectoral, lá partie concave au trapèze. Le bord *postérieur* est convexe et rugueux en dehors, dans ce point il sert à l'insertion du trapèze; il est concave et libre en dedans.

L'extrémité *sternale* ou *interne* est renflée et présente une facette articulaire de forme triangulaire, convexe et concave en sens opposés. Cette facette est plus considérable que la facette sternale avec laquelle elle s'articule. Le pourtour de cette extrémité est rugueux et donne attache aux ligaments sterno-claviculaires. L'extrémité *scapulaire* ou *externe* est aplatie; elle se termine par une petite facette ovalaire, taillée en biseau aux dépens de sa face inférieure et articulée avec l'acromion.

OMOPLATE OU SCAPULUM.

L'omoplate est un os pair, large, irrégulier, triangulaire, aplati d'avant en arrière, situé à la partie postérieure de l'épaule; il présente deux *faces,* trois *bords* et trois *angles.*—Pour étudier le scapulum il faut tourner en haut, en dehors et un peu en avant l'angle creusé d'une cavité articulaire, et en avant et un peu en dedans la face concave de cet os.

Face antérieure ou *axillaire.* — Cette face est concave et porte le nom de fosse *sous-scapulaire;* elle présente plusieurs crêtes, où s'insèrent les lamelles fibreuses du muscle sous-scapulaire; en haut et en bas, près du bord postérieur de l'os, elle offre deux surfaces triangulaires qui donnent attache au muscle grand dentelé.

Face postérieure ou *dorsale.* — Cette face, à l'union de son tiers supérieur avec ses deux tiers inférieurs, offre une éminence très saillante, l'*épine de l'omoplate,* qui se dirige obliquement en haut et en dehors, et est aplatie. Sa face supérieure, concave, fait partie de la fosse sus-épineuse; sa face inférieure, convexe, appartient à la fosse sous-épineuse. Le bord antérieur de cette éminence est confondu avec le reste de l'os. Le bord postérieur est rugueux et épais, il se termine en dedans par une surface triangulaire, lisse, sur laquelle glisse l'aponévrose du muscle trapèze. En haut, ce bord reçoit l'insertion du trapèze, en bas celle du deltoïde; il est dans le reste de son étendue recouvert par la peau et par les fibres aponévrotiques qui s'étendent du trapèze au deltoïde. Le bord externe est mousse, concave et court. A l'union des bords externe et postérieur est l'apophyse *acromion*. On décrit à l'acromion une face externe et supérieure, convexe et recouverte par la peau et par des fibres aponévrotiques; une face inférieure et interne, concave, lisse, concourant à former la voûte de l'articulation scapulo-humérale : un bord antérieur ou supérieur, rugueux dans presque toute son étendue et donnant attache au muscle trapèze, terminé en dehors par une facette ovalaire qui s'articule avec la facette de l'extrémité externe de la clavicule; un bord inférieur, rugueux et inégal pour l'insertion du muscle deltoïde. Le sommet de l'acromion est arrondi, rugueux, et sert principalement à l'insertion du ligament acromio-coracoïdien.

Au-dessus de l'épine de l'omoplate on voit la fosse *sus-épineuse* plus large en arrière qu'en avant, perforée par plusieurs trous vasculaires, remplie par le muscle sus-épineux qui s'insère à ses trois quarts internes.

Au-dessous de l'épine est la fosse *sous-épineuse* concave en haut et en dehors, convexe à sa partie moyenne, remplie par le muscle sous-épineux. Entre la fosse sous-épineuse et le bord axillaire on voit une surface étroite et allongée, limitée en dedans par une crête verticale. Cette surface est divisée obliquement en deux surfaces secondaires par une crête moins saillante : la supérieure donne attache au muscle petit rond, l'inférieure au muscle grand rond.

Bords.—Le bord *supérieur* ou *cervical* du scapulum est le plus mince et le plus court des trois, il présente à sa partie externe une échancrure profonde, convertie, par un ligament, en trou qui livre passage au nerf sus-scapulaire. Les vaisseaux sus-scapulaires passent ordinairement au-dessus du ligament; en dehors de ce dernier s'insère le muscle omoplat-hyoïdien.— Le bord *spinal, interne* ou *postérieur* donne attache par sa lèvre antérieure aux muscles sous-scapulaire et grand dentelé; par son interstice, au-dessus de l'épine, à l'angulaire de l'omoplate, et, au-dessous de l'épine, à l'arcade fibreuse du muscle rhomboïde. A la lèvre postérieure de ce bord s'insèrent, au-dessus de l'épine, le muscle sus-épineux, au-dessous de l'épine, le muscle sous-épineux. — Le bord *axillaire, externe* ou *antérieur* est épais, par sa lèvre antérieure il donne attache au muscle sous-scapulaire, par sa lèvre postérieure aux muscles grand et petit rond. En haut, ce bord offre une empreinte rugueuse sur laquelle se fixe le tendon de la longue portion du triceps brachial.

Angles.—L'*angle supérieur* de l'omoplate donne attache, en avant, au muscle grand dentelé; par son interstice, au muscle angulaire de l'omoplate, et en arrière au muscle sus-épineux. — L'*angle inférieur* est arrondi et épais, recouvert par le muscle grand dorsal : souvent quelques fibres de ce muscle s'insèrent à cet angle. — L'*angle supérieur* et *externe* est excavé, l'excavation porte le nom de cavité *glénoïde*. Cette cavité peu profonde, inclinée en bas et en dehors, représentant un ovale dont la grosse extrémité serait en bas, est surmontée par une petite éminence qui donne attache à la longue portion du biceps brachial : elle est articulée avec la tête de l'humérus. La cavité glénoïde est continue avec le reste de l'os, par une partie rétrécie, qu'on appelle *col* de l'*omoplate*. Ce col supporte en haut l'*apophyse coracoïde*. Cette éminence, ainsi nommée à cause de sa ressemblance avec un bec de corbeau, est recourbée sur elle-même en bas et en dehors. Sa face *supérieure*, convexe, recouverte par la clavicule, donne attache aux ligaments coraco-claviculaires : sa face *inférieure*, concave, lisse, fait partie de la voûte qui protége l'articulation scapulo-humérale ; son *bord antérieur* ou interne sert à l'attache du muscle petit pectoral ; son *bord postérieur* ou externe, à celle du ligament acromio-coracoïdien; sa *base* se confond avec le col du scapulum ; son *sommet*, arrondi, est destiné aux insertions du muscle coraco-brachial et de la courte portion du muscle biceps.

BRAS.

Le bras est formé par un seul os, l'*humérus*.

HUMÉRUS.

L'humérus est un os long, irrégulier, légèrement tordu sur lui-même, un peu au-dessous de sa partie moyenne ; il est dirigé un peu obliquement de haut en bas et de dedans en dehors. — Pour l'étudier, il faut placer en haut l'extrémité la plus arrondie, en dedans la surface articulaire, et en avant la coulisse de la même extrémité. Cet os, comme tous les os longs, est divisé en un *corps* et deux *extrémités*.

Le *corps* est cylindrique en haut, prismatique et triangulaire en bas : on lui reconnaît trois *faces* et trois *bords*. — La face *externe* est dirigée un peu en avant dans sa partie inférieure ; elle présente, au niveau de son tiers supérieur, une empreinte raboteuse, disposée en forme de V, dont la pointe serait en bas, et qui est destinée à l'insertion du muscle deltoïde. Au-dessous du V deltoïdien, on trouve une gouttière superficielle, obliquement dirigée de haut en bas, de dedans en dehors, et appelée *coulisse radiale*. Cette coulisse est destinée au passage du nerf radial et de l'artère humérale profonde. La partie de la face externe qui est au-dessous de la coulisse radiale donne insertion au muscle brachial antérieur. — La *face interne* présente à sa partie moyenne une légère empreinte rugueuse pour l'insertion du muscle coraco-brachial, et le trou nourricier principal obliquement dirigé de haut en bas. On voit supérieurement une dépression allongée, la *coulisse bicipitale,* destinée au glissement du tendon de la longue portion du biceps, et limitée par deux lèvres; la lèvre antérieure donne attache au grand pectoral; la postérieure aux muscles grand rond et grand dorsal. Cette face est recouverte, en bas, par le muscle brachial antérieur. — La *face postérieure,* plus large inférieurement que supérieurement, donne insertion dans toute son étendue au triceps brachial.

Le *bord externe* donne insertion au muscle triceps; il est déprimé par la coulisse radiale; au-dessous de cette coulisse il donne attache aux muscles long supinateur et premier radial externe par sa lèvre antérieure, et en arrière au muscle triceps. — Le *bord interne,* peu saillant en haut où se fixe le muscle triceps, plus marqué en bas, donne attache en avant au muscle brachial antérieur, en arrière au triceps, et un peu au-dessus de l'épitrochlée au muscle rond pronateur. — Le *bord antérieur* résulte de la réunion des deux lèvres de la coulisse bicipitale; il est confondu à sa partie moyenne avec l'empreinte deltoïdienne; au-dessous de cette empreinte il est recouvert par le muscle brachial antérieur qui s'y attache.

L'*extrémité supérieure,* arrondie, volumineuse, est constituée par trois tubérosités. L'une, la plus considérable, hémisphérique et dirigée en dedans, est encroûtée de cartilage; c'est la *tête de l'humérus;* elle s'articule avec la cavité glénoïde du scapulum. Cette tête est supportée par le *col anatomique* de l'humérus, sorte de rétrécissement, surtout prononcé en haut et en avant; ce col sépare la tête de l'humérus des deux autres tubérosités. En dehors de l'extrémité supérieure, on voit la *grosse tubérosité;* elle offre trois facettes où se fixent, de haut en bas, les muscles sus-épineux, sous-épineux et petit rond. En avant de cette tubérosité, on rencontre la *petite tubérosité* de l'humérus à laquelle s'attache le muscle sous-scapulaire. Ces deux dernières éminences sont séparées l'une de l'autre par la coulisse bicipitale. On désigne sous le nom de *col chirurgical* de l'humérus, une partie artificielle située entre la tête de l'humérus, d'une part, et les insertions des muscles grand pectoral, grand dorsal et grand rond d'autre part.

L'*extrémité inférieure*, plus large que la supérieure, est aplatie d'avant en arrière; elle offre de dedans en dehors : 1° l'*épitrochlée,* éminence assez considérable, qui donne attache au ligament latéral interne de l'articulation du coude et aux muscles superficiels de la région antérieure de l'avant-bras (rond pronateur, grand palmaire, petit palmaire, cubital antérieur et fléchisseur sublime); 2° la *trochlée,* surface plus étendue en dedans qu'en dehors, ayant la forme d'une poulie; elle s'articule avec la grande cavité sigmoïde du cubitus; 3° une *crête* saillante, qui se loge dans l'intervalle du cubitus et du radius; 4° le *condyle,* éminence qui est reçue dans la cavité de l'extrémité supérieure du radius; 5° l'*épicondyle,* éminence moins élevée que l'épitrochlée, qui donne attache au ligament latéral externe de l'articulation du coude, à deux des muscles de la région externe de l'avant-bras (deuxième radial externe, et court supinateur), et aux muscles superficiels de la région postérieure de l'avant-bras (extenseur commun des doigts, extenseur propre du petit doigt, cubital postérieur et anconé). En avant, l'extrémité inférieure présente, au-dessus des surfaces articulaires, une petite dépression, c'est la *cavité coronoïde,* ainsi nommée parce qu'elle reçoit l'apophyse coronoïde du cubitus dans la flexion de l'avant-bras sur le bras. En dehors de cette cavité on en rencontre une seconde plus petite, qui reçoit dans la flexion forcée la partie antérieure de la tête du radius. Cette extrémité présente en arrière, au-dessus de l'épitrochlée, une fosse large et profonde, la *cavité olécranienne,* ainsi nommée parce qu'elle reçoit l'extrémité supérieure de l'olécrâne dans l'extension du coude.

AVANT-BRAS.

L'avant-bras est formé par deux os, placés parallèlement l'un à l'autre, le *radius* et le *cubitus.*

RADIUS.

Le radius est un os long, pair, non symétrique, plus épais en bas qu'en haut, situé à la partie externe de l'avant-bras. On lui considère un *corps* et deux *extrémités.* — Pour étudier le radius, il faut placer en bas l'extrémité la plus volumineuse, en arrière les coulisses de cette extrémité et en dedans le bord le plus tranchant de l'os.

Le *corps* prismatique, triangulaire, plus épais en bas qu'en haut, est divisé en trois *faces* et en trois *bords*.— La *face antérieure* commence par la *tubérosité bicipitale* qui donne attache par sa partie la plus postérieure au tendon du muscle biceps. Le muscle long fléchisseur propre du pouce s'insère dans toute la partie excavée de cette face; en bas, dans son quart inférieur, cette face donne attache au muscle carré pronateur. — La *face postérieure* est convexe dans son tiers supérieur où elle donne insertion au muscle court supinateur; légèrement concave dans ses deux tiers inférieurs, elle sert aux insertions des muscles long abducteur, court et long extenseurs du pouce. —Le *bord antérieur* commence à la tubérosité bicipitale; il donne insertion depuis cette éminence jusqu'à l'insertion du muscle rond pronateur aux muscles long fléchisseur propre du pouce, au fléchisseur sublime et court supinateur. Au quart inférieur de ce bord se fixe le muscle carré pronateur. — Le *bord postérieur,* surtout marqué à la partie moyenne, donne attache par son tiers supérieur au court supinateur, par son tiers moyen au rond pronateur, et par son tiers inférieur aux muscles grand abducteur et au court extenseur du pouce. — Le *bord interne* est le plus mince, il sert d'attache au ligament interosseux.

L'*extrémité supérieure* ou *humérale* représente une sorte de tête excavée en haut. Cette cavité, lisse et peu profonde, s'articule avec le condyle de l'humérus. Le pourtour de cette tête est lisse, encroûté de cartilage, est reçu dans un anneau ostéo-cartilagineux, constitué par la petite cavité sigmoïde du cubitus et par le ligament annulaire. Cette tête est supportée par un *col* allongé qui est limité, en bas, par la tubérosité bicipitale.

L'*extrémité inférieure* ou *carpienne* est plus volumineuse que la supérieure et à peu près quadrilatère; elle présente en bas une surface articulaire concave, allongée transversalement et divisée par une crête saillante dirigée d'avant en arrière, en deux cavités secondaires. L'externe, large, triangulaire, répond au scaphoïde; l'interne, étroite, au semi-lunaire. Le bord qui limite en avant la cavité inférieure est presque droit et sert à l'insertion du ligament antérieur de l'articulation radio-carpienne. Le bord qui termine en arrière la même surface articulaire est convexe; il est destiné à des insertions ligamenteuses; il présente en outre les mêmes coulisses que l'on remarque à la face postérieure de l'extrémité inférieure du radius. Ces coulisses, séparées entre elles par des crêtes, sont de dedans en dehors ; 1° une première coulisse, large, qui loge les tendons des muscles extenseur commun des doigts et extenseurpropre de l'index ; 2° une deuxième coulisse, étroite, oblique de haut en bas et de dedans en dehors, destinée au passage du tendon du muscle long extenseur propre du pouce ; 3° une troisième coulisse, large, appartient aux tendons des muscles radiaux externes. En avant, l'extrémité inférieure du radius est recouverte par les tendons des muscles grand et petit palmaires, et des fléchisseurs. En dehors de l'extrémité inférieure du radius est l'*apophyse styloïde;* prolongement triangulaire, au sommet duquel s'insère le ligament latéral externe de l'articulation radio-carpienne, et dont la base est creusée en arrière d'une coulisse dans laquelle glissent les tendons des muscles grand abducteur et court extenseur du pouce. L'extrémité inférieure du radius est excavée en dedans : cette excavation est la *cavité sigmoïde,* elle reçoit la tête du cubitus.

CUBITUS.

Le cubitus est placé à la partie interne de l'avant-bras. Cet os est long, pair et plus épais en haut qu'en bas. Il présente un *corps* et deux *extrémités.* — Pour l'étudier il faut diriger en haut l'extrémité la plus volumineuse, en avant la grande cavité que présente cette extrémité, et en dehors le bord le plus mince de cet os.

Le *corps* est prismatique, triangulaire et moins large en bas qu'en haut ; il présente trois faces et trois bords. — La *face antérieure,* un peu concave en haut, donne attache au muscle fléchisseur commun profond du doigt, en bas au carré pronateur. On voit sur cette face le conduit nourricier principal de l'os, dirigé comme celui du radius de bas en haut. — La *face postérieure* est divisée, à l'union de son tiers supérieur avec ses deux tiers inférieurs, par une crête oblique de haut en bas et de dehors en dedans : la partie du cubitus située au-dessus de cette ligne sert à l'insertion du muscle anconé. La partie de la face postérieure, qui est au-dessous de la ligne oblique, est divisée en deux parties par une ligne verticale et peu saillante ; la partie interne, la plus large, donne attache au muscle cubital postérieur ; l'externe, plus étroite, donne insertion en haut au court supinateur, et plus bas aux muscles profonds de la région postérieure de l'avant-bras (extenseur propre de l'index, long et court extenseurs du pouce et long abducteur du pouce). — La *face interne,* sous-aponévrotique en bas, donne insertion, en haut, au muscle fléchisseur commun profond des doigts. — Le *bord antérieur*, mousse, sert dans ses trois quarts supérieurs aux insertions des muscles brachial antérieur, fléchisseur sublime et fléchisseur commun profond des doigts, et dans son quart inférieur à celles du carré pronateur. — Le *bord postérieur* ou *crête du cubitus*, est saillant en haut, il sert de point d'insertion en arrière aux muscles anconé et cubital postérieur, en avant au muscle cubital antérieur. — Le *bord externe*, tranchant, donne attache dans presque toute son étendue au ligament inter-osseux.

L'*extrémité supérieure* du cubitus offre en avant une cavité considérable, la *grande cavité sigmoïde*, traversée de haut en bas par une crête saillante; elle reçoit la trochlée de l'humérus. Au-dessous et en dehors de la grande cavité sigmoïde on voit la *petite cavité sigmoïde*, articulée avec la circonférence de la tête du radius; au-dessous de cette dépression est une petite surface sur laquelle s'implantent quelques fibres du muscle court supinateur. Deux apophyses limitent, l'une en avant et en bas, l'autre en arrière et en haut, la grande cavité sigmoïde. L'antérieure est nommée *coronoïde;* en dedans et en haut, elle sert à l'insertion des muscles rond pronateur et fléchisseur sublime; en avant et en bas, à celle du muscle brachial antérieur. L'apophyse postérieure, nommée *olécrane*, est convexe et sous-aponévrotique en arrière, elle donne insertion par sa base au muscle triceps brachial.

L'*extrémité inférieure* du cubitus présente en dehors la *tête* du cubitus; cette tête, articulée en dehors avec la cavité sigmoïde du radius, est séparée en bas de l'os pyramidal par le ligament triangulaire. En dedans de la tête, l'*apophyse styloïde* du cubitus, beaucoup moins volumineuse que celle du radius, donne insertion au ligament latéral interne de l'articulation du poignet. En arrière, entre la tête et l'apophyse styloïde, on remarque une coulisse dans laquelle passe le tendon du muscle cubital postérieur.

MAIN.

La main se compose de trois parties, le *carpe*, le *métacarpe* et les *phalanges*.

CARPE.

Le carpe est constitué par huit os, disposés sur deux rangées. La rangée supérieure ou anti-brachiale, est formée en allant de dehors en dedans par le *scaphoïde*, le *semi-lunaire*, le *pyramidal*, et le *pisiforme;* la deuxième rangée, en allant aussi de dehors en dedans, par le *trapèze*, le *trapézoïde*, le *grand os* et l'*os crochu*.

SCAPHOÏDE.

Le scaphoïde, ainsi nommé parce qu'on l'a comparé à une petite nacelle, est situé à la partie supérieure et externe du poignet. — Pour étudier cet os, il faut diriger en avant sa face concave et rugueuse, en haut et en dehors sa facette articulaire la plus étendue, et en dedans sa facette articulaire en forme de nacelle.

Le scaphoïde présente : une *face supérieure*, convexe, lisse, articulée avec le trapèze et le trapézoïde; une *face externe*, rugueuse, qui sert d'attache au ligament latéral externe de l'articulation radio-carpienne; une *face interne*, constituée par deux facettes, la supérieure, étroite et convexe, s'articule avec la semi-lunaire; l'inférieure, large et concave, reçoit une partie de la tête du grand os; une *face antérieure*, concave en dedans, est étroite en dehors : cette partie rétrécie, apophyse du scaphoïde, donne insertion au muscle court abducteur du pouce et à des ligaments; une *face postérieure*, étroite, creusée d'une rainure destinée à des insertions ligamenteuses.

SEMI-LUNAIRE.

Cet os est situé en dedans du précédent. Une de ses facettes a la forme d'un croissant, ce qui lui a fait donner le nom de semi-lunaire. — Pour étudier cet os, il faut diriger en bas sa cavité semi-lunaire, en avant la plus convexe de ses deux faces rugueuses, en dehors sa facette la plus étroite et la plus allongée.

Le semi-lunaire présente : une *face supérieure*, convexe, triangulaire, articulée avec le radius; une *face inférieure*, concave, unie au grand os et à l'os crochu; une *face antérieure*, rugueuse, donnant insertion à des ligaments; une *face postérieure*, sur laquelle s'implantent des ligaments; une *face externe*, plane, taillée en croissant, articulée avec le scaphoïde; une *face interne*, quadrilatère, articulée avec l'os pyramidal.

PYRAMIDAL.

Cet os est plus petit que le semi-lunaire, en dedans duquel il est situé. — Pour étudier le pyramidal, il faut placer en haut sa surface, qui offre une petite articulation convexe; en dehors sa surface articulaire la plus large; et en avant sa surface qui présente une surface articulaire circulaire.

Le pyramidal présente une *face supérieure,* peu étendue, convexe, lisse, articulée avec le cubitus dont elle est séparée par le ligament triangulaire; une *face inférieure,* dirigée obliquement de dehors en dedans et articulée avec l'os crochu; une *face antérieure,* articulée avec le pisiforme; une *face postérieure,* inégale et large, elle sert à l'insertion de plusieurs ligaments; une *face externe,* plane, lisse, articulée avec le semi-lunaire; une *face interne* concave, inégale, donnant attache à des ligaments.

PISIFORME.

Cet os, arrondi et situé en avant et en dedans des os de la première rangée du carpe, a été comparé à un pois; c'est le plus petit os du carpe. — Pour étudier le pisiforme, il faut placer en arrière la facette articulaire, et en dehors la partie légèrement concave de son corps.

Il présente : *en avant,* une partie convexe, rugueuse, à laquelle s'insèrent les muscles cubital antérieur et adducteur du petit doigt, et le ligament annulaire antérieur du carpe; *en arrière,* une surface lisse, articulée avec le pyramidal.

TRAPÈZE.

Cet os est situé à la partie externe de la deuxième rangée du carpe. — Pour étudier le trapèze, il faut diriger en avant sa face qui présente une coulisse, en dedans sa face pourvue de deux facettes articulaires, et en bas sa face articulaire la plus large.

Le trapèze présente une *face supérieure,* concave, articulée avec le scaphoïde; une *face inférieure,* concave et légèrement convexe d'arrière en avant, unie avec le premier métacarpien; une *face externe,* convexe, à laquelle s'insèrent des ligaments; une *face interne,* formée par deux facettes, la supérieure, large et concave, est articulée avec le trapézoïde; l'inférieure, étroite, avec le deuxième métacarpien; une *face antérieure,* présentant une gouttière peu profonde dans laquelle glisse le tendon du grand palmaire; elle est surmontée d'une saillie qui donne insertion au ligament annulaire du carpe et aux muscles court fléchisseur et opposant du pouce;

une *face postérieure,* convexe, irrégulière, qui sert à des insertions ligamenteuses.

TRAPÉZOÏDE.

Le trapézoïde est situé en dedans du trapèze, il est moins volumineux que cet os. — Pour l'étudier, il faut diriger sa facette la plus large en bas, sa face la plus étroite en dedans et sa face la plus large en arrière.

Le trapézoïde présente : une *face supérieure*, lisse, concave, unie au scaphoïde; une *face inférieure,* concave d'avant en arrière, convexe transversalement, articulée avec le deuxième métacarpien; une *face antérieure,* rugueuse, donnant insertion à quelques fibres du muscle adducteur du pouce; une *face postérieure*, inégale, à laquelle s'insèrent des fibres ligamenteuses; une *face externe,* convexe, articulée avec le grand os; une *face interne,* qui offre une facette lisse, un peu concave, qui s'unit au grand os.

GRAND OS.

Le grand os est situé en dedans du trapézoïde, il est le plus volumineux de tous les os du carpe. — Pour l'étudier, il faut tourner sa tête en haut, sa surface articulaire la plus large en dedans, et, en arrière, la plus plane de ses deux faces rugueuses.

Le grand os présente : une *face antérieure,* étroite, rugueuse, à laquelle s'insère un petit faisceau du muscle adducteur du pouce et des ligaments; une *face postérieure,* plus large que l'antérieure, convexe, elle sert à des attaches ligamenteuses; une *face externe,* plane, assez étroite, qui se joint au trapézoïde; une *face interne,* lisse, plus large que l'externe et qui s'articule avec l'os crochu; une *face supérieure,* convexe, plus large en arrière qu'en avant, articulée avec le scaphoïde et le semi-lunaire. (Cette face, désignée sous le nom de *tête du grand os,* est supportée par une partie rétrécie à laquelle on donne le nom de *col*); une *face inférieure,* sur laquelle on remarque trois facettes, l'externe est triangulaire et s'articule avec le deuxième métacarpien; la moyenne, la plus large des trois, s'unit au troisième métacarpien et l'interne au quatrième os du métacarpe.

OS CROCHU.

L'os crochu termine en dedans la deuxième rangée du carpe. — Pour l'étudier, il faut diriger en bas sa face qui présente deux facettes séparées par une crête, en avant sa face qui présente un crochet, et en dehors la concavité de cette apophyse.

L'os crochu présente : une *face antérieure,* rugueuse, qui sert à des insertions ligamenteuses ; elle présente inférieurement une éminence un peu recourbée en dehors en forme de crochet. Cette saillie, *apophyse unciforme,* donne attache au ligament annulaire du carpe, aux muscles court fléchisseur et opposant du petit doigt ; une *face postérieure,* large, inégale ; elle sert à des insertions ligamenteuses ; une *face supérieure,* en forme de coin, lisse et unie au semi-lunaire ; une *face inférieure,* plus large que la précédente ; elle offre deux facettes, qui s'articulent avec les quatrième et cinquième os du métacarpe ; une *face externe,* lisse en haut et en arrière, où elle s'articule avec le grand os, rugueuse en bas et en avant pour des insertions ligamenteuses ; une *face interne,* unie à l'os pyramidal.

MÉTACARPE.

Le métacarpe est la partie de la main située entre le carpe et les phalanges. Il est formé par cinq os, placés parallèlement les uns aux autres ; les vides qui existent entre ces cinq os ont fait comparer le squelette du métacarpe à une grille. On compte les métacarpiens de dehors en dedans, et on les désigne sous les noms de *premier, deuxième, troisième, quatrième* et *cinquième.* Comme ces os sont tous formés sur le même type, nous ferons d'abord connaître leurs caractères communs, et ensuite leurs caractères différentiels.

Les métacarpiens sont des os longs. — Pour les étudier, il faut placer en bas leur extrémité arrondie et en arrière leur face convexe.

Les os du métacarpe, comme tous les os longs, présentent à étudier un *corps* et deux *extrémités.* Le *corps* est prismatique, triangulaire, aplati transversalement ; il offre deux faces *latérales* et une face *postérieure ;* trois bords, deux bords *latéraux* et un bord *antérieur.* Les deux faces latérales répondent aux espaces inter-osseux ; la face postérieure est convexe et tournée vers le dos de la main. Le bord antérieur est arrondi, tourné vers la face palmaire de la main et percé par le conduit de nutrition principal, ce conduit est dirigé de bas en haut. Les bords latéraux séparent les faces latérales de la face postérieure. — L'*extrémité supérieure,* volumineuse, présente cinq *facettes ;* une supérieure, qui s'articule avec les os de la deuxième rangée du carpe; deux latérales, articulées avec les métacarpiens voisins; les deux autres, l'antérieure et la postérieure, sont inégales pour des insertions ligamenteuses et musculaires. — L'*extrémité inférieure* des os du métacarpe est constituée par leur *tête*, éminence lisse, plus étendue dans le sens de la flexion que dans celui de l'extension. Sur chacun des côtés de la tête on remarque une dépression rugueuse qui donne attache à des ligaments.

CARACTÈRES DIFFÉRENTIELS DES MÉTACARPIENS.

Premier métacarpien. — Il ressemble un peu à une phalange, il est plus court et plus volumineux que les autres; son corps est aplati et concave en avant; son extrémité supérieure ne présente pas de facettes latérales; la facette articulaire supérieure de cette extrémité, convexe transversalement et concave d'avant en arrière, s'articule avec le trapèze : en dehors, elle donne attache par un petit tubercule au muscle long abducteur du pouce. Sur le bord externe de ce métacarpien s'insère le muscle opposant du pouce.

Deuxième métacarpien. — Il est aussi long, mais moins volumineux que le troisième. Son extrémité supérieure présente en haut et en dedans une facette articulée avec le trapézoïde; en haut et en dehors une autre facette qui est contiguë au trapèze; une facette latérale et interne l'unit au troisième métacarpien et au grand os; il offre, en avant, une empreinte rugueuse destinée à l'insertion du muscle grand palmaire, et en arrière une autre empreinte pour l'attache du muscle premier radial externe.

Troisième métacarpien. — Son extrémité supérieure est sphérique et articulée en haut avec le grand os. En arrière de cette partie sphérique on remarque une empreinte pour l'insertion du muscle deuxième radial externe.

Quatrième métacarpien. — Il est plus court que le deuxième et le troisième. Son extrémité supérieure, arrondie, offre une double facette pour son articulation avec le grand os et l'os crochu.

Cinquième métacarpien. — Il est plus court que le précédent; son extrémité supérieure est articulée en haut avec l'os crochu; en dedans de cette extrémité est une petite éminence rugueuse qui sert d'attache au muscle cubital postérieur.

DOIGTS.

On nomme doigts les appendices articulés qui font suite aux métacarpiens. Le premier, en comptant de dehors en dedans, est le *pouce;* le deuxième, l'*indicateur* ou l'*index;* le troisième, le *médius;* le quatrième, l'*annulaire;* le cinquième, le *petit doigt* ou l'*auriculaire*. Chaque doigt, excepté le pouce qui n'en a que deux, est formé par trois os nommés *phalanges*. Les phalanges sont désignées, de haut en bas, par les noms numériques de *premières, secondes* et *troisièmes* phalanges ou bien de *supérieures*, de *moyennes* et d'*inférieures*. Chaussier les nomme, en procédant aussi de haut en bas, *phalanges, phalangines* et *phalangettes*. Nous exposerons successivement les caractères communs et les caractères différentiels des phalanges.

CARACTÈRES COMMUNS DES PHALANGES.

Les phalanges sont des os longs, pairs et symétriques, un peu courbes, concaves en avant, convexes en arrière; elles sont creusées d'un petit canal médullaire et leur tissu est presque totalement compacte. Les premières phalanges sont plus développées que les secondes et celles-ci que les troisièmes.

CARACTÈRES DIFFÉRENTIELS DES PHALANGES.

Premières phalanges.—Le *corps* des premières phalanges est concave en avant, il loge dans ce sens les tendons des muscles fléchisseurs; il est convexe en arrière et recouvert par les tendons des extenseurs; les deux bords de ce corps donnent insertion à la gaîne fibreuse de ces tendons. L'*extrémité supérieure* des premières phalanges est creusée d'une petite cavité glénoïde, qui reçoit la tête du métacarpien correspondant. Sur les côtés elle présente deux tubercules qui donnent insertion aux ligaments latéraux de l'articulation métacarpo-phalangienne et à des muscles. L'*extrémité inférieure* est constituée par deux petits condyles séparés l'un de l'autre par une gorge superficielle. Cette poulie est articulée avec l'extrémité supérieure des deuxièmes phalanges. — La phalange du pouce est courte, mais la plus volumineuse de toutes; elle donne insertion, en dehors, aux muscles court abducteur, court fléchisseur et opposant du pouce; en dedans, à l'adducteur du pouce, en arrière au court extenseur de ce doigt. Les premières phalanges des autres doigts diminuent successivement de volume. Celle du petit doigt sert d'attache aux muscles abducteur, court fléchisseur et opposant de ce doigt.

Secondes phalanges. — Elles sont plus courtes et plus minces que les premières; l'extrémité supérieure de ces os présente, en haut, deux petites cavités articulaires, lisses, séparées l'une de l'autre par une légère saillie; ces cavités s'articulent avec les condyles de l'extrémité inférieure des premières phalanges. Sur les côtés, l'extrémité supérieure des secondes phalanges offre deux tubercules pour l'insertion des ligaments latéraux des articulations phalangiennes. En avant, ces phalanges donnent attache aux tendons du fléchisseur sublime, en arrière à ceux des muscles extenseurs. Leur extrémité inférieure est semblable à celle de la première phalange. Nous avons déja dit que le pouce n'avait pas de deuxième phalange.

Troisièmes phalanges ou *unguéales.* — Leur extrémité supérieure ressemble à celle de la deuxième phalange; leur extrémité inférieure est fortement aplatie d'avant en arrière, elle est terminée en fer à cheval, et très rugueuse en avant. — La phalange du pouce est la plus volumineuse de toutes, elle donne attache par son extrémité supérieure et postérieure au tendon du long extenseur du pouce, en avant par sa partie moyenne au muscle long fléchisseur du même doigt. Les tendons du fléchisseur commun profond des doigts s'insèrent à la partie moyenne de la face antérieure des troisièmes phalanges des quatre derniers doigts, et les tendons de l'extenseur commun s'insèrent à la partie postérieure de leur extrémité supérieure.

Nota. Avant de décrire les parties molles qui constituent le membre supérieur, nous croyons devoir passer à la description du triangle *sus-claviculaire.* Ce triangle, par sa situation, fait partie de la région cervicale, mais il doit être examiné avec le membre supérieur, à cause de leurs nombreuses connexions anatomiques.

TRIANGLE SUS-CLAVICULAIRE.

Le triangle sus-claviculaire, limité en bas par la clavicule, en avant par le muscle sterno-cléido-mastoïdien, en dehors par les muscles trapèze, splénius et angulaire de l'omoplate, répond en dedans aux apophyses transverses des vertèbres cervicales, aux muscles intertransversaires du cou et aux scalènes. De même que dans les autres régions, nous examinerons successivement les muscles, les vaisseaux, etc., du triangle sus-claviculaire, dont l'étude sera complétée dans le chapitre suivant.

MYOLOGIE.

SCALÈNE ANTÉRIEUR.

Forme et *situation.* — Conoïde, situé sur les côtés du cou.

Insertions. — Il s'insère 1° en haut par quatre petits tendons aux tubercules antérieurs des apophyses transverses des troisième, quatrième, cinquième et sixième vertèbres cervicales; 2° en bas à un tubercule de la face supérieure de la première côte.

Structure. — Charnu, mais ses insertions sont tendineuses.

Rapports. — En avant, il répond aux artères cervicale ascendante, scapulaire supérieure, scapulaire postérieure, au ventre postérieur du muscle scapulo-hyoïdien, au nerf diaphragmatique, au sterno-cléido-mastoïdien. En dedans, il est en rapport avec l'artère vertébrale, avec les muscles intertransversaires, et les apophyses transverses des vertèbres cervicales. Le bord postérieur de ce muscle répond au plexus brachial et à l'artère sous-clavière.

Usages. — Les muscles scalènes antérieurs inclinent la partie cervicale du cou sur la poitrine, quand ils se contractent d'un seul côté; s'ils se contractent en même temps, ils sont extenseurs du cou; s'ils prennent leur point fixe en haut, ils élèvent les premières côtes et deviennent alors inspirateurs.

SCALÈNE POSTÉRIEUR.

Forme et *situation.* — Conoïde, situé en arrière du précédent.

Insertions. — Ce muscle s'attache, 1° en haut, par six tendons aux tubercules postérieurs des apophyses transverses des six dernières cervicales; 2° en bas et en dehors, au bord supérieur de la deuxième côte et à la face supérieure de la première, depuis la gouttière de l'artère sous-clavière jusqu'à la tubérosité de cette côte.

Structure. — Formé en haut par six tendons, le muscle scalène postérieur est charnu à sa partie moyenne, et formé en bas par deux faisceaux aponévrotiques qui se terminent à la première et à la deuxième côte.

Rapports. — En avant, le scalène postérieur concourt avec le scalène antérieur et la première côte à former un espace triangulaire, large en bas, étroit en haut, qui est traversé par le plexus brachial et l'artère sous-clavière (la veine sous-clavière passe en avant du tendon scalène antérieur). En arrière, le scalène postérieur est en rapport avec les muscles trapèze, rhomboïde, splénius, angulaire de l'omoplate, et sacro-lombaire ; en dedans, avec le premier muscle inter-costal et les muscles intertransversaires; en dehors, il est recouvert de haut en bas, par les muscles trapèze, omoplat-hyoïdien, grand dentelé et par la clavicule.

Usages. — Les mêmes que ceux du scalène antérieur.

INTERTRANSVERSAIRES DU COU.

Forme et *situation.* — Ces petits muscles quadrilatères, verticaux et aplatis, sont disposés par paire entre chaque apophyse transverse des vertèbres cervicales.

Attaches.— 1° En haut, à la face inférieure de l'apophyse transverse qui est au-dessus ; 2° en bas, aux bords antérieur et postérieur de l'apophyse transverse de la vertèbre qui est située au-dessous.

Structure. — Entièrement charnus.

Rapports. — Les intertransversaires correspondants, séparés l'un de l'autre par les branches antérieures des nerfs cervicaux et par l'artère vertébrale, répondent en avant au muscle grand droit antérieur de la tête, en arrière à l'angulaire de l'omoplate.

Usages. — Ils rapprochent les apophyses transverses des vertèbres cervicales, et inclinent latéralement la région cervicale.

DROIT LATÉRAL.

Forme et *situation.* — Ce muscle qui est quadrilatère, aplati, situé entre l'occipital et l'atlas, doit être considéré comme le premier muscle intertransversaire du cou.

Attaches. — 1° En bas, à la partie antérieure de l'apophyse transverse de l'atlas ; 2° en haut, à l'apophyse jugulaire de l'occipital.

Structure. — Les fibres de ce muscle sont charnues et verticales.

Rapports. — En avant avec la veine jugulaire interne, en arrière avec l'artère vertébrale.

Usages. — Il incline légèrement la tête de son côté.

ANGÉIOLOGIE.

ARTÈRE SOUS-CLAVIÈRE.

L'artère sous-clavière naît à droite du tronc brachio-céphalique, à gauche de la crosse de l'aorte, et s'étend jusqu'à la clavicule, où elle prend le nom d'*axillaire*. L'artère sous-clavière est plus volumineuse à droite qu'à gauche. L'artère sous-clavière droite naît de la convexité de la crosse de l'aorte ; elle est plus longue que la gauche de toute la longueur du tronc innominé ; elle se dirige obliquement en haut, devient ensuite horizontale, puis oblique en bas et en dehors ; elle décrit une courbure dont la concavité est inférieure. La sous-clavière gauche est verticale à son origine, horizontale dans ses deux tiers externes, elle décrit donc une courbe moins régulière que la droite.

Les rapports des artères sous-clavières droite et gauche, depuis leur origine jusqu'à leur passage entre les muscles scalènes antérieur et postérieur, sont différents. — *Rapports de la première portion de la sous-clavière droite :* ce vaisseau répond, en avant à l'extrémité interne de la clavicule, à l'articulation sterno-claviculaire, à l'insertion claviculaire du sterno-cléido-mastoïdien, aux muscles sterno-hyoïdiens, sterno-thyroïdiens, à l'angle de réunion de la veine sous-clavière avec la veine jugulaire interne, aux nerfs diaphragmatique, pneumo-gastrique et grand sympathique ; en arrière, au muscle long du cou, à l'apophyse transverse de la septième vertèbre cervicale et au nerf récurrent laryngé ; en dehors, au médiastin, et en dedans à la carotide primitive droite. — *Rapports de la première portion de la sous-clavière gauche.* Cette artère a des rapports plus étendus que la droite avec le médiastin et le poumon ; elle est croisée verticalement par la veine sous-clavière gauche ; comme elle naît de la partie postérieure de la crosse aortique, elle est plus rapprochée de la colonne vertébrale que la droite. Étant verticalement dirigée, elle est parallèle aux nerfs diaphragmatique, pneumo-gastrique et grand sympathique. — *Rapports des sous-clavières entre les scalènes.* L'artère sous-clavière répond en avant au scalène antérieur, en bas à la gouttière que la première côte présente pour la recevoir, et en haut au dernier cordon nerveux du plexus brachial. — *Rapports des sous-clavières en dehors des scalènes.* La sous-clavière traverse alors le triangle sus-claviculaire ; elle est en rapport, en avant, avec la veine sous-clavière qui lui est accolée et qui la sépare du muscle sous-clavier et de la clavicule ; en arrière avec le plexus brachial ; en haut, avec la peau, le muscle peaucier, l'aponévrose cervicale, l'artère scapulaire supérieure, et en bas avec la première côte.

BRANCHES COLLATÉRALES DE L'ARTÈRE SOUS-CLAVIÈRE.

Les branches collatérales de l'artère sous-clavière sont au nombre de sept, qui toutes naissent, le plus souvent, en dedans des scalènes ; on les divise : 1° en supérieures (l'artère *vertébrale*, qui est destinée à la moelle, à la protubérance annulaire, au cervelet et au lobe postérieur du cerveau, l'artère *thyroïdienne inférieure* destinée au corps thyroïde et aux muscles scalènes) ; 2° en inférieures (les artères *mammaire interne* et *inter-costale supérieure*, qui fournissent toutes deux aux parois du thorax) ; 3° en *externes* (l'artère *scapulaire supérieure*, l'artère *scapulaire postérieure*, qui sont destinées aux muscles de l'épaule, et l'artère *cervicale profonde*, qui se perd dans les muscles de la nuque).

ARTÈRE VERTÉBRALE.

Ce vaisseau complète le système artériel de l'encéphale ; nous l'examinerons avec ce système.

ARTÈRE THYROÏDIENNE INFÉRIEURE.

Elle naît de la partie antérieure de la sous-clavière, au moment où cette artère se recourbe sur le sommet du poumon ; elle monte verticalement en avant du scalène antérieur et du ganglion cervical moyen, quand il existe, jusqu'au niveau de la cinquième vertèbre cervicale ; elle redescend ensuite en formant une première courbure à concavité inférieure qui embrasse l'artère carotide primitive, la veine jugulaire interne, des nerfs pneumo-gastrique et grand sympathique. Parvenue au niveau de la cinquième vertèbre cervicale, l'artère thyroïdienne inférieure, en se dirigeant en haut et en dedans, décrit une seconde courbure, disposée en sens opposé de la première, et qui croise en avant le nerf récurrent. En arrière, l'artère thyroïdienne inférieure répond à la trachée-artère, aux muscles prévertébraux et à l'artère vertébrale.

Branches collatérales. — L'artère thyroïdienne inférieure fournit de nombreuses branches collatérales, savoir : 1° l'*artère cervicale ascendante*, qui monte au-devant du scalène antérieur, et ensuite entre ce muscle et le droit antérieur de la tête, et peut être suivie jusqu'à la partie supérieure du cou. Cette artère fournit des rameaux aux muscles scalènes, droit antérieur de la tête et prévertébraux et des artérioles, qui traversant les trous de conjugaison, s'anastomosent avec les branches *spinales* de la vertébrale; 2° des *branches descendantes*, qui se distribuent aux muscles sous-hyoïdiens, à l'œsophage, à la trachée. Les branches, destinées à ce dernier conduit, descendent jusqu'à l'origine des bronches.

Branches terminales. — Parvenue au corps thyroïde, l'artère thyroïdienne inférieure se divise en trois branches : l'une passe entre le corps thyroïde et le cartilage cricoïde; l'autre se porte sur le bord externe; la troisième se perd dans le lobe latéral de cet organe. Toutes ces branches s'anastomosent entre elles, et avec celles de la thyroïdienne du côté opposé, enfin avec les branches des deux artères thyroïdiennes supérieures, collatérales des artères carotides externes.

MAMMAIRE INTERNE.

Cette artère, remarquable par la longueur de son trajet, a été examinée avec les parois du thorax; nous rappellerons ici que ses artères collatérales sont les thymiques ou médiastines antérieures, la phrénique supérieure, les inter-costales antérieures; que sa branche terminale externe s'anastomose avec les artères lombaires, et que sa branche interne s'anastomose avec l'épigastrique, collatérale de l'artère iliaque externe.

INTER-COSTALE SUPÉRIEURE.

Cette artère, que nous avons décrite avec les parois du thorax, fournit les deux ou trois premières inter-costales postérieures, et les deux ou trois artères dorso-spinales les plus élevées.

SCAPULAIRE SUPÉRIEURE.

Ce vaisseau, d'abord dirigé en bas et bientôt horizontalement derrière la clavicule, parvenu au bord supérieur de l'omoplate, passe au-dessus du ligament coracoïdien, ligament qui convertit en trou l'échancrure du bord supérieur de l'omoplate, pour arriver dans la fosse sus-épineuse et parvient ensuite dans la fosse sous-épineuse en contournant le bord externe de l'épine de l'omoplate. Dans ce trajet, l'artère scapulaire supérieure répond : *au cou,* en avant, au sterno-cléïdo-mastoïdien, à la clavicule; en arrière, à l'artère sous-clavière et au plexus bronchial; en bas, à la veine sous-clavière; enfin, elle se place avec le nerf sous-scapulaire sous le trapèze : *à l'épaule,* l'artère est située dans les fosses sus-épineuse et sous-épineuse entre les muscles et le périoste. L'artère scapulaire supérieure, après avoir fourni des rameaux à la peau et au muscle trapèze, après s'être anastomosée avec les autres vaisseaux scapulaires, se termine dans les muscles des fosses sus-épineuse et sous-épineuse.

SCAPULAIRE POSTÉRIEURE OU CERVICALE TRANSVERSE.

Cette artère a souvent une origine commune avec la scapulaire supérieure, elle parcourt transversalement le triangle sus-claviculaire, au-dessus du plexus brachial qu'elle traverse souvent, pour gagner l'angle supérieur et interne de l'omoplate, où elle se divise en deux branches, l'une *ascendante,* l'autre *descendante.* Ce vaisseau, situé superficiellement dans sa partie cervicale, est recouvert par la peau, le muscle peaucier et par le muscle omoplat-hyoïdien. La branche descendante, la plus volumineuse, descend le long du bord interne de l'omoplate, entre le rhomboïde et le grand dentelé, se distribue à ces muscles, et fournit quelques ramuscules aux muscles sus-épineux et sous-épineux; elle s'unit enfin aux deux autres scapulaires. La branche ascendante se perd dans les muscles angulaire de l'omoplate, trapèze et splénius.

ARTÈRE CERVICALE PROFONDE.

L'artère scapulaire profonde se dirige en arrière, en haut et en dehors, derrière le scalène antérieur, passe entre la première côte et l'apophyse transverse de la septième vertèbre cervicale, et se termine par deux branches; l'ascendante, fournit aux muscles grand complexus, transversaire épineux; la descendante, aux muscles de la partie postérieure du dos.

VEINE SOUS-CLAVIÈRE.

La veine sous-clavière continue la veine axillaire; elle commence à la clavicule, ou plutôt à l'aponévrose sous-claviculaire, et se termine en se réunissant à la veine jugulaire interne pour former le tronc veineux brachio-céphalique. Les veines sous-clavières ont toutes deux la même longueur, mais elles sont moins longues que les artères, leur trajet étant presque rectiligne.

Rapports. — Elle est en rapport : en avant, avec le muscle sous-clavier; en arrière, avec l'artère sous-clavière, dont elle est séparée en dedans par le scalène antérieur ; en bas, avec la première côte et la plévre; en haut, avec l'aponévrose cervicale, le muscle sterno-cléido-mastoïdien.

Collatérales. — La veine sous-clavière reçoit seulement l'*inter-costale droite* (qui souvent se jette même dans la grande azygos), une branche de la veine céphalique, et, près de son embouchure, les veines jugulaires externe et antérieure. La veine sous-clavière gauche reçoit, en outre, le canal thoracique, et la droite, la grande veine lymphatique.

Les veines qui correspondent aux artères collatérales fournies par l'artère sous-clavière se rendent (moins la veine inter-costale supérieure) le plus souvent dans le tronc veineux brachio-céphalique, et quelquefois dans la veine cave supérieure.

GANGLIONS ET VAISSEAUX LYMPHATIQUES.

Les ganglions lymphatiques du triangle sus-claviculaire sont *superficiels* et *profonds*. Les premiers sont situés sur le trajet de la veine jugulaire externe entre le peaucier et le sterno-cléido-mastoïdien ; les profonds, situés sur le trajet de la veine sous-clavière, sont moins nombreux que ceux que l'on observe autour de la veine jugulaire interne et de la carotide primitive. Ces ganglions forment, avec les ganglions faciaux, sous-maxillaires, axillaires et thoraciques, une chaîne non interrompue. Les vaisseaux lymphatiques, les uns *superficiels,* les autres *profonds,* reçus par les ganglions lymphatiques du triangle sus-claviculaire, viennent de toutes les parties du cou, du larynx, de la trachée et du corps thyroïde. Les vaisseaux lymphatiques de ce dernier sont les plus multipliés. Des ganglions du creux sus-claviculaire partent des vaisseaux lymphatiques qui s'ouvrent à droite, dans la grande veine lymphatique, et à gauche dans le canal thoracique.

NÉVROLOGIE.

Les nerfs du triangle sus-claviculaire sont, les uns *superficiels* et les autres *profonds*. Les premiers sont des branches du plexus cervical, nous les décrirons avec la peau de la région; les seconds sont les branches nerveuses qui forment le plexus brachial.

PLEXUS BRACHIAL.

Le plexus brachial est situé à son origine dans le triangle sus-claviculaire, et à sa terminaison dans le creux axillaire. Il est formé par les branches antérieures des quatre dernières paires cervicales (ces branches nerveuses passent entre les muscles intertransversaires et les scalènes) et par une branche volumineuse du premier nerf dorsal. Large à son origine et à sa terminaison, il devient plus étroit lorsqu'il passe entre le muscle sous-clavier et la première digitation du grand dentelé : il s'élargit de nouveau au niveau de l'articulation scapulo-humérale. Les branches nerveuses s'anastomosent entre elles de la manière suivante : la cinquième paire cervicale s'unit à la sixième paire pour former un seul tronc, qui bientôt se bifurque, la septième paire reste isolée jusqu'à la première côte et se bifurque à ce niveau; l'une de ses branches s'anastomose avec le tronc précédent, l'autre s'unit au tronc formé par la réunion de la huitième paire cervicale avec le premier nerf dorsal. De ces trois troncs principaux partent les branches terminales du plexus brachial.

Rapports. — Entre les muscles scalènes, le plexus du membre thoracique est placé au-dessus de l'artère sous-clavière : dans le triangle sus-claviculaire, il répond, en avant, à l'aponévrose sus-claviculaire, à l'artère sous-clavière (dans ce point la veine de ce nom est antérieure et accolée à l'artère), au faisceau claviculaire du sterno-cléido-mastoïdien, au peaucier, à la jugulaire externe, à la peau, et en arrière, au scalène postérieur. — Sous la clavicule, il est placé entre le muscle sous-clavier et la première portion du grand dentelé.—Dans le creux de l'aisselle, le plexus répond : en avant, à l'aponévrose coraco-claviculaire, au petit pectoral, au grand pectoral et à la peau ; en arrière, à l'interstice celluleux qui isole le sous-scapulaire du grand dentelé ; en dehors, au tendon du sous-scapulaire et à l'articulation scapulo-humérale ; en dedans, à la deuxième côte et à la deuxième digitation du grand dentelé ; en bas, à l'aponévrose et à la peau du creux axillaire.

Anastomoses. — Le plexus brachial communique, 1° avec le plexus cervical par la branche qui unit la quatrième à la cinquième paire ; 2° avec le ganglion cervical moyen et avec le ganglion cervical inférieur du système ganglionnaire.

Distribution. — Les branches qui émanent du plexus brachial se subdivisent en *collatérales* et en *terminales*. Les branches collatérales sont nombreuses ; les unes sont destinées à des muscles des régions dorsale et cervicale ; les autres aux muscles de l'épaule et des parois du creux axillaire. Les branches terminales sont au nombre de cinq : les nerfs *cutané interne*, *musculo-cutané*, *radial*, *médian* et *cubital*. Nous n'avons à décrire ici que les branches qui se rendent aux régions dorsale et cervicale ; les autres nerfs collatéraux et terminaux, seront exposés lorsque nous décrirons les parties auxquelles ces nerfs se distribuent.

NERFS COLLATÉRAUX DES RÉGIONS CERVICALE ET DORSALE.

Les filets nerveux qui se jettent dans les muscles intertransversaires et scalènes sont très grêles et en nombre indéterminé. Les nerfs des muscles angulaire et rhomboïde naissent, tantôt de la quatrième, tantôt de la cinquième paire cervicale ; tous deux contournent le scalène postérieur, celui de l'angulaire, pour pénétrer dans ce muscle par sa face profonde ; l'autre, celui du rhomboïde, s'engage sous ce muscle et s'épanouit en un grand nombre de filets.

PEAU ET APONÉVROSE SUS-CLAVICULAIRE.

La peau de cette région est très mobile, son glissement est dû à l'action du muscle *peaucier*. Sous ce muscle on rencontre, dans du tissu cellulaire lâche, les branches descendantes superficielles du plexus cervical ; en haut, la branche externe du nerf spinal, et en bas la fin de la jugulaire externe.

MUSCLE PEAUCIER.

Forme et *situation.* — Mince, large et quadrilatère, situé aux parties antérieures et latérales du cou.

Insertions. — 1° En bas, aux téguments de l'épaule et de la partie supérieure et antérieure du thorax ; 2° en haut, au bord inférieur et à la ligne oblique du maxillaire inférieur, à la peau de la joue et du menton.

Structure. — Les fibres charnues de ce muscle s'entre-croisent en bas avec celles du muscle du côté opposé, elles se dirigent ensuite en haut pour traverser le muscle triangulaire des lèvres, et concourir à former, 1° le *carré du menton,* 2° le *risorius de Santorini.* Quelques fibres du peaucier adhèrent au tégument qui recouvre la glande parotide et le muscle sterno-cléido-mastoïdien. Le bord antérieur du muscle peaucier est oblique de haut en bas et de dedans en dehors, et est uni à celui du côté opposé par l'aponévrose cervicale superficielle. Le bord postérieur de ce muscle se perd dans le tissu cellulaire de la partie latérale du cou.

Rapports. — Sa face *superficielle* est unie à la peau par du tissu cellulaire qui renferme, en général, peu de graisse. Sa face *profonde* a des rapports compliqués ; elle recouvre, en bas, les muscles deltoïde, grand pectoral, et la clavicule ; au milieu, le muscle sterno-cléido-mastoïdien, omoplat-hyoïdien, mylo-hyoïdien, digastrique, les artères carotides, les veines jugulaire interne et externe, les branches superficielles du plexus cervical ; à la face, les muscles buccinateur, masseter, triangulaire du menton. La même face recouvre encore les glandes sous-maxillaire, parotide et de nombreux ganglions lymphatiques.

Usages. — Il plisse le tégument du cou, il abaisse la lèvre inférieure, il peut concourir à abaisser la mâchoire inférieure.

VEINE JUGULAIRE EXTERNE.

Ce vaisseau, d'un calibre tres variable, est quelquefois double, il est ainsi nommé pour le distinguer des veines jugulaires antérieure et interne. Il a le plus souvent deux branches d'origine, l'une est une collatérale de la veine temporale, l'autre de la veine maxillaire interne. La veine jugulaire externe communique dès son origine, c'est-à-dire dans l'épaisseur de la glande parotide, avec la jugulaire interne; elle descend ensuite, en se dirigeant obliquement de haut en bas et de dedans en dehors, parallèlement aux fibres du muscle peaucier; elle est enlacée par des branches descendantes superficielles du plexus cervical, et elle traverse l'aponévrose du cou, près de son embouchure, pour venir s'ouvrir dans la veine sous-clavière. Cette veine est toujours munie d'une valvule près de son embouchure; la valvule obture incomplétement la lumière du vaisseau. La seconde valvule est inconstante. Ce vaisseau reçoit dans son trajet quelques petites branches qui l'unissent à la jugulaire antérieure, les veines *occipitales superficielles*, les veines scapulaires supérieures et postérieures, et les veines cutanées de la région qu'elle traverse.

NERFS SUS-CLAVICULAIRE ET SUS-ACROMIEN.

La branche nerveuse *sus-claviculaire* naît de la quatrième paire cervicale; elle descend, en croisant à angle très aigu, le sterno-cléido-mastoïdien, traverse le triangle sus-claviculaire, en abandonnant quelques filets cutanés, pour arriver à la clavicule et se diviser en un grand nombre de rameaux : les uns se distribuent, après avoir perforé l'aponévrose cervicale, au tégument de la partie supérieure du thorax; les autres perforent le muscle peaucier pour fournir des ramifications à la peau qui recouvre le grand pectoral jusqu'au niveau de la troisième côte.

La branche nerveuse *sus-acromiale* naît, comme la précédente, de la quatrième paire cervicale; elle se subdivise, à une hauteur très variable, en rameaux qui se portent directement en dehors, et vont se distribuer au tégument qui recouvre l'épaule jusqu'au voisinage du tendon du muscle grand pectoral.

MYOLOGIE DU MEMBRE THORACIQUE.

1° MUSCLES DE L'ÉPAULE.

Les muscles de l'épaule sont au nombre de six : le deltoïde, le sus-épineux, le sous-épineux, le petit rond, le grand rond et le sous-scapulaire.

DELTOÏDE.

Forme et *situation.* — Épais et triangulaire, en forme de V ouvert en haut, il est situé à la partie externe et supérieure de l'épaule.

Insertions.—1° En haut, par des fibres aponévrotiques, d'autant plus longues qu'elles sont plus postérieures, à toute la longueur de la lèvre inférieure de l'épine de l'omoplate, à l'apophyse acromion, à toute la partie concave du bord antérieur de la clavicule, — 2° en bas, à l'empreinte deltoïdienne, par trois tendons plus apparents sur la face profonde que sur la face superficielle du muscle.

Structure.—Presque en totalité charnues, les fibres antérieures de ce muscle se dirigent en arrière et en bas, les postérieures en sens opposé, les moyennes verticalement.

Rapports.—Sa face superficielle est recouverte par une lame cellulo-fibreuse, très adhérente, qui se continue en bas avec l'aponévrose brachiale. Sa face profonde recouvre l'articulation scapulo-humérale, la grosse tubérosité et le tiers supérieur de la face externe de l'humérus, l'apophyse coracoïde et les muscles coraco-brachial, biceps, petit pectoral, sus-épineux, sous-épineux, le grand rond, le petit rond, le ligament acromio-coracoïdien, le nerf et les vaisseaux circonflexes.

Usages. —Le deltoïde est élévateur du bras par la contraction de toutes ses fibres; il en est de même si les fibres moyennes se contractent seules : il porte le bras en haut et en avant par ses fibres antérieures, et le tire en haut et en arrière par les postérieures. Si le bras est fixé et élevé, comme dans l'action de grimper, le deltoïde devient, en se contractant, élévateur de l'épaule et du tronc.

SUS-ÉPINEUX.

Forme et *situation.*—Triangulaire, assez épais, et situé dans la fosse sus-épineuse.

Insertions. — 1° En dedans, aux deux tiers internes de la fosse sus-épineuse; — 2° en dehors, à la facette la plus élevée de la grosse tubérosité de l'humérus, par un tendon qui se confond en partie avec la capsule de l'articulation scapulo-humérale.

Structure.—Charnu, excepté à son insertion humérale.

Rapports. — Il est recouvert par l'aponévrose sus-épineuse, par le trapèze, le ligament coraco-acromien, la clavicule et le deltoïde; il recouvre la fosse sus-épineuse, le bourrelet glénoïdien, le nerf et les vaisseaux scapulaires supérieurs.

Usages.—Élévateur de l'épaule, le muscle sus-épineux fixe solidement la tête de l'humérus dans la cavité glénoïde.

SOUS-ÉPINEUX.

Forme et *situation*. —Triangulaire, assez épais, situé dans la fosse sous-épineuse.

Insertions. — 1° En dedans, aux deux tiers internes de la fosse sus-épineuse par des fibres aponévrotiques très courtes, et à une aponévrose qui le sépare du petit rond;—2° en dehors, à la facette moyenne de la grosse tubérosité de l'humérus, par un tendon qui confond ses fibres avec celles de la capsule de l'articulation scapulo-humérale.

Structure. —Les fibres de ce muscle sont charnues, excepté à leur insertion humérale; les supérieures sont horizontales, les inférieures obliques de haut en bas et de dedans en dehors.

Rapports. —En avant, avec la fosse sus-épineuse, en arrière avec l'aponévrose sous-épineuse. Cette aponévrose, qui donne insertion à quelques fibres du sous-épineux, isole ce muscle du deltoïde, du trapèze, du grand dorsal et de la peau.

Usages. — Il porte d'abord le bras dans la rotation en dedans, et il le dirige ensuite en arrière; il s'oppose aux déplacements de la tête de l'humérus.

PETIT ROND.

Forme et *situation.* — Allongé et peu volumineux; il est situé au-dessous du précédent, sur le bord externe de l'omoplate.

Insertions. — 1° En dedans, dans la fosse sous-épineuse et sur la lèvre postérieure du bord axillaire du scapulum, dans ses deux tiers supérieurs, entre le sous-épineux qui est au-dessus, et le grand rond qui est au-dessous; —2° en dehors, à la facette inférieure de la grosse tubérosité de l'humérus, par un petit tendon.

Structure.—Les fibres de ce muscle sont charnues, excepté aux insertions; elles sont obliques de bas en haut, et de dedans en dehors.

Rapports. — Par sa face postérieure, le muscle petit rond a les mêmes rapports que le sous-épineux; il répond, en avant, au tendon du muscle sous-scapulaire, et à la longue portion du triceps brachial.

Usages. — Les mêmes que ceux du muscle sous-scapulaire.

GRAND ROND.

Forme et *situation.*— Long et aplati, plus volumineux que le précédent; il concourt à former la paroi postérieure du creux axillaire.

Insertions. — 1° En dedans, à la surface quadrilatère de la partie inférieure du bord axillaire de l'omoplate, et à une cloison aponévrotique qui l'isole du muscle petit rond;— 2° en dehors, par un large tendon qui se confond en grande partie avec celui du grand dorsal, à la lèvre postérieure de la coulisse bicipitale, et sur un plan postérieur au tendon du grand dorsal.

Structure. —Les fibres charnues de ce muscle sont obliques de haut en bas et de dedans en dehors.

Usages.— Le grand rond, que l'on peut considérer comme un faisceau de renforcement du grand dorsal, est, comme ce muscle, adducteur et rotateur du bras en dedans.

SOUS-SCAPULAIRE.

Forme et *situation.* — Triangulaire, placé dans la fosse sous-scapulaire, il concourt à former la paroi postérieure du creux de l'aisselle.

Insertions.— 1° En dedans, aux deux tiers internes de la fosse sous-scapulaire, par des lames aponévrotiques qui s'attachent aux crêtes que présente cette fosse et à la lèvre antérieure du bord axillaire; — 2° en dehors, par un tendon qui s'implante sur la petite tubérosité de l'humérus, et se confond en partie avec le bourrelet glénoïdien.

Structure.—Les fibres charnues de ce muscle, que recouvre l'aponévrose sous-scapulaire, lame cellulo-fibreuse qui complète son engaînement, se portent, les supérieures horizontalement, et les autres, d'autant plus obliquement en haut et en dehors qu'elles sont plus inférieures.

Rapports. — En arrière, avec la fosse sous-épineuse, la longue portion du triceps brachial et l'articulation scapulo-humérale ; en avant, avec le deltoïde, le coraco-brachial, la courte portion du biceps, le grand dentelé, les vaisseaux axillaires, le plexus brachial, le tissu cellulaire et les ganglions du creux de l'aisselle.

Usages. — Il est rotateur du bras en dedans; il maintient fortement l'articulation scapulo-humérale.

2° MUSCLES DU BRAS.

Les muscles du bras forment deux régions : l'*antérieure* comprend le coraco-brachial, le biceps et le brachial antérieur; la *postérieure* est constituée par un seul muscle, le triceps brachial.

CORACO-BRACHIAL.

Forme et *situation.* — Aplati de dehors en dedans, plus épais en haut qu'en bas; situé à la partie interne et supérieure du bras.

Insertions. — 1° En haut, au sommet de l'apophyse coracoïde par un tendon qui est confondu avec celui de la courte portion du biceps; — 2° en bas, à la partie moyenne de la face interne de l'humérus.

Structure. — Les fibres charnues sont un peu obliques de haut en bas, de dedans en dehors et d'arrière en avant; il est tendineux à ses deux extrémités.

Rapports. — En avant, avec les muscles grand pectoral, biceps et deltoïde; en arrière, avec les muscles sous-scapulaire, grand dorsal et grand rond. L'artère et les veines humérales, placées d'abord à la face postérieure, longent le bord interne et ensuite la face antérieure de ce muscle. Le coraco-brachial est souvent perforé par le nerf musculo-cutané.

Usages. — Il élève le bras et le porte en dedans et en avant.

BICEPS BRACHIAL.

Forme et *situation.* — Allongé, épais à sa partie moyenne, simple inférieurement, divisé en deux faisceaux supérieurement, il occupe la région antérieure du bras.

Insertions. — 1° En haut, sa *longue portion* s'insère au sommet de la cavité glénoïde, en se confondant avec le bourrelet glénoïdien; sa *courte portion* est insérée au sommet de l'apophyse coracoïde par un tendon qui lui est commun avec le coraco-brachial; — 2° en bas, à la partie la plus reculée de la tubérosité bicipitale du radius.

Structure.—Charnu à sa partie moyenne, tendineux à ses extrémités. Le tendon de la longue portion, arrondi, se contourne sur la tête de l'humérus, traverse, entouré par la synoviale, d'arrière en avant, l'articulation scapulo-humérale, pour arriver dans la coulisse bicipitale; dans cette coulisse il est accompagné par un prolongement de la synoviale de cette articulation; il s'épanouit ensuite à la face antérieure des fibres charnues. L'insertion de la courte portion a lieu par un tendon aplati, épais, mais beaucoup plus court que le précédent. L'intervalle celluleux qui isole les fibres charnues des deux portions du biceps finit par disparaître. Le tendon inférieur, qui se montre un peu au-dessus de l'articulation du coude, va s'insérer à la partie la plus postérieure de la tubérosité bicipitale du radius, après avoir glissé à l'aide d'une bourse muqueuse sur la partie antérieure de cette tubérosité. Le tendon terminal envoie une expansion mince, le plus souvent fibreuse et quelquefois celluleuse, qui se confond avec l'aponévrose antibrachiale.

Rapports. — La courte portion du biceps répond en avant au muscle grand pectoral; en arrière aux tendons des muscles sous-scapulaire, grand rond et grand dorsal; en dedans au coraco-brachial et en dehors au deltoïde. La longue portion, recouverte en avant par le deltoïde et le grand pectoral, répond en arrière à l'articulation scapulo-humérale et à la coulisse bicipitale. — Lorsque les deux portions du biceps sont confondues, le biceps, recouvert en avant et en dehors par l'aponévrose brachiale, recouvre le brachial antérieur et est longé en dedans par l'artère brachiale, par les deux veines satellites de ce vaisseau et par le nerf médian.

Usages. — Si le biceps prend son point fixe supérieurement, il porte d'abord l'avant-bras dans la supination et le fléchit ensuite sur le bras. Le mouvement de supination est dû à l'enroulement de son tendon autour de la tubérosité bicipitale. Si l'avant-bras est fixé, il fléchit l'avant-bras sur le bras. Enfin ce muscle est tenseur de l'aponévrose antibrachiale.

BRACHIAL ANTÉRIEUR.

Forme et *situation.* — Aplati, allongé, placé à la partie antérieure des deux tiers inférieurs de l'humérus, derrière le biceps.

Insertions. — 1° En haut, aux faces externe et interne de l'humérus, et aux trois bords de cet os, depuis l'empreinte deltoïdienne, en embrassant l'insertion du deltoïde, jusqu'au voisinage de l'articulation du coude ; — 2° en bas, aux rugosités qui sont situées au-dessous de l'apophyse coronoïde du cubitus.

Structure. — Les insertions humérales ont lieu par des fibres aponévrotiques très courtes ; le tendon cubital, qui se porte en bas et en dedans, commence assez haut et est surtout développé à la face antérieure de ce muscle.

Rapports. — La face antérieure est en rapport avec le biceps; en dedans cette face répond à l'aponévrose inter-musculaire interne qui l'isole du nerf cubital et du triceps, au nerf médian, à l'artère humérale, aux veines satellites de ce vaisseau; en dehors au longsupinateur et au premier radial externe. La face postérieure, concave, embrasse l'humérus et contribue à consolider les rapports de l'articulation du coude.

Usages. — Il est fléchisseur de l'avant-bras sur le bras ou du bras sur l'avant-bras.

TRICEPS BRACHIAL.

Forme et *situation.* — Allongé, simple en bas, il est divisé en haut en *trois portions ;* il est situé sur les parties postérieures et latérales du bras.

Insertions. — Supérieurement, 1° par sa *longue portion* ou *portion moyenne,* à une saillie ou à une dépression située au-dessous de la cavité glénoïde ; 2° par sa *portion externe* ou *vaste externe,* à la face postérieure de l'humérus, au-dessus de la gouttière radiale et à l'aponévrose intermusculaire interne ; 3° par sa *portion interne* ou *vaste interne,* à la face postérieure de l'humérus, au-dessous de la gouttière radiale et à l'aponévrose intermusculaire interne ; — inférieurement, à la base de l'olécrane, par un large tendon aplati et très fort qui est séparé de cette éminence par une bourse synoviale.

Structure. — Les fibres de ce muscle sont charnues, excepté aux insertions; celles de la longue portion sont verticales, celles du vaste externe se dirigent obliquement en bas et en dedans, celles du vaste interne descendent obliquement en dehors. Les trois faisceaux se réunissent au niveau du tiers inférieur du bras.

Rapports. — La face postérieure du triceps brachial est recouverte par la peau et par l'aponévrose brachiale; sa face antérieure recouvre l'humérus, l'artère humérale profonde et le nerf radial. La longue portion, située entre les deux muscles ronds, est recouverte en arrière par le deltoïde et est séparée de l'humérus par les vaisseaux et les nerfs circonflexes.

Usages. — Ce muscle étend l'avant-bras sur le bras; s'il prend son point fixe à l'olécrane, il étend au contraire le bras sur l'avant-bras.

3° MUSCLES DE L'AVANT-BRAS.

Les muscles de l'avant-bras sont au nombre de vingt; on les divise en trois régions : une région *antérieure*, une région *postérieure* et une région *externe*.

La région antérieure se subdivise en quatre couches : deux couches *superficielles* et deux couches *profondes* superposées.

PREMIÈRE COUCHE DE LA RÉGION ANTÉRIEURE DE L'AVANT-BRAS.

Quatre muscles forment la première couche superficielle : le *rond pronateur*, le *grand palmaire*, le *petit palmaire* et le *cubital antérieur*.

ROND PRONATEUR.

Forme et *situation.* — Situé à la partie antérieure et supérieure de l'avant-bras.

Insertions. — 1° En haut, au bord interne de l'humérus, un peu au-dessus de l'épitrochlée, à l'épitrochlée et aux cloisons fibreuses qui le séparent du cubital antérieur et du fléchisseur sublime, à l'apophyse coronoïde du cubitus par un petit faisceau séparé du reste du muscle par le nerf médian. — 2° En bas, par un tendon aplati qui s'enroule autour du radius et qui se fixe à la dépression de la partie moyenne de la face externe de cet os.

Structure. — Ce muscle est seulement tendineux à ses extrémités, ses fibres sont obliques de haut en bas et de dedans en dehors.

Rapports. — Il est recouvert à son extrémité supérieure par l'aponévrose anti-brachiale, par le long supinateur, les radiaux externes, l'artère radicale et le nerf radial. Il recouvre le brachial antérieur, les fléchisseurs des doigts, l'artère cubitale et le nerf médian. Il concourt, avec les muscles de la région externe, à limiter la dépression du pli du coude.

Usages. — S'il prend son point fixe sur l'épitrochlée, il tourne d'abord l'avant-bras et la main dans la pronation, et il devient ensuite fléchisseur de l'avant-bras sur le bras; si le radius est préalablement fixé, il est fléchisseur du bras.

GRAND PALMAIRE OU RADIAL ANTÉRIEUR.

Forme et *situation.* — Allongé et fusiforme; il est situé en dedans du précédent à la région antérieure de l'avant-bras.

Insertions. — 1° en haut, à l'épitrochlée par un tendon qui lui est commun avec le rond pronateur, le petit palmaire et le cubital antérieur; — 2° en bas, à l'extrémité supérieure et antérieure du deuxième métacarpien.

Structure. — Charnu dans ses deux tiers supérieurs, moins à son insertion à l'épitrochlée, le grand palmaire est tendineux dans son tiers inférieur. Son tendon aplati, succède aux fibres charnues, légèrement obliques de haut en bas et de dedans en dehors, et traverse un canal lubrifié par une synoviale; ce canal est formé en arrière par le scaphoïde et le trapèze, en avant par le ligament annulaire antérieur du carpe.

Rapports. — Recouvert en avant par l'aponévrose antibrachiale et par la peau; il recouvre le fléchisseur sublime et le long fléchisseur propre du pouce, il répond en dehors au rond pronateur et en dedans au rond pronateur.

Usages. — Ce muscle fléchit la main sur l'avant-bras.

PETIT PALMAIRE.

Forme et *situation.* — Allongé et fusiforme; situé en dedans du précédent à la région antérieure de l'avant-bras.

Insertions. — 1° En haut, à l'épitrochlée, par le tendon commun aux muscles de la région antérieure et superficielle, et aux cloisons intermusculaires qui l'isolent des muscles voisins ; — 2° en bas, à la partie antérieure du ligament annulaire antérieur du carpe.

Structure. — Charnu dans son tiers supérieur, ce muscle, qui manque quelquefois, est tendineux dans ses deux tiers inférieurs.

Rapports. — En avant, avec l'aponévrose antibrachiale et la peau ; en arrière, avec le fléchisseur sublime ; en dehors avec le grand palmaire ; en dedans, avec le cubital antérieur.

Usages. — Tenseur de l'aponévrose palmaire, il fléchit la main sur l'avant-bras, ou l'avant-bras sur la main.

CUBITAL ANTÉRIEUR.

Forme et situation. — Allongé, fusiforme, situé en dedans du précédent.

Insertions. — 1° En haut, au tendon commun des muscles superficiels et antérieurs de l'avant-bras ; au bord interne de l'épitrochlée (ces deux insertions sont séparées l'une de l'autre par le passage du nerf cubital) ; — 2° en bas, à la partie antérieure et inférieure du pisiforme.

Structure. — Le muscle cubital antérieur, recouvert en arrière par une forte aponévrose, se termine par un tendon arrondi qui occupe son tiers inférieur.

Rapports. — En avant, avec l'aponévrose antibrachiale et la peau ; en arrière, avec les deux fléchisseurs communs des doigts et le carré pronateur. Ce muscle est longé, en dehors, par l'artère cubitale et par le nerf de ce nom.

Usages. — Adducteur et fléchisseur de la main sur l'avant-bras ; ce muscle fléchit l'avant-bras sur le bras, si la main est fixée.

DEUXIÈME COUCHE SUPERFICIELLE.

La deuxième couche superficielle antérieure se compose d'un seul muscle, le *fléchisseur sublime*.

FLÉCHISSEUR SUBLIME OU SUPERFICIEL DES DOIGTS.

Forme et situation. — Aplati et large en haut et surtout à l'union de son tiers supérieur avec ses deux tiers inférieurs, il est situé en arrière des muscles précédents.

Insertions. — 1° En haut, au tendon épitrochléen et à l'apophyse coronoïde du cubitus et au bord antérieur du radius, depuis la tubérosité bicipitale jusqu'à la dépression du rond pronateur; — 2° en bas, aux bords des deuxièmes phalanges des quatre derniers doigts.

Structure. — Les fibres charnues de ce muscle naissent en haut par des fibres aponévrotiques assez courtes, elles se subdivisent en bas en deux faisceaux, l'un antérieur, l'autre postérieur. Le faisceau antérieur, aponévrotique en arrière, donne naissance aux tendons des doigts médius et index; le faisceau postérieur, aponévrotique en avant, est l'origine des tendons des doigts annulaire et auriculaire. Les quatre tendons de ce muscle, après avoir traversé le ligament annulaire antérieur du carpe, s'écartent les uns des autres, s'engagent dans les gaînes ostéo-fibreuses qui leur sont destinées, s'aplatissent, en se creusant en gouttière au niveau de la première phalange et se bifurquent ensuite pour laisser passer les tendons du fléchisseur commun profond. Les bandelettes, qui résultent de la bifurcation de chaque tendon, se réunissent en arrière du tendon correspondant du fléchisseur commun profond, mais se séparent bientôt pour se fixer isolément aux bords des deuxièmes phalanges.

Rapports. — A l'avant-bras, le fléchisseur sublime répond, en avant aux muscles de la première couche superficielle, à l'artère cubitale, aux nerfs cubital et médian; en arrière, aux muscles long fléchisseur propre du pouce, et fléchisseur commun profond des doigts. — A la main, les tendons de ce muscle sont en rapport; en avant, avec l'aponévrose palmaire, l'arcade palmaire superficielle; en arrière, avec les tendons du fléchisseur commun profond et avec les muscles lombricaux.

Usages. — En prenant son point fixe en haut, le fléchisseur sublime fléchit les deuxièmes phalanges sur les premières, ces dernières sur les métacarpiens, et ensuite la main sur l'avant-bras; en prenant son point fixe sur la main, il la fléchit sur l'avant-bras.

PREMIÈRE COUCHE PROFONDE.

La première couche profonde comprend deux muscles, le *fléchisseur commun profond des doigts* et le *long fléchisseur propre du pouce.*

FLÉCHISSEUR COMMUN PROFOND DES DOIGTS.

Forme et *situation.* — Plus épais en haut qu'en bas; il est situé en arrière du précédent, en dedans du long fléchisseur propre du pouce.

Insertion. — 1° En haut, aux trois quarts supérieurs des faces antérieure et interne du cubitus et au ligament inter-osseux; — 2° en bas, par quatre tendons, à la partie antérieure de la base des troisièmes phalanges des quatre derniers doigts.

Structure. — Les insertions supérieures de ce muscle ont lieu par des fibres aponévrotiques très courtes; elles donnent naissance à quatre tendons qui perforent les tendons du fléchisseur superficiel, d'arrière en avant, pour se terminer à l'extrémité antérieure et supérieure des dernières phalanges.

Rapports. — A l'avant-bras, le fléchisseur commun profond des doigts est recouvert par le fléchisseur sublime, le cubital antérieur, par les nerfs médian et cubital et par l'artère cubitale, et il recouvre le carré pronateur, les vaisseaux et les nerfs interosseux antérieurs. — Après avoir passé sous le ligament annulaire antérieur du carpe, les tendons de ce muscle sont séparés par les muscles lombricaux, et sont recouverts par l'aponévrose palmaire; ils recouvrent l'arcade palmaire profonde, le muscle interosseux et les phalanges.

Usages. — Ce muscle fléchit successivement la troisième phalange sur la seconde, celle-ci sur la première, la première sur le métacarpe, les métacarpiens sur la seconde rangée du carpe sur la première, et enfin le poignet sur l'avant-bras.

LONG FLÉCHISSEUR DU POUCE.

Forme et *situation.* — Plus épais en haut qu'en bas; il est situé en dehors du fléchisseur commun profond des doigts.

Insertions. — 1° En haut, aux trois quarts supérieurs de la face antérieure du radius et du ligament interosseux; — 2° en bas, à l'extrémité antérieure de la seconde phalange du pouce.

Structure. — Les fibres charnues de ce muscle, attachées en haut par des fibres aponévrotiques très courtes, se terminent par un tendon arrondi.

Rapports. — A l'avant-bras, en avant, avec le fléchisseur sublime, le grand palmaire, le long supinateur, l'artère radiale et le nerf radial; en arrière, avec le ligament inter-osseux, le carré pronateur; — à la main, le tendon de ce muscle, qui a passé sous le ligament annulaire antérieur du carpe, traverse une gouttière formée par les muscles de l'éminence thénar.

Usages. — Il fléchit la seconde phalange du pouce sur la première, et celle-ci sur le premier métacarpien; mais en même temps il dirige le pouce en dedans, et il est ainsi un muscle opposant de ce doigt.

DEUXIÈME COUCHE PROFONDE.

La deuxième couche profonde antérieure est formée par un seul muscle, le *carré pronateur*.

CARRÉ PRONATEUR.

Forme et *situation.* — Quadrilatère, situé profondément à la partie antérieure de l'avant-bras.

Insertions. — 1° En dedans, au quart inférieur du bord interne et de la face antérieure du cubitus; — 2° en dehors, au quart inférieur du bord externe et de la face antérieure du cubitus.

Structure. — Aponévrotique en dedans, charnu en dehors.

Rapports. — En avant, avec le fléchisseur commun des doigts, le long fléchisseur du pouce, le grand palmaire, le cubital antérieur, les artères cubitale et radiale; en arrière, avec le radius, le cubitus et le ligament inter-osseux.

Usages. — Il tourne le radius en dehors, et porte ainsi l'avant-bras dans la supination.

COUCHE POSTÉRIEURE ET SUPERFICIELLE.

La couche superficielle postérieure de l'avant-bras comprend quatre muscles : l'*extenseur commun des doigts*, l'*extenseur propre du petit doigt*, le *cubital postérieur* et l'*anconé*.

EXTENSEUR COMMUN DES DOIGTS.

Forme et *situation.* — Allongé simple en haut, divisé inférieurement en quatre parties, situé à la partie postérieure de l'avant-bras et à la région dorsale de la main.

Insertions. — 1° En haut, à la partie postérieure de l'épicondyle, et aux cloisons intermusculaires qui le séparent des muscles deuxième radial externe, extenseur propre du petit doigt et court supinateur ; — 2° en bas, aux secondes et troisièmes phalanges des quatre derniers doigts.

Structure. — Ce muscle, recouvert en haut par une gaîne aponévrotique formée par ses fibres d'origine et en partie par l'aponévrose antibrachiale, se divise bientôt en quatre tendons qui passent au-dessous du ligament annulaire dorsal du carpe, dans une coulisse de la face postérieure du radius ; ces tendons, parvenus au métacarpe, communiquent entre eux par des expansions fibreuses, s'aplatissent sur la face postérieure des premières phalanges où ils reçoivent les tendons des muscles lombricaux, et se divisent ensuite en trois faisceaux : le moyen, le plus large, s'insère sur la deuxième phalange, les deux latéraux, se réunissant entre eux, avant de se fixer sur la troisième phalange.

Rapports. — A l'avant-bras, — en arrière, avec l'aponévrose antibrachiale qui lui fournit des insertions, avec les quatre muscles de la couche profonde postérieure ; en dedans, avec l'extenseur propre du petit doigt et le cubital postérieur ; — au poignet, en arrière, avec le ligament annulaire du carpe ; en avant, avec la coulisse du radius et l'articulation radio-carpienne ; — à la main, en avant, avec les métacarpiens ; en arrière, avec une lame cellulo-fibreuse qui le sépare de la peau ; — aux doigts, en avant, avec les phalanges ; en arrière, avec la peau.

Usages. — L'extenseur commun des doigts étend les troisièmes phalanges sur les secondes, celles-ci sur les premières, les premières phalanges sur les métacarpiens, enfin la main sur l'avant-bras.

EXTENSEUR PROPRE DU PETIT DOIGT.

Forme et situation. — Allongé, très grêle, situé en dedans de l'extenseurs commun.

Insertions. — Confondu, en haut et en bas, avec le précédent.

Structure. — Le tendon de ce petit muscle s'isole, vers la partie moyenne de l'avant-bras, du faisceau de l'extenseur commun, s'engage sous le ligament annulaire dorsal du carpe où il est placé dans une coulisse particulière, et, parvenu sur le dos du petit doigt, il se réunit au tendon que l'extenseur commun envoie au petit doigt, et se termine avec lui aux seconde et troisième phalanges de l'auriculaire.

Rapports. — A l'avant-bras, en arrière, avec la peau et l'aponévrose antibrachiale; en avant, avec les muscles de la couche profonde postérieure; en dehors, avec l'extenseur commun des doigts, l'articulation radio-cubitale inférieure ;— à la main, il a les mêmes rapports que les tendons de l'extenseur commun.

Usages. — Les connexions qui existent entre l'extenseur commun des doigts et l'extenseur propre du petit doigt, rendent difficile l'extension isolée de ce dernier doigt.

CUBITAL POSTÉRIEUR.

Forme et *situation.* — Allongé, semi-penniforme, situé en dedans du précédent.

Insertions. — 1° En haut, confondu avec les autres muscles superficiels et postérieurs ; — 2° en bas, à l'extrémité supérieure et interne du cinquième métacarpien.

Structure. — Il reçoit des fibres aponévrotiques provenant, les unes de l'aponévrose antibrachiale, les autres des cloisons intermusculaires, le tendon terminal reçoit les fibres charnues par sa face antérieure.

Rapports. — A l'avant-bras : il est en rapport : en avant, avec l'aponévrose ; en arrière, avec les muscles de couche profonde postérieure, et avec le court supinateur. — Au poignet : il traverse la coulisse située en arrière de l'apophyse styloïde du cubitus, coulisse transformée en canal par une gaîne fibreuse qui accompagne le tendon jusqu'au cinquième métacarpien.

Usages. — Extenseur et adducteur de la main sur l'avant-bras.

ANCONÉ.

Forme et *situation.* — Triangulaire, aplati, situé à la partie supérieure et postérieure du coude.

Insertions. — 1° En haut, au tendon commun, et par un tendon distinct du précédent à l'épitrochlée ; — 2° en bas, à la face postérieure du cubitus, au-dessus de la ligne oblique de cet os.

Structure. — Les fibres supérieures sont transversales; les inférieures obliques de haut en bas et de dehors en dedans.

Rapports. — Séparé en haut du tendon du triceps par une couche celluleuse très mince, recouvert en arrière par l'aponévrose antibrachiale, l'anconé est appliqué sur l'articulation du coude.

Usages.—Extenseur de l'avant-bras sur le bras, et réciproquement.

COUCHE PROFONDE POSTÉRIEURE.

Les muscles de la couche profonde postérieure de l'avant-bras sont au nombre de quatre: l'*extenseur propre de l'index*, le *long extenseur du pouce*, le *court extenseur* et le *grand abducteur du pouce.*

EXTENSEUR PROPRE DE L'INDEX.

Forme et *situation.*—Allongé, situé à la partie postérieure et interne de l'avant-bras.

Insertions. — 1° En haut, à la partie interne de la face postérieure du cubitus et du ligament inter-osseux; — 2° en bas, aux deuxième et troisième phalanges de l'index.

Structure. — Charnu supérieurement, tendineux inférieurement; son tendon s'engage dans la couleur des tendons de l'extenseur commun, et se confond avec celui qu'envoie à l'index ce dernier muscle.

Rapports. — Recouvert par les muscles de la couche postérieure superficielle; il est appliqué sur le cubitus, le ligament inter-osseux, sur le radius et sur le dos de la main.

Usages. — Extenseur de l'index sur la main, et de la main sur l'avant-bras.

LONG EXTENSEUR DU POUCE.

Forme et *situation.* — Plus épais à sa partie moyenne qu'à ses extrémités, situé en dehors du précédent.

Insertions. — 1° En haut, à la face postérieure du cubitus, en dehors du précédent et au ligament inter-osseux; — 2° en bas, à la partie supérieure et postérieure de la seconde phalange du pouce.

Structure. — La même que celle de l'extenseur de l'index.

Rapports. — Semblables à ceux du court extenseur du même doigt.

Usages. — Il étend la seconde phalange sur la première, celle-ci sur le métacarpien du pouce, et le métacarpien sur la main.

COURT EXTENSEUR DU POUCE.

Forme et *Situation.* — De même forme que le long extenseur du pouce; il est placé en dehors de ce muscle.

Insertions. — 1° En haut, à la face postérieure, au-dessous et en dehors du précédent, au ligament interosseux, au radius; — 2° en bas, à la partie postérieure et supérieure de la première phalange du pouce.

Structure. — Aux fibres charnues succède un tendon très grêle qui glisse avec celui du grand abducteur du pouce dans la coulisse que présente en dehors la base de l'apophyse styloïde du radius, et qui, avant de se terminer, envoie une expansion fibreuse au tendon du long extenseur du pouce.

Rapports. — En arrière, avec l'aponévrose antibrachiale, l'extenseur commun des doigts, l'extenseur du petit doigt; au dehors et en avant avec le ligament interosseux, le radius, les tendons des deux radicaux externes qu'il croise obliquement. Ce tendon est saillant, et sous-cutané en arrière.

Usages. — Il étend successivement la première phalange, le premier métacarpien et la main.

GRAND ABDUCTEUR DU POUCE.

Forme et *Situation.* — Allongé et aplati supérieurement, tendineux inférieurement, situé en dehors du précédent.

Insertions. — 1° En haut, à la face postérieure du cubitus, au ligament interosseux, au tiers moyen de la face postérieure du radius; — 2° en bas, au côté externe de l'extrémité supérieure du premier métacarpien.

Structure. — Les fibres charnues de ce muscle sont obliques de haut en bas, et de dehors en dedans; elles se terminent par un tendon qui traverse, avec le court extenseur du pouce, la coulisse creusée sur l'apophyse styloïde du radius.

Rapports. — Semblables à ceux des extenseurs du pouce. Avec le tendon du court extenseur du pouce, il forme un relief très saillant quand on étend le pouce et qu'on le porte dans l'abduction.

Usages. — Il porte le pouce et le métacarpien dans l'extension et dans l'abduction.

RÉGION EXTERNE.

La région externe est formée par quatre muscles superposés, savoir de dehors en dedans, le *long supinateur*, le *premier radial externe*, le *deuxième radial externe* et le *court supinateur*.

LONG SUPINATEUR.

Forme et *Situation.* — Aplati de dehors en dedans, et placé superficiellement à la partie externe de l'avant-bras.

Insertions. — 1° En haut, au bord externe de l'humérus, depuis la gouttière radiale, entre le brachial antérieur et le triceps, et à l'aponévrose intermusculaire externe ; — 2° en bas, à la base de l'apophyse coronoïde du radius.

Structure. — Charnu supérieurement, tendineux inférieurement.

Rapports. — Au bras, en avant, avec le brachial antérieur, le nerf radial et l'artère humérale profonde ; en arrière, avec le triceps dont il est séparé par l'aponévrose intermusculaire interne. — A l'avant-bras, en dehors, avec l'aponévrose et la peau ; en dedans, avec le premier radial externe, le rond pronateur, le fléchisseur sublime et le radius. Son bord interne est longé par l'artère radiale, les veines de ce nom et par la branche antérieure du nerf radial.

Usages. — Ce muscle n'est pas seulement supinateur, car lorsque la supination a eu lieu, il concourt à la flexion de l'avant-bras sur le bras.

PREMIER RADIAL EXTERNE.

Forme et *Situation.* — De même forme que le précédent et placé au-dessous de lui.

Insertions. — 1° En haut, au bord inférieur de l'humérus, dans une étendue de deux travers de doigt, au-dessous du long spinateur et à la partie la plus élevée de l'épicondyle ; — 2° en bas, à l'extrémité supérieure et postérieure du deuxième métacarpien.

Structure. — Il s'insère en haut par des fibres aponévrotiques très courtes ; son tendon inférieur surtout apparent au dehors naît dans l'épaisseur des fibres charnues ; vertical à son origine, ce tendon se dirige obliquement en arrière à l'union du quart inférieur avec les trois quarts inférieurs de l'avant-bras, pour glisser dans la coulisse du radius et se terminer au métacarpien de l'index.

Rapports. — En dehors, avec le long supinateur, l'aponévrose antibrachiale; plus bas, il est croisé très obliquement, d'abord par les tendons réunis des muscles grand abducteur et court extenseur du pouce, et ensuite par le tendon du long extenseur du même doigt; en dedans, il recouvre le deuxième radial externe, le radius, l'articulation radio-carpienne et le carpe.

Usages. — Extenseur et abducteur de la main sur l'avant-bras.

SECOND RADIAL EXTERNE.

Forme et *Situation.* — Allongé, aplati, moins long que le premier radial externe, situé au-dessous de lui, à la partie externe et postérieure du radius.

Insertions. — 1° En haut, à l'épitrochlée par un tendon qui se confond avec celui de l'extenseur commun des doigts, à l'aponévrose antibrachiale; — 2° en bas, à l'extrémité postérieure et supérieure du troisième métacarpien.

Structure. — Les fibres aponévrotiques de l'insertion supérieure sont très courtes; aux fibres charnues succède bientôt un tendon qui se dirige en arrière pour s'engager dans la même coulisse que le précédent, et se terminer au métacarpien du médius.

Rapports. — Recouvert par le précédent, le long supinateur, croisé par les tendons du court extenseur et du grand abducteur du pouce, et ensuite par celui du même extenseur du même doigt, ce muscle recouvre le court supinateur, le rond pronateur, le radius et l'articulation radio-carpienne.

Usages. — Semblables à ceux du premier radial externe.

COURT SUPINATEUR.

Forme. — Aplati concave en dedans; recouvert par le précédent, il est appliqué sur le radius.

Insertions. — 1° En dehors, à l'épicondyle, au ligament latéral externe du coude, sur la ligne oblique du cubitus, et a une dépression qui est au-dessous de la petite cavité sigmoïde du cubitus, aux cloisons fibreuses qui le séparent des autres muscles épicondyliens; — 2° en dehors, aux faces externe, antérieure et postérieure du tiers supérieur du radius.

Structure. — Les fibres charnues recouvertes par des fibres aponévrotiques, se dirigent obliquement en bas en avant et en dehors; elles sont traversées par la branche postérieure du nerf radial.

Rapports. — En dehors, avec les deux radiaux externes, le long supinateur ; en arrière, avec les muscles postérieurs et superficiels de l'avant-bras; en dedans, il recouvre le tiers supérieur du radius, la partie externe de l'articulation du coude, et les ligaments annulaires et interosseux.

Usages. — Il tourne le radius plus fortement en dehors que le long supinateur; il porte l'avant-bras dans la supination.

MAIN.

Les muscles de la main forment quatre régions : 1° la région palmaire externe, qui comprend les muscles de l'éminence thénar; 2° la région palmaire interne, qui se compose des muscles de l'éminence hypothénar; 3° la région palmaire moyenne, formée par les muscles lombricaux; 4° la région interosseuse, constituée par les muscles interosseux.

MUSCLES DE L'ÉMINENCE THÉNAR.

Les muscles de l'éminence thénar sont au nombre de quatre : le *court abducteur*, l'*opposant*, le *court fléchisseur* et l'*adducteur* du pouce.

COURT ABDUCTEUR DU POUCE.

Forme et *Situation.* — Court, aplati, et situé superficiellement dans la région thénar.

Insertions. — 1° En haut, au scaphoïde, à la partie externe et antérieure du ligament annulaire antérieur du carpe, et a une expansion aponévrotique du grand abducteur du pouce ; — 2° en bas, sur la partie externe et supérieure de la première phalange du pouce.

Structure. — Charnu à sa partie moyenne et tendineux à ses insertions.

Rapports. — Il est souvent traversé à sa partie supérieure par l'artère radio-palmaire; il est recouvert par la peau, l'aponévrose palmaire; il recouvre le muscle opposant du pouce.

Usages. — Il porte le premier métacarpien en haut et en avant, et un peu en dedans; il est donc plutôt opposant qu'abducteur.

OPPOSANT DU POUCE.

Forme et *Situation.* — Court et aplati, situé au-dessous du précédent.

Insertions. — 1° En haut, au trapèze, à la partie externe du ligament annulaire du carpe; — 2° en dehors et en bas, à toute la longueur du bord externe du premier métacarpien.

Structure. — Aponévrotique à ses insertions supérieures, charnu à sa partie moyenne, ce muscle se termine par des fibres aponévrotiques très courtes.

Rapports. — En avant, avec l'aponévrose palmaire et l'abducteur du pouce; en bas, avec le court fléchisseur du même doigt.

Usages. — Il porte le premier métacarpien et le pouce dans l'opposition, en les rapprochant des autres doigts.

COURT FLÉCHISSEUR DU POUCE.

Forme et *Situation.* — Court, triangulaire, aplati, situé au-dessous et en dedans de l'opposant.

Insertions. — 1° En haut, à la partie inférieure et externe du ligament annulaire du carpe, et à la face antérieure du grand os; — 2° en bas, à l'os sésamoïde externe de l'articulation métacarpo-phalangienne du pouce et au côté externe de la première phalange du même doigt.

Structure. — Aponévrotiques à leurs insertions, les fibres charnues de ce muscle sont confondues en dedans avec celles de l'adducteur du pouce; le tendon du long fléchisseur propre du pouce, établit, d'après M. Cruveilhier, la limite de ces deux muscles.

Rapports. — Il répond, en avant, superficiellement, au court abducteur du pouce, à l'aponévrose palmaire et à la peau; profondément, au tendon du long fléchisseur propre du pouce; en haut, à l'opposant de ce doigt; en arrière, au premier muscle interosseux dorsal, au tendon du grand palmaire et à l'adducteur du pouce.

Usages. — Il porte le premier métacarpien en avant et en dedans, il est donc opposant et non pas fléchisseur du pouce, comme son nom semble l'indiquer.

ADDUCTEUR DU POUCE.

Forme et *Situation.* — Triangulaire, épais, situé profondément et transversalement dans la région thénar.

Insertions. — 1° En dedans, par sa base, au bord antérieur du troisième métacarpien; à la partie antérieure du grand os, du trapèze et du trapézoïde (ces dernières insertions se confondent avec celles du muscle précédent); — 2° en dehors, par son sommet, à l'os sésamoïde interne de l'articulation métacarpo-phalangienne du pouce, et à la partie supérieure de la première phalange de ce doigt.

Structure. — Les fibres charnues, qui sont dirigées transversalement, s'insèrent en dedans par des fibres aponévrotiques très courtes; elles se terminent en dehors par un petit tendon.

Rapports. — Antérieurement avec les tendons du fléchisseur profond, avec les lombricaux et avec l'aponévrose palmaire; en arrière, avec les trois premiers muscles interosseux et la peau du dos de la main.

Usages. — Il rapproche le pouce de l'axe de la main; il est donc adducteur du pouce.

MUSCLES DE L'ÉMINENCE HYPOTHÉNAR.

Ces muscles sont au nombre de quatre : le *palmaire cutané,* l'*adducteur,* l'*opposant* et le *court fléchisseur* du petit doigt; ils offrent une grande analogie avec les muscles de l'éminence thénar.

PALMAIRE CUTANÉ.

Forme et *Situation.* — Quadrilatère mince, situé à la partie supérieur de l'éminence hypothénar.

Insertions. — 1° En dehors, à l'aponévrose palmaire et au ligament annulaire du carpe; — 2° en dedans, à la peau de la partie interne de la main.

Structure. — Ce petit muscle n'existe pas toujours, il est constitué par des faisceaux parallèles, séparés par d'étroits intervalles que remplit le tissu adipeux.

Rapports. — En avant avec la peau, en arrière avec l'aponévrose palmaire qui le sépare des muscles de l'éminence thénar, de l'artère cubitale et du nerf cubital.

Usages. — Il porte légèrement en dehors la peau de la partie interne de la main.

ADDUCTEUR DU PETIT DOIGT.

Forme et *Situation.* — Allongé, aplati, situé superficiellement dans la région hypothénar.

Insertions. — 1° En haut, à l'os pisiforme et au tendon du cubital antérieur; — 2° en bas, à l'extrémité supérieure et interne de la première phalange du doigt auriculaire.

Structure. — Aponévrotique seulement à ses insertions.

Rapports. — Recouvert par la peau, l'aponévrose palmaire et le palmaire cutané, il recouvre le bord interne du cinquième métacarpien et l'opposant de la région hypothénar.

Usages. — Il porte le petit doigt en dedans.

OPPOSANT DU PETIT DOIGT.

Forme et *Situation.* — Triangulaire, situé au-dessous du précédent.

Insertions. — 1° En haut, sur le ligament annulaire et à l'apophyse de l'os crochu; — 2° en bas, au bord interne du cinquième métacarpien.

Structure. — Aponévrotiques seulement aux insertions, les fibres supérieures de ce muscle se portent horizontalement en dedans, les suivantes sont d'autant plus obliques qu'elles sont plus inférieures.

Rapports. — Il est recouvert par l'adducteur et l'opposant de l'auriculaire, il recouvre le cinquième métacarpien, le tendon que les fléchisseurs communs envoient au petit doigt et le muscle interosseux voisin.

Usages. — Il oppose le petit doigt au pouce, en portant en avant et en dehors le cinquième métacarpien.

COURT FLÉCHISSEUR DU PETIT DOIGT.

Forme et *Situation.* — Étroit et mince, situé en avant de l'opposant.

Insertions. — 1° En haut, au ligament annulaire et à l'apophyse unciforme; — 2° en bas, à l'extrémité supérieure et interne de la première phalange du doigt auriculaire.

Structure. — Les insertions se font par des fibres aponévrotiques.

Rapports. — Les mêmes que ceux de l'adducteur.

Usages. — Il fléchit faiblement le petit doigt.

RÉGION PALMAIRE MOYENNE.

Les muscles de cette région sont au nombre de quatre : on les désigne sous les noms de premier, deuxième, etc., *lombrical,* en allant de dehors en dedans.

LOMBRICAUX.

Forme et *Situation.* — Allongés, très grêles, fusiformes, situés sur la partie métacarpienne des tendons du fléchisseur commun profond des doigts.

Insertions. — 1° En haut, le premier et le second, à la face antérieure et au bord externe du tendon du fléchisseur profond, qui se rendent à l'index et au médius; le troisième et le quatrième, dans les intervalles des tendons du même muscle; — 2° en bas, au bord externe des tendons des extenseurs.

Structure. — Les insertions supérieures ont lieu par des fibres aponévrotiques assez courtes, les inférieures par une languette tendineuse assez large qui se confond le plus souvent avec les tendons des muscles interosseux correspondants, et complète la gaîne des tendons des extenseurs.

Rapports. — Ils ont les mêmes rapports que les tendons du fléchisseur profond à la paume de la main. Lorsqu'ils traversent les anneaux formés par l'aponévrose palmaire, ils sont en rapports avec les vaisseaux et les nerfs collatéraux des doigts.

Usages. — M. Cruveilhier considère les muscles lombricaux comme destinés à maintenir les tendons des extenseurs. Dans ces derniers temps, M. Parise leur a assigné les usages suivants : 1° d'étendre les deux dernières phalanges des doigts; 2° de relâcher les tendons du fléchisseur commun, en prenant leur point fixe sur les tendons de l'extenseur commun; 3° d'incliner les quatre derniers doigts vers le bord radial de la main en leur imprimant un léger mouvement de rotation.

RÉGION INTEROSSEUSE.

Les muscles de cette région sont au nombre de sept, distingués en *dorsaux*, au nombre de quatre, et en *palmaires*, au nombre de trois; l'adducteur du pouce peut être considéré comme le quatrième interosseux palmaire; on les désigne aussi sous les noms de *premier*, *second*, etc., en procédant de dehors en dedans.

INTEROSSEUX DORSAUX.

Forme et *Situation*. — Triangulaires, prismatiques, plus épais que les interosseux palmaires, ils sont situés entre les espaces interosseux, ils occupent seuls la partie postérieure et la moitié antérieure des espaces interosseux avec les interosseux palmaires.

Insertions. — 1° En haut, à toute la face latérale du métacarpien qui est le plus voisin de l'axe de la main, et au bord correspondant du métacarpien qui est le plus éloigné de cet axe; — 2° en bas, à l'extrémité supérieure de la première phalange et au bord du tendon extenseur correspondant.

Structure. — Les insertions supérieures sont aponévrotiques, les inférieures sont formées par une languette tendineuse assez large.

Rapports. — En arrière, ils sont séparés des tendons des extenseurs par une lamelle aponévrotique très mince; ils répondent en avant, avec les interosseux palmaires, aux tendons des fléchisseurs. Les deux premiers interosseux dorsaux sont en rapport avec les muscles adducteur et court fléchisseur du pouce.

Usages. — Si, à l'exemple de M. Cruveilhier, on rapporte les mouvements qu'ils déterminent, non à l'axe du corps, mais à l'axe de la main qui passe par le doigt médius, on voit que tous les muscles interosseux dorsaux sont des muscles abducteurs. Le premier est abducteur de l'index, le deuxième et troisième sont abducteurs du médius, le quatrième est abducteur de l'annulaire.

INTEROSSEUX PALMAIRES.

Forme et *Situation*. — Triangulaires, prismatiques, ils occupent le tiers antérieur des second, troisième et quatrième espaces intermétacarpiens.

Insertions. — Le premier s'insère : en haut, à la face interne du second métacarpien; en bas, à l'extrémité supérieure de la première phalange de l'index; — les deux autres, en haut, à la face interne des troisième et quatrième métacarpiens, et, en bas, au côté externe de la première phalange de l'annulaire et de l'auriculaire.

Structure. — Aponévrotiques aux insertions.

Rapports. — Ils répondent, en arrière, aux interosseux dorsaux; en avant, aux tendons des fléchisseurs, aux muscles adducteur du pouce et court fléchisseur du petit doigt, aux nerfs et aux vaisseaux de la paume de la main.

Usages. — De même que les interosseux dorsaux, ils opèrent le rapprochement des doigts. Si on examine leur action, en les supposant agir suivant l'axe de la main, on voit que tous sont adducteurs des doigts. Le premier de l'index, le second de l'annulaire, le troisième de l'auriculaire.

ARTHROLOGIE.

ARTICULATIONS DE L'ÉPAULE.

Les articulations de l'épaule comprennent : 1° les articulations sterno-claviculaire et costo-claviculaire; 2° les articulations de la clavicule avec l'omoplate (acromio-claviculaire et coraco-claviculaire); 3° les articulations propres à l'omoplate.

1° ARTICULATION STERNO-CLAVICULAIRE.

M. Cruveilhier considère cette articulation comme appartenant au genre des emboîtements réciproques. M. Gosselin a fait remarquer que l'emboîtement a lieu seulement entre le sternum et la face interne du cartilage interarticulaire.

Facettes articulaires. — La facette du sternum est concave de dehors en dedans, inclinée d'avant en arrière, convexe dans ce dernier sens, qui a le moins d'étendue. — La facette de l'extrémité interne de la clavicule est légèrement convexe de haut en bas; elle est plus large que celle du sternum; la concavité et la convexité de cette facette articulaire sont trop légères pour que l'emboîtement réciproque de l'articulation sterno-claviculaire soit complet.

Ligaments. — 1° *Fibro-cartilage interarticulaire.* Plus épais au centre qu'à la circonférence, il est un moyen d'union entre les surfaces articulaires. En effet, il paraît destiné à compléter l'emboîtement réciproque de l'articulation en prolongeant l'extrémité interne de la clavicule. Le fibro-cartilage adhère par sa circonférence aux ligaments périphériques. — 2° *Ligament antérieur.* Large, à fibres parallèles, est inséré en haut au devant de la tête de la clavicule, en bas à la partie antérieure de la cavité articulaire du sternum. — 3° *Ligament postérieur.* Moins large et plus mince que le précédent, s'insérant au bord postérieur des facettes claviculaire et sternale. — 4° *Ligament interclaviculaire* ou *supérieur.* Cylindrique, mince, placé transversalement au-dessus du sternum, inséré à la partie supérieure de l'extrémité interne de chaque clavicule.—Deux *synoviales* facilitent le glissement de l'articulation sterno-claviculaire : l'une est intermédiaire à la facette sternale et au fibro-cartilage, l'autre située entre la facette sternale et le même fibro-cartilage.

2° ARTICULATION COSTO-CLAVICULAIRE.

On peut considérer cette articulation comme complémentaire de la précédente ; elle est constituée par un faisceau fibreux épais, résistant, le *ligament costo-claviculaire;* ce ligament s'attache en haut et en dehors à une empreinte rugueuse, située au-dessous de l'extrémité interne de la clavicule, et en bas à la face supérieure du cartilage de la première côte. — Une petite *synoviale* facilite le glissement de l'articulation. On rencontre assez souvent, entre la clavicule et l'extrémité sternale de la clavicule, des surfaces articulaires qui unissent immédiatement ces deux os.

3° ARTICULATION ACROMIO-CLAVICULAIRE.

Facettes articulaires. — Les facettes sont planes, dirigées d'avant en arrière ; celle de la clavicule regarde un peu en haut et en dehors, celle de l'acromion en haut et en dedans.

Ligaments. — Le ligament *supérieur,* épais, quadrilatère, est inséré à la partie supérieure de l'extrémité externe de la clavicule et au-dessus de l'acromion. — Le ligament *inférieur,* dont les fibres sont peu nombreuses, s'attache à la partie inférieure et aux bords des surfaces articulaires. Entre les surfaces articulaires on rencontre une *syno-*

viale plus étendue inférieurement que supérieurement, et un petit *disque interarticulaire*. Ce dernier est inconstant.

4° ARTICULATION CORACO-CLAVICULAIRE.

Facettes articulaires. — Des facettes articulaires et une synoviale existent quelquefois entre l'apophyse coracoïde et l'acromion, lorsque les deux os se mettent en contact.

Ligaments. — Le ligament *antérieur* ou *trapézoïde* est de forme triangulaire ; il s'insère au haut à la tubérosité de la face inférieure de la clavicule, près de son extrémité externe ; en bas sur la partie postérieure et externe de l'apophyse coracoïde. — Le ligament *inférieur* ou *conoïde*, plus volumineux que le précédent, s'insère par une base très large, aux inégalités du bord postérieur de la clavicule, près de son extrémité sternale, et par son sommet, à la base de l'apophyse coracoïde.

5° LIGAMENTS PROPRES A L'OMOPLATE.

1° Le *ligament coracoïdien* est destiné à convertir en trou l'échancrure coracoïdienne ; il est inséré aux bords opposés de cette dépression du scapulum. Le trou complété par ce ligament donne passage au nerf sus-scapulaire ; les vaisseaux scapulaires supérieurs passent le plus souvent au-dessus de l'arcade fibreuse. — 2° Le ligament *coraco-acromien*, de forme triangulaire, concourt à protéger l'articulation scapulo-humérale. Il s'insère par sa base au bord externe de l'apophyse coracoïde, et par sa partie la plus étroite, au sommet du l'acromion. Ce ligament est séparé constamment de l'articulation scapulo-humérale par une bourse synoviale.

ARTICULATION DU BRAS OU SCAPULO-HUMÉRALE.

L'articulation du bras est une énarthrose protégée par les apophyses acromion et coracoïde et par le ligament coraco-acromien.

Surfaces articulaires. — La tête de l'humérus représente les deux tiers d'une sphère ; elle est obliquement dirigée en haut et en dehors ; elle est supportée par le col anatomique. Cette tête est encroûtée d'un cartilage plus épais au centre qu'à la circonférence. La cavité glénoïde de l'omoplate est ovalaire ; son grand diamètré est vertical ; le cartilage d'encroûtement qui la revêt est plus épais à la circonférence qu'au centre. La cavité glénoïde est entourée par le *bourrelet* ou *liga-*

ment glénoïdien; ce ligament fibro-cartilagineux a la forme d'un prisme triangulaire; il est adhérent par sa base, libre dans le reste de son étendue : il reçoit supérieurement la bifurcation du tendon de la longue portion du biceps.

Ligament. — Le *ligament capsulaire* est un sac fibreux, mince, assez lâche pour permettre un écartement de deux centimètres entre les surfaces articulaires. Une des ouvertures de ce sac adhère au pourtour de la cavité glénoïde, l'autre embrasse la circonférence du col anatomique de l'humérus. — Ce ligament capsulaire est fortifié, 1° par le faisceau *coracoïdien,* qui, inséré en haut à la face antérieure de l'apophyse coracoïde, se confond en bas, à la partie supérieure du col anatomique avec le ligament principal; 2° par le tendon de la longue portion du biceps qui traverse le ligament capsulaire; 3° par les muscles qui s'insèrent aux deux tubérosités de l'humérus.

Synoviale. — Une synoviale revêt la face interne de la capsule fibreuse; elle se prolonge au delà de cette capsule en formant trois petits culs-de-sac: — 1° à l'endroit où la synoviale se réfléchit pour passer de l'humérus sur le tendon du biceps, et rentrer ensuite dans l'articulation, après avoir parcouru le tiers supérieur de la coulisse bicipitale; — 2° entre le tendon du muscle sous-scapulaire et la fosse du même nom; — 3° au-dessous du tendon du sous-épineux.

ARTICULATION DU COUDE OU HUMÉRO-CUBITO-RADIALE.

Cette articulation appartient à la classe des ginglymes parfaits ou articulations trochléennes. Elle est principalement formée par l'humérus et le cubitus.

Une *synoviale* facilite les mouvements; elle se continue, en bas, avec celle qui lubrifie l'articulation radio-cubitale, et se prolonge pour tapisser le fond des cavités olécrânienne et coronoïde.

Surface articulaire. — L'humérus présente : — 1° sa trochlée, dont le bord interne descend plus bas que l'externe; — 2° sa petite tête et la rainure qui sépare ces deux parties; — 3° en avant, les cavités *coronoïde* et *olécrânienne.* — L'articulation cubitale est formée par la grande cavité sigmoïde de ces os; l'articulation radiale est constituée par la *cupule radiale.*

Ligaments. — 1° Le *ligament antérieur,* mince, est étendu obliquement de haut en bas, et de dehors en dedans; il s'insère en haut à la partie la plus élevée de la cavité coronoïde; il se confond, en bas, avec le ligament annulaire de l'articulation cubito-radiale. — 2° Le *ligament postérieur,* très mince, est fixé, en haut, au pourtour de la cavité olécrânienne, et, en bas, un peu au-dessous du sommet de l'olécrâne. — 3° Le *ligament latéral externe,* épais et quadrilatère, est inséré, en haut, au sommet de l'épicondyle, et confondu, en bas, avec le ligament annulaire. — 4° Le *ligament latéral interne,* aplati, plus large que le précédent, est attaché supérieurement à l'épitrochlée, et inférieurement, à la partie interne de l'olécrâne et de l'apophyse coronoïde.

ARTICULATION DU CUBITUS ET DU RADIUS.

Le cubitus et le radius s'articulent par leurs deux extrémités et par leur partie moyenne. Les deux premières appartiennent à la classe des trochoïdes.

ARTICULATION CUBITO-RADIALE SUPÉRIEURE.

Surfaces articulaires. — Cette articulation est constituée du côté du cubitus, la petite cavité sigmoïde, concave, plus large à sa partie moyenne qu'à ses extrémités; du côté du radius, le pourtour vertical de la tête de cet os.

Ligament. — Le *ligament annulaire* maintient seul, mais solidement, le contact des surfaces osseuses. Il forme les trois quarts d'un anneau. Il est formé de fibres denses et serrées qui se fixent aux bords de la petite cavité sigmoïde.

La *synoviale* de ce ginglyme est continue avec celle du coude; elle tapisse le ligament annulaire et le col du radius.

ARTICULATION CUBITO-RADIALE MOYENNE.

L'articulation moyenne des os de l'avant-bras est formée par le *ligament interosseux.* Ce ligament, qui donne attache aux muscles profonds des régions antérieure et postérieure de l'avant-bras, dont les fibres nacrées sont obliques de haut en bas et de dehors en dedans, est inséré sur le bord interne du radius et sur le bord externe du cubitus. Il est perforé, en haut, par les vaisseaux interosseux postérieurs et au niveau du bord supérieur du carré pronateur, et par les vaisseaux interosseux antérieurs. Le *ligament rond* est un faisceau fibreux, aplati, qui s'étend en sens contraire du ligament interosseux, de la base de l'apophyse coronoïde du cubitus à la partie postérieure de l'apophyse bicipitale du radius.

ARTICULATION RADIO-CUBITALE INFÉRIEURE.

Surfaces articulaires. — Cette articulation est formée par la cavité sigmoïde du cubitus et par la tête du radius. — Une *synoviale* lâche, indépendante de celle du poignet, revêt les surfaces articulaires et la face supérieure du ligament triangulaire.

Ligaments. — Les ligaments *antérieur* et *postérieur* sont formés par des fibres peu nombreuses, étendues transversalement du cubitus au radius. — Le *ligament triangulaire* (*interosseux*) est fixé par sa base au bord interne de la cavité sigmoïde du radius, et par son sommet dans une fossette qui sépare la tête de l'apophyse styloïde du cubitus. Ce ligament triangulaire est fibro-cartilagineux ; il est plus épais en dedans qu'en dehors et est dirigé horizontalement ; sa face supérieure est contiguë à la partie inférieure de la tête du cubitus ; l'inférieure est continue, en dedans, avec la cavité articulaire inférieure du radius.

ARTICULATION DU POIGNET OU RADIO-CARPIENNE.

Surfaces articulaires. — Du côté de l'avant-bras, la surface concave de l'extrémité inférieure du cubitus, la face inférieure du ligament triangulaire forment une cavité ellipsoïde. — Du côté du carpe, le scaphoïde, le semi-lunaire et le pyramidal forment un condyle brisé. — Une *synoviale* lâche tapisse les surfaces contiguës, rarement elle communique avec celle du poignet et avec celle du carpe.

Ligaments. — Le ligament *antérieur*, large et mince, est simple en haut et double en bas ; il est fixé supérieurement au bord antérieur de l'extrémité inférieure du radius, et inférieurement par ses fibres externes au grand os et à l'os crochu, et par ses fibres internes aux trois os du carpe qui entrent dans cette articulation. Quelques fibres de ce ligament sont insérées en haut à la partie antérieure de l'apophyse styloïde du cubitus. — Le ligament *postérieur*, moins large mais plus fort que le précédent, dirigé obliquement de haut en bas et de dehors en dedans, s'insère en haut au bord postérieur de l'extrémité inférieure du radius, et se confond, en bas, à la face postérieure du pyramidal et du semi-lunaire avec la gaîne des tendons qui passent sous le ligament annulaire dorsal du carpe. — Le *ligament latéral externe,* implanté en haut sur l'apophyse styloïde du radius, se fixe, en bas, sur le scaphoïde. — Le *ligament latéral interne* s'attache en haut à l'apophyse styloïde du radius, et, en bas, sur le pyramidal.

ARTICULATIONS DE LA MAIN.

ARTICULATIONS DES OS DU CARPE ENTRE EUX.

Ces articulations sont des arthrodies; celles de la première sont formées par des surfaces obliques, celles de la seconde par des surfaces verticales.

1° *Articulations des os de la première rangée.*—Ligaments *interosseux.* Ceux de la première rangée du carpe sont au nombre de deux, l'un situé entre le scaphoïde et le semi-lunaire, l'autre entre le semi-lunaire et le pyramidal. Les fibres de ces ligaments sont courtes et n'occupent que la partie supérieure de l'articulation. Les ligaments *palmaires* sont plus résistants que les *dorsaux;* ils s'étendent transversalement et obliquement entre les surfaces articulaires.

Le pisiforme s'unit par arthrodie avec le pyramidal. Une *synoviale* particulière facilite les mouvements de l'articulation; ils sont maintenus par quatre ligaments, l'*externe* s'insère au pisiforme et à l'apophyse unciforme, l'*interne* est étendu du pisiforme au cinquième métacarpien. Les ligaments *antérieur* et *postérieur* sont constitués par quelques fibres qui s'attachent au pyramidal et au pisiforme.

2° *Articulations des os de la deuxième rangée.* — Les ligaments *interosseux dorsaux* et *palmaires* sont plus épais, plus forts que ceux de la première rangée. Les derniers sont confondus en arrière avec les premiers et en haut avec le ligament antérieur de l'articulation radio-carpienne.

ARTICULATIONS DES DEUX RANGÉES DU CARPE ENTRE ELLES.

Ces articulations comprennent deux arthrodies, l'une externe, l'autre interne, et une énarthrose située entre les deux précédentes. — L'*arthrodie externe* est formée par le scaphoïde, le semi-lunaire et le trapézoïde; deux ligaments, l'un *antérieur,* l'autre *postérieur,* fortifient cette articulation. —La tête de l'*énarthrose* est constituée par celle du grand os; la cavité formée par le scaphoïde, le semi-lunaire et le pyramidal est complétée par les deux ligaments *glénoïdiens;* l'*antérieur,* très fort, est confondu avec le ligament antérieur des deux rangées du carpe; le *postérieur* est faible, il s'étend des os de la première rangée à ceux de la seconde. — L'*arthrodie interne* est constituée par l'union du pyramidal avec l'os crochu; le contact des surfaces articulaires est assuré par un ligament *antérieur,* un ligament *postérieur* et un ligament *interne.*

Synoviale. — La synoviale est commune à toutes les articulations du carpe, aux articulations carpo-métacarpiennes des quatre derniers doigts et aux articulations métacarpiennes de ces appendices (excepté toutefois à celles du pisiforme avec le pyramidal et à l'articulation carpo-métacarpienne du pouce). Elle présente deux prolongements supérieurs et trois prolongements inférieurs qui tapissent les facettes juxtaposées. Assez souvent cette synoviale communique avec celle de l'articulation radio-carpienne.

ARTICULATIONS CARPO-MÉTACARPIENNES.

1° *Articulation carpo-métacarpienne du pouce.* — Les surfaces articulaires se correspondent par emboîtement réciproque. Elles présentent, du côté du trapèze, une facette convexe d'avant en arrière et concave transversalement, et du côté du premier métacarpien, une facette concave et convexe en sens opposé. Cette articulation, lubrifiée par une *synoviale* particulière, fortifiée en avant par les muscles de l'éminence thénar, en arrière par les tendons des extenseurs du pouce, et en dehors par l'attache du grand abducteur de ce doigt, présente deux ligaments : l'*antérieur* est très faible, le *postérieur* plus résistant. — 2° *Articulations carpo-métacarpiennes des quatre derniers doigts.* Les facettes des os de la deuxième rangée du carpe forment une ligne sinueuse; elles offrent, du côté des métacarpiens, une surface articulaire, irrégulière, qui correspond à la ligne sinueuse constituée par le trapèze, le trapézoïde, le grand os et l'os crochu. Les ligaments sont très multipliés, ils sont étendus, les uns obliquement, les autres transversalement; ils sont distingués en *dorsaux* et en *palmaires.* Le premier métacarpien a trois ligaments dorsaux; ils s'implantent en haut, l'externe sur le trapèze, le moyen sur le trapézoïde, l'interne sur le grand os. Le ligament palmaire n'existe pas, il est remplacé par le tendon du grand palmaire. Des deux ligaments dorsaux du troisième métacarpien, l'un vient du grand os, l'autre de l'os crochu. Des trois ligaments palmaires du même métacarpien, l'externe vient de la gaîne du tendon du grand palmaire, le moyen du grand os, l'interne de l'os crochu. Le ligament dorsal du quatrième métacarpien est grêle, il s'insère à l'os crochu; des deux ligaments palmaires du même métacarpien, l'un vient de l'os crochu, l'autre du grand os. Enfin, le cinquième métacarpien est pourvu de deux ligaments, l'un dorsal, l'autre palmaire : tous deux procèdent de l'os crochu.

ARTICULATIONS DES MÉTACARPIENS ENTRE EUX.

1° *Articulations métacarpiennes supérieures.* — Ces articulations sont des arthrodies serrées; les surfaces planes sont réunies, — 1° par des ligaments *interosseux,* très courts, très résistants; — 2° par trois ligaments *palmaires;* 3° par trois ligaments *dorsaux;* les palmaires sont plus forts que les dorsaux; ils sont dirigés transversalement comme ces derniers. Il a déjà été dit que la synoviale de cette articulation est une dépendance de celle du carpe.

2° *Articulations métacarpiennes inférieures.* — Ces articulations appartiennent seulement aux quatre derniers doigts, celle du pouce étant complétement isolée. — Le ligament *transverse* réunit les têtes des métacarpiens et forme en bas les quatre derniers espaces interosseux. Les fibres les plus superficielles de cette bandelette sont les plus longues, et, confondues inférieurement avec les fibro-cartilages des articulations métacarpo-phalangiennes. En avant, le ligament transverse forme l'origine de la coulisse des fléchisseurs communs des doigts; une *synoviale* existe entre la tête de chaque métacarpien.

ARTICULATIONS MÉTACARPO-PHALANGIENNES.

Les articulations métacarpo-phalangiennes sont des énarthroses. Elles présentent, du côté des métacarpiens, une tête aplatie transversalement, plus étendue en avant qu'en arrière, appartenant à un des os du métacarpe; du côté des phalanges, une cavité superficielle.

Le *fibro-cartilage glénoïdien* (ligament *antérieur*) tapissé par une lamelle cartilagineuse continue avec celle qui revêt la cavité articulaire, s'insère sur les ligaments latéraux de l'articulation; il adhère faiblement au métacarpien, mais solidement à la phalange. Sa face antérieure concave pour loger le tendon des fléchisseurs des doigts, est confondue avec le ligament transverse de l'articulation métacarpo-phalangienne inférieure. Sa face postérieure, également concave, se moule sur la tête du métacarpien correspondant. Des os sésamoïdes se développent avec l'âge sur les parties latérales du fibro-cartilage du pouce, et à la partie interne de celui de l'auriculaire. Deux ligaments *latéraux*, placés un peu plus près du sens de la flexion que celui de l'extension, très résistants, se portent obliquement de la tête du métacarpien vers les côtés de la tête de la première phalange des doigts et vers le fibro-cartilage glénoïdien ; ils sont constitués par des fibres parallèles.

Une petite *synoviale* très lâche lubrifie cette articulation.

ARTICULATIONS PHALANGIENNES.

Les articulations phalangiennes sont des trochlées. La phalange supérieure fournit deux petits condyles, séparés par une légère dépression, et la phalange inférieure deux petites cavités, séparées par une petite crête antéro-postérieure; ces cavités sont complétées par un *fibro-cartilage*, disposé comme ceux des articulations métacarpo-phalangiennes. Ce fibro-cartilage est désigné sous le nom de ligament *antérieur*. — Les deux ligaments *latéraux* sont placés plus près de la partie antérieure que de la partie postérieure de ces articulations; ils se dirigent obliquement de haut en bas, du tubercule postérieur de la phalange qui est au-dessus, au tubercule antérieur de la phalange qui est au-dessous.

Ces articulations, dont les *synoviales* sont moins lâches que celles des articulations métacarpo-phalangiennes, sont fortifiées en avant par les tendons des fléchisseurs et en arrière par les tendons des extenseurs.

ANGÉIOLOGIE.

ARTÈRES.

Les artères du membre supérieur viennent, 1° de l'artère *sous-clavière* (les artères scapulaires supérieure et postérieure); 2° de l'*axillaire*, qui continue l'artère sous-clavière et qui s'étend depuis la clavicule jusqu'au bord inférieur du grand pectoral ; 3° de l'*humérale*, qui fait suite à l'axillaire, qui s'étend jusqu'au pli du coude, où elle se divise en deux branches, l'artère *radiale* et l'artère *cubitale*.

ARTÈRE AXILLAIRE.

L'artère sous-clavière prend le nom d'axillaire en passant sous la clavicule, entre le muscle sous-clavier et la première digitation du grand dentelé ; ce vaisseau, dont les branches collatérales sont destinées, les unes aux parois du *thorax*, les autres à l'*épaule*, traverse comme une diagonale le creux axillaire.

Rapports. — Les rapports de l'artère axillaire sont très compliqués. (Nous devons faire remarquer qu'ils seront mieux compris lorsque nous étudierons le creux axillaire). L'artère répond, en avant, aux muscles sous-clavier, pectoraux, coraco-brachial et biceps ; en arrière, aux muscles sous-scapulaire, grand rond, grand dorsal ; en dedans et en haut, elle repose sur la première côte et la première digitation du grand dentelé ; inférieurement, elle abandonne les parois thoraciques pour se rapprocher de l'humérus, et elle n'est plus recouverte que par la peau ; en dehors, cette artère répond à l'apophyse coracoïde, à la tête de l'humérus dont elle est éloignée par le tendon du muscle sous-scapulaire. — La veine axillaire est située en dedans et un peu en avant de l'artère de ce nom. — Le plexus brachial est immédiatement au-dessous de la clavicule, externe à l'artère axillaire ; au niveau du bord inférieur du petit pectoral, le vaisseau passe entre deux branches nerveuses qui doivent former le nerf médian : ce nerf devient aussitôt antérieur à l'artère. Les nerfs radial et cutané interne sont postérieurs au vaisseau. — Enfin le tissu cellulaire et les ganglions lymphatiques de l'aisselle entourent l'artère.

Collatérales. — Les branches collatérales sont au nombre de six : quatre se distribuent à l'épaule, l'*acromiale*, les deux *circonflexes* et la *scapulaire inférieure* ou *commune ;* deux sont destinées aux parois du thorax, la *thoracique supérieure* et la *thoracique inférieure* ou *mammaire externe*. Les deux dernières ont été étudiées précédemment avec les parois du thorax. Nous rappelerons seulement leur distribution.

ARTÈRE ACROMIALE.

L'artère acromiale naît au-dessus du petit pectoral, presque toujours en commun avec l'artère thoracique supérieure. Elle gagne, en se dirigeant transversalement en dehors, l'intervalle du deltoïde et du grand pectoral, et se subdivise en deux branches : l'une descend et accompagne la veine céphalique, entre le deltoïde et le grand pectoral, auxquels elle se distribue, l'autre branche se porte en dehors, en passant au-dessus de l'apophyse coracoïde, et se perd dans le deltoïde, l'articulation acromio-claviculaire et dans le tégument du moignon de l'épaule.

ARTÈRE CIRCONFLEXE ANTÉRIEURE.

L'artère circonflexe antérieure naît au-dessous du tendon du petit pectoral; elle se porte horizontalement en dehors, sous le coraco-brachial et le biceps, et se divise au niveau de la coulisse bicipitale. Le rameau *ascendant* se perd dans le périoste, le rameau *transversal* fournit au deltoïde et s'anastomose avec l'artère circonflexe postérieure.

ARTÈRE CIRCONFLEXE POSTÉRIEURE.

Ordinairement plus volumineuse que la précédente, elle se dirige horizontalement en dehors et en arrière, contourne le col chirurgical en passant entre les muscles grand rond et sous-scapulaire, en avant de la longue portion du triceps, fournit des rameaux à l'articulation scapulo-humérale, s'anastomose avec la circonflexe antérieure et se perd dans le deltoïde.

SCAPULAIRE INFÉRIEURE OU COMMUNE.

L'artère scapulaire inférieure est la plus volumineuse des branches collatérales de l'axillaire. Elle naît souvent en commun avec la précédente au niveau du col chirurgical de l'humérus ; elle se dirige en bas et en dehors sur le bord inférieur du muscle sous-scapulaire, auquel elle fournit de nombreux rameaux, ainsi qu'au tissu cellulaire du creux de l'aisselle et se divise en deux *branches*. — La *branche sous-scapulaire* se distribue aux muscles sous-scapulaire, grand rond, grand dorsal ; un de ses rameaux arrive dans la fosse sous-épineuse, en passant entre les deux muscles ronds, fournit au muscle sous-épineux ;

un autre rameau se termine à l'angle inférieur de l'omoplate en s'anastomosant avec les artères scapulaires supérieure et postérieure. — La *branche thoracique* descend parallèlement à l'artère mammaire externe et se perd dans les muscles grand dentelé et grand dorsal.

ARTÈRE THORACIQUE SUPÉRIEURE.

L'artère thoracique supérieure naît au-dessus du tendon du petit pectoral, se dirige en bas et en dedans, entre le grand et le petit pectoral, se distribue à ces muscles en fournissant quelques rameaux au tégument et à la glande mammaire.

Nota. Les artères acromiale et thoracique inférieure naissent souvent par un tronc commun : ce tronc est décrit par quelques anatomistes sous le nom d'artère acromio-thoracique.

ARTÈRE THORACIQUE INFÉRIEURE OU MAMMAIRE EXTERNE.

Elle naît au-dessous du tendon du petit pectoral, elle se porte en bas et en dehors entre le grand pectoral et le grand dentelé, puis entre ce dernier et le tégument, et se termine au niveau du sixième espace intercostal : dans son trajet, elle fournit aux muscles pectoraux, grand dentelé, inter-costaux, à la peau et à la glande mammaire.

ARTÈRE HUMÉRALE.

L'artère humérale s'étend de la base de l'aisselle, du niveau du bord inférieur du tendon du grand pectoral, au pli du coude où elle se termine par les artères *radiale* et *cubitale*. L'artère humérale est assez souvent double, par suite de sa division prématurée, tantôt dans le creux axillaire, tantôt à la partie moyenne du bras. Elle se dirige de haut en bas, d'arrière en avant et de dedans en dehors; elle est accompagnée de deux veines satellites.

Rapports. — 1° Au bras : en avant, avec le coraco-brachial, le bord interne du biceps ; en arrière, avec le triceps et le brachial antérieur ; en dedans, avec la peau et l'aponévrose brachiale; en dehors, avec le coraco-brachial et l'humérus. — Une même gaîne contient l'artère humérale, ses veines satellites et le nerf médian. Ce nerf, d'abord situé en dehors de l'artère, passe au-devant d'elle en la croisant obliquement de haut en bas et de dehors en dedans, à la partie moyenne du bras. Les nerfs cubital et radial n'ont de rapport avec le vaisseau que dans sa partie supérieure. Le cutané interne suit la direction de l'artère humérale. — 2° Au pli du coude, l'artère humérale est située à la partie moyenne de l'articulation, en dehors du nerf médian, séparée de la veine médiane basilique et des branches du nerf cutané interne par l'expansion aponévrotique du biceps.

Collatérales. — L'artère humérale donne de nombreuses branches aux muscles du bras; deux de ses branches sont nommées *collatérales.*

COLLATÉRALE EXTERNE OU HUMÉRALE PROFONDE.

L'humérale profonde naît de l'humérale au niveau du tendon du grand dorsal; elle contourne pour devenir externe, avec le nerf radial, la coulisse radiale de l'humérus et se subdivise en deux branches, l'une se jette dans le triceps et s'anastomose avec la récurrente radiale postérieure, l'autre suit l'interstice celluleux qui isole le brachial antérieur du long supinateur et s'anastomose avec la récurrente radiale postérieure.

COLLATÉRALE INTERNE.

La collatérale interne, beaucoup moins volumineuse que l'externe, naît un peu au-dessus de l'épitrochlée; elle se subdivise presque aussitôt en plusieurs branches; les unes se perdent dans les muscles qui se fixent sur la tubérosité interne de l'humérus, les autres s'anastomosent avec les récurrentes cubitales antérieure et postérieure.

ARTÈRE CUBITALE.

L'artère cubitale, d'un calibre un peu supérieur à celui de la radiale, occupe la partie antérieure de l'avant-bras, du poignet et de la main.

Rapports. — 1° A l'avant-bras, elle est recouverte à son origine par les muscles superficiels antérieurs de l'avant-bras et par le nerf médian qui la croise à angle très aigu; elle est sous-aponévrotique dans ses deux tiers inférieurs; elle répond, en arrière et de haut en bas, au brachial antérieur, au fléchisseur sublime et au carré pronateur; en dedans, au bord externe du cubital antérieur et au nerf cubital qui vient s'accoler à l'artère au moment où ce vaisseau devient vertical; en dehors, au bord interne du fléchiseur sublime. — 2° Au poignet, l'artère cubitale passe en dehors du pisiforme, au-devant du ligament annulaire du carpe. — 3° A la main, l'artère cubitale se recourbe pour produire, en se réunissant avec la branche radio-palmaire de la radiale, l'*arcade palmaire superficielle;* cette arcade est séparée de la peau par le palmaire cutané et l'aponévrose palmaire, et est placée en avant des tendons des muscles fléchisseurs.

Collatérales. — Les branches musculaires sont nombreuses et se perdent dans les muscles des régions antérieures de l'avant-bras. Les plus importantes sont les deux *récurrentes,* les artères *interosseuses* et les artères *transverses antérieure* et *dorsale du carpe.*

ARTÈRE RÉCURRENTE CUBITALE ANTÉRIEURE.

L'artère récurrente cubitale antérieure naît, ou isolément, ou par un tronc qui lui est commun avec la récurrente cubitale postérieure; elle fournit aux muscles qui s'insèrent à l'épitrochlée, remonte entre le brachial antérieur et le rond pronateur pour s'anastomoser avec la branche antérieure de l'artère collatérale interne.

ARTÈRE RÉCURRENTE CUBITALE POSTÉRIEURE.

Elle naît ou isolément, ou par un tronc qui lui est commun avec la précédente, au niveau de la tubérosité bicipitale; elle traverse la double insertion du cubital antérieur, en se plaçant entre l'épitrochlée et l'olécrâne pour s'anastomoser avec la branche postérieure de la collatérale interne. Cette artère fournit de nombreux rameaux qui se perdent dans les muscles des régions antérieure et externe de l'avant-bras.

ARTÈRE INTEROSSEUSE ANTÉRIEURE.

Cette artère naît le plus souvent par un tronc qui lui est commun avec l'interosseuse postérieure, au même niveau que les récurrentes; elle descend verticalement, entre le muscle fléchisseur commun profond des doigts et le long fléchisseur propre du pouce, sur le ligament interosseux, fournit de nombreux rameaux qui se perdent dans les muscles des couches profondes antérieures de l'avant-bras, traverse le ligament au niveau du bord supérieur du carré pronateur pour s'anastomoser avec les artères dorsales du carpe.

ARTÈRE INTEROSSEUSE POSTÉRIEURE.

Cette artère traverse le ligament interosseux un peu au-dessous de la tubérosité bicipitale. Devenue postérieure, elle descend entre les muscles de la couche superficielle et ceux de la couche profonde ; elle fournit de nombreux rameaux aux muscles de région postérieure, se termine sur le dos de la main en s'anastomosant avec les artères dorsales du carpe. Cette artère, après avoir perforé le ligament interosseux, fournit l'artère *récurrente radiale postérieure*. Cette récurrente remonte derrière l'épicondyle et le cubital postérieur qui sont en arrière et le court supinateur qui est en avant pour s'anastomoser avec la branche postérieure de l'artère collatérale interne.

ARTÈRE TRANSVERSE ANTÉRIEURE DU CARPE.

Cette petite artère naît au niveau du bord inférieur du carré pronateur, et s'anastomose avec un rameau semblable de l'artère radiale, en arrière des tendons des fléchisseurs.

ARTÈRE TRANSVERSE DORSALE DU CARPE.

L'artère transverse dorsale du carpe est fournie par la cubitale au niveau de la partie inférieure du cubitus; elle contourne l'apophyse styloïde de cet os, et s'anastomose avec l'artère transverse dorsale du carpe fournie par l'artère radiale.

ARCADE PALMAIRE SUPERFICIELLE.

L'arcade palmaire superficielle, dont la convexité est inférieure, et que complète en dehors l'artère radio-palmaire, ne forme pas de branches par sa concavité. De la convexité de l'arcade palmaire superficielle, partent :— 1° l'artère *cubito-radiale :* elle s'engage d'abord entre l'adducteur et le court fléchisseur du petit doigt, puis entre ce dernier et l'opposant du même doigt, pour compléter l'arcade palmaire profonde ; — 2° quatre ou cinq branches *descendantes,* qui fournissent aux parties voisines, s'anastomosent au niveau de l'extrémité inférieure des métacarpiens avec les *artères interosseuses* fournies par l'arcade palmaire profonde, et vont constituer, en se bifurquant, les sept artères *collatérales* les plus internes des doigts. La distribution a plus commune des branches descendantes, en les comptant de dedans en dehors, est la suivante : la première ne se bifurque pas, elle constitue la collatérale interne du petit doigt; les suivantes se bifurquent un peu au-dessous des articulations métacarpo-phalangiennes. La seconde forme les collatérales externe de l'auriculaire et interne de l'annulaire. La troisième forme les collatérales externe de l'annulaire et interne du médius. La quatrième forme les collatérales interne du médius et externe de l'index. Les trois autres collatérales des doigts sont ordinairement fournies par l'artère radiale.

ARTÈRE RADIALE.

Branche externe de la bifurcation de l'artère humérale, l'artère radiale se dirige en bas et un peu en dehors; parvenue à l'articulation radio-carpienne, elle contourne l'apophyse styloïde du radius pour devenir postérieure et gagner le sommet du premier espace intermétaçarpien; elle traverse cet espace pour décrire, en avant de l'extrémité supérieure des quatre derniers métacarpiens, une arcade dont la convexité est inférieure : cette courbe, connue sous le nom d'*arcade palmaire profonde*, est complétée en dedans par une branche *profonde* ou *cubito-radiale* de l'artère cubitale. Cette branche profonde part de la partie postérieure du tronc principal, au-dessous du pisiforme, s'engage entre l'adducteur et le court fléchisseur du petit doigt, et perfore l'opposant pour s'anastomoser avec l'arcade palmaire profonde.

Rapports. — 1° *A l'avant-bras*, la radiale répond : en avant, au bord interne du long supinateur, qui la recouvre dans son tiers supérieur chez les sujets fortement musclés; en bas, elle est sous-aponévrotique. Elle répond, en arrière, au court supinateur, au rond pronateur, au fléchisseur sublime, au long fléchisseur du pouce et au carré pronateur; en dedans, au rond pronateur et au tendon du grand palmaire; en dehors, à la branche antérieure du nerf radial et au long supinateur qui constitue son muscle *satellite*. — 2° *Au poignet*, l'artère répond: en dedans, au ligament latéral externe de l'articulation radio-carpienne, au scaphoïde, au trapèze; en dehors, aux tendons réunis du grand abducteur et du court extenseur du pouce, et ensuite à celui du long extenseur du même doigt : entre les tendons, elle est recouverte par une aponévrose qui l'isole de la veine céphalique du pouce et de plusieurs rameaux nerveux. — 3° *A la paume de la main,* l'artère radiale répond aux tendons des fléchisseurs communs et aux lombricaux ; en arrière, aux quatre derniers métacarpiens.

Collatérales. — L'artère radiale fournit de nombreuses branches collatérales aux muscles des régions qu'elle traverse. Les seules branches que nous devons décrire sont fournies à l'*avant-bras,* au *poignet* et à la *paume de la main.* — A l'avant-bras, elle donne la *récurrente radiale antérieure,* la *transverse antérieure* du carpe et la *radio-palmaire;* — au poignet, la *transverse dorsale* du pouce, la *transverse postérieure* du carpe, la *dorsale* du métacarpe, l'*interosseuse du premier espace* et la *collatérale externe* du pouce ; — à la main, l'*arcade palmaire profonde.*

RÉCURRENTE RADIALE ANTÉRIEURE.

L'artère récurrente radiale antérieure naît de la radiale à son origine ; elle se réfléchit de bas en haut, entre le long supinateur et le brachial antérieur, fournit de nombreuses branches aux muscles des régions externe et antérieure de l'avant-bras, et s'anastomose avec les ramifications de la collatérale externe.

TRANSVERSE ANTÉRIEURE DU CARPE.

L'artère transverse antérieure du carpe longe le bord inférieur du carré pronateur et s'anastomose avec une branche semblable de la cubitale.

RADIO-PALMAIRE.

L'artère radio-palmaire, quelquefois très volumineuse, est fournie par l'artère radiale, un peu au-dessus de l'articulation du poignet; elle descend au-devant du ligament annulaire du carpe, traverse le plus souvent les insertions supérieures du court abducteur du pouce, et vient se jeter dans l'extrémité externe de l'arcade palmaire superficielle. Cette artère fournit des rameaux aux muscles de l'éminence thénar.

TRANSVERSE DORSALE DU CARPE.

L'artère transverse est une petite branche de la radiale ; elle se porte horizontalement en dedans pour s'unir à une branche semblable et fournie par la cubitale. De l'arcade formée par ces deux artères, partant des rameaux *ascendants* qui s'anastomosent avec les deux artères interosseuses et des rameaux *descendants,* qui s'anastomosent avec les artères perforantes de l'arcade palmaire profonde.

DORSALE DU MÉTACARPE.

L'artère dorsale du métacarpe, ou *interosseuse du deuxième espace,* d'un volume variable, se dirige obliquement en bas et bientôt en dedans : après avoir fourni aux premiers muscles interosseux dorsaux, au tégument correspondant, et s'être anastomosée avec l'artère transverse dorsale du carpe, elle se termine dans le deuxième espace en donnant l'interosseuse palmaire, la collatérale *externe* du médius et la collatérale *interne* de l'indicateur.

COLLATÉRALE EXTERNE DU POUCE.

L'artère collatérale externe du pouce traverse les muscles de l'éminence thénar et longe ensuite le côté externe du pouce.

INTEROSSEUSE DU PREMIER ESPACE.

L'artère interosseuse du premier espace est plus volumineuse que la précédente; elle descend et se divise bientôt en deux branches, qui constituent la collatérale *interne* du pouce et la collatérale *externe* de l'*indicateur*.

ARCADE PALMAIRE PROFONDE.

L'arcade palmaire profonde fournit : 1° des branches *ascendantes,* très petites, qui se perdent dans les articulations du carpe; 2° des branches *perforantes,* qui, traversant d'avant en arrière les muscles interosseux, s'anastomosent avec l'artère dorsale du carpe; 3° des branches *inférieures* ou *interosseuses palmaires*, au nombre de trois à quatre. Ces artères, verticalement dirigées dans les espaces interosseux, s'anastomosent au niveau des articulations métacarpo-phalangiennes avec les branches descendantes de l'arcade palmaire superficielle, pour concourir à former les artères *collatérales* des doigts. Ces dernières branches, placées de chaque côté de la gaîne des fléchisseurs, donnent des rameaux au tégument, et, parvenues à la partie moyenne de la phalange unguéale, elles s'anastomosent en formant une arcade dont la convexité est dirigée en bas.

VEINES.

Les veines du membre thoracique sont *superficielles* et *profondes*. Les veines profondes, munies d'un grand nombre de valvules, sont au nombre de deux pour chaque artère de la main, de l'avant-bras et du bras; elles suivent exactement le trajet des troncs artériels, elles sont désignées sous le nom de *veines satellites*. Les deux veines humérales, en se réunissant à la base de l'aisselle, constituent un seul tronc, la veine *axillaire*, qui se continue sous le nom de veine sous-clavière jusqu'au tronc veineux brachio-céphalique correspondant. Les veines superficielles, qui ont de nombreuses communications avec les profondes, seront décrites avec le tégument; toutes sont situées entre la peau et les aponévroses du membre thoracique.

GANGLIONS ET VAISSEAUX LYMPHATIQUES.

Les ganglions et les vaisseaux lymphatiques du membre supérieur sont les uns *superficiels*, les autres *profonds*; les connexions des lymphatiques superficiels avec la peau sont tellement intimes que nous croyons devoir les décrire avec cet organe.

Les *ganglions lymphatiques profonds* sont tous situés dans le creux axillaire, excepté trois ou quatre qui sont peu volumineux et qui sont placés sur le trajet de l'artère humérale. Les ganglions axillaires sont nombreux, d'un volume assez considérable, ils sont groupés autour des troncs artériels et veineux. A ces ganglions aboutissent, 1° les vaisseaux lymphatiques superficiels et profonds du membre thoracique; 2° des lombes et de la partie postérieure du cou; 3° des parties latérales du thorax; 4° de la partie antérieure du thorax et des mamelles. — Les *vaisseaux lymphatiques profonds* accompagnent les vaisseaux sanguins; ils sont au nombre de deux pour chaque artère. Les radiaux commencent à la main : l'un accompagne l'arcade palmaire profonde, l'autre l'arcade palmaire superficielle; les cubitaux sont au nombre de trois à leur origine, deux comme les précédents accompagnent les arcades palmaires, le troisième, la branche profonde palmaire de l'artère cubitale; mais bientôt ils ne constituent plus que deux troncs. Les lymphatiques radiaux et cubitaux reçoivent, au pli du coude, les lymphatiques interosseux, et constituent les vaisseaux satellites de l'artère humérale : ces derniers, après avoir traversé les deux ou trois petits ganglions qu'ils rencontrent sur leur trajet, se terminent dans les ganglions du creux axillaire.

NÉVROLOGIE.

Les nerfs du membre thoracique sont des branches collatérales et terminales du plexus brachial. Quelques branches cutanées sont fournies par le nerf spinal et les nerfs inter-costaux les plus élevés. Nous allons décrire successivement, pour procéder avec ordre, les nerfs *collatéraux* et les nerfs *terminaux* du plexus brachial.

BRANCHES COLLATÉRALES.

Les nerfs collatéraux du plexus brachial peuvent être divisés, comme nous l'avons déjà fait remarquer, en quatre groupes, savoir : — 1° nerfs qui se rendent à des muscles de la région dorsale (nerfs de l'angulaire et du rhomboïde); — 2° nerfs qui se jettent dans des muscles de la région cervicale (nerfs des intertransversaires, des scalènes); — 3° nerfs qui se perdent dans les muscles des parois thoraciques (nerfs du sous-clavier et des deux pectoraux); — 4° nerfs qui fournissent aux muscles de l'épaule.

Nous ne reviendrons pas sur la distribution des branches nerveuses des trois premiers groupes, ils ont été suffisamment indiqués en examinant les régions dorsale, thoracique, et le triangle sus-claviculaire. Il nous reste seulement à décrire le quatrième groupe, formé par les nerfs *sus* et *sous-scapulaires* et *circonflexe*. La description des autres groupes sera complétée par le tableau synoptique du plexus brachial.

NERF SUS-SCAPULAIRE.

Le nerf sus-scapulaire émane de la cinquième paire; il se dirige en dehors et en arrière, parallèlement à l'omoplat-hyoïdien, au-dessous du trapèze, et abandonne l'artère scapulaire supérieure en s'engageant dans l'échancrure coracoïdienne, convertie en trou par le ligament coracoïdien. Ce nerf, parvenu dans la fosse sus-épineuse, abandonne des filets au muscle sus-épineux; il contourne ensuite le bord externe de l'apophyse épineuse du scapulum pour se distribuer au muscle sous-épineux et petit rond.

NERFS SOUS-SCAPULAIRES.

Les nerfs sous-scapulaires sont le plus souvent au nombre de trois ou quatre : le nerf scapulaire supérieur émane du plexus brachial au-dessus de la clavicule, les autres sont fournis par le plexus au niveau de cet os, arrivent dans le creux axillaire en passant entre le muscle sous-clavier et la première digitation du grand dentelé ; deux des filets nerveux s'épuisent dans le muscle sous-scapulaire; le troisième est destiné au grand rond, le quatrième, au grand dorsal.

NERF CIRCONFLEXE OU AXILLAIRE.

Le nerf circonflexe se détache du plexus au-dessous de la clavicule, il se porte en bas sur le muscle sous-scapulaire, contourne avec les vaisseaux circonflexes postérieurs, le col chirurgical de l'humérus, en passant entre les muscles grand et petit ronds, en avant de la longue portion du triceps : le circonflexe fournit de nombreux filets au muscle deltoïde, quelques rameaux au petit rond, et des ramifications au tégument du moignon de l'épaule.

BRANCHES TERMINALES DU PLEXUS BRACHIAL.

Les cinq nerfs qui terminent le plexus brachial (le *cutané externe*, le *radial*, le *cutané interne*, le *médian* et le *cubital*) sont destinés au membre supérieur, tous naissent dans le creux axillaire.

NERF CUTANÉ EXTERNE OU MUSCULO-CUTANÉ.

Le nerf musculo-cutané est destiné aux muscles de la région antérieure du bras et au tégument de la moitié externe de l'avant-bras, il fournit quelques filets à la peau de l'éminence thénar.

Ce nerf se détache de la branche externe d'origine du nerf médian, il se dirige obliquement en bas et en dehors, en traversant le plus souvent le coraco-brachial (muscle perforé de Cassérius), pour se placer entre le brachial antérieur et le biceps; il perfore ensuite l'aponévrose brachiale pour devenir cutané. Dans ce trajet, il abandonne des rameaux aux muscles coraco-brachial, biceps et brachial antérieur. Après avoir perforé l'aponévrose un peu au-dessus du pli du coude, le cutané externe se subdivise en *deux branches* qui croisent, l'une en avant, l'autre en arrière, la veine médiane céphalique : la branche externe, moins volumineuse que l'interne, se perd dans la peau de la région externe de l'avant-bras et du dos de la main : la branche interne se distribue au tégument de la partie antérieure et externe de l'avant-bras, s'anastomose avec un filet du nerf radial et se termine en fournissant des rameaux à l'articulation radio-carpienne et à la peau de l'éminence thénar.

NERF RADIAL.

Le nerf radial, plus volumineux que le précédent, est destiné 1° par ses *branches musculaires* au triceps brachial et aux muscles des régions externe et postérieure de l'avant-bras : 2° par ses *branches cutanées,* au tégument du bras et du dos de la main.

Le nerf radial naît par un tronc qui lui est commun avec le circonflexe. Dès son origine il se dirige en bas, en arrière et en dehors entre le triceps et l'humérus, et se place dans la coulisse humérale avec l'artère collatérale externe, pour devenir externe, entre le long supinateur et le brachial antérieur. Dans ce trajet, ce nerf fournit des branches aux trois portions du triceps, et des rameaux à la peau de la région postérieure du bras : un de ses filets se perd dans l'anconé. — Le nerf radial, devenu externe, fournit des rameaux aux muscles long supinateur et premier radial externe et se termine par *deux branches,* un peu au-dessus de l'articulation du coude.

La branche *postérieure* ou musculaire, la plus volumineuse, donne d'abord un rameau au deuxième radial externe, se contourne ensuite de dedans en dehors et d'avant en arrière pour traverser le court supinateur en lui fournissant plusieurs filets; devenue postérieure, cette branche descend ensuite verticalement entre les couches superficielles et profondes de l'avant-bras, donne des filets aux muscles de deux couches postérieures, et se termine, après avoir passé sous le ligament annulaire du carpe, par des filets très grêles, dans les articulations radio-carpienne, carpienne et carpo-métacarpienne.

La branche *cutanée dorsale de la main,* branche *terminale antérieure* du nerf radial, moins volumineuse que la branche musculaire, descend en avant des muscles court supinateur, rond pronateur, fléchisseur sublime et carré pronateur, en longeant le bord interne du long supinateur, en dehors de l'artère radiale. Parvenue au tiers inférieur de l'avant-bras, elle se dirige obliquement de haut en bas et d'avant en arrière entre le long supinateur et le premier radial externe, perfore l'aponévrose, s'anastomose avec un rameau du musculo-cutané, et se divise enfin au niveau de l'apophyse styloïde du radius en trois rameaux. L'externe constitue le nerf collatéral *dorsal externe* du pouce. Le moyen se subdivise à la racine des doigts pour former le collatéral *dorsal interne* du pouce et le collatéral *dorsal externe* de l'index; le troisième, en se subdivisant, fournit le collatéral *dorsal interne* de l'index et le collatéral *dorsal externe* du médius.—La branche *cutanée dorsale* de la main s'anastomose avec une branche semblable du cubital, pour fournir des filets au tégument qui recouvre la partie dorsale du carpe et du métacarpe.

NERF CUTANÉ INTERNE.

Le nerf cutané interne est la plus petite des branches terminales du plexus brachial. Il naît par un tronc qui lui est commun avec le cubital et avec la branche interne d'origine du médian. Il descend verticalement sur la face interne du bras, dans la gaîne de la veine basilique, et, parvenu un peu au-dessous de la partie moyenne du bras, il se partage en deux branches, l'une *antérieure*, l'autre *postérieure*.

Branche collatérale. — Dans ce trajet, le cutané interne fournit une branche *collatérale;* cette branche traverse l'aponévrose brachiale, s'anastomose avec le rameau perforant du troisième nerf intercostal, et distribue ses filets au tégument de la partie interne du bras : ces filets peuvent être suivis jusqu'à l'articulation du coude.

Branches terminales. — La branche *antérieure,* plus considérable que la postérieure, traverse l'aponévrose du bras, descend jusqu'au pli du coude, où elle se divise en deux rameaux, qui passent, l'un en avant, l'autre en arrière de la veine médiane basilique, et se partagent ensuite en filets qui accompagnent les veines cutanées de la partie interne et antérieure de l'avant-bras : ces filets se distribuent au tégument et arrivent jusqu'à la paume de la main. — La branche *postérieure* descend sur le côté interne de la veine médiane basilique, se dévie brusquement au niveau de l'épitrochlée, pour devenir postérieure, et s'épanouir en un grand nombre de filets qui se perdent dans la peau de la partie postérieure de l'avant-bras.

Accessoire du cutané interne. — Cette petite branche nerveuse naît de l'anastomose de la première paire dorsale avec la huitième paire cervicale, s'anastomose avec le rameau perforant du troisième nerf intercostal et avec le cutané interne, et se distribue au tégument de la partie interne du bras; elle peut être suivie jusqu'au coude.

NERF MÉDIAN.

Le nerf médian, le plus volumineux des nerfs du plexus brachial, naît par deux racines qui se confondent : l'externe, avec le musculo-cutané ; l'interne, avec le cutané interne et le cubital. Entre les deux racines, passe l'artère axillaire qui, à ce niveau, change de nom pour devenir humérale. Le cordon nerveux, formé par la réunion des deux racines, descend en longeant le coraco-brachial et le bord interne du biceps, en avant du brachial antérieur. Il est recouvert, en avant, par l'aponévrose, et chez les sujets fortement musclés, par le bord interne du biceps. Dans ce trajet, le nerf croise, en avant, l'artère humérale à la partie moyenne du bras, pour devenir interne à ce vaisseau, au pli du coude, mais il n'est pas très rare de voir le nerf postérieur à l'artère. — Arrivé à l'articulation de l'avant-bras, le nerf médian, recouvert par l'expansion aponévrotique du biceps, traverse la double insertion du rond pronateur à l'épicondyle et à l'apophyse coronoïde, et bientôt l'arcade fibreuse du fléchisseur sublime, et s'engage ensuite entre les couches musculaires superficielle et profonde de la région antérieure de l'avant-bras. Pour parvenir à la main, le nerf médian passe en arrière du ligament annulaire antérieur du carpe, en dehors des tendons du fléchisseur sublime, au devant des tendons du fléchisseur profond. — A la main, le nerf médian répond : en avant, à l'aponévrose palmaire, à l'arcade palmaire superficielle, en arrière, aux tendons des fléchisseurs. Le nerf médian ne fournit aucune branche au bras, il donne 1° des branches collatérales à *l'avant-bras ;* 2° des branches terminales à *la main.*

Branches collatérales. — Les nerfs collatéraux émanent du tronc principal, un peu au-dessous de l'articulation du coude. Ils se perdent : les uns, dans l'articulation du coude, les autres, dans les muscles de la région antérieure de l'avant-bras et dans le tégument de la paume de la main. Ces branches collatérales sont : 1° les branches *musculaires antérieures,* dont le nombre est indéterminé, elles se détachent de la partie antérieure du médian. Deux branches nerveuses sont destinées au rond pronateur ; la supérieure pénètre ce muscle, le plus souvent, par sa face profonde, et fournit quelques filets qui s'épuisent dans l'articulation du coude ; les autres branches se portent d'arrière en avant pour se perdre dans les muscles superficiels et antérieurs de l'avant-bras. — 2° Les Branches *musculaires postérieures.* Les unes se terminent dans les deux faisceaux les plus externes du fléchisseur commun profond et dans le long fléchisseur propre du pouce; une autre branche, le *nerf interosseux*, remarquable par l'étendue de son trajet, descend verticalement dans l'interstice celluleux des muscles long fléchisseur des pouces et fléchisseur profond des doigts, auxquels il abandonne quelques filets, s'engage derrière le carré pronateur, en lui fournissant plusieurs rameaux, et se termine par des filets très déliés à la partie antérieure de l'articulation du poignet. — 3° Le *nerf palmaire cutané*. Cette petite branche nerveuse se détache du médian un peu au-dessus de l'articulation du poignet, traverse l'aponévrose antibrachiale, entre les tendons du grand et du petit palmaire, et se termine par deux filets; l'un s'épuise dans la peau de l'éminence thénar, l'autre dans le tégument de la région palmaire moyenne.

Branches terminales. — Souvent les six branches terminales du médian naissent, au même niveau; mais il n'est pas très rare de les voir former d'abord deux troncs; l'un externe, l'autre interne. — La *branche de l'éminence thénar* s'engage entre le tégument et les muscles de cette éminence, et se perd dans les muscles court abducteur, opposant et court fléchisseur du pouce. — Les cinq autres *branches* forment les *sept nerfs collatéraux palmaires* les plus externes des doigts. Ces nerfs collatéraux longent les parties latérales des doigts, fournissent de nombreuses ramifications au tégument des parties antérieure et latérale de ces appendices; plusieurs rameaux, dirigés d'avant en arrière, s'anastomosent avec les nerfs collatéraux dorsaux, émanés des nerfs radial et cubital. Les nerfs collatéraux se terminent par deux branches principales; l'une, l'*antérieure*, s'épanouit dans la peau qui revêt la pulpe des doigts; l'autre, *postérieure*, se perd dans le derme sous-unguéal. — Le nerf collatéral *externe palmaire* du pouce se détache du médian et longe le côté externe du tendon du long fléchisseur propre du pouce, après avoir croisé obliquement l'articulation métacarpo-phalangienne de ce doigt. — Le nerf collatéral *interne palmaire* du pouce naît assez souvent isolément du médian, et se porte sur le côté interne du long fléchisseur propre du pouce. — Le nerf collatéral *externe palmaire* de l'index naît assez souvent d'un tronc qui lui est commun avec le précédent; il se dirige, en bas, en avant du premier espace interosseux, fournit un rameau au premier muscle lombrical, et longe ensuite le côté externe de l'index. — Le nerf collatéral *interne palmaire* de l'index et le nerf collatéral *externe palmaire* du médius naissent par un tronc commun qui fournit au deuxième muscle lombrical, et se divise, à la racine des doigts, en deux branches : l'une constituant le collatéral interne de l'index; l'autre, le collatéral externe du médius. — Le nerf collatéral *interne palmaire* du médius et le nerf collatéral *externe palmaire* de l'annulaire naissent aussi par un tronc commun; ce tronc, avant de se diviser pour former les nerfs collatéraux, reçoit une branche d'anastomose que lui envoie le cubital, et fournit ordinairement une branche au troisième lombrical.

NERF CUBITAL.

Le nerf cubital est un peu moins volumineux que le nerf médian; il est confondu, à son origine, avec la branche interne de ce nerf et avec le cutané interne. Il s'éloigne graduellement de ces deux cordons nerveux, en leur devenant postérieur, pénètre dans l'épaisseur du muscle triceps et arrive jusqu'à l'olécrâne. Parvenu au niveau du coude, le nerf cubital s'engage entre l'olécrâne et l'épitrochlée, en se réfléchissant d'arrière en avant, pour gagner la partie antérieure et interne de l'avant-bras; il descend ensuite verticalement entre le cubital antérieur et le fléchisseur commun profond des doigts, et arrivé à la paume de la main, il se termine par deux branches. — Au bras, le nerf cubital est supérieurement en rapport avec l'artère humérale, mais bientôt il devient postérieur à ce vaisseau; il s'engage ensuite dans la gaîne du triceps. — Au coude, il traverse les insertions épitrochléenne et olécrânienne du cubital postérieur. — A l'avant-bras, il est d'abord recouvert par le cubital antérieur; il longe ensuite le côté externe du tendon de ce muscle, en dedans de l'artère cubitale, dont il est un peu éloigné en haut : à la partie inférieure de l'avant-bras, il est sous-aponévrotique. — Au poignet, il traverse le ligament annulaire antérieur du carpe avec l'artère cubitale, en dehors de l'os pisiforme, et se divise bientôt en deux branches *terminales.*

Branches collatérales. — Le nerf cubital, comme le médian, ne fournit aucune division au bras; à l'avant-bras, il donne des branches collatérales destinées à des muscles de l'avant-bras, et la branche cutanée dorsale interne de la main. — Ces nerfs collatéraux sont : — 1° des filets nerveux *articulaires,* très grêles, qui se perdent dans l'articulation du coude. — 2° Le rameau du *fléchisseur commun profond* des doigts; il se ramifie dans les deux faisceaux les plus internes de ce muscle. — 3° Les rameaux du *cubital antérieur*, au nombre de deux à trois. — 4° Le rameau d'*anastomose* avec le cutané interne, qui longe à son origine le tronc principal. — 5° La branche *interne dorsale de la main*. Ce nerf, remarquable par son volume, se détache du nerf cubital à la partie moyenne de l'avant-bras, se dirige en arrière, en bas et en dedans, s'engage entre le tendon du cubital antérieur et le cubitus, et, parvenu sur la face dorsale du quatrième espace interosseux, il se termine par trois rameaux : deux de ces rameaux, qui se subdivisant à leur tour, forment : l'un, le nerf collatéral *interne dorsal du médius* et le nerf collatéral *externe dorsal* de l'annulaire, l'autre le nerf collatéral *interne dorsal de l'annulaire* et le nerf collatéral *externe dorsal* de l'auriculaire. Le troisième rameau constitue le nerf collatéral *externe dorsal* du petit doigt. Ces branches s'anastomosent avec la branche externe dorsale de la main qui est une des branches terminales du nerf radial.

Branches terminales. — 1° Branche *palmaire superficielle*. Dès son origine, elle fournit des filets aux muscles palmaire cutané et adducteur du petit doigt et un filet qui s'anastomose avec le médian. Ce dernier filet se divise ensuite en deux rameaux secondaires : l'interne, le moins volumineux, forme le nerf collatéral *interne palmaire* du petit doigt; l'externe se bifurque à la partie inférieure du quatrième espace interosseux pour former le nerf collatéral *externe palmaire* du petit doigt et le nerf collatéral *interne palmaire* de l'annulaire. — 2° Branche *palmaire profonde*. Elle traverse, dès son origine, le muscle court fléchisseur du petit doigt, décrit ensuite une courbe dont la convexité est inférieure, en accompagnant l'arcade palmaire profonde, en arrière des tendons des fléchisseurs et des muscles lombricaux. De la convexité de cette arcade nerveuse partent de nombreux filets : les uns sont destinés aux muscles adducteur, court fléchisseur et opposant de l'auriculaire; les autres passent d'avant en arrière, entre les muscles interosseux dorsaux et palmaires, pour s'anastomoser avec les nerfs collatéraux dorsaux des doigts; enfin plusieurs filets se jettent dans l'adducteur du pouce.

RÉSUMÉ DU SYSTÈME NERVEUX DU MEMBRE SUPÉRIEUR.

A l'épaule. — Les nerfs *cutanés* sont les nerfs sous-claviculaire et sus-acromien, les branches descendantes superficielles du plexus cervical, et quelques rameaux des nerfs circonflexe et spinal. — Les nerfs *musculaires* sont des branches collatérales du plexus brachial : 1° le sus-scapulaire (filets des muscles sus-épineux, sous-épineux et petit rond) ; 2° les nerfs sous-scapulaires (filets des muscles du sous-scapulaire, du grand dorsal et du grand rond) ; 3° le circonflexe (filets du deltoïde).

Au bras.— Les nerfs *cutanés* sont fournis par les nerfs musculo-cutané et cutané interne, par l'accessoire du cutané interne, le radial, et par les branches antérieures des trois premiers nerfs dorsaux. — Les nerfs *musculaires* sont : le musculo-cutané (filets des muscles de la région antérieure) et le radial (filets du muscle de la région postérieure).

A l'avant-bras. — Les nerfs *cutanés* sont fournis par les nerfs cutané externe, cutané interne, cubital et radial. — Les nerfs *musculaires* des régions *externe* et *postérieure* sont des rameaux du nerf radial ; ceux de la région *antérieure* sont fournis par le médian, ils se jettent dans les muscles de cette région. Le muscle cubital antérieur et les deux faisceaux les plus internes du fléchisseur commun profond reçoivent des rameaux qui émanent du nerf cubital.

A la main.—Les nerfs *cutanés palmaires* des régions thénar, moyenne et hypothénar sont : la terminaison du musculo-cutané, la branche cutanée palmaire du médian et quelques filets de la branche palmaire superficielle du cubital. — Les nerfs cutanés de la partie *dorsale* de la main, jusqu'à la racine des doigts, émanent des nerfs radial et cubital. — Les sept nerfs collatéraux *palmaires* les plus externes sont des branches terminales du nerf médian, les trois collatéraux les plus internes sont des branches terminales du cubital. Les cinq nerfs collatéraux *dorsaux* externes des doigts proviennent du radial, et les cinq internes viennent du cubital. — Les rameaux nerveux des muscles de l'éminence *thénar* (excepté l'adducteur du pouce) émanent du médian ; ceux de l'éminence *hypothénar* émanent du cubital qui fournit en plus à l'adducteur du pouce. Les filets nerveux des lombricaux viennent : les uns du médian, les autres du cubital ; enfin ces deux derniers nerfs fournissent, par moitié, aux muscles interosseux palmaires. Les interosseux dorsaux reçoivent des filets perforants du cubital.

Nota. Sur le trajet des nerfs collatéraux des doigts, on rencontre, même chez le fœtus, les petits renflements désignés sous le nom de *corps de Paccini*. Nous les avons déjà signalés en examinant le système nerveux en général.

APONÉVROLOGIE.

Le membre thoracique est enveloppé d'aponévroses successivement continues les unes aux autres; nous examinerons ces enveloppes à l'épaule, à l'aisselle, au bras, à l'avant-bras et à la main.

APONÉVROSES DE L'ÉPAULE.

Aponévrose sus-épineuse. — Mince et demi-transparente, cette aponévrose s'insère sur les bords de la fosse sus-épineuse et se continue jusqu'à la grosse tubérosité de l'humérus; recouverte supérieurement par du tissu cellulaire graisseux, elle constitue, avec la fosse sus-épineuse, une gaîne complète pour le muscle sus-épineux. Elle se continue, au-dessous de l'acromion, avec l'aponévrose sous-épineuse.

Aponévrose sous-épineuse. — Cette aponévrose s'insère au contour de la fosse sous-épineuse; elle est très forte en bas et en dedans; elle se divise en deux lames au niveau du bord postérieur du deltoïde. La lame *superficielle* enveloppe le deltoïde et se continue ensuite avec l'aponévrose brachiale, la lame *profonde,* plus résistante que la précédente, passe sous le deltoïde pour se terminer à la grosse tubérosité de l'humérus. L'aponévrose sous-épineuse forme, avec la fosse de ce nom, une gaîne complète pour les muscles sous-épineux et petit rond.

Aponévrose sous-scapulaire. — Analogue aux précédentes, cette aponévrose, fixée au contour de la fosse sous-scapulaire, forme, avec cette fosse, une gaîne spéciale pour le muscle du même nom. Cette lame fibreuse se prolonge jusqu'à la petite tubérosité de l'humérus, et se continue, avec l'aponévrose brachiale par une expansion très mince qui passe en avant des muscles grand rond et grand dorsal.

APONÉVROSES DE L'AISSELLE.

Les aponévroses de l'aisselle sont formées par celles du thorax, de l'épaule et du bras; deux aponévroses particulières appartiennent spécialement à la région axillaire.

Aponévrose sous-coracoïdienne. — Cette aponévrose, décrite pour la première fois, par M. le professeur Gerdy, est de forme triangulaire. Elle s'insère, par son sommet, au bord antérieur de l'apophyse coracoïde; par sa base, elle se continue avec la partie moyenne de l'aponévrose sous-axillaire. Son bord externe adhère à la gaîne du coraco-brachial, son bord interne est continu à celle du petit pectoral. Cette aponévrose divise l'aisselle en deux parties : l'antérieure est la moins étendue, la postérieure est large, constitue le creux de l'aisselle.

Aponévrose sous-axillaire. — On désigne sous ce nom le *fascia superficialis* qui ferme, en bas, le creux axillaire; elle est formée par plusieurs lamelles de tissu cellulaire dense, et unie intimement avec la peau : elle se continue avec le tissu cellulaire qui recouvre, en avant, le grand pectoral, et en arrière, le grand dorsal et le grand rond. En avant, elle est fixée au bord interne de l'humérus.

On rencontre à la paroi *antérieure* du creux de l'aisselle l'aponévrose *axillaire,* ou *clavi-axillaire.* Cette aponévrose, formée par le dédoublement du feuillet postérieur de la gaîne du grand pectoral, se divise en deux feuillets pour envelopper le petit pectoral; ces feuillets se réunissent au-dessus de ce muscle pour s'insérer à la clavicule. L'adhérence des veines à cette aponévrose, ne permettant pas à ces vaisseaux de s'affaisser, favorise l'introduction de l'air dans leur cavité. — A la paroi *postérieure* de l'aisselle on trouve l'aponévrose sous-scapulaire, la gaîne du grand dorsal et du grand rond. — A la paroi *interne* de l'aisselle on rencontre le feuillet externe de la gaîne du grand dentelé. — La *gaîne* des nerfs et des vaisseaux contenus dans le creux de l'aisselle est formée par une lame aponévrotique, qui est continue avec la gaîne du sous-clavier et avec l'aponévrose cervicale.

APONÉVROSE DU BRAS.

L'aponévrose brachiale, très mince sur le deltoïde, plus forte en arrière qu'en avant, est continue, en dehors, avec la gaîne deltoïdiene. Cette dernière est formée par le dédoublement de l'aponévrose des muscles sous-scapulaire, grand dorsal et grand rond; elle se fixe supérieurement sur l'apophyse acromion et sur la partie externe de la clavicule. L'aponévrose brachiale se termine en bas en se continuant avec l'aponévrose antibrachiale et en s'insérant à l'olécrâne, à l'épitrochlée et à l'épicondyle. Elle est séparée de la peau par le fascia superficialis, les vaisseaux et les nerfs cutanés du bras. La face profonde de l'aponévrose d'enveloppe du bras envoie *deux cloisons principales,* l'une externe, l'autre interne, donnant insertion à des fibres musculaires. Ces cloisons sont fortifiées par des expansions des tendons des muscles grand dorsal, grand rond, deltoïde et grand pectoral.

La cloison *intermusculaire externe*, traversée obliquement par le nerf radial et par l'artère humérale profonde, adhère en avant à la lèvre externe de la coulisse bicipitale, et se fixe à toute la longueur du bord externe de l'humérus. Elle est placée entre le deltoïde, le biceps, le coraco-brachial, le triceps, le long supinateur et le premier radial externe.

La cloison *intermusculaire interne* adhère, en haut, à la lèvre postérieure de la coulisse bicipitale et se termine, en bas, à l'épitrochlée. Les nerfs radial et cubital perforent cette aponévrose.

Les cloisons intermusculaires externe et interne circonscrivent les deux gaînes principales du bras : l'*antérieure* contient le coraco-brachial, le biceps, le brachial antérieur, la *postérieure* renferme le triceps.

Indépendamment des deux grandes gaînes précédentes, l'aponévrose brachiale en forme de plus petites, et elle complète en dedans celle du deltoïde. Les petites gaînes sont : 1° celles du biceps ; 2° celles qui isolent les trois portions du triceps brachial ; 3° la gaîne qui est commune aux vaisseaux du bras et au nerf médian.

APONÉVROSE DE L'AVANT-BRAS.

L'aponévrose antibrachiale est formée spécialement de fibres obliques et transversales, croisées par d'autres fibres verticales. Elle est beaucoup plus épaisse en arrière qu'en avant, en dedans qu'en dehors. Elle se continue en haut avec l'aponévrose du bras, en s'insérant à l'olécrâne, à l'épicondyle et à l'épitrochlée : elle est formée en outre par l'expansion aponévrotique du biceps, les fibres de cette expansion sont ordinairement serrées. Des expansions moins importantes que la précédente fortifient l'aponévrose antibrachiale : telles sont celles qui naissent du brachial antérieur, du triceps et du cubital antérieur. L'aponévrose de l'avant-bras se termine inférieurement autour du poignet, et se confond en avant avec le ligament annulaire antérieur et en arrière avec le ligament annulaire dorsal du carpe.

La *face externe* de cette aponévrose est séparée de la peau par le tissu cellulaire, les veines superficielles, les lymphatiques et les nerfs superficiels de l'avant-bras. Des lignes blanches et verticales indiquent l'adhérence de l'aponévrose aux cloisons intermusculaires.

Sa *face interne* est en rapport avec les muscles de l'avant-bras ; elle envoie de nombreuses cloisons *verticales* et *transversales*, ces cloisons séparent les muscles les uns des autres : les premières donnent en outre attache à la plupart des muscles superficiels de l'avant-bras. Les cloisons verticales les plus épaisses sont, comme l'a fait remarquer M. Gerdy, celles qui partent des tubérosités externe et interne de l'humérus ; elles emboîtent les muscles qui s'insèrent à ces tubérosités, à la manière de cornets dont la partie évasée serait attachée à ces éminences. — Deux cloisons transversales *antérieures* séparent les couches musculaires antérieures de l'avant-bras : la *superficielle* est située entre les muscles de la première et celui de la seconde couche ; la *profonde* est placée entre le carré pronateur et les muscles long fléchisseur propre du pouce et fléchisseur commun profond des doigts. — La cloison transversale *postérieure* est très mince ; elle est interposée aux deux couches musculaires postérieures ; elle s'étend du radius au cubitus. Les cloisons transversales sont réunies à l'aponévrose générale par les cloisons verticales.

L'aponévrose antibrachiale présente de nombreuses ouvertures vasculaires et nerveuses ; la plus large, placée au pli du coude, fait communiquer le tissu cellulaire sous-cutané avec le tissu cellulaire sous-aponévrotique et les veines superficielles avec les veines humérales.

APONÉVROSES DE LA MAIN.

Les aponévroses de la main comprennent : 1° le ligament annulaire postérieur du carpe ; 2° l'aponévrose dorsale du métacarpe ; 3° le ligament annulaire antérieur du carpe ; 4° l'aponévrose palmaire ; 5° les gaînes tendineuses et les synoviales des tendons des fléchisseurs ; 6° les aponévroses interosseuses.

LIGAMENT ANNULAIRE POSTÉRIEUR DU CARPE.

Le ligament annulaire *dorsal* ou *postérieur* du carpe est formé par l'aponévrose de l'avant-bras, fortement épaissi à ce niveau, il est destiné à brider les tendons des muscles extenseurs. Ce ligament en forme de demi-bracelet est fixé, en dehors, à la partie inférieure du radius ; en dedans, à la tête du cubitus, au pyramidal et au pisiforme ; son bord supérieur se continue avec l'aponévrose antibrachiale; son bord inférieur avec l'aponévrose dorsale du carpe. Sa face postérieure est en rapport avec la peau; sa face antérieure fournit des prolongements implantés sur les crêtes qui limitent les coulisses du radius et du cubitus. Ces prolongements transforment les coulisses en autant de canaux ostéo-fibreux. Ces canaux, au nombre de six, sont, en procédant de dedans en dehors : 1° le canal du tendon du cubital postérieur; 2° celui de l'extenseur de l'auriculaire (il est entièrement fibreux); 3° le canal qui est commun à l'extenseur commun des doigts et à l'extenseur propre de l'index; 4° le canal du long extenseur du pouce; 5° le canal commun aux deux radiaux externes; 6° enfin celui qui est commun au court extenseur et au grand abducteur du pouce. Toutes ces gaînes ostéo-fibreuses sont tapissées par des synoviales qui enveloppent aussi les tendons, et qui se prolongent au-dessus et au-dessous du ligament annulaire dorsal du carpe.

APONÉVROSE DORSALE DU MÉTACARPE.

L'aponévrose dorsale du métacarpe est une lame très mince formée de fibres transversales, et continue en haut avec le ligament annulaire postérieur du carpe; elle est appliquée sur les tendons des extenseurs, sur les os du métacarpe, les muscles interosseux, les artères du dos de la main; elle répond en arrière au tégument, aux vaisseaux et aux nerfs cutanés.

LIGAMENT ANNULAIRE ANTÉRIEUR DU CARPE.

Le ligament annulaire antérieur du carpe est une large et forte bandelette, qui convertit en canal la gouttière profonde constituée en arrière par les os du carpe. Ce ligament est formé de fibres tranversales; il s'insère : en dehors, au scaphoïde et au trapèze; en dedans, au pisiforme et à l'os crochu; en haut, il se continue avec l'aponévrose antibrachiale; en bas, avec l'aponévrose palmaire. Sa face *antérieure* répond : par sa partie moyenne, au tendon du petit palmaire; en dehors, aux muscles de l'éminence thénar, auxquels elle fournit des insertions; en dedans, à ceux de l'éminence hypothénar qui s'insèrent sur elle. Sa face *postérieure* répond aux tendons des fléchisseurs et aux synoviales du poignet. — Le ligament annulaire du carpe est traversé par le tendon du grand palmaire; ce tendon s'engage ensuite dans une coulisse ostéo-fibreuse, constituée par le trapèze et par le ligament annulaire antérieur, et tapissée par une synoviale particulière.

Synoviales du poignet. — Les anatomistes ne sont pas d'accord sur le nombre des synoviales du poignet. Des recherches récentes de M. Michon prouvent qu'il existe presque toujours deux synoviales : l'une *externe,* destinée au long fléchisseur propre du pouce, l'autre *interne,* commune aux tendons des fléchisseurs communs. Des synoviales particulières existent par exception pour les tendons de l'annulaire et de l'index. — La synoviale externe remonte au-dessus du ligament annulaire dans une étendue de plus de 3 centimètres ; elle accompagne le tendon du long fléchisseur du pouce jusqu'à son insertion à la deuxième phalange du pouce. — La synoviale interne, séparée de l'externe par le nerf médian, est étranglée au niveau du ligament annulaire ; supérieurement, elle monte de 7 à 8 centimètres au-dessus de lui ; inférieurement, au niveau de la partie moyenne de la main, elle envoie quatre prolongements : les trois plus externes, très courts, se terminent par une extrémité arrondie, le plus interne se continue le plus souvent avec la gaîne digitale de l'auriculaire.

APONÉVROSE PALMAIRE.

L'aponévrose palmaire, épaisse à sa partie moyenne, faible et mince sur les régions thénar et hypothénar, forme une gaîne commune aux muscles de la main.

La partie moyenne est de forme triangulaire, on lui considère deux faces et trois bords. — Sa face *antérieure* adhère par des prolongements fibreux au tégument de la paume de la main et au tendon du petit palmaire ; la face *postérieure* est appliquée sur les tendons des fléchisseurs, sur l'arcade palmaire superficielle et sur les branches terminales des nerfs médian et cubital ; — son bord *supérieur* se continue avec le ligament annulaire du carpe et avec le petit palmaire, qui, lorsqu'il existe, doit être considéré comme son muscle tenseur. — Son bord *inférieur* se subdivise en quatre bandelettes qui se dirigent vers les quatre derniers doigts. — Son bord *externe* reçoit quelques fibres du grand abducteur du pouce et se décompose en deux feuillets : l'un est superficiel, très mince, il recouvre les muscles de l'éminence thénar et envoie des brides très faibles qui se prolongent sur le pouce ; le feuillet profond se dirige d'avant en arrière, pour aller adhérer à l'aponévrose interosseuse, et sépare les muscles de la région thénar des muscles de la région palmaire moyenne. — Son bord *interne,* renforcé par quelques fibres du cubital antérieur, se décompose comme le précédent en deux feuillets ; le superficiel recouvre les muscles de la région hypothénar; le profond, situé entre les muscles des régions hypothénar et palmaire moyenne, se termine en s'unissant à l'aponévrose interosseuse. — Les quatre faisceaux du bord inférieur de la partie moyenne de l'aponévrose palmaire, parvenus au niveau des articulations métacarpo-phalangiennes, se séparent chacun en deux bandelettes, qui se dirigent obliquement en bas et en arrière, et se continuent avec les gaînes tendineuses des doigts, et surtout avec le ligament transverse inférieur du carpe et avec les cartilages glénoïdiens des premières phalanges. Ces bandelettes constituent quatre gaînes principales, destinées au passage des tendons des fléchisseurs, et trois gaînes secondaires, intermédiaires aux précédentes; ces dernières sont traversées par les muscles lombricaux, les vaisseaux et les nerfs collatéraux des doigts.

GAÎNES TENDINEUSES DIGITALES.

Après avoir traversé les anneaux que leur forme l'aponévrose palmaire, les tendons des fléchisseurs des quatre derniers doigts s'engagent dans une gouttière ostéo-fibreuse, formée en arrière par la face antérieure des premières et secondes phalanges et en avant par des faisceaux fibreux demi-cylindriques. Insérés sur les bords des phalanges, ces faisceaux sont épais à la partie moyenne des premières et secondes phalanges, et minces au niveau des articulations; ils disparaissent au niveau de l'articulation des deuxièmes avec les troisièmes phalanges.

Synoviales digitales. — Nous avons déjà fait remarquer que les synoviales du pouce et du petit doigt étaient le plus souvent formées : l'une par la synoviale externe, l'autre, par la synoviale interne du poignet. Les synoviales de l'index, du médius et de l'annulaire, sont ordinairement isolées; elles sont remarquables par leur rétrécissement au niveau des articulations phalangiennes, par des prolongements triangulaires étendus du tendon du fléchisseur sublime à celui du fléchisseur profond, au niveau des premières phalanges, et dirigés en sens opposé au niveau des secondes. Ces synoviales dégénèrent en tissu cellulaire sur la troisième phalange.

APONÉVROSES INTEROSSEUSES.

L'aponévrose *interosseuse antérieure* isole les muscles interosseux des muscles lombricaux et des tendons des fléchisseurs, de l'arcade palmaire profonde et de la branche profonde du nerf cubital. Elle est continue en avant avec les aponévroses intermusculaires interne et externe fournies par l'aponévrose palmaire, et, en arrière, avec l'aponévrose *interosseuse postérieure*. Cette dernière recouvre la face superficielle des muscles interosseux dorsaux et s'insère aux bords latéraux des métacarpiens.

TÉGUMENT.

La peau du membre thoracique nous offre à étudier : la peau elle-même, les vaisseaux, les nerfs cutanés. Nous avons étudié ces derniers en examinant la névrologie du membre thoracique ; nous indiquerons seulement ici les rapports les plus importants de ces cordons nerveux.

1° TÉGUMENT.

1° *De l'épaule.* — La peau de la région deltoïdienne est couverte de poils chez les individus très velus ; au-dessous d'elle, on rencontre une couche assez épaisse de tissu cellulaire graisseux, dans laquelle sont les fibres du muscle peaucier et les filets de la branche sus-acromiale du plexus cervical : cette couche celluleuse recouvre l'aponévrose du deltoïde. — Dans la région scapulaire, le tégument est épais, pourvu d'un grand nombre de follicules ; généralement il est recouvert de poils ; il est doublé par un tissu cellulaire dense qui renferme quelques rameaux nerveux ; les plus importants sont ceux qui se détachent du nerf spinal. — La peau de la base de l'aisselle, recouverte de poils, est doublée par du tissu cellulaire graisseux, qui contient dans son épaisseur les lymphatiques superficielles : cette couche adipeuse est appliquée sur l'aponévrose sous-scapulaire.

2° *Du bras.* — Le tégument du bras, surtout épais en arrière, recouvert de quelques poils, est peu adhérent aux parties sous-jacentes, si ce n'est au niveau de l'insertion du deltoïde à l'humérus. Au-dessous de la peau se trouve une couche cellulo-adipeuse, lâche, appliquée sur le fascia superficialis. Ce fascia est une lame fibreuse, mince et transparente : entre cette dernière et l'aponévrose brachiale rampent les deux branches du cutané interne, l'accessoire de ce nerf, les filets des branches perforantes des deuxième et troisième nerfs intercostaux et quelques rameaux du nerf radial. Vers le tiers inférieur et externe du bras, le nerf musculo-cutané traverse l'aponévrose; enfin, en dedans, on trouve la veine basilique, et en dehors la veine céphalique du bras.

3° *Du coude.* — Le tégument du coude sera étudié lorsque nous aurons à décrire cette région.

4° *De l'avant-bras.* — On trouve sous la peau, dépourvue de poils en avant, velue et plus foncée en arrière, une couche de tissu cellulaire lâche, le fascia superficialis, les vaisseaux lymphatiques et veineux superficiels, enfin l'aponévrose antibrachiale.

5° *De la main.* — Nous examinerons successivement le tégument du poignet, celui des régions palmaire et dorsale, enfin celui des doigts; — au poignet, le tégument, moins épais en avant qu'en arrière, est recouvert d'un tissu cellulaire qui est parcouru par les vaisseaux et les nerfs superficiels. — A la paume de la main, la peau de la région palmaire moyenne est dure; elle recouvre un tissu cellulo-graisseux très serré, dans lequel rampent les filets terminaux du rameau palmaire cutané, branche du nerf médian : au-dessous du tissu cellulo-adipeux on rencontre l'épanouissement du tendon du petit palmaire, lorsque ce muscle existe. Au niveau de l'éminence thénar, la peau est fine, elle double une couche très mince de tissu cellulaire graisseux; dans ce tissu cellulaire, on rencontre la terminaison du nerf musculo-cutané, une petite branche du nerf médian et un réseau veineux. On trouve, au-dessous de ces organes, l'aponévrose palmaire, qui est très peu épaisse à ce niveau. A la région hypothénar, où la peau est un peu plus dense qu'en dedans, on trouve, au-dessous d'elle, plongés au milieu du tissu cellulo-graisseux, le muscle palmaire cutané, des rameaux du nerf cubital, et plus profondément l'aponévrose d'enveloppe, un peu plus forte qu'à la région thénar. — A la face dorsale de la main, on rencontre un tégument peu épais, recouvrant une couche de tissu cellulaire très lâche, contenant peu de graisse; dans le tissu cellulaire se trouvent l'arcade veineuse superficielle, les branches nerveuses cutanées dorsales de la main : l'*externe* est une des branches terminales du nerf radial, l'*interne* une branche collatérale du nerf cubital. La couche celluleuse recouvre l'aponévrose dorsale du métacarpe. — La peau qui recouvre les doigts est moins adhérente et moins épaisse en arrière qu'en avant, elle est recouverte, dans le premier sens, de quelques poils, excepté toutefois au niveau des articulations : le tissu cellulaire sous-cutané, lâche en arrière, et surtout dans les points qui répondent aux articulations, est épais et graisseux en avant. Dans le tissu cellulaire qui recouvre les gaînes des deux premières phalanges rampent un réseau veineux très délié, et sur les côtés les nerfs et les vaisseaux collatéraux des doigts, placés dans des gaînes particulières. A la partie antérieure des dernières phalanges, entre la peau et le périoste, dans le tissu cellulo-adipeux qui forme la pulpe des doigts, on voit l'arcade formée par l'anastomose des artères collatérales, les artérioles qu'elle fournit, enfin la terminaison des nerfs collatéraux de ces appendices.

ANGÉIOLOGIE.

On ne rencontre pas d'artère sous-cutanée au membre thoracique; si l'artère humérale se bifurque au-dessus du pli du coude, une des branches représente le tronc de l'artère humérale, l'autre, le plus souvent, l'artère radiale; mais cette dernière, comme la précédente, est toujours sous-aponévrotique.

VEINES SUPERFICIELLES.

Les veines superficielles du membre thoracique sont remarquables par leur volume et les nombreuses anomalies qu'elles présentent : les valvules de ces canaux sont moins nombreuses que celles que l'on observe dans les cavités des veines satellites des artères. Les veines superficielles tirent leur origine de la peau et du tissu cellulaire sous-cutané; elles doivent être étudiées à la main, à l'avant-bras, au coude et au bras.

1° *Veines superficielles de la main.* — Elles sont beaucoup plus développées que les veines profondes; elles forment sous la peau des doigts deux réseaux, l'un antérieur, l'autre postérieur; les vaisseaux de ce dernier sont les plus volumineux : des anastomoses de ces réseaux naissent, pour chaque doigt, une veine collatérale interne et une veine collatérale externe. Ces collatérales, en se réunissant, constituent cinq branches, qui se confondent en formant une arcade irrégulière située sur le dos de la main; les deux principales sont : l'externe, nommée veine *céphalique* du pouce, et l'interne connue sous le nom de *salvatelle*.

2° *Veines superficielles de l'avant-bras et du coude.* — Les veines de l'avant-bras, qui toutes s'anastomosent entre elles, sont au nombre de trois, une antérieure, la *médiane,* une externe, la *radiale,* et une interne, mais il est très fréquent de rencontrer plusieurs veines radiales, médianes et cubitales. — La veine *radiale* continue la céphalique du pouce; elle longe le côté externe du poignet et de l'avant-bras, se dirige obliquement en avant et en dedans; arrivée au niveau de la partie moyenne du pli du coude, elle s'unit à la veine *médiane céphalique,* pour former la veine *céphalique du bras.*—La veine cubitale naît de la salvatelle, se dirige en haut sur le côté interne du bras, et, parvenue un peu au-dessous de la tubérosité interne de l'humérus, elle se dévie obliquement en avant et en dehors, pour s'unir à la veine *médiane basilique,* et constituer la veine *basilique.* — La veine *médiane* tire son origine de nombreux rameaux qui naissent de la peau et du tissu cellulaire sous-cutané de la paume de la main; elle est placée sur la partie moyenne et antérieure de l'avant-bras. Arrivée au pli du coude, elle se bifurque: sa branche *externe* s'unit à la radiale, sous le nom de veine *médiane céphalique,* sa branche interne s'unit à la cubitale, sous celui de veine *médiane basilique.* Cette dernière est ordinairement la plus volumineuse, toutes deux communiquent, dès leur origine, avec les veines satellites de l'artère humérale. Les veines de l'avant-bras communiquent toutes entre elles par de nombreuses anastomoses. Elles rapportent dans les veines du bras le sang du tégument et du tissu cellulaire sous-cutané.

3° *Veines du bras.* — La veine *céphalique,* née de la réunion de la radiale et de la médiane céphalique, dans son trajet ascendant, longe le bord externe du biceps, dont elle est séparée par l'aponévrose brachiale, se place ensuite dans l'intervalle celluleux du deltoïde et du grand pectoral. Dans cet interstice, le vaisseau veineux rencontre la branche descendante de l'artère acromiale, qui est une collatérale de l'artère axillaire. La veine passe au-dessus de l'apophyse coracoïde, en croisant obliquement l'artère axillaire pour se jeter dans la veine de ce nom, au-dessous de la clavicule. La veine céphalique envoie une petite branche qui croise la clavicule pour se jeter dans la veine sous-clavière. — La veine *basilique,* produite par l'union de la médiane céphalique et de la cubitale, monte en longeant le bord interne du biceps. Isolée de ce muscle par l'aponévrose du bras, elle perfore cette aponévrose au niveau du tiers supérieur du membre thoracique pour se réunir à la veine axillaire.

VAISSEAUX LYMPHATIQUES SUPERFICIELS.

Les vaisseaux lymphatiques superficiels naissent par des capillaires très déliés de tout le tégument du membre supérieur, mais surtout de celui qui recouvre la pulpe des doigts. Ces capillaires se réunissent à la partie moyenne de la dernière phalange pour former les troncs *collatéraux*. Les vaisseaux lymphatiques collatéraux des doigts accompagnent les veines collatérales superficielles, et, parvenus à la racine des doigts, ils se dévient d'avant en arrière et arrivent ainsi à la face dorsale du métacarpe. Après s'être anastomosés entre eux, ils longent la face postérieure du carpe et se divisent bientôt en deux groupes; l'un, l'*externe*, accompagne la veine radiale, l'autre, l'*interne*, la veine cubitale : parvenus au pli du coude, ces deux groupes se réunissent aux vaisseaux lymphatiques *antérieurs*. Ces derniers, nés par des réseaux très déliés du tégument de la main, sont au nombre de sept à huit; ils accompagnent la veine médiane. — Les vaisseaux lymphatiques *radiaux, cubitaux* et *antérieurs*, arrivés au pli du coude, embrassent d'abord presque toute la circonférence du membre; mais bientôt, ils se divisent en deux groupes. L'*externe*, très flexueux à son origine, accompagne la veine céphalique, traverse ensuite l'aponévrose brachiale pour se jeter dans les ganglions axillaires. L'un des vaisseaux lymphatiques de ce groupe accompagne dans tout son trajet la veine céphalique, et se jette tantôt dans un ganglion de l'aisselle, tantôt dans un ganglion sus-claviculaire. Le groupe *interne*, situé en arrière et en dedans de l'épitrochlée, rencontre le ganglion *épitrochléen*, placé un peu au-dessus de cette éminence, et, après l'avoir traversé, accompagne la veine basilique. Les lymphatiques internes traversent l'aponévrose, un peu au-dessus de la partie moyenne du bras, pour se réunir aux lymphatiques profonds. Dans leur trajet, les vaisseaux lymphatiques superficiels reçoivent ceux qui naissent, par des réseaux très déliés, de la peau et du tissu cellulaire sous-cutané du membre supérieur.

Nota. L'importance et la multiplicité des rapports que l'on observe aux régions de l'aisselle et du pli du coude, nous engagent à les étudier séparément. Nous connaissons déjà les parties qui les constituent, leur étude sera donc facile.

RÉGION AXILLAIRE.

La région axillaire est formée par la réunion de la poitrine et du membre thoracique. Elle représente une pyramide triangulaire dont la base est en bas, et dont le sommet répond à la clavicule. — Des trois parois de cette pyramide : l'*antérieure* est formée d'avant en arrière, par la peau, par le tissu cellulaire sous-cutané, dans lequel se ramifie le nerf sus-claviculaire, par la glande mammaire, par quelques fibres du peaucier, par le muscle grand pectoral, par les vaisseaux thoraciques supérieurs, par le nerf thoracique supérieur et antérieur, enfin par le petit pectoral, par les nerfs thoraciques supérieurs et postérieurs et par l'aponévrose clavi-axillaire qui continue le muscle petit pectoral jusqu'à la clavicule. La paroi *postérieure* est formée par les muscles sous-scapulaire, grand rond et grand dorsal; sur cette paroi on rencontre les nerfs sous-scapulaires, l'artère scapulaire inférieure et ses nombreuses branches. La paroi *interne* est constituée par le grand dentelé, qui recouvre les côtes et les muscles inter-costaux externes. Sur le grand dentelé, on trouve le nerf thoracique inférieur, l'artère mammaire interne et les branches perforantes des trois premiers nerfs inter-costaux. — La *base* de l'aisselle répond à la peau; ce tégument est garni de poils; elle est limitée par l'aponévrose sous-clavière. — Le *sommet* est circonscrit : en avant, par le muscle sous-clavier et la clavicule; en arrière, par la première digitation du grand dentelé et la première côte; en dehors, par le tendon du sous-scapulaire.

Comme nous l'avons fait remarquer en examinant l'aponévrologie du membre thoracique, le petit pectoral et l'aponévrose clavi-axillaire divisent la région axillaire en deux cavités secondaires : l'*antérieure*, peu étendue, loge l'artère thoracique supérieure et les nerfs thoraciques supérieurs; la *postérieure* est le *creux axillaire*. Ce creux est traversé dans sa partie inférieure par les muscles coraco-brachial et biceps. Cette cavité loge les vaisseaux axillaires, les branches qu'ils fournissent, les branches terminales du plexus brachial, de nombreux nerfs collatéraux de ce plexus, et les branches antérieures des trois premiers nerfs inter-costaux qui perforent le grand dentelé. Le creux axillaire renferme, en outre, une grande quantité de tissu cellulaire et de nombreux ganglions lymphatiques. Les nerfs enlacent les vaisseaux, et la double origine du nerf médian est traversée par l'artère axillaire. Un peu au-dessus de la clavicule, on rencontre la veine en avant et en dedans de l'artère; les nerfs sont externes et postérieurs à ce dernier vaisseau. Les ganglions lymphatiques enlacent les canaux artériels et veineux. Les trois troncs nerveux dont les divisions vont bientôt former les branches terminales du plexus, l'artère et la veine axillaires, traversent le sommet du creux axillaire. Les nerfs collatéraux de ce plexus qui traversent la même ouverture sont : 1° les trois nerfs thoraciques, 2° les nerfs sous-scapulaires. Les branches terminales du plexus brachial sont disposées de la manière suivante à leur origine : le médian naît par deux racines, entre lesquelles passe la terminaison de l'axillaire; de sa racine externe émane le musculo-cutané, et de sa racine interne partent les nerfs cutané interne et cubital. Sur un plan postérieur aux deux racines du médian naît le nerf radial. Le tronc de ce dernier fournit un nerf collatéral du plexus, c'est le nerf circonflexe.

RÉGION DU COUDE.

Le coude est la partie du membre supérieur qui résulte de l'union du bras et de l'avant-bras. Le coude est déprimé en avant; la dépression est limitée en dehors par un relief formé par la saillie du long supinateur et par celui des deux radiaux externes. Elle est limitée en dedans, par un second relief constitué par le rond pronateur et le grand palmaire. En arrière de cette dépression, on voit l'éminence que forme l'olécrâne; de chaque côté de cette éminence existe une dépression; l'interne, loge le nerf cubital qui se réfléchit à ce niveau de haut en bas et d'arrière en avant, en traversant la double insertion du cubital postérieur. En dehors, on remarque une éminence et en dedans une autre éminence : la première est l'épicondyle, la seconde est l'épitrochlée : cette dernière est la plus élevée.

La peau de la région du coude est remarquable par sa finesse. Le tissu cellulaire graisseux qui la double est peu abondant; il est remplacé, au niveau de l'olécrâne, par une bourse séreuse. Dans le tissu cellulaire sous-cutané, en avant de l'aponévrose, on rencontre les vaisseaux veineux et lymphatiques superficiels. Le nerf musculo-cutané, après avoir perforé l'aponévrose un peu au-dessus du pli du coude, se divise en deux branches. Les rameaux de la branche antérieure passent, les uns en avant, les autres en arrière de la médiane céphalique. La division du cutané interne a lieu au niveau de la partie moyenne du bras. De ses deux branches : l'antérieure se subdivise en deux rameaux principaux qui passent, l'un en avant, l'autre en arrière de la veine médiane basilique.

En arrière du tissu cellulaire sous-cutané, on rencontre l'aponévrose antibrachiale. Cette aponévrose, perforée au niveau du pli du coude par une veine volumineuse qui établit une large communication entre les veines superficielles et profondes, est la continuation de celle du bras. Elle est insérée sur l'épicondyle, l'épitrochlée et l'olécrâne ; elle est renforcée par une large expansion du tendon du biceps et par d'autres expansions moins importantes.

Au-dessous de l'aponévrose, on rencontre, en avant, une dépression triangulaire, qui est limitée, en dedans, par l'origine des muscles épitrochléens, en dehors, par celle des muscles épicondyliens, et en arrière et de haut en bas, par le brachial antérieur, le court supinateur et le fléchisseur commun profond des doigts. Dans le tissu cellulaire que renferme cette excavation, on met à découvert : en dedans, le nerf médian, et un peu en dehors du nerf, la terminaison de l'artère humérale et ses deux veines satellites. On trouve, entre le tendon du biceps et le long supinateur, l'anastomose de l'artère récurrente radiale antérieure avec la branche antérieure de l'humérale profonde, et les deux branches terminales du nerf radial. Entre le tendon du biceps et le rond pronateur, l'artère récurrente cubitale antérieure remonte s'unir aux rameaux antérieurs de l'artère collatérale interne. En arrière et en dedans, l'aponévrose du coude est perforée par le nerf cubital qui descend, et par l'artère récurrente cubitale postérieure qui monte. Les rameaux de cette dernière s'anastomosent avec les artérioles de l'artère collatérale interne. Cette aponévrose est enfin traversée par des rameaux de l'artère récurrente radiale postérieure, branche collatérale de l'artère inter-osseuse postérieure, qui elle-même est une branche de l'artère cubitale.

TABLEAU SYNOPTIQUE DU MEMBRE THORACIQUE.

1° TRIANGLE SUS-CLAVICULAIRE.

- **Limites**.....
  - Bord postérieur du sterno-cléido-mastoïdien.
  - — antérieur du trapèze.
  - — postérieur de la clavicule.
- **Ostéologie**...
  - Première et deuxième côtes.
  - Apophyses transverses des cinq dernières cervicales.
- **Myologie**....
  - Peaucier.
  - Scalènes.
  - Inter-transversaires du cou (droit latéral).
- **Aponévrologie**..........
- **Angéiologie**..
  - Artère sous-clavière. *Voyez* page 281.
  - Veine sous-clavière.
    - Collat.
      - A droite.
        - Veine jugulaire externe.
        - Veine intercostale supérieure.
        - Grande veine lymphatique.
      - A gauche.
        - Veine jugulaire externe.
        - Canal thoracique.
    - Term. Anastomosée avec la jugulaire interne.
  - Veine jugulaire externe.
    - Origine.....
      - 1° V. temporale superficielle.
      - 2° V. Maxillaire interne.
    - Collatérales..
      - V. occipitales superficielles.
      - V. scapulaires supérieures.
      - — — postérieures.
      - V. cutanées.
    - Terminaison. Dans la veine sous-clavière.
  - Ganglions lymphatiques superficiels et profonds.
  - Vaisseaux — — —
- **Névrologie**..
  - Branches descendantes superficielles du plexus cervical.
  - Origines du plexus brachial.

2° MEMBRE THORACIQUE.

OSTÉOLOGIE.

- **Épaule**......
  - Clavicule.
  - Omoplate.
- **Bras**........ Humérus.
- **Avant-bras**...
  - Radius.
  - Cubitus.
- **Carpe**.......
  - Première rangée (scaphoïde, semi-lunaire, pyramidal, pisiforme).
  - Deuxième rangée (trapèze, trapézoïde, grand os, os crochu).
- **Métacarpe**... Cinq métacarpiens.
- **Phalanges**... Trois phalanges, excepté le pouce qui n'en a que deux.

MYOLOGIE.

- **Épaule**......
  - Deltoïde.
  - Sus-épineux.
  - Sous-épineux.
  - Petit rond.
  - Grand rond.
  - Sous-scapulaire.
- **Bras**........
  - Région antérieure.
    - Coraco-brachial.
    - Biceps.
    - Brachial antérieur.
  - Région postérieure. Triceps (longue portion, vaste interne, vaste externe).

- Avant-bras...
  - Région antérieure...
    - Première couche superficielle...
      - Rond pronateur.
      - Grand palmaire.
      - Petit palmaire.
      - Cubital antérieur.
    - Deuxième couche superficielle.. Fléchisseur sublime.
    - Première couche profonde......
      - Long fléchisseur propre du pouce.
      - Fléchisseur commun profond.
    - Deuxième couche profonde.... Carré pronateur.
  - Région postérieure..
    - Couche superfic..
      - Extenseur commun.
      - Extenseur propre du petit doigt.
      - Cubital postérieur.
      - Anconé.
    - Couche profonde.
      - Extenseur propre de l'index.
      - Long extenseur du pouce.
      - Court — —
      - Grand abducteur —
  - Région externe...............
    - Long supinateur.
    - Premier radial externe.
    - Deuxième radial externe.
    - Court supinateur.
- Main........
  - Région palmaire moyenne....... 4 Lombricaux.
  - Région thénar.................
    - Court abducteur du pouce.
    - Court fléchisseur —
    - Opposant —
    - Adducteur —
  - Région hypothénar............
    - Palmaire cutané.
    - Adducteur du petit doigt.
    - Court fléchisseur —
    - Opposant —
  - Région interosseuse ....
    - Trois interosseux palmaires.
    - Quatre interosseux dorsaux.

ARTHROLOGIE.

- Articulations.
  - Sterno-claviculaire ...
    - Fibro-cartilage interarticulaire,
    - Ligament antérieur.
    - — postérieur.
    - — supérieur ou inter-claviculaire.
    - Deux synoviales.
  - Costo-claviculaire ....
    - Ligament costo-claviculaire.
    - Synoviale.
  - Acromio-claviculaire .
    - Ligament supérieur.
    - — inférieur.
    - Disque interarticulaire.
    - Synoviale.
  - Coraco-claviculaire ...
    - Ligament trapézoïde.
    - — inférieur.
  - Ligaments propres à l'omoplate.........
    - Ligament caracoïdien.
    - — coraco-acromien.
  - Scapulo-humérale ....
    - Bourrelet glénoïdien.
    - Ligament capsulaire.
    - Faisceau coracoïdien.
    - Tendon de la longue portion du biceps.
    - Tendons des muscles fixés aux tubérosités.
    - Synoviale se prolongeant.
      - 1° Dans la coulisse bicipitale.
      - 2° Entre le muscle sous-scapulaire et la fosse de ce nom.
      - 3° Au-dessous du sous-épineux.
  - Huméro-cubito-radiale.
    - Ligament antérieur.
    - — postérieur.
    - — latéral externe.
    - — — interne.
    - Synoviale.

- **Articulations. (*Suite.*)**
  - Cubito-radiale supér.
    - Ligament annulaire.
    - Synoviale (continue avec celle de l'art. huméro-cubito-radiale).
  - Cubito-radiale moyenne
    - Ligament interosseux.
    - — rond.
  - Radio-cubitale inférieure
    - Ligament antérieur.
    - — postérieur.
    - — triangulaire (fibro-cartilagineux).
    - Synoviale.
  - Radio-carpienne
    - Ligament antérieur.
    - — postérieur.
    - — latéral externe.
    - — — interne.
    - Synoviale.
  - Carpiennes
    - Communes.
      - 3 ligaments interosseux.
      - Ligaments dorsaux.
      - — palmaires.
      - Synoviale commune.
    - Du pisiforme
      - Ligaments antérieur.
      - — postérieur.
      - — externe et interne.
      - Synoviale isolée.
    - Des deux rangées entre elles
      - Arthrodie externe
        - Ligament antérieur.
        - — postérieur.
      - Énarthros.
        - Lig. glénoïd. antér.
        - — — post.
      - Arthrodie interne
        - Ligament antérieur.
        - — postérieur.
      - Synoviale commune.
  - Carpo-métacarpiennes.
    - Du pouce
      - Ligament antérieur.
      - — postérieur.
      - Tendons des muscles du thénar.
      - — du grand abduct. du pouc.
      - Synoviale isolée.
    - Des 4 derniers doigts.
      - Ligam. dorsaux.
        - 3 du 2ᵉ mét. } Tend. des
        - 2 du 3ᵉ — } radi. ext.
        - 1 du 4ᵉ —
      - Ligam. palmair.
        - Tendon du grand palm.
        - 3 du 3ᵉ métacarpien.
        - 1 du 4ᵉ —
      - Synoviale commune.
  - Des métacarpiens entre eux
    - Supérieures.
      - Trois ligaments interosseux.
      - — — palmaires.
      - Synoviale commune.
    - Inférieures des quatre derniers doigts
      - Ligament transverse.
      - Synoviales isolées.
  - Métacarpo-phalang.
    - Fibro-cartilage glénoïdien (ligament antérieur).
    - Ligaments latéraux.
    - Synoviale.
  - Phalangiennes
    - Fibro-cartilage (ligament antérieur).
    - Ligaments latéraux.
    - Tendons des extenseurs et des fléchisseurs.
    - Synoviale.

ANGÉIOLOGIE.

ARTÈRES.

Artère sous-clavière.

- Origine....
  - A droite... Tronc brachio-céphalique.
  - A gauche.. Crosse de l'aorte.
- B. terminale. *Axillaire*.. Au niveau de la clavicule.
- B. Collatérales.
  - 1° du corps thyroïde.. — Thyroïdienne inférieure.
    - B. œsophagiennes.
    - B. trachéales.
    - B. cervic. ascend. (R. muscul. et cerv.-spinaux.)
    - B. terminale.. Thyroïdiennes.
  - 2° de l'encéphale. — Vertébrale..
    - Collat.
      - Spinale antérieure.
      - — postérieure.
      - Cérébelleuse inférieure et postér.
    - Term. — Tronc basil.
      - Coll.
        - Cérébra. inf. et ant.
        - — supér. et ant.
      - Term. Cérébrales postér.
  - 3° du cou. — Cervicale profonde.
    - B. ascendante.
    - B. descendante.
  - 4° des parois thoraciq...
    - Intercostale supérieure.
      - De 2 à 3 intercostales prop. dites.
      - De 2 à 3 dorso-spinales.
        - Dorsale.
        - Spinale.
    - Mammaire externe..
      - Collatérales.
        - Intercost. antérieur.
        - Médiastines antér.
        - Perforantes.
        - Diaphragm. supér.
      - Terminales.
        - Int.. anast. av. l'épig.
        - Ext. — 5 dern. intercostales antér.
  - 5° de l'épaule.
    - Scapulaire supérieure.
      - B. de la fosse sus-scapulaire.
      - B. — sous-scapulaire.
      - B. d'anastom. avec les autres scap.
    - Scapulaire postérieure.
      - B. ascend.
        - R. du trapèze.
        - R. de l'angulaire, etc.
      - B. desc...
        - B. du rhomboïde.
        - R. du petit dentelé.
        - R. d'anastomose avec les autres scapulaires.

Artère axillaire.

- Origine.... Sous-clavière, au niveau de la clavicule.
- B. terminale. *Humérale*. Au niveau du bord inférieur du grand pectoral.
- B. Collatérales.
  - De l'épaule.
    - Acromiale.
      - B. transversale.
      - B. descendante.
    - Circonflexe Antérieure.
      - B. transversale (R. du deltoïde).
      - B. ascendante (R. d'anast. avec la circonflexe postér.).
    - Circonflexe Postérieure
      - B. musculaires (R. du deltoïde).
      - R. articulaire.
      - R. d'anast. avec la circonf. antér.
    - Scapulaire Inférieure.
      - B. sous-scapulaires.
      - R. thoracique.
      - R. d'anast. avec les autres scapul.
  - Des parois thoraciques
    - Thoracique supérieure.
      - B. des deux pectoraux.
      - R. d'anast. avec les intercost., etc.
    - Mammaire externe...
      - B. du grand dentelé.
      - R. des deux pectoraux.
      - R. d'anast. avec les intercostales,
      - R. de la glande mammaire.

- **Artère humérale.**
  - Origine.... Axillaire.. Au niveau du bord inférieur du grand pectoral.
  - B. terminales.......... Un peu au-dessous du pli du coude.
    - *Cubitale.*
    - *Radiale.*
  - B. Collatérales.
    - Humérale profonde ou collatérale externe.
      - R. musculaires.
      - B. antérieure.. Anast. avec la récurrente radiale antérieure.
      - B. postérieure. Anast. avec la récurrente radiale postérieure.
    - Collatérale interne.
      - R. musculaires.
      - B. antérieure.. Anast. avec la récurrente cubitale antérieure.
      - B. postérieure.. Anast. avec la récurrente cubitale postérieure.
- **Artère cubitale...**
  - Origine.... Branche interne de la bifurc. de l'humérale au pli du coude.
  - B. Terminale.
    - Arcade palmaire superficiell.
      - Collat.
        - B. cubito-radiale.
        - B. musculaires.
      - Term.. 4 ou 5 branches descendantes, formant ordinairement les 7 collatérales les plus internes des doigts.
  - B. Collatérales.
    - A son origine
      - Récurrente cubitale antérieure (anast. avec la branche antér. de la collat. interne).
      - Récurrente cubitale postérieure (anastomos. avec la branche postér. de la collat. interne).
      - Interosseuse antérieure.
        - B. musculaires.
        - R. du dos du carpe.
      - Inteross. postérieure...
        - B. musculaires.
        - Collat. récurrente radiale post. anast. avec la branch. postér. de l'humérale prof.
    - Près du poignet.
      - Transverse antérieure du carpe.
      - Transverse dorsale du carpe.
- **Artère radiale....**
  - Origine.... Branche externe de la bifurcat. de l'humérale au pli du coude.
  - B. Terminale..
    - Arcade palmaire profonde.
      - B. interosseuses (3 à 4).
      - B. descendantes.
      - B. perforantes.
      - R. musculaires.
  - B. Collatérales.
    - A son origine. Récurrente radiale antér. anast. avec la branche externe de l'humérale profonde.
    - Près du poignet.
      - Transverse antérieure du carpe.
      - Radio-palmaire, complétant l'arcade palmaire superficielle.
    - Dorsale du carpe.
    - Sur le carpe...
      - Dorsale du métacarpe.
      - Collatérale externe du pouce.
      - Interosseuse du premier espace.
        - Collat. interne du pouce.
        - — externe de l'index.

VEINES.

- **Veines....**
  - Superficielles. *Voy.* Tégument.
  - Profondes...
    - Deux veines satellites des artères jusqu'à l'axillaire.
    - Veine sous-clavière. Collat.
      - A droite..
        - Intercostale sup.
        - Grande v. lymp.
      - A gauche. Canal thoracique.

LYMPHATIQUES.

- **Lymphatiq.**
  - Superficielles. *Voy.* Tégument.
  - Profonds....
    - Ganglions.
      - Axillaires.
      - Brachiaux.
    - Vaisseaux.. Deux pour chaque artère.

NÉVROLOGIE.

PLEXUS BRACHIAL.

- **Origine.....**
  - Branches antérieures des quatre dernières paires cervicales.
  - Branche antérieure du premier nerf intercostal.
- **Anastomoses.**
  - Avec le plexus cervical.
  - — les ganglions du grand sympathique.
- **Division.....**
  - Branches collatérales.
  - Branches terminales.

Branches collatérales.

- 1° De la région dorsale.
  - De l'angulaire.
  - Du rhomboïde.
- 2° — cervicale.
  - Des scalènes.
  - Des intertransversaires.
- 3° Des parois du thorax.
  - Thoraciques supérieurs.
    - B. du grand pectoral.
    - — du petit pectoral.
    - — de la glande mammaire.
  - Thoracique inférieur ... B. du grand dentelé.
  - Du sous-clavier ....
    - B. du sous-clavier.
    - — d'anast. avec le phrénique.
- 4° De l'épaule........
  - Sus-scapulaire.........
    - B. du sus-épineux.
    - — du sous-épineux.
    - — du petit rond.
  - Circonflexe............
    - B. du deltoïde.
    - — cutanées de l'épaule.
  - Sous-scapulaire........
    - B. du sous-scapulaire.
    - — du grand rond.
    - — du grand dorsal.

Branches terminales.

NERF MUSCULO-CUTANÉ.

- B. collatér (*muscul.*).
  - Du coraco-brachial.
  - Du biceps.
  - Du brachial antérieur.
- B. termin. (*cutanées*).
  - Externe. Peau..
    - R. de la partie externe de l'avant-bras.
    - — du dos de la main.
  - Interne. Peau..
    - R. de la partie externe de l'avant-bras.
    - — de l'éminence thénar.

NERF RADIAL.

- B. collatérales.......
  - B. des trois portions du triceps.
  - — de l'anconé.
  - — du premier radial externe.
  - — du long supinateur.
- B. terminales........
  - Postérieure..
    - B. du deuxième radial externe.
    - — du court supinateur.
    - — de tous les muscles postérieurs de l'avant-bras
  - Antérieure ..
    - R. d'anastomose avec le musculo-cutané.
    - — — — cubital.
    - Les cinq coll. dorsaux les plus extern. des doigts.

NERF CUTANÉ INTERNE.

- B. collatérale......... B. cutanée du tégument du bras, anast. avec le rameau perforant du troisième nerf intercost.

- B. terminales.........
  - Antérieure... R. cutanés de la partie antérieure et interne de l'avant-bras.
  - Postérieure.. R. cutanés de la partie postérieure et interne de l'avant-bras.
- Accessoire du cutané interne.... ....
  - R. d'anastomose avec le troisième nerf intercostal.
  - R. cutanés de la région interne du bras.

NERF MÉDIAN.

- B. collatérales.......
  - B. musculaires antérieures. Des muscles des deux régions superficielles de l'avant-bras.
  - B. musculaires postérieures.
    - Des deux faisceaux les plus extern. du fléchisseur commun profond.
    - N. inteross.
      - R. du long fléch. du p.
      - R. du carré pronateur.
      - R. articulaires.
  - B. palmaire cutanée......
    - R. du tégument du thénar.
    - R. — de la région palm. moy.
- B. terminales........
  - B. de l'éminence thénar...
    - R. du court abducteur du pouce.
    - — de l'opposant —
    - — du court fléchisseur —
  - Nerf collatéral externe du pouce.
  - — — interne —
  - — — externe de l'index.
  - B. fournissant
    - Le nerf collat. intern. de l'index.
    - — — externe du médius.
  - B. fournissant
    - Le nerf collat. interne du médius.
    - — — externe de l'annulaire.

NERF CUBITAL.

- B. collatérales ....
  - B. Articulaire du coude.
  - B. des deux faisceaux internes du fléchisseur commun profond.
  - B. du cubital antérieur.
  - B. dorsale interne de la main...
    - R. d'anastomose avec le cutané interne.
    - R. d'anastomose avec le radial.
    - Les cinq collatér. dorsaux les plus internes.
- B. terminales........
  - B. Palmaire superficiel.
    - R. Palmaire cutané.
    - R. d'anastomose avec le médian.
    - Nerf collatéral interne du petit doigt.
    - R. fournissant
      - Le collat. externe du petit doigt.
      - Le collat. intern. de l'annulaire.
  - B. palmaire profonde..
    - Des muscles de l'éminence hypothénar.
    - De l'adducteur du pouce.

APONÉVROLOGIE.

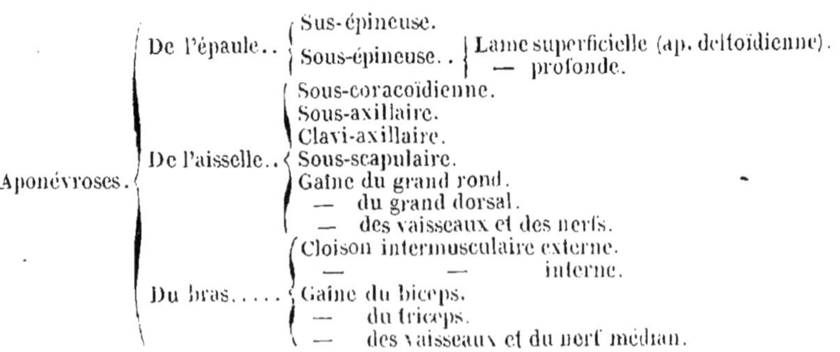

- Aponévroses.
  - De l'épaule..
    - Sus-épineuse.
    - Sous-épineuse..
      - Lame superficielle (ap. deltoïdienne).
      - — profonde.
  - De l'aisselle..
    - Sous-coracoïdienne.
    - Sous-axillaire.
    - Clavi-axillaire.
    - Sous-scapulaire.
    - Gaîne du grand rond.
    - — du grand dorsal.
    - — des vaisseaux et des nerfs.
  - Du bras.....
    - Cloison intermusculaire externe.
    - — — interne.
    - Gaîne du biceps.
    - — du triceps.
    - — des vaisseaux et du nerf médian.

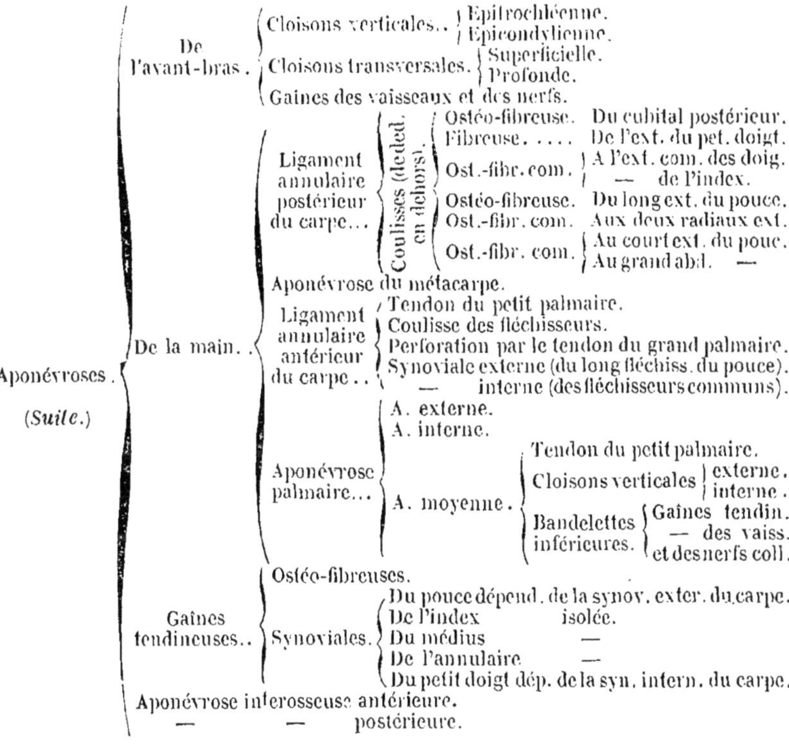

Aponévroses. (*Suite.*)

- De l'avant-bras.
  - Cloisons verticales.. : Épitrochléenne. Épicondylienne.
  - Cloisons transversales. : Superficielle. Profonde.
  - Gaînes des vaisseaux et des nerfs.
- De la main..
  - Ligament annulaire postérieur du carpe... — Coulisses (de ded. en dehors).
    - Ostéo-fibreuse. Du cubital postérieur.
    - Fibreuse..... De l'ext. du pet. doigt.
    - Ost.-fibr. com. : A l'ext. com. des doig. — de l'index.
    - Ostéo-fibreuse. Du long ext. du pouce.
    - Ost.-fibr. com. Aux deux radiaux ext.
    - Ost.-fibr. com. : Au court ext. du pouc. Au grand abd. —
  - Aponévrose du métacarpe.
  - Ligament annulaire antérieur du carpe..
    - Tendon du petit palmaire.
    - Coulisse des fléchisseurs.
    - Perforation par le tendon du grand palmaire.
    - Synoviale externe (du long fléchiss. du pouce).
    - — interne (des fléchisseurs communs).
  - Aponévrose palmaire...
    - A. externe.
    - A. interne.
    - A. moyenne.
      - Tendon du petit palmaire.
      - Cloisons verticales : externe. interne.
      - Bandelettes inférieures. : Gaînes tendin. — des vaiss. et des nerfs coll.
- Gaînes tendineuses..
  - Ostéo-fibreuses.
  - Synoviales.
    - Du pouce dépend. de la synov. exter. du carpe.
    - De l'index isolée.
    - Du médius —
    - De l'annulaire —
    - Du petit doigt dép. de la syn. intern. du carpe.
- Aponévrose interosseuse antérieure.
- — — postérieure.

TÉGUMENT.

Peau........
- De l'épaule.
- Du bras.
- Du coude.
- De l'avant-bras.
- De la main.

Veines superficielles.
- Du dos de la main.....
  - 5 Collatérales.. : C. externe céphalique du pouce. C. interne-salvatelle.
  - Arcade veineuse.
- De l'avant-bras..
  - Médiane.
  - Cubitale.
  - Radiale.
- Du coude....
  - Médiane céphalique (en dehors).
  - — basilique (en dedans).
- Du bras.....
  - Céphalique du bras (en dehors).
  - Basilique (en dedans).

Lymphatiques superficiels..
- Ganglion épitrochléen.
- Ganglions brachiaux.
- Origines. Au tégument et au tissu cellulaire.
- Vaisseaux collatéraux des doigts.
- — satellites des veines radiale, cubitale et médiane.
- — — veines céphalique et basilique.
- Terminaison. Aux ganglions axillaires.

3° RÉGION AXILLAIRE.

Parois......	Antérieure...	Grand pectoral.
		Petit pectoral.
	Interne	Grand dentelé.
	Postérieure..	Grand dorsal.
		— rond.
		Sous-scapulaire.
Sommet.....	Limité..	En avant par la clavicule et le sous-clavier.
	—	En arrière par la 1re côte et la 1re digitation du grand dentelé.
Base........	Limitée..	Par l'aponévrose sous-axillaire étendue entre le bord inférieur du grand pectoral et les bords du grand dorsal et du grand rond.

Cavité antér.	Située en avant du petit pectoral et de l'aponév. clavi-axillaire.		Contenant les nerfs et les vaisseaux thoraciques supérieurs.
Cavité postér.	En arrière du petit pectoral et de l'aponévrose clavi-axillaire	Renfermant	Du tissu cellulaire.
			Des nerfs collatér. du plexus brachial.
			Les nerfs terminaux — —
			L'artère axillaire et ses collatérales.
			Des vaisseaux et des ganglions lymphat

4° RÉGION DU COUDE.

Tégument...	En dehors.	Veine médiane céphalique.
		Les deux branches du musculo-cutané.
		Vaisseaux lymphatiques.
	En dedans.	Veine médiane basilique.
		Les deux branches du cutané interne.
		Vaisseaux lymphatiques.
Aponévrose..	Au-dessous d'elle.	Artère humérale (en dehors).
		Nerf médian (en dedans).

Tendon du biceps...... / Du brachial antérieur..	Constituant le fond de la dépression.

Muscles.....	De la région externe.	Constituant le relief externe.
	De la région antér. et superficielle...	Constituant le relief interne.

CHAPITRE V.

RÉGION CERVICALE.

La région cervicale ou du cou est cette partie du corps qui est étendue du tronc à la tête. On divise la région cervicale en quatre régions secondaires : une *postérieure,* qui est continue avec le dos, et que nous avons examinée avec la région dorsale; une *antérieure,* et deux *latérales.* Ces dernières sont constituées par les triangles sus-claviculaires. Nous avons dû examiner le triangle sus-claviculaire dans le chapitre précédent, en raison des nombreuses et importantes connexions qu'il présente avec le membre thoracique. Il nous reste donc à étudier seulement la région cervicale antérieure. Le larynx, le corps thyroïde, la trachée-artère, organes situés dans la région sous-hyoïdienne, ont été décrits avec l'appareil respiratoire; nous n'aurons à indiquer dans ce chapitre que leurs rapports. Le pharynx et l'œsophage, situés sur la ligne médiane, sont des organes continus aux autres parties du tube digestif, et seront décrits avec l'appareil de la digestion. Il en sera de même des glandes parotide et sous-maxillaire qui sont placées dans la région sus-hyoïdienne.

RÉGION CERVICALE ANTÉRIEURE.

OSTÉOLOGIE.

Le squelette de cette région est formé par les vertèbres cervicales (elles ont été décrites avec les autres vertèbres, lorsque nous avons examiné la région dorsale), et par l'os hyoïde. Nous n'aurons à étudier ici seulement que ce dernier. Les autres pièces osseuses qui donnent insertion à des muscles du cou appartiennent à d'autres régions.

OS HYOÏDE.

L'os hyoïde est impair, symétrique, situé à la partie supérieure et antérieure du cou, au-dessus du larynx, à la base de la langue. C'est le seul os du squelette humain qui n'est pas articulé avec d'autres parties osseuses : il est cependant réuni au temporal par le ligament stylo-hyoïdien. — Pour étudier cet os, il faut placer en avant sa face convexe et en haut ses petites cornes.

On distingue à l'os hyoïde un *corps* ou partie moyenne, et deux *extrémités*, formées par les *grandes* et les *petites cornes*.

Le *corps* est aplati d'avant en arrière; sa face *antérieure*, convexe transversalement et inclinée en haut, est divisée en deux portions par une légère saillie verticale. Chaque portion est subdivisée à son tour en deux fossettes secondaires par une crête transversale. Ces fossettes donnent insertion aux muscles sus-hyoïdiens. — Sa face *postérieure* est concave et inclinée en bas; elle répond à la face antérieure de la membrane thyro-hyoïdienne moyenne. — Son bord *supérieur*, dirigé en arrière, donne attache à quelques fibres du muscle génio-glosse. — Son bord *inférieur*, incliné en avant, donne insertion aux muscles omoplat-hyoïdien, sterno-hyoïdien, thyro-hyoïdien. Les deux *extrémités* du corps se soudent avec les cornes dans un âge avancé; elles présentent des facettes qui s'articulent avec ces apophyses avant cette soudure.

Les *grandes cornes* sont au nombre de deux; l'une droite, l'autre gauche : dirigées horizontalement, elles sont plus larges en avant qu'en arrière. Chaque grande corne est aplatie, renflée à ses deux extrémités; leur face supérieure donne attache aux muscles hyo-glosse et constricteur moyen du pharynx; l'inférieure, à la membrane thyro-hyoïdienne moyenne et à quelques fibres des muscles thyro-hyoïdien et omoplat-hyoïdien. L'extrémité *antérieure* est articulée avec le corps et avec les petites cornes; l'extrémité *postérieure* donne attache aux mêmes muscles et au même ligament que la face inférieure.

Les *petites cornes*, inclinées obliquement d'avant en arrière, et de bas en haut, sont à peu près cylindriques; elles donnent insertion, par leur sommet, au ligament stylo-hyoïdien (ce dernier présente souvent des germes osseux dans son épaisseur); elles s'articulent par leur base avec le corps et les grandes cornes de l'os, et donnent attache, par leur partie moyenne, aux muscles hyo-glosse et constricteur moyen du pharynx.

MYOLOGIE.

Les muscles de la région cervicale antérieure sont divisés, 1° en muscles *superficiels* (peaucier et sterno-cléido-mastoïdien); — 2° en muscles *sous-hyoïdiens* (omoplat-hyoïdien, sterno-hyoïdien, sterno-thyroïdien, thyro-hyoïdien); — 3° en muscles *sus-hyoïdiens* (digastrique, stylo-hyoïdien, mylo-hyoïdien et génio-hyoïdien); — 4° en muscles *prévertébraux* (grand droit antérieur de la tête, petit droit antérieur de la tête, et long du cou).

MUSCLES SUPERFICIELS.

PEAUCIER.

Ce muscle a été étudié avec la région cervicale latérale. Nous rappellerons ici qu'il prend naissance dans la partie supérieure du tégument de la poitrine et de l'épaule, qu'il recouvre la partie latérale et antérieure du cou, et qu'il se termine à la ligne oblique de l'os maxillaire inférieur, en se continuant avec plusieurs muscles de la face. Ce muscle recouvre, dans la région cervicale antérieure, le sterno-cléido-mastoïdien, l'omoplat-hyoïdien et le mylo-hyoïdien, le digastrique, les artères carotides et la jugulaire interne.

STERNO-CLÉIDO-MASTOÏDIEN.

Forme et *Situation.* — Long, aplati, simple en haut, divisé en bas en deux faisceaux; il est situé à la partie antérieure du cou.

Insertions. — 1° En bas, et en avant, par son faisceau *sternal,* à la partie supérieure et antérieure du sternum, de chaque côté de la fourchette, et par son faisceau *claviculaire,* aux inégalités que l'on rencontre à la partie postérieure et interne de la face supérieure de la clavicule. — 2° En haut et en arrière, à la base de l'apophyse mastoïde du temporal, et aux deux tiers externes de la ligne courbe occipitale supérieure.

Structure. — Les insertions claviculaires ont lieu par des fibres aponévrotiques très courtes, les sternales sont tendineuses; ces deux insertions sont isolées par un espace celluleux qui, en général, s'étend jusqu'à la partie moyenne du muscle; les insertions occipitales et mastoïdiennes sont aponévrotiques; les fibres antérieures du sterno-cléido-mastoïdien sont verticales, les postérieures sont obliques de bas en haut et d'avant en arrière.

Rapports. — Les rapports du muscle sterno-cléido-mastoïdien sont aussi importants que compliqués. — La *face externe* de ce muscle est recouverte par le peaucier, par le feuillet superficiel de l'aponévrose cervicale, par les branches cervicale antérieure, mastoïdienne et auriculaire du plexus cervical.—La *face profonde* répond : à l'articulation sterno-claviculaire, aux muscles omoplat-hyoïdien, sterno-hyoïdien, sterno-thyroïdien, scalènes, digastrique, thyro-hyoïdien, angulaire de l'omoplate, splénius, et à la portion cervicale du grand sympathique. —Le *bord antérieur* recouvre, chez les individus vigoureux, les artères carotides primitives, la veine jugulaire interne et le nerf pneumo-gastrique. — Le *bord postérieur* limite le triangle sus-claviculaire, il recouvre les origines du plexus cervical. Notons, enfin, que, le plus souvent, le sterno-cléido-mastoïdien est traversé, à l'union de son tiers supérieur avec ses deux tiers inférieurs, par la branche externe du nerf *spinal* (onzième paire des nerfs crâniens).

Usages. — Si les deux muscles agissent simultanément, ils sont fléchisseurs de la tête sur le cou et ensuite du cou sur le thorax. Si un seul se contracte, il est rotateur de la tête et il dirige la face du côté opposé au sien.

MUSCLES SOUS-HYOÏDIENS.

Des quatre muscles de la région sous-hyoïdienne, l'un s'insère, en bas de l'omoplate, l'*omoplat-hyoïdien;* deux autres s'attachent, en bas, au sternum, le *sterno-hyoïdien* et le *sterno-thyroïdien;* le quatrième, le *thyro-hyoïdien,* se fixe en bas au cartilage thyroïde.

OMOPLAT-HYOÏDIEN OU SCAPULO-HYOÏDIEN.

Forme et *Situation.* —Ce muscle est digastrique ; il est interrompu, à sa partie moyenne, par un tendon aplati qui se continue avec l'aponévrose cervicale. Horizontal et accolé à la clavicule et au muscle sous-clavier dans sa première portion, il est dirigé obliquement en avant et en haut, dans sa seconde portion. Cette dernière limite, en arrière, un triangle que terminent, en bas, la clavicule, et en avant, le sterno-thyroïdien. Il est situé dans le triangle sus-claviculaire et dans la région sous-hyoïdienne.

Insertions. — 1° En bas, en dehors et un peu en arrière du ligament qui convertit en trou l'échancrure coracoïdienne. — 2° En haut, à la partie inférieure et externe de l'os hyoïde.

Structure. — Aux fibres aponévrotiques de l'insertion scapulaire succèdent des fibres charnues, qui donnent naissance au tendon moyen; de ce dernier partent des fibres charnues qui se terminent par des fibres aponévrotiques très courtes.

Rapports. — Recouvert par la peau, le peaucier, le trapèze, le sterno-cléido-mastoïdien; il recouvre, en bas, les scalènes, les vaisseaux axillaires, et le plexus brachial, et, en haut, le larynx, le corps thyroïde, l'artère carotide primitive, la veine jugulaire interne, le pneumo-gastrique.

Usages. — Par l'action des deux muscles omoplat-hyoïdiens, l'os hyoïde est abaissé; il est porté en bas et en arrière si un seul de ces muscles se contracte. L'omoplat-hyoïdien est tenseur de l'aponévrose cervicale, s'il est fixé par ses deux extrémités.

STERNO-HYOÏDIEN. — CLÉIDO-HYOÏDIEN (M. Cruveilhier).

Forme et *Situation.* — Rubané, mince, étendu du sternum à l'os hyoïde.

Insertions. — 1° En bas, à la partie postérieure du fibro-cartilage de l'articulation sterno-claviculaire, en arrière de la fourchette sternale et assez souvent à la partie postérieure et interne de la clavicule; — 2° en haut, au bord inférieur du corps de l'os hyoïde.

Structure. — Les fibres charnues de ce muscle sont verticales et se terminent aux insertions par des fibres aponévrotiques.

Rapports. — Recouvert par l'aponévrose cervicale, la peau, le peaucier et le sterno-cléido-mastoïdien, il recouvre les muscles sterno-thyroïdien, thyro-hyoïdien, crico-thyroïdien, et médiatement la trachée-artère, le larynx, le corps thyroïde, les vaisseaux thyroïdiens et la membrane thyro-hyoïdienne.

Usages. — Abaisseur de l'os hyoïde.

STERNO-THYROÏDIEN.

Forme et *Situation.* — De même forme, mais plus large que le sterno-hyoïdien, il est situé sur un plan plus profond que ce dernier muscle.

Insertions. — 1° En bas, à la partie postérieure et supérieure du sternum et du fibro-cartilage sterno-claviculaire et souvent au cartilage de la première côte. — 2° en haut, par des tendons fibreux qui s'attachent aux tubercules de la ligne oblique du cartilage thyroïde, en avant des insertions du muscle constricteur inférieur du pharynx.

Structure. — Les fibres charnues du sterno-thyroïdien sont verticales et interrompues à une hauteur variable par une intersection fibreuse.

Rapports. — Il répond : par sa face antérieure, aux muscles sterno-hyoïdien, omoplat-hyoïdien, et sterno-cléido-mastoïdien ; par sa face postérieure, il appuie sur la trachée-artère, le larynx, le corps thyroïde, la veine jugulaire interne, le pneumo-gastrique. A droite, il recouvre le tronc brachio-céphalique ; à gauche, l'artère et la veine sous-clavières.

Usages. — Il abaisse le larynx.

THYRO-HYOÏDIEN.

Forme et *Situation.* — Quadrilatère, placé entre l'os hyoïde et le cartilage thyroïde.

Insertions. — 1° En bas, au cordon fibreux de la ligne oblique du cartilage thyroïde, en confondant ses fibres aponévrotiques avec celles du précédent ; — 2° en haut, au bord inférieur du corps et de la grande corne de l'os hyoïde.

Structure. — Les fibres sont toutes parallèles.

Rapports. — Il répond : en avant, aux muscles sterno-hyoïdien, omoplat-hyoïdien ; en arrière, au larynx, au corps thyroïde, au ligament thyro-hyoïdien, aux vaisseaux laryngés et au nerf laryngé supérieur.

Usages. — Il rapproche l'un de l'autre l'os hyoïde et le cartilage thyroïde en les élevant ou en les abaissant suivant qu'il prend son point d'appui fixe en haut ou en bas.

MUSCLES SUS-HYOÏDIENS.

Les muscles sus-hyoïdiens sont au nombre de quatre : les deux superficiels, le *digastrique* et le *stylo-hyoïdien,* ont des insertions à l'os temporal ; les deux profonds, le *mylo-hyoïdien* et le *génio-hyoïdien,* s'insèrent à l'os *maxillaire inférieur.* Ils font partie, en arrière de la région *parotidienne,* et en avant de la région *sous-maxillaire.*

DIGASTRIQUE.

Forme et *Situation.* — Charnu à ses extrémités, tendineux à sa partie moyenne, il est situé à la partie supérieure, latérale et antérieure du cou.

Insertions. — 1° En arrière, dans la rainure digastrique de l'apophyse mastoïde du temporal. — 2° en avant, dans la fossette digastrique du maxillaire inférieur.

Structure. — Le ventre postérieur naît comme l'antérieur par des fibres aponévrotiques; il se dirige de haut en bas, d'arrière en avant en décrivant une courbe à concavité supérieure. Aux fibres charnues du ventre postérieur succède le tendon moyen, qui traverse le muscle stylo-hyoïdien, et qui est fixé à l'os hyoïde par une anse fibreuse. Cette anse forme une poulie de renvoi; réunie à celle du côté opposé, elle constitue l'aponévrose inter-digastrique. Au delà de l'os hyoïde, le tendon moyen se réunit au ventre antérieur du digastrique, en se dirigeant obliquement de bas en haut et d'arrière en avant.

Rapports. Le ventre *postérieur*, recouvert par les muscles sterno-cléido-mastoïdien, petit complexus, splénius et par la glande parotide, est appliqué sur les muscles styliens, l'artère carotide interne, la jugulaire interne et le grand hypoglosse. — Le ventre *antérieur* est placé entre le peaucier et le mylo-hyoïdien. — Le tendon *moyen* limite en bas l'excavation qui loge la glande sous-maxillaire.

Usages. — Le ventre postérieur élève et porte en arrière l'os hyoïde, le ventre antérieur élève et porte en avant le même os. Si l'os hyoïde est fixé, le muscle digastrique abaisse le maxillaire inférieur et concourt ainsi à la mastication.

STYLO-HYOÏDIEN.

Forme et *Situation.* — Très grêle en arrière, élargi en avant, le muscle stylo-hyoïdien est placé sur la partie latérale et supérieure du cou.

Insertions. — 1° En haut, à la partie moyenne et externe de l'apophyse styloïde. — 2° en bas, au corps de l'os hyoïde.

Structure. — Il naît de l'apophyse styloïde par des fibres aponévrotiques, auxquelles succèdent des fibres charnues, dirigées en bas en avant, et traversées par le tendon moyen du muscle précédent. Ses insertions à l'os hyoïde sont aponévrotiques.

Rapports. — Recouvert par le digastrique, il a les mêmes rapports en dedans que ce muscle; il est séparé des autres muscles styliens par l'artère carotide interne.

Usages. — Il élève l'os hyoïde en le portant un peu en arrière.

MYLO-HYOÏDIEN.

Forme et *Situation*. — Large et triangulaire, situé à la partie supérieure et antérieure du cou.

Insertions. — 1° En haut, à toute la longueur de la ligne oblique interne ou mylo-hyoïdienne du maxillaire inférieur. — 2° en bas, au corps de l'os hyoïde.

Structure. — Les insertions supérieures se font par quelques fibres aponévrotiques. Le bord interne de ce muscle se fixe sur un raphé tendineux, qui réunit sur la ligne médiane les deux mylo-hyoïdiens. Les fibres antérieures sont horizontales et dirigées d'avant en arrière; les postérieures sont presque verticales.

Rapports. — La face antérieure ou inférieure de ce muscle répond au peaucier, au ventre antérieur du digastrique, au muscle stylo-hyoïdien, à la glande sous-maxillaire. Sa face postérieure ou supérieure, fermant en bas la cavité buccale, est en rapport avec les muscles génio-hyoïdien, génioglosse, hyo-glosse, avec une partie de la glande sous-maxillaire et avec le nerf lingual.

Usages. — Suivant qu'il prend son point fixe en haut ou en bas, il élève l'os hyoïde ou abaisse le maxillaire.

GÉNIO-HYOÏDIEN.

Forme et *Situation*. — Mince, allongé, plus étroit en haut qu'en bas, situé en arrière du précédent.

Insertions. — 1° En haut, à l'apophyse géni-inférieure du maxillaire inférieur. — 2° en bas, à la partie supérieure et antérieure du corps de l'os hyoïde.

Structure. — Charnu, excepté à ses insertions à l'apophyse géni.

Rapports. — Recouvert, en avant, par le digastrique, le mylo-hyoïdien par la glande sous-maxillaire, il est en rapport, en arrière et en haut, avec le muscle génio-glosse. Une couche mince de tissu cellulaire sépare l'un de l'autre les bords internes des muscles mylo-hyoïdiens.

Usages. — Les mêmes que le précédent.

MUSCLES PRÉVERTÉBRAUX.

GRAND DROIT ANTÉRIEUR DE LA TÊTE.

Forme et *Situation.* — Aplati, triangulaire, il est situé en dehors des autres muscles prévertébraux.

Insertions. — 1° En bas, aux tubercules antérieurs des troisième, quatrième, cinquième et sixième vertèbres cervicales. — 2° en haut, à l'apophyse basilaire, au devant du trou occipital.

Structure. — Les insertions inférieures se font par quatre petits tendons, les supérieures par une lame aponévrotique qui recouvre les trois quarts supérieurs de ce muscle.

Rapports. — En avant, avec le pharynx, les artères carotides, la veine jugulaire interne, le pneumo-gastrique, la partie cervicale du grand sympathique; en arrière, avec le petit droit antérieur de la tête, le long du cou et les vertèbres cervicales.

Usages. — Il fléchit la tête sur le cou, ou le cou sur celle-ci, en leur imprimant un léger mouvement de rotation.

PETIT DROIT ANTÉRIEUR DE LA TÊTE.

Forme et *Situation.* — Court et étroit, il est situé un peu en arrière du précédent.

Insertions. — 1° Inférieurement, à la base de l'apophyse transverse de l'atlas. — 2° supérieurement, à la partie inférieure et latérale de l'apophyse basilaire de l'occipital.

Structure. — Tendineux seulement à ses insertions.

Rapports. — Situé en avant de l'articulation atloïdo-occipitale, il est presque entièrement recouvert par le muscle grand droit antérieur.

Usages. — Les mêmes que les précédents.

LONG DU COU.

Forme et *Situation.* — Aplati et fusiforme, il est placé à la partie antérieure du cou, et supérieure et antérieure du dos.

Insertions. — Ce muscle est composé de trois ordres de faisceaux.—

1° *Faisceau supérieur.* Il est inséré, en haut, au tubercule antérieur de l'atlas et à la partie moyenne du corps de l'axis; en bas et en dehors, il s'insère par quatre petits tendons aux tubercules antérieurs des apophyses transverses des troisième, quatrième et cinquième vertèbres cervicales. — 2° *Faisceau interne* ou *moyen.* Il se fixe, en haut, à la crête du corps de l'axis; en bas, à la partie antérieure du corps des cinq dernières vertèbres cervicales et à celle des trois premières dorsales. — 3° *Faisceau inférieur.* Il s'attache, en haut, par deux petits tendons aux tubercules antérieurs des apophyses transverses des troisième et quatrième vertèbres cervicales; il se termine, en bas, aux corps des trois premières vertèbres dorsales.

Structure. — Tendineux à ses insertions.

Rapports. — En avant, avec le pharynx, l'œsophage, l'artère carotide, la jugulaire interne, le pneumo-gastrique, la partie cervicale du grand sympathique; en arrière, avec le corps des vertèbres et avec les disques intervertébraux.

Usages. — Le long du cou est fléchisseur de la tête. Par son faisceau supérieur, il tourne la tête de son côté; par son faisceau moyen, il fléchit directement la tête; par son faisceau inférieur, il tourne la tête en sens opposé à celui du faisceau supérieur.

ANGÉIOLOGIE.

Les vaisseaux de la région cervicale sont : les uns *superficiels*, les autres *profonds.* Nous allons étudier les seconds, la description des premiers sera faite avec celle du tégument.

Les vaisseaux artériels sont fournis par les artères *sous-clavière* et *carotides.* Les artères qui se rendent dans la région cervicale, et qui sont des collatérales de l'artère sous-clavière, ont été décrites, ainsi que le tronc principal, dans le chapitre précédent (*voyez* p. 201). Nous dirons seulement ici que ces vaisseaux sont : 1° la *cervicale postérieure ;* 2° la branche ascendante de la *scapulaire postérieure ;* 3° les rameaux de la vertébrale ; 4° la *cervicale ascendante,* branche de la thyroïdienne inférieure, qui est elle-même une collatérale de la sous-clavière.

ARTÈRES CAROTIDES PRIMITIVES.

Les artères carotides primitives, l'une *droite*, l'autre *gauche*, n'ont pas la même longueur, la première naissant du tronc brachio-céphalique ou *innominé*, la seconde de la convexité de la crosse de l'aorte : toutes deux se bifurquent au niveau du bord supérieur du cartilage thyroïde, en formant l'artère *carotide externe*, et l'artère *carotide interne*.

Rapports de la carotide primitive gauche et *du tronc brachio-céphalique dans le thorax.* — Ces artères, très rapprochées à leur origine, sont bientôt éloignées l'une de l'autre par la trachée-artère. Les deux vaisseaux, recouverts en avant par le sternum, le thymus ou par le tissu cellulaire qui le remplace, par les muscles sterno-hyoïdiens, sterno-thyroïdiens, et par le tronc veineux brachio-céphalique gauche, répondent, en arrière, à la trachée. Le tronc innominé répond à droite à la plèvre droite. La carotide primitive gauche répond à gauche à la plèvre du même côté et à l'artère sous-clavière gauche.

Rapports des carotides primitives dans la région cervicale. — Ces deux vaisseaux sont parallèles et présentent à étudier les mêmes rapports. L'artère carotide primitive a pour muscle satellite le sterno-cléido-mastoïdien. Elle répond : en bas, à l'interstice des deux faisceaux de muscle, ce dernier les recouvre ensuite à la partie moyenne du cou; mais comme il se dirige en arrière, l'artère n'est plus recouverte à sa partie supérieure que par le peaucier. Dans la région sous-hyoïdienne, la carotide primitive est recouverte par les muscles omoplat-hyoïdien, sterno-hyoïdien et sterno-thyroïdien. Ce vaisseau, séparé, en arrière, de la colonne vertébrale par les muscles prévertébraux et par le grand sympathique, répond, en dehors, à la jugulaire interne et au nerf pneumo-gastrique. Le nerf est placé un peu en arrière des vaisseaux, mais renfermé dans la même gaîne celluleuse. L'artère carotide externe répond, en dedans, à la trachée-artère, à l'œsophage, au larynx, au pharynx et au corps thyroïde.

Les artères carotides primitives, d'un calibre égal dans leur trajet, excepté à leur bifurcation, où elles présentent une légère dilatation, ne fournissent, le plus souvent, aucune branche *collatérale*. Dans des cas assez rares, elles donnent naissance à l'artère *thyroïdienne moyenne* ou *de Neubaüer*.

ARTÈRE CAROTIDE INTERNE.

Cette artère, formée par la bifurcation de la carotide primitive, complète le système artériel de l'encéphale; elle fournit une *collatérale* très importante, l'artère *ophthalmique.* Nous dirons seulement ici qu'elle ne fournit aucune branche dans la région cervicale, que pour arriver dans le crâne elle passe d'abord par le canal ostéo-musculaire formé par les trous des apophyses transverses des vertèbres cervicales et par les muscles inter-transversaires, et ensuite par le canal carotidien, canal creusé dans l'épaisseur du rocher. Elle se divise au niveau de l'apophyse clinoïde en quatre branches; savoir : la *cérébrale antérieure*, la *cérébrale moyenne*, la *communiquante postérieure* et la *choroïdienne.*

ARTÈRE CAROTIDE EXTERNE.

Ce vaisseau occupe la partie latérale et supérieure du cou, depuis le bord supérieur du cartilage thyroïde, jusqu'au condyle du maxillaire inférieur où il se divise en deux branches : la *temporale superficielle* et la *maxillaire interne.* — Ces branches terminales seront étudiées, l'une, la temporale superficielle, avec la région *temporo-massétérine;* l'autre, la maxillaire interne, avec la région *ptérygoïdienne.*

Rapports.— Cette artère naît de la carotide primitive, en dedans de la carotide interne, mais bientôt cette dernière lui devient postérieure et interne. — A son origine, elle est superficielle et recouverte par le peaucier qui la sépare du tégument; beaucoup plus profonde dans la région sus-hyoïdienne, elle est recouverte par les muscles digastrique et stylo-hyoïdien. Elle s'enfonce ensuite dans l'épaisseur de la glande parotide. Elle répond, en dedans, aux muscles stylo-pharyngien, stylo-glosse, et à l'apophyse styloïde du temporal.

Branches collatérales.—Ces branches, au nombre de six, naissent du tronc principal, à l'origine de ce dernier. Les collatérales *antérieures* sont : 1° la *thyroïdienne supérieure* (destinée au corps thyroïde et au larynx); 2° la *linguale* (fournissant à la langue); 3° la *faciale* (se distribuant à la face). — Les collatérales *postérieures* sont : 1° l'*occipitale* (destinée au tégument de l'occiput); 2° l'*auriculaire postérieure* (ses rameaux se ramifient surtout à la face interne du pavillon de l'oreille).

— La collatérale *interne* est la *pharyngienne inférieure* (destinée au pharynx).

ARTÈRE THYROÏDIENNE SUPÉRIEURE.

Elle se dirige horizontalement en dedans, et devient bientôt verticale pour atteindre le corps thyroïde dans lequel elle se termine par trois branches.

Rapports.— Elle est recouverte par le peaucier, l'omoplat-hyoïdien, le sterno-hyoïdien, le sterno-thyroïdien, par les veines thyroïdiennes. Elle répond, en dedans, aux parties latérales du pharynx.

Branches collatérales. — 1° L'artère *sterno-mastoïdienne*, petite branche qui se perd dans le sterno-cléido-mastoïdien, après avoir croisé, en avant, la jugulaire interne et la carotide externe. — 2° L'artère *laryngée supérieure*. Elle naît de la thyroïdienne, au niveau où cette dernière devient verticale; elle s'engage sous le muscle thyro-hyoïdien, et, accompagnée par le nerf laryngé supérieur, elle perfore la membrane thyro-hyoïdienne. Elle se termine par des rameaux qui se perdent, les uns, dans l'épiglotte, les autres, dans la muqueuse et dans les muscles du larynx. — 3° L'artère *laryngée inférieure*. Cette artériole passe en avant de la membrane crico-thyroïdienne, s'anastomose avec celle du côté opposé et avec une petite branche de l'artère thyroïdienne inférieure, fournit des rameaux perforants qui se perdent dans les muscles et la muqueuse du larynx.

Branches terminales.— Des trois branches terminales, l'une est interne, l'autre externe, la troisième postérieure; elles s'anastomosent toutes entre elles, et avec les branches qui viennent de la thyroïdienne du côté opposé et des deux thyroïdiennes inférieures.

ARTÈRE FACIALE OU MAXILLAIRE EXTERNE.

Cette artère, flexueuse, se porte d'abord de bas en haut et d'arrière en avant, de dehors en dedans; elle monte aussi verticalement sur la face externe du maxillaire inférieur. Elle reprend sa direction oblique vers la commissure des lèvres et gagne enfin le sillon nasobuccal qu'elle parcourt jusqu'au grand angle de l'œil, où elle termine, en s'anastomosant avec l'artère *nasale externe*, une des deux branches terminales de l'ophthalmique.

Rapports. — 1° *Au cou.* L'artère faciale repond : au dehors, aux muscles digastrique, stylo-hyoïdien, peaucier, et au nerf grand hypoglosse;

en dedans, elle parcourt un sillon creusé à la face postérieure de la glande sous-maxillaire. — 2° *A la face*. Elle est entourée d'une assez grande quantité de tissu adipeux, elle croise verticalement le maxillaire inférieur, en longeant le bord antérieur du muscle masséter, en avant de la veine faciale. Elle est recouverte par le peaucier, le triangulaire des lèvres et les deux zygomatiques; elle est appliquée sur les muscles buccinateur, élévateur propre de la lèvre supérieure, élévateur commun de cette lèvre et de l'aile du nez.

Branches collatérales. — Les collatérales fournies par la faciale dans la *région cervicale*, sont : — 1° l'artère *palatine inférieure* ou *ascendante*, petite branche qui monte entre les muscles stylo-pharyngien et stylo-glosse, pour arriver jusqu'à l'amygdale. Elle se ramifie dans cette glande, dans les piliers du voile du palais et s'anastomose avec la palatine supérieure et avec la pharyngienne inférieure. — 2° l'artère *sous-mentale*, qui naît assez souvent de la linguale, marche, en avant, entre le maxillaire inférieur et les muscles mylo-hyoïdien et digastrique, et leur fournit des ramuscules. Ce vaisseau traverse ensuite, de bas en haut, le ventre antérieur du digastrique, pour s'anastomoser avec l'artère mentonnière. — 3° Trois ou quatre branches qui se jettent dans la glande sous-maxillaire. — 4° une artériole qui se perd dans le ptérygoïdien interne.

Les collatérales de l'artère maxillaire externe dans la *région faciale*, sont : 1° Les *faciales postérieures* en nombre indéterminé, dirigées d'avant en arrière ; elle se perdent dans la peau et dans les muscles de la joue, et s'anastomosent avec la transversale de la face, et avec la sous-orbitaire. — 2° La *coronaire* ou *labiale inférieure;* elle serpente entre les muscles et la couche glanduleuse de la lèvre inférieure, s'anastomose sur la ligne médiane avec l'artère du côté opposé, et fournit de nombreuses ramifications à la peau, aux muscles et à la muqueuse de la lèvre inférieure. Plusieurs branches sont descendantes, et s'anastomosent avec l'artère mentonnière. — 2° La *coronaire* ou *labiale supérieure,* plus volumineuse que l'inférieure, est très flexueuse ; elle est située, comme la précédente, entre la couche granuleuse et les muscles, auxquels elle abandonne de nombreuses ramifications, ainsi qu'au tégument. Cette artère s'anastomose sur la ligne médiane avec l'artère du côté opposé. De cette arcade, formée par les deux coronaires supérieures, partent deux ou trois rameaux qui se portent à la *sous-cloison* du nez, et s'anastomosent avec l'artère de l'aile du nez. —

3° L'artère *de l'aile du nez*, qui se subdivise en deux branches ; la plus petite, longe le bord inférieur du cartilage de l'aile et du nez, et s'anastomose avec les artères de la sous-cloison ; la plus volumineuse, se porte à la face externe de la narine, s'unit à celle du côté opposé par un rameau transversal, et se distribue au tégument.

Branche terminale. — L'artère faciale, devenue très grêle, se termine au grand angle de l'œil en s'anastomosant avec la nasale externe de l'*ophthalmique;* mais il n'est pas très rare de la voir se terminer par la coronaire supérieure ou par l'artère de l'aile du nez.

ARTÈRE LINGUALE.

Dès son origine, l'artère linguale se dirige obliquement en haut, en avant et en dedans ; dans ce trajet, elle est recouverte par le digastrique, le stylo-hyoïdien, et par le nerf grand hypoglosse. — Parvenue au bord postérieur de l'os hyoïde, elle devient horizontale, et est alors située entre le stylo-glosse et le constricteur inférieur du pharynx. — Au niveau des petites cornes, elle se dévie légèrement et se dirige ensuite directement d'avant en arrière, en décrivant de nombreuses flexuosités, entre le génio-glosse et le lingual inférieur, sur un plan inférieur au nerf lingual et à la muqueuse.

Rapports. — Ils ont été indiqués en décrivant le trajet du vaisseau.

Branches collatérales. — Ces artères sont : 1° Le petit rameau *sus-hyoïdien,* qui s'unit entre le génio-hyoïdien et le génio-glosse avec un rameau semblable de l'artère opposée. — 2° L'*artère dorsale de la langue ;* elle naît au niveau de la grande corne de l'os hyoïde, s'engage sous la muqueuse, distribue ses filets à l'épiglotte, aux amygdales, aux piliers du voile du palais et à la muqueuse de la base de la langue. — 3° L'artère *sub-linguale,* plus volumineuse que les deux précédentes, est assez souvent fournie par la sous-mentale ; elle marche directement en avant entre le génio-glosse et le génio-hyoïdien, en accompagnant le canal de Warthon, passe sous le bord inférieur de la glande sublinguale, et abandonne de nombreux rameaux à cette glande. Cette artère, après avoir fourni, au niveau du filet, l'artère du *frein* de la langue, s'anastomose avec celle du côté opposé, et se termine le plus souvent en perforant le ventre antérieur du digastrique pour s'unir à la sous-mentale.

Branche terminale. — L'artère linguale prend le nom de *ranine* dès qu'elle est parvenue au bord antérieur du muscle hyo-glosse. La ranine fournit de nombreux rameaux aux divers tissus de la langue et se termine en s'anastomosant à la pointe de cet organe avec celle du côté opposé.

ARTÈRE OCCIPITALE.

Elle naît au même niveau que l'artère linguale; elle se dirige obliquement en haut et en arrière, en passant sous le ventre postérieur du digastrique et sous le grand hypoglosse; elle s'engage ensuite derrière l'apophyse mastoïde, puis entre le splénius et les muscles petit oblique de la tête et le grand complexus. Parvenue au bord interne de ce muscle, elle devient ascendante et sous-cutanée et se divise alors en deux branches.

Rapports. — Nous les avons décrits en indiquant le trajet de l'artère.

Branches collatérales. — Les collatérales sont : 1° L'artère *stylo-mastoïdienne,* que l'on voit assez souvent naître de l'occipitale. Elle parcourt l'aqueduc de Fallope, se distribue au limaçon, aux canaux demi-circulaires, à la caisse du tympan, et s'anastomose avec une artériole de l'artère méningée moyenne. — 2° Des branches *musculaires* qui se perdent dans le sterno-cléido-mastoïdien, le splénius, le petit oblique et les complexus. — 3° L'artère *méningienne postérieure* qui traverse le trou déchiré postérieur.

Branches terminales. — Toutes deux sont très flexueuses, l'*externe* est la moins volumineuse et s'anastomose avec l'auriculaire postérieure; l'*interne* s'unit à celle du côté opposé et à la temporale superficielle.

ARTÈRE AURICULAIRE POSTÉRIEURE.

Ce vaisseau naît souvent par un tronc qui lui est commun avec le précédent; il passe sous le digastrique et la glande parotide, monte entre l'apophyse mastoïde, et le conduit auditif et se termine par deux branches.

Rapports. — Nous avons étudié les rapports en décrivant le trajet du vaisseau.

Branches collatérales. — Elle fournit des branches musculaires et cutanées, et quelquefois la stylo-mastoïdienne.

Branches terminales. — La *mastoïdienne* fournit des rameaux qui se dirigent en arrière pour se jeter dans le muscle occipital et s'anastomoser avec l'artère occipitale. — L'*auriculaire* se perd sur la face interne du pavillon de l'oreille; une de ses branches passe dans la scissure située entre l'hélix et le cartilage de la conque, pour se distribuer à la face externe du pavillon.

ARTÈRE PHARYNGIENNE INFÉRIEURE OU ASCENDANTE.

Elle monte verticalement derrière la carotide interne, fournit des rameaux au pharynx et se bifurque ensuite; une de ses branches se perd dans le ganglion cervical supérieur, le pharynx et les muscles prévertébraux; l'autre traverse le trou déchiré postérieur et se distribue à la dure-mère.

VEINE JUGULAIRE INTERNE.

La veine jugulaire interne, d'un calibre considérable, s'étend du trou déchiré postérieur au tronc brachio-céphalique. Elle commence par une dilatation, le *golfe* de la jugulaire interne; à cette dilatation se rend le sang de tous les *sinus*, veines creusées dans l'épaisseur de la dure-mère, membrane fibreuse du cerveau. Ces sinus rapportent le sang fourni au cerveau par la carotide interne et par la partie intra-crânienne de la vertébrale.

Rapports. — 1° Satellite de l'artère carotide interne; dans la première partie de son trajet, elle est située en avant et en dehors de ce vaisseau, en avant et en dedans des nerfs glosso-pharyngien, pneumo-gastrique, spinal et grand hypoglosse. — Parvenue à l'os hyoïde, cette veine occupe la même gaîne que l'artère carotide primitive, dont elle longe le côté externe, accompagnée du nerf pneumo-gastrique. — Inférieurement, elle passe en avant de l'artère sous-clavière pour s'unir à la veine de ce nom et former le tronc veineux brachio-céphalique.

Veines collatérales. — Les vaisseaux collatéraux reçus par la veine jugulaire interne présentent de nombreuses anomalies; souvent ils se jettent soit dans la jugulaire antérieure, soit dans la jugulaire externe.

VEINES OCCIPITALE ET AURICULAIRE POSTÉRIEURE.

Ces veines ont une distribution semblable à celle des artères de même nom; elles se jettent dans la partie supérieure de la jugulaire interne.

VEINE TEMPORALE.

Elle est formée par la réunion de deux veines : la temporale *superficielle* et la temporale *moyenne*. La première commence par des branches *frontales, occipitales* et *pariétales;* la seconde, située entre l'aponévrose et le muscle temporal, est remarquable par son volume. Le tronc principal, constitué par ces deux veines, passe entre le conduit auditif et l'articulation temporo-maxillaire, traverse ensuite la glande parotide pour s'ouvrir dans la jugulaire interne.

VEINE MAXILLAIRE INTERNE.

Cette veine est le plus souvent, avec la veine temporale, l'origine de la veine jugulaire *externe*. Assez rarement elle se jette dans la jugulaire interne ou dans la jugulaire antérieure; dans ce cas, la veine jugulaire externe est très petite. La veine maxillaire interne commence, entre les deux muscles ptérygoïdiens, par un plexus formé par les veines *méningées moyennes* et *petites méningées*, qui reçoivent quelques veines cérébrales, et, par les veines *temporales profondes, ptérygoïdiennes* et *massétérines*. Le tronc veineux qui résulte de la réunion de ces veines traverse la parotide, reçoit les veines *transversale de la face, auriculaires antérieures, parotidiennes,* s'anastomose avec la temporale et la jugulaire interne et se continue ensuite ordinairement avec la jugulaire externe.

VEINE FACIALE.

Elle commence au sommet de la tête par de nombreuses ramifications situées entre la peau et le muscle frontal. Ces ramifications, toutes anastomosées entre elles, et avec les temporales, se réunissent entre elles pour constituer un tronc désigné sous le nom de veine *frontale* ou *préparate*. Souvent ce tronc est multiple; il descend verticalement, et forme, à la racine du nez, une arcade veineuse dont la convexité est supérieure. Cette arcade communique largement avec la veine *ophthalmique,* avec les veines *sus-orbitaire, palpébrales supérieures, dorsales de l'aile* du nez. — La veine frontale, au niveau du grand angle de l'œil, se continue sous le nom de veine *angulaire,* et descend dans le sillon qui sépare la joue de l'aile du nez. Dans ce trajet, le vaisseau reçoit : les *palpébrales inférieures,* les veines du *sac* et du *canal nasal,* et celles *de l'aile du nez.* — La veine *angulaire* donne naissance à la *faciale* proprement dite. Cette dernière, située plus superficiellement, et moins sinueuse que l'artère du même nom, descend obliquement en dehors, en passant sous le muscle grand zygomatique, et au-devant du muscle buccinateur. Parvenue au bord antérieur du masséter, la veine faciale rejoint l'artère du même nom. A la face, elle est placée à une distance plus ou moins grande et en dehors de ce vaisseau. Elle descend ensuite verticalement pour passer sur la face externe de la glande sous-maxillaire, reçoit souvent les veines de cette glande, et se jette dans la linguale, au moment où cette dernière se réunit à la jugulaire interne. Très rarement la faciale aboutit dans la jugulaire externe ou dans la jugulaire antérieure. — La veine faciale proprement dite reçoit : 1° la veine *alvéolaire,* tronc commun qui résulte du plexus formé sur la tubérosité maxillaire par les veines sous-orbitaires et palatines supérieures, 2° les veines *coronaires labiales supérieure* et *inférieure,* qui sont moins flexueuses que les artères du même nom, 3° la veine *buccale,* 4° les veines *massétérines antérieures,* 5° la veine *sous-mentale,* 6° la veine *palatine inférieure*, 7° les veines *sous-maxillaires,* et quelquefois la veine *linguale.*

VEINES LINGUALES.

Les veines linguales *profondes,* au nombre de deux, accompagnent l'artère de même nom; elles reçoivent les veines *sublinguales.* Ces dernières communiquent avec les veines ranines. — Les veines linguales *superficielles* sont plus nombreuses que les veines profondes; elles sont placées entre la muqueuse et les fibres charnues. — Les dorsales surtout, multipliées à la base de la langue, forment un plexus qui reçoit plusieurs veines de l'amygdale et du voile du palais. — Les veines superficielles inférieures portent le nom de *ranines;* elles sont placées de chaque côté du frein. Elles accompagnent le nerf grand hypoglosse. Le tronc formé par la réunion des veines linguales, se jette aussi souvent dans la jugulaire externe que dans la jugulaire interne.

VEINE PHARYNGIENNE.

Ce vaisseau commence au plexus *pharyngien,* et aboutit le plus souvent à la jugulaire interne. Le plexus pharyngien, situé derrière le pharynx, est formé par les anastomoses des veines *sphéno-palatines, vidiennes* et *ptérygoïdiennes.*

VEINES THYROÏDIENNES.

La veine thyroïdienne *supérieure* correspond à l'artère du même nom; elle reçoit la veine *laryngée supérieure*, et s'ouvre, au niveau du bord supérieur du cartilage thyroïde, dans la jugulaire interne ou dans la linguale. — La thyroïdienne *moyenne*, souvent multiple, naît de la partie moyenne du corps thyroïde et se jette dans la partie inférieure de la jugulaire interne. — La thyroïdienne *inférieure* accompagne l'artère du même nom; elle reçoit quelques veines du larynx et de la trachée, et s'abouche avec la jugulaire interne. — Les vaisseaux thyroïdiens forment, par leurs anastomoses, un plexus considérable, qui est surtout développé en avant de la trachée-artère.

GANGLIONS ET VAISSEAUX LYMPHATIQUES.

Ganglions lymphatiques cervicaux. — Les ganglions superficiels sont situés sur le trajet de la veine jugulaire externe, entre la peau et le peaucier. — Les profonds, très nombreux et très volumineux, sont distingués en *occipitaux*, *parotidiens* et *sous-maxillaires*. Ils forment, avec ceux qui entourent la jugulaire interne et les artères carotides, une chaîne non interrompue. Ces ganglions reçoivent les vaisseaux lymphatiques du crâne, de la face, de la langue et du cou.

Vaisseaux lymphatiques cervicaux afférents. — Ces vaisseaux ont de nombreuses origines. Ils naissent : 1° des *gencives*, des amygdales et de la muqueuse de la base de la langue par un réseau très délié. Ceux qui proviennent des gencives supérieures se dirigent, d'avant en arrière pour se réunir aux canaux qui émanent du voile du palais, et se rendent, avec ces derniers, dans les ganglions qui enlacent la bifurcation de la trachée-artère. Ceux qui naissent des gencives inférieures accompagnent l'artère faciale. D'autres, nés aussi des gencives inférieures, passent en arrière de l'os maxillaire, se terminent dans les ganglions sous-maxillaires. — 2° Du *pharynx*. Ils naissent de la muqueuse et se rendent aux ganglions cervicaux profonds. — 3° Du *larynx* et du *corps thyroïde*. Les premiers sont peu connus; les seconds, très multipliés, semblent naître des cellules de la glande, rampent à sa surface, et se jettent ensuite dans les ganglions cervicaux profonds. — 4° D'autres vaisseaux viennent de toutes les parties du cou.

Vaisseaux lymphatiques cervicaux efférents. — Après avoir traversé les divers ganglions de la région, les vaisseaux lymphatiques gauches s'ouvrent dans le canal thoracique, et, les droits, dans la grande veine lymphatique, tantôt par un seul tronc, tantôt par plusieurs troncs. Dans ce dernier cas, il n'est pas rare de voir plusieurs de ces canaux s'ouvrir dans la veine jugulaire interne ou dans la veine sous-clavière.

NÉVROLOGIE.

Les nerfs que l'on rencontre dans la région cervicale sont aussi nombreux qu'importants ; les uns sont superficiels, les autres profonds. Entre tous ces cordons nerveux nous signalerons les portions cervicales des nerfs pneumo-gastrique et grand sympathique, les plexus cervical et brachial.

NERF PNEUMO-GASTRIQUE.

A la sortie du trou déchiré postérieur, le nerf pneumo-gastrique présente un renflement (*corps olivaire*), s'engage ensuite dans la gaîne de la jugulaire interne et des carotides interne et primitive, et arrive ainsi jusqu'au thorax. Dans ce trajet, il est situé en dedans du grand sympathique, en arrière des carotides et de la jugulaire interne. Il repose sur les muscles prévertébraux.

Anastomoses. — Les anastomoses du pneumo-gastrique, dans la région cervicale, sont très multipliées et très importantes : — 1° Avec le *nerf spinal.* Le nerf spinal est considéré, par les physiologistes, comme la racine motrice principale du pneumo-gastrique. Le spinal, à sa sortie du trou déchiré postérieur, émet plusieurs filets qui se rendent au ganglion olivaire, et se divise presque aussitôt en deux rameaux ; l'*interne* se confond, après s'être subdivisé en deux branches, avec le cordon du pneumo-gastrique ; l'*externe* est destiné au trapèze et au sterno-cléido-mastoïdien. — 2° Avec le *nerf facial.* Cette anastomose est double. Le facial fournit un rameau dans l'aqueduc de Fallope ; ce rameau parcourt un canal particulier, passe ensuite en avant de la jugulaire interne et se jette dans le ganglion olivaire. De ce renflement part le rameau *auriculaire,* qui s'accole à celui qui vient du facial, et pénètre dans l'aqueduc de Fallope. Parvenu au niveau de l'origine de la corde du tympan, ce rameau échange avec ce cordon nerveux quelques filets. Il s'engage ensuite dans l'épaisseur de l'apophyse mastoïde, et se subdivise bientôt en trois rameaux : deux se perdent dans la peau de la paroi supérieure du conduit auditif externe ; le troisième dans l'épaisseur de la membrane du tympan. —

3° Avec le *grand hypoglosse*. Ce dernier nerf envoie au ganglion olivaire deux ou trois filets.—4° Avec les deux *premières paires cervicales*. L'anse formée par l'anastomose des deux premières paires cervicales émet un filet très délié qui s'unit au ganglion olivaire, un peu au-dessous des précédents. — 5° Avec le *grand sympathique*. Les filets les plus nombreux émanent du ganglion cervical supérieur et se rendent, après un court trajet, dans le renflement olivaire du pneumo-gastrique. D'autres filets d'anastomose émanent des ganglions moyen et inférieur du système ganglionnaire.

Nerfs collatéraux. — Les nerfs collatéraux fournis par le pneumo-gastrique dans la région cervicale sont :—1° le nerf *pharyngien*. Souvent double et même triple, ce nerf émane à la fois du pneumo-gastrique et de la branche interne du spinal. D'abord placé en dehors de la carotide interne, il contourne bientôt ce vaisseau, pour lui devenir antérieur. Il s'anastomose avec des filets fournis par le ganglion cervical supérieur et par le glosso-pharyngien, pour former, avec ces filets, le plexus pharyngien. De ce dernier partent des rameaux qui se perdent, les uns, dans les muscles constricteurs, les autres dans la muqueuse du pharynx.—2° Le nerf *laryngé supérieur*. Ce nerf a été décrit avec la névrologie du larynx; nous rappellerons qu'il se divise en nerf laryngé *externe* et en nerf laryngé *interne*. Le premier se perd dans les muscles constricteur inférieur du pharynx et crico-thyroïdien, dans la glande thyroïde, et s'anastomose avec le laryngé inférieur. Le second est destiné à la muqueuse du larynx, et par quelques rameaux, à l'épiglotte et à la base de langue. — 3° Les nerfs *cardiaques*. Nous les avons étudiés en étudiant le cœur; ils sont au nombre de trois, ils se détachent du tronc principal à des hauteurs différentes. Ces nerfs s'anastomosent avec les nerfs cardiaques du grand sympathique et se terminent dans le plexus cardiaque.

PORTION CERVICALE DU GRAND SYMPATHIQUE.

Les *ganglions cervicaux* du grand sympathique, distingués en *supérieur, moyen* et *inférieur,* sont situés sur la partie latérale et profonde du cou, au devant des muscles prévertébraux, en arrière des artères carotides interne et primitive, de la veine jugulaire interne et du pneumo-gastrique.

Ganglion cervical supérieur. — Plus considérable que les deux autres, fusiforme, d'un gris rougeâtre, d'une consistance assez ferme, ce ganglion est situé entre la carotide interne et le grand droit antérieur de la tête. Il s'étend de l'orifice inférieur du canal carotidien jusqu'au niveau de la troisième ou quatrième vertèbre cervicale. Il est assez souvent double. Les nerfs glosso-pharyngien, pneumo-gastrique, spinal et grand hypoglosse, d'abord externes à ce renflement nerveux, ne tardent pas à passer en avant de lui.

Les ramifications émises par ce ganglion sont très multipliées. — On distingue : 1° Les *branches ascendantes*. Elles sont au nombre de deux; l'une, très courte, se divise en plusieurs filets qui s'unissent aux nerfs glosso-pharyngien, pneumo-gastrique et grand hypoglosse. Souvent les filets qui vont à ces cordons nerveux sont doubles et même triples. L'autre branche est connue sous le nom de *rameau carotidien* du grand sympathique. Né de la partie supérieure et amincie du ganglion cervical supérieur, ce rameau s'engage dans le canal carotidien et se bifurque bientôt. L'une de ses branches est située en dedans, l'autre en dehors de l'artère carotide interne. Ces branches, en s'anastomosant entre elles, avec le nerf de Jacobson et avec le rameau carotidien du nerf vidien, constituent le *plexus carotidien*. Les deux branches du rameau carotidien se réunissent et présentent, près de l'orifice supérieur du canal carotidien, un petit renflement, le *ganglion carotidien*. Au delà du ganglion, les deux branches s'écartent de nouveau, elles pénètrent dans le sinus caverneux et s'anastomosent par plusieurs filets très déliés avec les nerfs moteur oculaire commun, moteur oculaire externe, pathétique et ophthalmique de Villis, pour former le *plexus caverneux*. Ce plexus communique avec celui du côté opposé par des rameaux qui enlacent les artères communiquantes antérieures et postérieures. De ce plexus émanent des filets très grêles : les uns se rendent dans le corps pituitaire, les autres enlacent l'artère ophthalmique. — 2° Les *branches externes*. Ces branches, d'un blanc grisâtre, doivent être considérées comme les racines sensitives et motrices du grand sympathique ; il en est de même, comme nous l'avons fait remarquer, de toutes celles qui relient le système ganglionnaire à l'axe cérébro-spinal. Ces branches, assez volumineuses, émanent des quatre premières paires cervicales. — 3° Les *branches internes*. Toutes se dirigent en bas et en dedans; les *pharyngiennes* s'unissent aux rameaux pharyngiens du glosso-pharyngien et du pneumo-gastrique pour former le *plexus pharyngien*, qui fournit des filets aux muscles et à la muqueuse du pharynx. Les branches *laryngées* s'anastomosent avec les nerfs laryngés supérieur et inférieur, pour constituer le *plexus laryngé*, dont les filets vont se jeter dans les muscles, dans la muqueuse du larynx et dans les tuniques de l'œsophage. Les nerfs cardiaques *supérieurs* ont été étudiés avec les autres nerfs cardiaques. — 4° Les *branches postérieures*. Les unes se perdent dans les muscles grand et petit droits antérieurs de la tête, et dans le muscle long du cou; les autres traversent le ligament vertébral commun, et s'épuisent dans le corps des vertèbres. — 5° Les *branches antérieures*. Au nombre de trois à quatre, elles s'anastomosent avec des filets provenant des nerfs glosso-pharyngien et pneumo-gastrique, pour former le *plexus inter-carotidien*, au centre duquel est un petit ganglion. Ce plexus enlace la carotide externe, et se subdivise en autant de plexus secondaires que cette artère a de branches collatérales et terminales. Les branches nerveuses de ces plexus secondaires (*P. thyroïdien supérieur, lingual, facial, occipital, auriculaire postérieur, pharyngien, maxillaire interne, temporal superficiel*) accompagnent les vaisseaux dans les divers organes du cou et de la tête; plusieurs d'entre eux s'anastomosent avec des nerfs crâniens. — 6° Les *branches inférieures*. La branche descendante réunit le ganglion cervical supérieur au ganglion cervical moyen. Si ce dernier n'existe pas, elle s'étend jusqu'au ganglion cervical supérieur. Ce cordon nerveux, souvent blanc comme les nerfs de l'axe cérébro-spinal, descend verticalement au devant de la colonne vertébrale, en dehors des origines des quatrième, cinquième et sixième nerfs cervicaux, dont il reçoit des filets. Il donne deux ou trois rameaux au nerf cardiaque supérieur, et un rameau qui se jette dans le plexus laryngé.

Ganglion cervical moyen. — Ce renflement n'est pas constant. Lorsqu'il existe, il est placé en avant de l'apophyse transverse de la sixième vertèbre cervicale, en arrière de l'artère thyroïdienne inférieure. Il a une forme ordinairement arrondie. — Par son rameau *ascendant* il est uni au ganglion cervical supérieur. Ses deux rameaux *descendants*, très grêles, se jettent dans le ganglion cervical inférieur. Ses rameaux *externes* communiquent avec les quatrième et cinquième paires cervicales et avec le nerf phrénique. Ses rameaux *internes* enlacent l'artère thyroïdienne inférieure et constituent le *plexus thyroïdien inférieur*, dont les filets accompagnent les branches artérielles dans le corps thyroïde. Quelques filets externes s'unissent au nerf récurrent; d'autres, en se réunissant, forment le nerf *cardiaque moyen*.

Ganglion cervical inférieur. — Plus volumineux que le précédent, il a en général la forme d'un croissant dont la concavité serait tournée en haut. Il est placé en avant de l'apophyse transverse de la septième vertèbre cervicale et de la tête de la première côte, derrière les artères vertébrale et sous-clavière. — Les rameaux *ascendants*, qui émanent de ce ganglion, sont : 1° les filets qui l'unissent au ganglion cervical moyen ou au ganglion cervical supérieur; 2° le nerf *vertébral* qui s'engage aussitôt dans le canal de l'artère de ce nom et se subdivise en trois filets, qui s'unissent aux trois derniers nerfs cervicaux. — Les rameaux *internes*, les plus nombreux, forment le nerf *cardiaque inférieur*, ou s'unissent au nerf récurrent : quelques-uns se jettent dans le muscle long du cou, et l'un d'eux dans le corps de la première vertèbre dorsale. — Les rameaux *externes* enlacent l'artère sous-clavière, dont ils accompagnent les divisions : l'un d'eux s'anastomose avec la première paire dorsale. — Le rameau *inférieur*, très court et volumineux, se rend au premier ganglion thoracique.

Nota. Nous avons examiné les nerfs pneumo-gastrique et grand sympathique dans les régions cervicale et thoracique; la partie crânienne de ces nerfs sera étudiée avec la région du crâne, et la partie abdominale, avec la région de l'abdomen. Dans les tableaux synoptiques du chapitre suivant, nous réunirons les diverses parties de ces cordons nerveux pour en faciliter l'étude.

NERFS CERVICAUX.

Les huit paires des nerfs cervicaux émanent de la moelle comme les autres nerfs rachidiens, par deux racines. L'antérieure est *motrice*, la postérieure, *sensitive*. Au delà du ganglion de cette dernière, les deux racines se réunissent pour former un *tronc* qui sort par les trous de conjugaison. Le premier nerf cervical fait exception; il passe entre l'occipital et l'atlas. Le tronc se divise bientôt en deux branches : l'une est *antérieure*, l'autre, *postérieure*. Dans la région cervicale, les branches postérieures, en s'anastomosant entre elles, forment un plexus que M. Cruveilhier a désigné sous le nom de plexus *cervical postérieur* : les rameaux de ce plexus sont destinés aux muscles et à la peau de la nuque et au tégument de la région occipitale. Les branches antérieures, en s'unissant entre elles, constituent le plexus *cervico-brachial*. Ce plexus est divisé par les anatomistes en deux plexus secondaires, les plexus *cervical* et *brachial*. Nous avons vu dans le chapitre précédent que ce dernier est formé par les branches antérieures des quatre derniers nerfs cervicaux et par la branche antérieure du premier nerf dorsal, il nous reste donc à étudier le plexus cervical.

PLEXUS CERVICAL.

Le plexus cervical est situé en avant des apophyses transverses des vertèbres cervicales, entre le grand droit antérieur de la tête, qui est en avant, et les muscles splénius et angulaire, qui sont en arrière. Caché à son origine par le bord postérieur du sterno-cléido-mastoïdien, il est recouvert par une lame aponévrotique. L'artère carotide interne, la jugulaire interne et la partie cervicale du grand sympathique sont situées sur un plan antérieur au plexus.

Les branches antérieures des quatre premiers nerfs cervicaux s'anastomosent entre elles de la manière suivante : celle de la première paire contourne la masse latérale de l'atlas, en formant une anse dont la convexité est antérieure et s'unit au rameau ascendant de la seconde. La branche antérieure de la deuxième paire, plus petite que la précédente, se porte en bas et en dehors, et se divise en deux rameaux; son rameau *ascendant* s'unit à la branche de la première paire. Son rameau *descendant* s'anastomose avec le rameau ascendant de la troisième paire. Celle de la troisième paire se subdivise comme la seconde : son rameau *supérieur* s'unit au rameau descendant de cette deuxième paire, et son rameau *inférieur* se jette dans la quatrième. Cette dernière, la plus volumineuse des branches qui forment le plexus cervical, passe entre les scalènes, reçoit le rameau descendant de la troisième paire, et s'unit ensuite à la cinquième paire : elle réunit ainsi le plexus brachial au plexus cervical.

Anastomoses. — Le nerf *grand hypoglosse*, en contournant la carotide externe, envoie un filet qui s'unit à l'arcade formée par l'anastomose des deux premières paires cervicales. — Le *pneumo-gastrique* reçoit un rameau très grêle de cette même arcade. — Le *spinal* reçoit deux filets; l'un s'anastomose avec la branche que le trapèze envoie au sterno-cléido-mastoïdien, l'autre avec la branche externe du spinal, tantôt avant qu'elle pénètre dans le trapèze, tantôt dans l'épaisseur de ce muscle. — De l'anse constituée par les deux premières paires, émanent deux ou trois branches grisâtres, qui, après un trajet très court, se rendent au *ganglion cervical supérieur*. D'autres branches moins volumineuses, plus longues, partent des anastomoses des troisième et quatrième paires, pour se réunir au grand sympathique, au-dessus du ganglion cervical supérieur ; l'une de ces branches se rend au *ganglion moyen*.

Branches du plexus cervical. — Les branches fournies par le plexus cervical sont distinguées en *superficielles* ou *cutanées* et en *profondes* ou *musculaires*.

BRANCHES SUPERFICIELLES OU CUTANÉES.

1° *Branche cervicale superficielle* ou *transverse*. — Elle part de l'anastomose de la deuxième avec la troisième paire, contourne le bord postérieur du sterno-cléido-mastoïdien, passe entre ce muscle et le peaucier, en arrière de la jugulaire externe, se subdivise ensuite en rameaux *ascendants*, et en rameaux *descendants*. — Les premiers perforent le peaucier pour se ramifier dans le tégument de la partie inférieure de la joue et du menton. — Les seconds perforent aussi le peaucier et s'épuisent dans la peau de la partie antérieure et moyenne du cou. Plusieurs filets parviennent même jusqu'à la fourchette sternale.

2° *Branche auriculaire*. — Elle naît par un tronc qui lui est commun avec la précédente ; elle contourne le bord postérieur du sterno-cléido-mastoïdien, et monte verticalement sur la face externe de ce muscle. Arrivée à la parotide, la branche auriculaire abandonne des rameaux à cette glande ; l'un d'eux s'anastomose avec le tronc du facial ou avec la branche cervico-faciale de ce nerf. Le tronc principal se subdivise ensuite en deux branches, l'auriculaire *externe* et l'auriculaire *interne*. — L'externe, sous-cutanée, se distribue au tégument de la conque, de l'hélix, de l'anthélix, du tragus, de l'anti-tragus et du lobule. — L'interne, située plus profondément que l'externe, traverse la glande parotide, s'anastomose avec le rameau auriculaire du nerf facial, et se bifurque : le rameau *mastoïdien* s'épuise dans le tégument de la région mastoïdienne. Le rameau *auriculaire* se termine dans la peau de la face interne du pavillon ; plusieurs filets traversent de dedans en dehors le cartilage de la conque pour s'épanouir à la face externe du pavillon de l'oreille.

3° *Branche mastoïdienne* ou *occipitale externe*. — Cette branche nerveuse, plus petite que l'auriculaire, naît de la deuxième paire ; elle se recourbe de bas en haut, accompagne le bord postérieur du sterno-cléido-mastoïdien jusqu'à l'apophyse mastoïde, se subdivise en nombreux rameaux. Les *externes* se distribuent à la peau qui recouvre l'apophyse mastoïde et s'anastomosent avec le nerf auriculaire interne ; les *internes* s'anastomosent avec le nerf occipital (branche postérieure de la deuxième paire des nerfs cervicaux). Ces filets remontent jusqu'au sommet de la tête et se perdent dans le cuir chevelu. — Le plus souvent, entre le nerf auriculaire et le nerf mastoïdien, on rencontre une petite branche; la petite *mastoïdienne* qui monte se distribuer à la peau de la région mastoïdienne.

4° *Branche sus-claviculaire.* — Ce nerf naît de la quatrième paire par un tronc qui lui est commun avec le suivant ; il traverse le triangle sus-claviculaire, fournit au tégument de ce triangle, et se termine dans celui qui recouvre la clavicule et la partie supérieure du sternum.

5° *Branche sus-acromiale.* — Elle est souvent double par suite d'une division prématurée; son rameau *antérieur* distribue ses filets à la peau qui recouvre la partie antérieure du moignon de l'épaule; son rameau *externe* croise la portion claviculaire du trapèze et s'épanouit ensuite dans le tégument de la partie externe et postérieure du moignon de l'épaule.

BRANCHES PROFONDES OU MUSCULAIRES.

Parmi les branches profondes du plexus cervical, nous devons signaler celles qui vont aux muscles *prévertébraux* et au muscle *droit latéral* de la tête. Le nerf du *sterno-cléido-mastoïdien*, provenant de ce plexus, s'anastomose dans l'épaisseur des fibres charnues avec le nerf spinal. Il en est de même du nerf du *trapèze*, qui communique aussi avec les filets terminaux du nerf spinal. Les nerfs de l'*angulaire* et du *rhomboïde* naissent de la partie inférieure du plexus cervical, et assez souvent du plexus brachial ; ils se portent en bas et en arrière pour se jeter dans ces muscles. Les branches profondes les plus importantes du plexus cervical sont : le nerf *diaphragmatique* ou *phrénique* et la branche *descendante interne*.

Nerf diaphragmatique ou *phrénique*. — Ce nerf a été étudié avec les parois du thorax ; il naît de la quatrième paire cervicale, il reçoit plusieurs filets du plexus brachial, pénètre dans le thorax, en dehors du pneumo-gastrique, en passant entre l'artère et la veine sous-clavières. Il s'applique de chaque côté du péricarde et arrive enfin au diaphragme, auquel il abandonne de nombreux filets. Ce nerf est remarquable par la longueur de son trajet et par les anastomoses multipliées qu'il présente. Dans la région cervicale il s'anastomose avec le sous-clavier, avec les ganglions cervicaux moyen et inférieur. Par ses filets terminaux, il s'unit aux plexus rénal et solaire.

Branche descendante interne. — Elle naît par deux filets qui viennent des deuxième et troisième paires cervicales; elle se porte verticalement en bas en longeant le côté externe de la jugulaire interne, en arrière du sterno-cléido-mastoïdien, et s'anastomose avec la *branche descendante* du grand hypoglosse. Cette dernière se détache du tronc principal, au niveau du coude que celui-ci décrit autour de la carotide interne. Elle s'engage entre la carotide primitive et les muscles sous-hyoïdiens, et s'unit à la branche descendante interne du plexus cervical en formant une anse dont la concavité est supérieure. Cette anse fournit par sa convexité des rameaux longs et grêles qui s'épuisent dans les muscles sterno-hyoïdien, sterno-thyroïdien et omoplat-hyoïdien.

APONÉVROLOGIE.

Les aponévroses de la région cervicale sont au nombre de deux : l'une est désignée sous le nom d'aponévrose *cervicale*, l'autre sous le nom de *prévertébrale*.

Aponévrose cervicale. — Elle recouvre toute la région cervicale, depuis le maxillaire inférieur jusqu'à la poitrine ; elle est plus épaisse sur la ligne médiane, où ses feuillets sont réunis, que dans les autres points de son étendue. A l'exemple de Blandin, nous diviserons cette aponévrose en portion *sus-hyoïdienne* et en portion *sous-hyoïdienne*. Ce fascia est simple au niveau de l'os hyoïde, et est décomposé en feuillets secondaires, au-dessus et au-dessous de cet organe.

La partie *sous-hyoïdienne* se subdivise en trois *feuillets*. Le feuillet *superficiel*, situé entre les deux peauciers, est triangulaire comme l'espace qui sépare ces muscles. Très épais sur la ligne médiane, il est désigné sous le nom de ligne *blanche cervicale*. Ce feuillet, sous-cutané comme les peauciers, adhère par ses côtés au bord antérieur de ces muscles, et se confond en bas avec le tissu cellulaire qui recouvre le sternum et les clavicules. Ce feuillet, parvenu au bord antérieur du sterno-cléido-mastoïdien, se dédouble : une des lames aponévrotiques passe en avant de ce muscle, l'autre en arrière en lui formant une gaîne complète. Les deux lames se réunissent au bord postérieur du même muscle et se dédoublent de nouveau pour former la gaîne du trapèze et se terminent aux apophyses épineuses des vertèbres cervicales et dorsales. — Le feuillet postérieur de cette gaîne constitue le feuillet antérieur de la gaîne supérieure de l'omoplat-hyoïdien. Cette gaîne est complétée en dedans par le feuillet moyen, et en dehors par celle des gros vaisseaux du cou. La gaîne du ventre inférieur de l'omoplat-hyoïdien est formée par l'aponévrose *sus-claviculaire* qui est placée entre le trapèze et le sterno-cléido-mastoïdien. — Le feuillet *moyen* passe en arrière du sterno-cléido-mastoïdien et présente une disposition très compliquée : il forme une gaîne complète et commune aux muscles sterno-hyoïdien, sterno-thyroïdien, thyro-hyoïdien, qui sont isolés les uns des autres par du tissu cellulaire. En dedans, ce fascia fait partie de la ligne blanche. Il est continu en dehors avec le feuillet externe de la gaîne de l'omoplat-hyoïdien. En bas, il se continue avec le ligament inter-claviculaire et s'insère au bord postérieur de la clavicule. — Le feuillet *profond*, assez mince, part de la ligne blanche, constitue la gaîne du *corps thyroïde;* cette gaîne se continue sur les parties latérales du larynx et du pharynx avec les gaînes de ces organes.

La partie *sus-hyoïdienne* se dédouble en deux feuillets ; le feuillet *superficiel* est celluleux, il forme le sommet du triangle que nous avons signalé dans l'intervalle du bord antérieur des peauciers. — Le *profond* est épais sur la ligne médiane ; entre le ventre antérieur des digastriques, il forme l'aponévrose *inter-digastrique* et les poulies de renvoi des tendons moyens de ces muscles. Sur les côtés, il glisse en arrière de la glande sous-maxillaire, pour s'insérer à la ligne mylo-hyoïdienne. La gaîne de cette glande est formée par les feuillets superficiel et profond sus-hyoïdiens ; elle l'isole complétement de la glande parotide.

Aponévrose prévertébrale ou *aponévrose cervicale profonde*. — Elle est insérée en haut à l'arc antérieur de l'atlas, et sur les côtés aux apophyses transverses des vertèbres cervicales. En bas, elle adhère à la clavicule. Elle est appliquée sur les muscles prévertébraux, les branches nerveuses des plexus cervical et brachial. Cette aponévrose, parvenue au niveau de la jugulaire interne, des carotides et du nerf pneumo-gastrique, se dédouble pour leur former une gaîne complète. Les feuillets réunis de nouveau en dedans de cette gaîne se continuent avec le feuillet que nous avons vu passer du corps thyroïde sur le larynx et le pharynx, pour compléter la gaîne de ces organes.

TÉGUMENT.

La peau de cette région est recouverte, supérieurement, par les poils de la barbe chez l'homme adulte ; au-dessous d'elle on trouve du tissu cellulaire peu serré. — Le seul vaisseau sanguin dont nous avons à nous occuper ici est la veine *jugulaire antérieure* (l'*externe* a été décrite avec le triangle sus-claviculaire, et l'*interne*, avec les vaisseaux profonds du cou). La veine jugulaire antérieure naît par de petites branches musculaires et cutanées dans la région sus-hyoïdienne. Elle se porte verticalement en bas, en longeant le bord antérieur du sterno-cléido-mastoïdien jusqu'au sternum. A ce niveau, elle passe sous ce muscle, pour s'ouvrir dans la veine sous-clavière, en dedans de la jugulaire externe. La jugulaire antérieure communique avec celle du côté opposé, avec les jugulaires interne et externe du même côté. Elle reçoit quelques petites veines qui ont leur origine au larynx. — Les vaisseaux *lymphatiques* superficiels se rendent dans les ganglions qui sont placés le long de la veine jugulaire externe, entre les muscles peaucier et sterno-cléido-mastoïdien. — Les nerfs cutanés de la région antérieure du cou, sont les rameaux de la branche *cervicale transverse* du plexus cervical, et les rameaux cervicaux de la branche *cervico-faciale*. Cette dernière provient du nerf facial et se perd dans le muscle peaucier.

Nota. Nous allons maintenant examiner les régions *temporo-massétérine* et *ptérygoïdienne*. La première semble prolonger en haut la région cervicale, et, la seconde, la continuer en avant.

RÉGION TEMPORO-MASSÉTÉRINE.

OSTÉOLOGIE.

L'étude de l'ostéologie de cette région comprend : 1° celle de la branche du maxillaire inférieur, 2° celle de l'arcade zygomatique, 3° celle de la fosse temporale.

Branche du maxillaire inférieur.—Elle a la forme d'un carré allongé : elle donne attache en dehors, dans presque toute son étendue, au muscle masséter. Elle offre, en dedans, l'orifice supérieur du canal dentaire inférieur, l'épine à laquelle s'insère le ligament latéral interne de l'articulation temporo-maxillaire, un petit sillon qui loge les vaisseaux mylo-hyoïdiens et, près de l'angle, des inégalités qui servent aux insertions du ptérygoïdien interne. Supérieurement, la branche est limitée par deux apophyses, séparées l'une de l'autre par une large échancrure qui est traversée par les vaisseaux massétérins et par le nerf du même nom. L'apophyse antérieure s'appelle apophyse *coronoïde;* sur cette éminence s'insère le tendon du muscle temporal. L'apophyse postérieure, *condyle* du maxillaire inférieur, est oblongue, son grand diamètre est à peu près transversal; elle est reçue dans la cavité glénoïde du temporal. Le condyle est supporté par un *col*, et creusé en dedans d'une fossette qui reçoit l'insertion du muscle ptérygoïdien interne. En dehors, le col donne attache au ligament latéral externe de l'articulation temporo-maxillaire.

Arcade zygomatique.— Cette arcade est formée, en avant, par l'angle postérieur de l'os malaire, et, en arrière, par l'apophyse zygomatique du temporal. Au-dessous de cette dernière, on voit la cavité *glénoïde;* cette cavité est divisée en deux parties par la scissure de Glaser. La scissure donne passage à l'apophyse grêle de Raw, au muscle antérieur du marteau et à l'artère tympanique. L'ouverture d'un petit canal voisin de cette scissure livre passage à la corde du tympan. La partie antérieure de cette cavité s'articule seule avec le condyle du maxillaire inférieur.

Fosse temporale.—Cette fosse est formée : 1° par la portion écailleuse du temporal, 2° par une partie du pariétal, partie limitée par une ligne courbe dont la convexité est supérieure, 3° par la face externe de la grande aile du sphénoïde, 4° par la face postérieure de l'apophyse orbitaire externe du frontal, 5° par la face profonde de l'os malaire.

MUSCLE TEMPORAL OU CROTAPHYTE.

Forme et *Situation*. — Aplati, rayonné, triangulaire; il remplit la fosse temporale.

Insertions. — 1° En haut, à toute l'étendue de la fosse temporale et à la face profonde de l'*aponévrose temporale*. — 2° En bas, par un fort tendon au sommet, aux bords et à la face interne de l'apophyse coronoïde.

Structure. — Les fibres charnues convergent vers le tendon inférieur, qui est d'abord caché dans l'épaisseur du muscle.

Rapports. — Il est recouvert, en dehors, par l'aponévrose temporale, sur laquelle on voit les muscles auriculaires antérieur et supérieur, les vaisseaux et les nerfs temporaux superficiels. Ce muscle est encore recouvert par l'arcade zygomatique et par le muscle masseter. Il est appliqué sur la fosse temporale, sur les vaisseaux et les nerfs temporaux profonds, enfin sur l'artère maxillaire interne et le muscle ptérygoïdien externe.

Usages. — Élévateur du maxillaire inférieur.

MASSÉTER.

Forme et *Situation*. — Épais, quadrilatère; il occupe la partie la plus postérieure de la face.

Insertions. — 1° En haut, au bord inférieur et à la face externe de l'apophyse zygomatique. — 2° En bas, à l'angle et à la face externe du maxillaire inférieur.

Structure. — Les fibres de ce muscle sont légèrement obliques de haut en bas et d'avant en arrière; elles forment deux faisceaux. Le *superficiel* est le plus volumineux et le plus antérieur; il naît du bord inférieur de l'os malaire par une très forte aponévrose qui recouvre la moitié supérieure de ce faisceau qui s'insère, en bas, à l'angle du maxillaire. Le *profond* s'insère, en haut, à l'arcade zygomatique, en arrière du précédent par de courtes fibres aponévrotiques, dirigées en sens opposé à celles du faisceau antérieur; il se termine, en bas, à la face externe de la branche du maxillaire et à l'apophyse coronoïde du même os.

Rapports. — Le masséter est recouvert par la peau, le peaucier et par une lame aponévrotique très mince, l'*aponévrose massétérine*, qui le sépare du grand zygomatique, du canal de Sténon, de l'artère transversale de la face et des divisions du nerf facial. Il recouvre le tendon du temporal, la branche du maxillaire, le buccinateur. En arrière, il est en rapport avec la glande parotide ; enfin son bord antérieur est longé par l'artère faciale.

Usages. — Élévateur du maxillaire inférieur.

ARTHROLOGIE.

ARTICULATIONS TEMPORO-MAXILLAIRES.

Ces articulations appartiennent à la classe des articulations condyliennes.

Surfaces articulaires.— Le maxillaire inférieur présente des condyles oblongs transversalement, un peu obliques de dedans en dehors et d'avant en arrière, encroûtés seulement en avant par une lame cartilagineuse. — Les cavités glénoïdes des temporaux sont articulaires, seulement en avant de la scissure de Glaser; elles sont dirigées transversalement de dedans en dehors et un peu obliquement d'avant en arrière. La cavité articulaire est complétée en dehors par la racine transverse de l'apophyse zygomatique, qui est convexe d'avant en arrière et concave de dehors en dedans.

Ligaments. — 1° Ligament *latéral externe.* Il est le plus court et le plus épais de tous les ligaments de l'articulation ; il s'insère, en haut, au tubercule que l'on remarque à la bifurcation de la base de l'apophyse zygomatique, et en bas, au côté externe du col du condyle. — 2° Ligament *latéral interne.* C'est une bandelette fibreuse et mince, insérée, en haut, à l'épine du sphénoïde, et en bas, à l'épine qui surmonte l'orifice supérieur du canal dentaire inférieur.— 3° Ligament *stylo-maxillaire.* Étroit à sa partie moyenne, ce cordon fibreux est mince ; il s'insère supérieurement, à l'apophyse styloïde du temporal, près de sa base, et inférieurement, un peu au-dessus de l'angle du maxillaire. — 4° Ligament *Ptérygo-maxillaire.* Il résulte des intersections aponévrotiques des muscles buccinateur et constricteur supérieur du pharynx ; il s'insère à l'aile interne de l'apophyse ptérygoïde et à la ligne oblique interne ou mylo-hyoïdienne du maxillaire.

Fibro-cartilage et synoviales. — Le fibro-cartilage interarticulaire est bi-concave; il est dirigé obliquement de haut en bas; sa face antérieure répond à la partie articulaire de la racine transverse de l'apophyse zygomatique; la postérieure répond à la partie articulaire du condyle. La circonférence du fibro-cartilage, plus épaisse que son centre, donne insertion, en dedans, au ptérygoïdien interne, et en dehors, à quelques fibres du masséter. — Des deux synoviales, l'antérieure est placée entre l'apophyse transverse et le fibro-cartilage; la postérieure, qui est en même temps inférieure, est située entre le fibro-cartilage et le condyle.

ANGÉIOLOGIE.

Les vaisseaux de la région temporo-massétérine sont *superficiels* et *profonds*. Les premiers seront étudiés avec le tégument de la région. Les artères profondes sont : la *massétérine*, les *temporales profondes antérieure* et *postérieure*, branches collatérales de la *maxillaire interne*. —La massétérine, dirigée de dedans en dehors, passe entre le condyle du maxillaire inférieur et le tendon du crotaphyte pour se perdre dans le masseter. — La temporale profonde antérieure et la temporale profonde postérieure montent entre le périoste et la face interne du muscle temporal, se perdent dans ce muscle et s'anastomosent avec la temporale moyenne.

Les veines satellites des artères profondes s'anastomosent entre elles et avec les autres veines de la région ptérygoïdienne pour former la veine maxillaire interne. Les lymphatiques profonds se rendent aux ganglions *parotidiens, sous-maxillaires* et *profonds* du cou.

NÉVROLOGIE.

Les nerfs *superficiels* de la région temporo-massétérine seront décrits avec le tégument de la région. Les nerfs *profonds* sont : 1° le nerf *massétérin*, satellite de l'artère du même nom; 2° le nerf *temporal profond antérieur* et le nerf *temporal profond postérieur*. Ces derniers accompagnent les vaisseaux temporaux profonds et sont des branches terminales du nerf maxillaire inférieur, branche du trijumeau. Un petit filet *temporal profond,* naissant du nerf massétérin, se jette aussi dans le muscle temporal.

APONÉVROLOGIE.

Aponévrose massétérine. — Cette lame aponévrotique mince est continue à l'aponévrose cervicale. Elle recouvre le masseter et dégénère en tissu cellulaire au bord antérieur de ce muscle.

Aponévrose temporale. — Cette aponévrose est très forte et très dense. Sa circonférence se fixe, en haut, sur la ligne qui limite la fosse temporale, et, en bas, sur le bord supérieur de l'arcade zygomatique. Ce fascia, simple en haut, se dédouble en bas; l'un des feuillets s'insère à la lèvre externe de l'arcade zygomatique, l'autre s'insère à la lèvre interne de cette même arcade. Entre ces deux feuillets on trouve du tissu cellulaire adipeux et les vaisseaux temporaux moyens. Cette aponévrose complète en dehors la gaîne ostéo-fibreuse du muscle temporal, gaîne ouverte largement dans la fosse zygomatique. — Sa *face externe* est recouverte par la peau, par les vaisseaux et les nerfs temporaux superficiels. Le prolongement de l'aponévrose épicrânienne qui donne insertion au muscle auriculaire supérieur recouvre aussi cette face. — Sa *face interne,* placée sur le crotaphyte, donne insertion à quelques fibres de ce muscle.

TÉGUMENT.

Le tégument de la région temporo-massétérine est dépourvu de graisse dans la région temporale. Le tissu adipeux sous-cutané est au contraire assez abondant dans la région massétérine. Dans le tissu cellulaire sous-cutané, on rencontre les *vaisseaux* et les *nerfs superficiels* de cette région.

Les artères superficielles sont : 1° quelques artérioles qui proviennent de la *faciale,* de l'*auriculaire postérieure,* des *auriculaires antérieures;* 2° l'artère *temporale superficielle.*

ARTÈRE TEMPORALE SUPERFICIELLE.

L'artère temporale superficielle est la branche externe de bifurcation de la carotide externe. Elle traverse, à son origine, la parotide, et elle monte ensuite entre le conduit auditif et l'articulation temporo-maxillaire. Parvenu à l'apophyse zygomatique, ce vaisseau passe sur cette apophyse et devient sous-cutané. Dans la fosse temporale, il est appliqué entre la peau et l'aponévrose temporale, et il se divise au niveau de la partie moyenne de la fosse temporale en deux branches : l'une *antérieure* ou *frontale*, l'autre *postérieure* ou *temporo-occipitale.*

Branches collatérales.—Les collatérales de l'artère temporale superficielle sont nombreuses. On distingue : — 1° Les artères *parotidiennes*, en nombre indéterminé, qui se perdent dans la parotide et qui s'unissent aux branches parotidiennes de la carotide externe.— 2° Les artères *auriculaires antérieures*, qui se distribuent au conduit auditif externe et qui s'anastomosent avec les branches de l'auriculaire postérieure. — 3° L'artère *transversale de la face*. Ce vaisseau se porte horizontalement en avant, et passe un peu au-dessous de l'arcade zygomatique en croisant le masséter parallèlement au canal de Sténon (canal de la glande parotide). Arrivé au bord antérieur du muscle masséter, il se divise en un grand nombre de rameaux qui se perdent dans les muscles zygomatiques et palpébral. Les rameaux de la transversale de la face s'anastomosent avec les branches de la faciale et de la sous-orbitaire. — 4° L'artère *temporale moyenne*, qui naît un peu au-dessous de l'arcade zygomatique, perfore l'aponévrose temporale un peu au-dessus de cette arcade pour se perdre dans le muscle crotaphyte. Elle s'anastomose avec les artères temporales profondes. — 5° L'artère *orbitaire*, qui naît un peu au-dessus de l'arcade zygomatique, se dirige en haut et en avant, entre les deux feuillets de l'aponévrose temporale, s'engage au-dessous du muscle palpébral, et fournit des branches cutanées et musculaires qui s'anastomosent avec les palpébrales, la lacrymale et la transversale de la face.

Branches terminales. — La branche *antérieure* ou *frontale* se distribue au muscle frontal et à la peau de la partie correspondante du crâne. Elle s'anastomose avec celle du côté opposé et avec les artères frontales externe et interne de l'ophthalmique. — La branche *postérieure* ou *temporo-occipitale*, plus volumineuse que l'antérieure, se ramifie dans la région pariétale; les rameaux multipliés de cette artère s'anastomosent avec les artères auriculaires postérieures, occipitale, et avec la temporale du côté opposé.

Nota. Il existe quatre artères temporales : 1° la temporale superficielle, branche terminale de la carotide interne; 2° la temporale moyenne, collatérale de la temporale superficielle; 3° et 4° les temporales profondes antérieure et postérieure, collatérales de la maxillaire interne.

La veine *temporale superficielle,* satellite de l'artère, reçoit des collatérales qui ont la même distribution et portent les mêmes noms que les branches collatérales de ce vaisseau. Elle se réunit à la maxillaire interne et forme avec elle, le plus souvent, l'origine de la jugulaire externe. Quelquefois elle se jette dans la jugulaire interne ou dans la jugulaire antérieure.

Les vaisseaux *lymphatiques superficiels* de la région temporale accompagnent les vaisseaux et aboutissent aux ganglions *parotidiens.*

Les nerfs *superficiels* de la région temporo-maxillaire, sont : — 1° les nerfs *temporaux* de la branche *temporo-faciale;* cette dernière est la branche supérieure qui résulte de la bifurcation du nerf facial dans l'épaisseur de la parotide. — 2° Le nerf *temporal superficiel,* branche du nerf maxillaire inférieur. Ce cordon nerveux se porte verticalement, en haut, entre le conduit auditif et l'articulation temporo-maxillaire. Les rameaux de ce nerf se distribuent à la peau, et peuvent être suivis jusqu'au sommet de la tête. Un de ses filets s'anastomose avec la branche temporo-faciale. Cette dernière est destinée aux muscles auriculaires antérieur et supérieur et à des muscles de la face. Le filet d'anastomose qu'elle a reçu du nerf temporal superficiel se jette dans le tégument.

RÉGION PTÉRYGOIDIENNE.

OSTÉOLOGIE.

Cette région est située au-dessous de la tempe, en arrière de la face, au-dessus du cou. Son squelette, limité en dehors par la branche du maxillaire inférieur, est formé par la *fosse zygomatique,* qui présente trois *parois* et un *sommet* ou fosse *ptérygo-maxillaire.*

La paroi *antérieure,* large et convexe, est formée par la tubérosité du maxillaire supérieur, sur laquelle on remarque un ou deux trous qui donnent passage aux nerfs et aux vaisseaux *dentaires supérieurs* et *postérieurs.* — La paroi *supérieure* est formée par les grandes ailes du sphénoïde et par la portion écailleuse du temporal. Sur cette paroi on remarque, tout à fait en arrière, le trou *petit rond,* par lequel passe l'artère méningée moyenne ; en avant de ce trou, le trou *ovale,* qui donne passage au nerf maxillaire supérieur et à l'artère petite méningée. Cette paroi est séparée de la fosse temporale par une crête saillante. — La paroi *interne* est constituée par la face externe de l'apophyse ptérygoïde; elle donne attache au muscle ptérygoïdien externe.

Le *sommet* de la fosse zygomatique, *fosse ptérygo-maxillaire,* est situé en haut et en dedans, il est formé par la réunion des trois parois de cette fosse. On remarque, en haut et en arrière, la fente *sphéno-maxillaire* et l'orifice postérieur du canal *sous-orbitaire;* par ce canal passent les vaisseaux sous-orbitaire et le nerf du même nom. On voit, en arrière de l'orbite, cinq trous : — 1° En haut, le trou *grand rond,* qui donne passage au nerf maxillaire supérieur. — 2° En bas, l'orifice supérieur du canal *palatin postérieur* (passage des vaisseaux et des nerfs palatins supérieurs). — 3° En dedans, le trou *sphéno-palatin* traversé par l'artère sphéno-palatine et les vaisseaux sphéno-palatins. — 4° Au-dessous du trou précédent est l'orifice antérieur du canal *vidien,* dirigé d'avant en arrière et creusé dans l'épaisseur de la base de l'apophyse ptérygoïde du sphénoïde. Il donne passage au nerf vidien et aux vaisseaux vidiens. — 5° L'orifice antérieur du canal *ptérygo-palatin,* dirigé comme le canal vidien; il est traversé par les vaisseaux ptérygo-palatins et par le nerf du même nom.

MYOLOGIE.

PTÉRYGOÏDIEN EXTERNE.

Forme et *Situation.* — Triangulaire et épais. Il est situé à la face interne de la branche du maxillaire inférieur.

Insertions. — 1° En dedans, à la face externe de l'apophyse ptérygoïde, à la face externe de la grande aile du sphénoïde, et à la tubérosité du palatin. — 2° En dehors et en arrière, à la dépression que l'on remarque en avant et en dedans du condyle du maxillaire inférieur et au fibro-cartilage de l'articulation temporo-maxillaire.

Structure. — Les fibres de ce muscle se dirigent horizontalement de dedans en dehors ; elles sont tendineuses aux insertions.

Rapports. — En dehors, avec la branche du maxillaire inférieur, avec le muscle temporal et avec l'artère maxillaire interne ; en dedans, avec le ptérygoïdien interne.

Usages. — Si les deux ptérygoïdiens externes se contractent ensemble, le maxillaire inférieur est porté directement en avant. Si un muscle se contracte seul, le maxillaire est porté en avant, mais surtout du côté opposé à celui du ptérygoïdien qui se contracte. Ces muscles sont les agents essentiels du broiement des aliments.

PTÉRYGOÏDIEN INTERNE.

Forme et *Situation.* — Épais et quadrilatère, appliqué sur la face interne de la branche du maxillaire inférieur.

Insertions. — 1° A la fosse ptérygoïdienne, creusée dans la face postérieure de l'apophyse ptérygoïde. — 2° En bas, à la face interne de l'angle du maxillaire, et à la face interne de la branche de cet os.

Structure. — Les fibres de ce muscle sont aponévrotiques seulement aux extrémités. Toutes sont obliques de haut en bas, d'avant en arrière et de dedans en dehors.

Rapports. — En dedans, avec le muscle péristaphylin externe et le pharynx. Il est séparé de ce dernier par un espace triangulaire qui loge des vaisseaux et des nerfs ; en dehors, avec la branche du maxillaire, dont il est séparé par le ligament sphéno-maxillaire, par les vaisseaux dentaires inférieurs et par le nerf lingual.

Usages. — Élévateur du maxillaire inférieur.

ANGÉIOLOGIE.

ARTÈRE MAXILLAIRE INTERNE.

L'artère maxillaire interne est la branche interne de la bifurcation de la carotide externe. Elle naît au niveau du col du condyle du maxillaire ; elle passe en arrière du col de ce condyle et se dirige horizontalement en décrivant de nombreuses flexuosités. Elle s'engage, tantôt entre les deux ptérygoïdiens, tantôt entre le ptérygoïdien externe et le temporal, et s'applique ensuite sur la partie la plus élevée de la tubérosité maxillaire. Arrivée au sommet de la fosse ptérygo-maxillaire, elle se termine par l'artère *sphéno-palatine.*

Branches. — Les branches collatérales de cette artère sont au nombre de quinze. Pour faciliter leur étude, nous les diviserons en trois groupes. — Le *premier* groupe est formé par quatre artères qui, toutes, traversent des trous ou des canaux osseux ; ce sont : la dentaire inférieure, la tympanique, la méningée moyenne, la petite méningée. — Le *second* groupe renferme les artères qui se distribuent à des muscles ; ces artères sont : les ptérygoïdiennes, la massétérine, la buccale, les temporales profondes. Toutes ont pour nerfs satellites des branches du *maxillaire inférieur.* — Le *troisième* groupe traverse des canaux osseux ; les artères correspondent aux branches nerveuses du nerf *maxillaire supérieur.* Ces artères sont : la dentaire supérieure et postérieure, la sous-orbitaire, la palatine supérieure, la vidienne, la pharyngienne supérieure et la sphéno-palatine. Cette dernière peut être considérée comme la branche terminale de la maxillaire interne.

PREMIER GROUPE.

1° Artère *dentaire inférieure.* — L'artère dentaire inférieure est la seule branche *descendante* de ce groupe ; elle passe accompagnée du nerf dentaire inférieur entre le ptérygoïdien interne et la branche du maxillaire, dont elle est séparée par le ligament sphéno-maxillaire. Avant de s'engager dans le canal dentaire, elle fournit une collatérale, l'artère *mylo-hyoïdiennne,* qui parcourt le sillon mylo-hyoïdien du maxillaire, et se jette dans le muscle dont elle porte le nom. L'artère dentaire inférieure parcourt ensuite le canal dentaire, fournit des branches aux dents molaires et au tissu du maxillaire, et se divise, au niveau du trou mentonnier, en deux branches. — L'une passe par le trou mentonnier et se ramifie dans les muscles et le tégument du menton ; elle s'anastomose avec la sous-mentale et la coronaire inférieure. — L'autre branche, plus petite que la précédente, continue le trajet de l'artère principale, et donne des rameaux aux dents canine et incisives inférieures.

2° Artère *tympanique.* — Cette artériole, après avoir fourni des rameaux à l'articulation temporo-maxillaire, pénètre par la scissure de

Glaser dans la caisse du tympan et se distribue aux muscles et à la muqueuse de cette cavité.

3° Artère *méningée moyenne* ou *sphéno-épineuse.* — Ce vaisseau, plus volumineux que le précédent, passe derrière le ptérygoïdien externe et se porte verticalement en haut. Il pénètre dans le crâne par le trou petit rond ou sphéno-épineux, et se partage bientôt en deux branches. — Hors du crâne, cette artère fournit quelques branches aux muscles voisins. — Dans le crâne, elle donne une artériole qui s'engage dans l'hiatus de Fallope, parcourt l'aqueduc du même nom pour s'anastomoser avec l'artère stylo-mastoïdienne. Plusieurs de ses rameaux pénètrent dans l'orbite par la fente sphénoïdale, d'autres se ramifient dans le névrilème des nerfs facial et auditif. — La branche *terminale antérieure* de l'artère méningée moyenne, plus volumineuse que la postérieure, gagne l'angle inférieur et antérieur du pariétal, où souvent elle est reçue dans un canal complet, se divise en un grand nombre de ramifications qui sont reçues dans les dépressions du pariétal. Ces dépressions portent le nom de *nervures de la feuille de figuier.* — La branche *terminale postérieure* se dirige obliquement en haut et en arrière, dans les sillons de la partie écailleuse du temporal, ensuite dans ceux dont est creusée la face interne du pariétal, et se ramifie comme la branche antérieure. Les nombreuses divisions de l'artère méningée moyenne sont placées dans l'épaisseur du feuillet externe de la dure-mère, une des enveloppes du cerveau. Elles se distribuent à cette membrane fibreuse, aux os du crâne et s'anastomosent avec celles du côté opposé, avec les artères petite méningée, méningée postérieure.

4° Artère *petite méningée.* — Cette artériole monte entre les deux ptérygoïdiens, leur fournit des rameaux, pénètre dans le crâne par le trou ovale et se termine dans la dure-mère, après avoir donné quelques rameaux au nerf maxillaire inférieur.

DEUXIÈME GROUPE.

1° Artères *ptérygoïdiennes.* — Variables par leur nombre, ces vaisseaux se répandent dans les deux ptérygoïdiens.

2° Artère *massétérine.* — Elle se porte de dedans en dehors entre le tendon du temporal et le condyle du maxillaire, se perd dans l'épaisseur du masséter en s'anastomosant avec les rameaux de l'artère transversale de la face.

3° Artère *buccale.* — Elle se dirige en avant entre la branche du maxillaire et le ptérygoïdien interne, se distribue au muscle buccinateur et s'anastomose avec la faciale.

4° Artère *temporale profonde postérieure.* — Elle monte entre le temporal et le ptérygoïdien externe, puis entre le bord postérieur du crotaphyte et le périoste, se perd dans ce dernier muscle et s'unit à la temporale moyenne et à la temporale profonde antérieure.

5° Artère *temporale profonde antérieure.* — Elle se dirige en haut sur le bord antérieur du muscle temporal, se perd dans l'épaisseur de ce muscle et s'anastomose avec la précédente et avec la temporale moyenne.

TROISIÈME GROUPE.

1° Artère *alvéolaire* ou *dentaire supérieure* et *postérieure.* — Très flexueuse; elle se partage sur la tubérosité maxillaire en plusieurs rameaux, les uns vont aux gencives et au périoste, d'autres se perdent dans le tissu osseux et dans la muqueuse des sinus maxillaires. Plusieurs rameaux traversent les canaux dentaires postérieurs et supérieurs pour arriver aux racines des molaires.

2° Artère *sous-orbitaire.* — Elle s'engage dans le canal sous-orbitaire qu'elle parcourt dans toute sa longueur, sort par le trou du même nom et s'épanouit en rameaux multipliés, qui se perdent dans la peau et les muscles de la partie moyenne de la face, et qui s'anastomosent avec les artères faciale et transversale de la face. — Avant de sortir de son canal, l'artère sous-orbitaire fournit deux collatérales : 1° l'artère *orbitaire,* qui se perd dans la paupière inférieure et dans la glande lacrymale, et qui s'anastomose avec la palpébrale inférieure; 2° l'artère *dentaire antérieure* et *supérieure,* qui s'introduit dans le canal du même nom et se distribue aux gencives, au périoste et aux dents canine et incisives supérieures.

3° Artère *palatine supérieure.* — Elle est volumineuse; elle parcourt de haut en bas le canal palatin postérieur, se dirige ensuite d'arrière en avant entre la muqueuse et le périoste de la voûte palatine, et leur fournit des rameaux qui arrivent aux gencives et au voile du palais.

Cette artère se termine par un petit rameau qui passe par le trou palatin antérieur pour s'anastomoser avec la sphéno-palatine.

4° L'artère *vidienne.* — Dirigée d'avant en arrière, elle s'engage dans le canal vidien, et se termine dans le voile du palais et dans la muqueuse de l'orifice antérieur de la trompe d'Eustache.

5° L'artère *ptérygo-palatine.* — Elle se dirige comme la précédente, parcourt le canal ptérygo-palatin, se distribue au pharynx et à la partie postérieure des fosses nasales.

6° Artère *sphéno-palatine.* — Cette artère se divise presque aussitôt en deux branches, qui s'engagent dans le trou sphéno-palatin pour pénétrer dans les fosses nasales. — La branche *interne* est l'artère *de la cloison;* elle se ramifie sur la cloison des fosses nasales. La branche *externe,* située comme la précédente entre la muqueuse et le périoste, distribue ses nombreux rameaux aux cornets, aux méats et aux sinus des fosses nasales. Un de ces rameaux s'anastomose dans le canal palatin antérieur avec une branche de la palatine supérieure.

Les *veines satellites* de ces artères forment la veine maxillaire interne qui est une des origines de la veine jugulaire antérieure.

Les *vaisseaux lymphatiques* se jettent dans les ganglions profonds du cou.

NÉVROLOGIE.

Les nerfs de la région ptérygoïdienne sont nombreux; leur étude sera faite lorsque nous décrirons les nerfs crâniens. Nous devons, seulement dans ce chapitre, indiquer la situation et l'origine de ces cordons nerveux.

Le nerf *maxillaire supérieur,* branche moyenne du trijumeau, à sa sortie du trou grand rond, occupe le sommet de la fosse ptérygo-maxillaire, et se termine à ce niveau. — Sa branche terminale, le nerf *sous-orbitaire,* s'engage dans le canal du même nom. — Les branches collatérales du maxillaire supérieur sont : 1° le nerf *orbitaire,* qui pénètre dans l'orbite par la fente sphéno-maxillaire ; 2° les nerfs *dentaires postérieurs* et *supérieurs,* qui accompagnent les artères du même nom ; 3° la branche du ganglion *sphéno-palatin* ou de *Meckel.*

Ce renflement est situé à cinq ou six millimètres au-dessous du trou grand rond ; sa racine motrice et sa racine ganglionnaire sont fournies par le nerf vidien. De ce ganglion partent : les nerfs *vidien*, *palatins*, *sphéno-palatins* et *pharyngien*.

Le nerf *maxillaire inférieur*, branche inférieure du trijumeau, se divise en huit branches. — Les branches musculaires sont : 1° le nerf *massétérin;* 2° les nerfs *temporaux profonds antérieur* et *postérieur;* 3° le nerf *buccal;* 4° le nerf *mylo-hyoïdien;* 5° le nerf du *ptérygoïdien interne*. — Les branches sensitives sont : 1° le nerf *auriculo-temporal;* 2° le nerf *dentaire inférieur;* 3° le nerf *lingual* (le lingual reçoit, entre les deux ptérygoïdiens, la *corde du tympan*, branche du facial). — Le nerf maxillaire inférieur envoie des rameaux sensitifs au ganglion *otique* ou d'*Arnold*.

Ce renflement nerveux est situé un peu au-dessous du trou ovale; sa racine motrice est le *petit nerf pétreux*, filet du nerf facial; il est accolé à un filet sensitif, le *petit nerf pétreux superficiel*, rameau du nerf de Jacobson. Sa racine ganglionnaire est une des branches du plexus qui enlace l'artère maxillaire interne. — Le ganglion otique émet un filet *moteur*, qui se rend au muscle interne du marteau et des filets *sensitifs*. Les filets sensitifs sont destinés à la muqueuse de la trompe d'Eustache, du conduit auditif interne et de la caisse du tympan.

Les filets nerveux du grand sympathique de la région ptérygoïdienne proviennent du plexus *inter-carotidien;* ils accompagnent les branches de l'artère maxillaire interne. Parmi ces filets, nous devons signaler le filet qui va se réunir au ganglion d'Arnold. Nous avons vu que la racine ganglionnaire du ganglion de Mekel, de même que sa racine motrice, provient du nerf vidien ; elle est connue sous le nom de rameau *carotidien* du nerf vidien.

TABLEAU SYNOPTIQUE DE LA RÉGION CERVICALE.

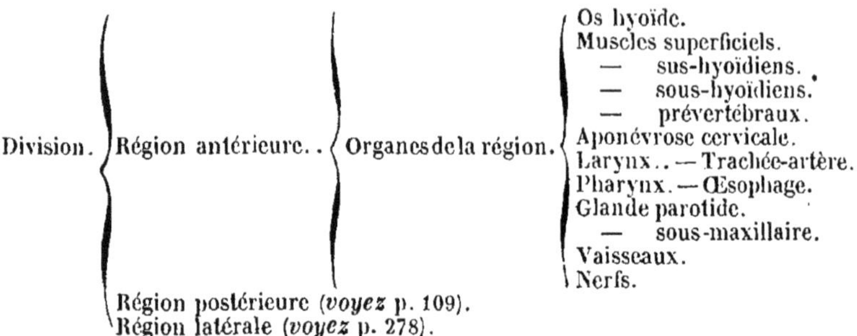

- Division.
  - Région antérieure..
    - Organes de la région.
      - Os hyoïde.
      - Muscles superficiels.
      - — sus-hyoïdiens.
      - — sous-hyoïdiens.
      - — prévertébraux.
      - Aponévrose cervicale.
      - Larynx.. — Trachée-artère.
      - Pharynx. — Œsophage.
      - Glande parotide.
      - — sous-maxillaire.
      - Vaisseaux.
      - Nerfs.
  - Région postérieure (*voyez* p. 109).
  - Région latérale (*voyez* p. 278).

RÉGION CERVICALE ANTÉRIEURE.

OSTÉOLOGIE.

Corps des vertèbres cervicales.

Apophyses transverses des vertèbres cervicales.

- Os hyoïde......
  - Corps.
  - Grandes cornes.
  - Petites cornes.

MYOLOGIE.

- Région superficielle.....
  - Peaucier.
  - Sterno-cléido-mastoïdien.
- Région sous-hyoïdienne.
  - Omoplat-hyoïdien.
  - Sterno-hyoïdien.
  - Sterno-thyroïdien.
  - Thyro-hyoïdien.
- Région sus-hyoïdienne..
  - Digastrique.
  - Stylo-hyoïdien.
  - Mylo-hyoïdien.
  - Génio-hyoïdien.
- Région prévertébrale....
  - Grand droit antérieur de la tête.
  - Petit — — — —
  - Long du cou.

ANGÉIOLOGIE.

- Artère carotide primitive....
  - Origine..
    - A droite. Au tronc brachio-céphalique.
    - A gauche. A la crosse de l'aorte.
  - B. collatérale. Thyroïdienne moyenne?
  - B. terminale..
    - *Carotide interne.*
    - *Carotide externe.*
    - Au niveau du bord supérieur du cartilage thyroïde.
- Artère carotide interne..
  - Origine...... Branche interne de la bifurcation de la carotide primitive.
  - B. terminales.
    - Cérébrale antérieure.
    - — moyenne.
    - Communiquante postérieure.
    - Choroïdienne.
  - B. collatérale. Ophthalmique de Willis.

- **Artère carotide externe..**
  - Origine.... Branche externe de la bifurcation de la carotide primitive.
  - B. terminales.
    - A. *temporale superficielle.*
    - — *maxillaire interne.....*
    - Au niveau du col du condyle du maxillaire.
  - B. collatérales.
    - Anté-rieures..
      - A. thyroïdienne supér.
        - B. collatér.
          - A. sterno-mastoïdienne.
          - — laryngée supérieure.
          - — — inférieure.
        - B. terminal.
          - R. externe.
          - — interne.
          - — postérieure.
      - A. faciale....
        - B. collatér.
          - Au cou.
            - Palatine inférieure.
            - Sous-mentale.
            - De la glande sous-maxillaire.
          - A la face.
            - Faciales externes.
            - Coronaire inférieure
            - — supérieure.
            - De la sous-cloison.
            - De l'aile du nez.
        - B. terminal. Anastom. avec la nasale ext.
      - A. linguale...
        - B. collatér.
          - Sus-hyoïdienne.
          - Dorsale de la langue.
          - Sublinguale.
        - B. term. Ranine (coll. artère du frein).
    - Poste-rieures..
      - A. occipitale.
        - B. collatér.
          - Stylo-mastoïdienne.
          - Musculaires.
          - Méningienne postérieure.
        - B. terminal.
          - Branche externe.
          - — interne.
      - A. auriculaire postérieure.
        - B. collat. Musculaires.
        - B. terminal.
          - Mastoïdienne.
          - Auriculaire.
    - Interne.
      - A. pharyng. inférieure.
        - B. du pharynx.
        - — des muscles prévertébraux.
        - — du trou déchiré postérieur.

- **Tempo-rale superficiell.**
  - Origine.... Branche externe de la bifurcation de la carotide externe.
  - B. terminales..
    - Rameau frontal...........
    - — temporo-occipital..
    - A la partie moyenne de la fosse temporale.
  - B. collatérales.
    - A. transversale de la face.
    - — orbitaire.
    - — auriculaires antérieures.
    - — parotidiennes.
    - — temporale moyenne.

- **Artère maxill. interne.**
  - B. collatérales.
    - 1er groupe. — A. passant par des trous osseux.
      - A. dentaire inférieure.
        - B. coll. mylo-hyoïdienne.
        - — term. mentonn. de la can. et des inc.
      - — tympanique.
      - — méningée moyenne.
        - B. collat. du ptérygoïd. ext. d'ana. avec la stylo-mastoïdien.
        - — term. antérieure et postérieure.
      - — petite méningée.
    - 2e groupe. — A muscul.
      - A. massétérine.
      - — ptérygoïdiennes.
      - — buccale.
      - — temporale profonde antérieure.
      - — — — postérieure.
    - 3e groupe. — A. passant par des tr. osseux.
      - A. alvéolaires.
      - — sous orbitaire.
      - — palatine supérieure.
      - — Vidienne.
      - — pharyngienne supérieure.
  - B. terminale..
    - Sphéno-palatine...
      - Artère de la cloison.
      - B. des cornets.
      - — méats.
      - — sinus.

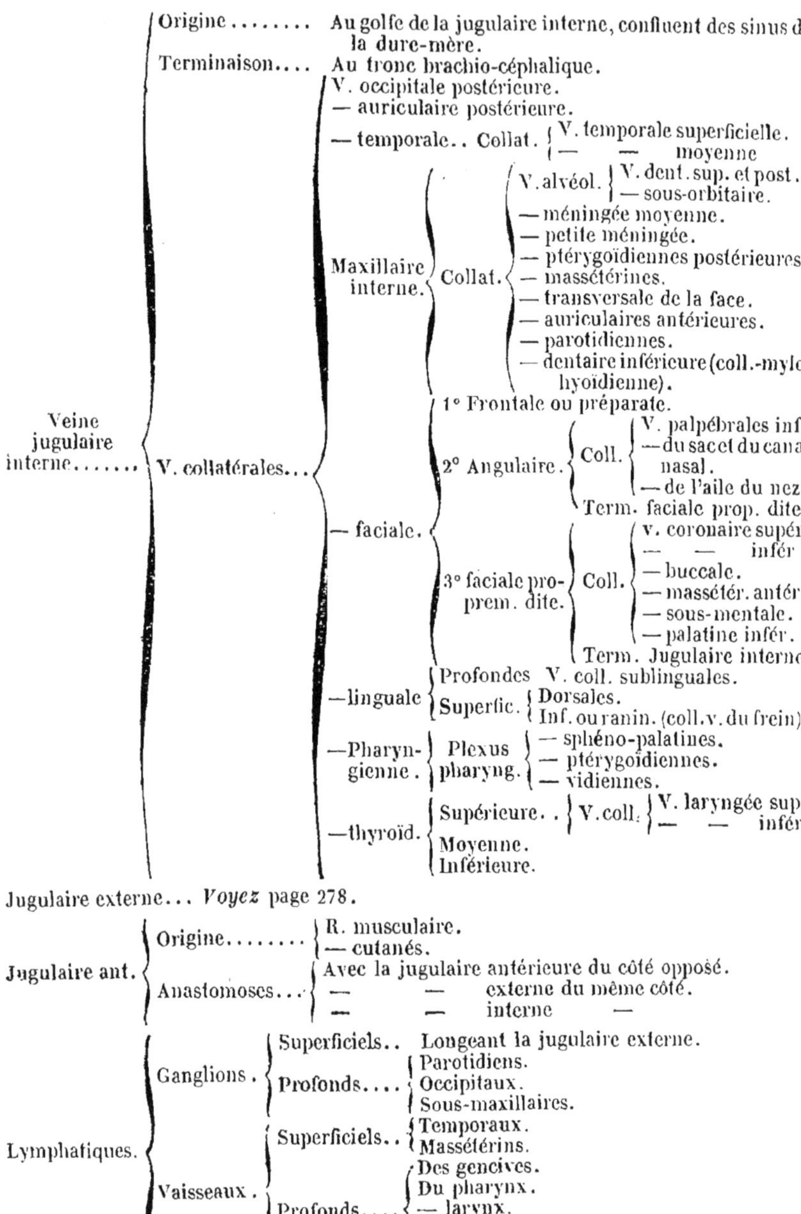

- **Veine jugulaire interne.......**
  - Origine........ Au golfe de la jugulaire interne, confluent des sinus de la dure-mère.
  - Terminaison.... Au tronc brachio-céphalique.
  - V. collatérales...
    - V. occipitale postérieure.
    - — auriculaire postérieure.
    - — temporale.. Collat.
      - V. temporale superficielle.
      - — — moyenne
    - Maxillaire interne. Collat.
      - V. alvéol.
        - V. dent. sup. et post.
        - — sous-orbitaire.
      - — méningée moyenne.
      - — petite méningée.
      - — ptérygoïdiennes postérieures.
      - — massétérines.
      - — transversale de la face.
      - — auriculaires antérieures.
      - — parotidiennes.
      - — dentaire inférieure (coll.-mylo-hyoïdienne).
    - — faciale.
      - 1° Frontale ou préparate.
      - 2° Angulaire.
        - Coll.
          - V. palpébrales inf.
          - — du sac et du canal nasal.
          - — de l'aile du nez.
        - Term. faciale prop. dite.
      - 3° faciale pro-prem. dite.
        - Coll.
          - V. coronaire supér.
          - — — infér.
          - — buccale.
          - — massétér. antér.
          - — sous-mentale.
          - — palatine infér.
        - Term. Jugulaire interne.
    - —linguale
      - Profondes V. coll. sublinguales.
      - Superfic.
        - Dorsales.
        - Inf. ou ranin. (coll. v. du frein).
    - —Pharyngienne. Plexus pharyng.
      - — sphéno-palatines.
      - — ptérygoïdiennes.
      - — vidiennes.
    - —thyroïd.
      - Supérieure.. V. coll.
        - V. laryngée sup.
        - — — infér.
      - Moyenne.
      - Inférieure.

Jugulaire externe... *Voyez* page 278.

- **Jugulaire ant.**
  - Origine........
    - R. musculaire.
    - — cutanés.
  - Anastomoses...
    - Avec la jugulaire antérieure du côté opposé.
    - — — externe du même côté.
    - — — interne —

- **Lymphatiques.**
  - Ganglions.
    - Superficiels.. Longeant la jugulaire externe.
    - Profonds....
      - Parotidiens.
      - Occipitaux.
      - Sous-maxillaires.
  - Vaisseaux.
    - Superficiels..
      - Temporaux.
      - Massétérins.
    - Profonds....
      - Des gencives.
      - Du pharynx.
      - — larynx.
      - — corps thyroïde.
      - De la région ptérygoïdienne.

NÉVROLOGIE.

- **Pneumo-gastrique dans la région cervicale...**
  - Ganglion olivaire.
  - Anastomos.
    - Avec le spinal.
    - — facial.
    - — grand hypoglosse.
    - — sympathique.
    - — les deux premières paires cervicales.
  - Branches.
    - N. pharyngien.
    - — laryngé supérieur.
      - N. terminaux. Muqueuse du larynx.
        - — de la base de la langue.
      - — collatéral.. Fil. des muscles crico-thyroïdien, Constricteur infér. du corps thyroïde, d'anast. avec le laryngé inférieur.
    - — cardiaques cervicaux ...
      - Cardiaque supérieur. / — moyen ... / — inférieur. — Au plexus cardiaque.

- **Grand sympathique dans la région cervicale..**
  - Ganglion cervical supérieur.
    - Branches ascendantes.......
      - Branche.
        - Anast. avec..
          - Le glosso-pharyngien.
          - — pneumo-gastrique.
          - — grand hypoglosse.
      - Rameau carotid..
        - Anast. avec..
          - Celui du côté opposé.
          - Le nerf de Jacobson.
        - Ganglion carotidien.
        - Plexus cavern.
          - An. des nerfs.
            - Carotidien.
            - Mot. ocul. comm.
            - Mot. ocul. extern.
            - Ophthalmique.
    - Branches internes...
      - Pharyngiennes.... Au plexus pharyngien.
      - Laryngée........ Au plexus laryngé.
      - Cardiaque supér... Au plexus cardiaque.
    - Branches postérieure.
      - Du long du cou.
      - Du corps des vertèbres.
    - Branche inférieure.
      - Au ganglion moyen ou au ganglion inférieur.
      - Branches des nerfs cardiaques.
    - 3 ou 4 branches antérieures.
      - Anast. avec les filets des nerfs.
        - Glosso-pharyngien.
        - Pneumo-gastrique..
        - Cervicaux.
      - Plexus inter-carotidien.
        - *Plexus second.*
        - Plexus thyroïdien supér., lingual, facial, occipital, auricul. postérieur, pharyngien, temporal superficiel et maxillaire interne.
  - Ganglion cervical moyen....
    - R. ascendant... Au ganglion cervical supérieur.
    - — descendant. — inférieur.
    - — externes.... Aux 4e et 5e paires cervicales.
    - — internes....
      - Au plexus thyroïdien.
      - Nerf cardiaque moyen.. Au plexus card.
  - Ganglion cervical inférieur..
    - R. ascendants..
      - 3 filets........ Au ganglion cerv. moyen.
      - Nerf vertébral. Aux 5e, 6e, 7e et 8e n. cer.
    - — internes.... Nerf cardiaque inf. Au plexus cardiaque.
    - — externes.... Accomp. l'artère sous-clav. et ses divisions.
    - — descendants. Au premier ganglion dorsal.

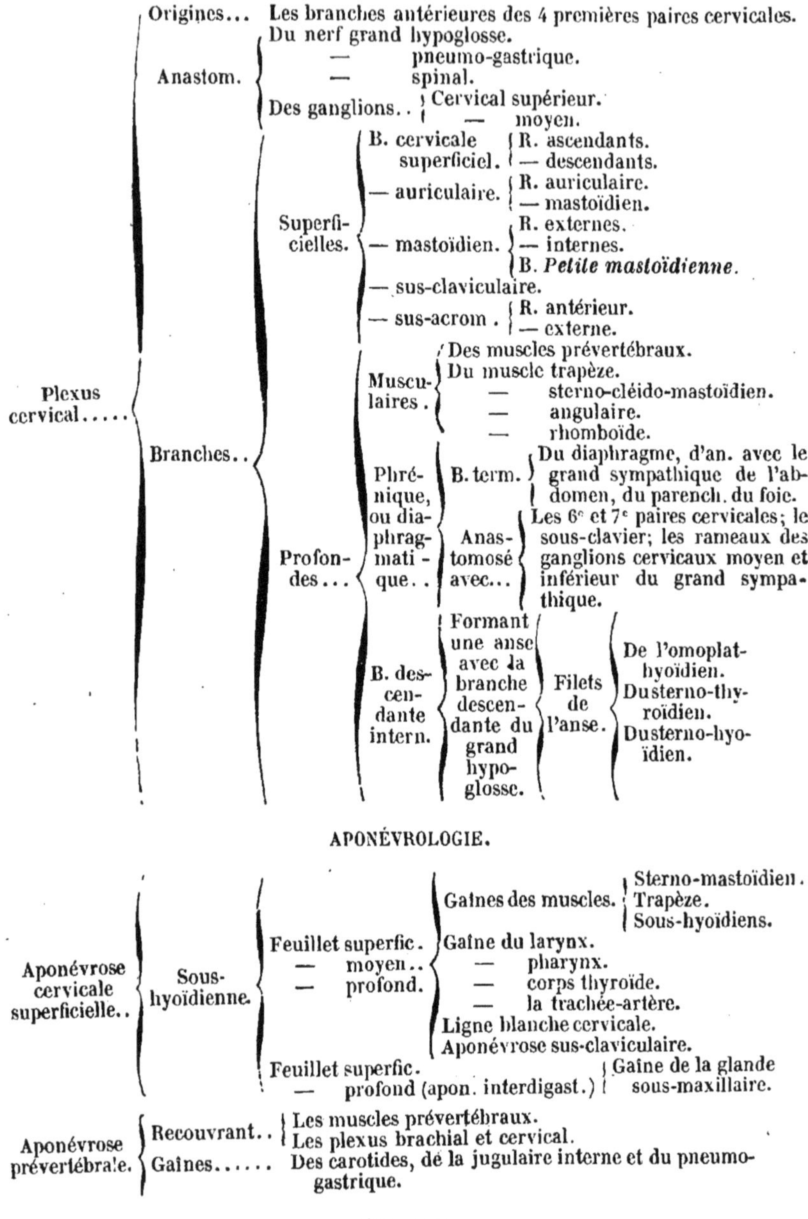

- **Plexus cervical.....**
  - Origines... Les branches antérieures des 4 premières paires cervicales.
  - Anastom.
    - Du nerf grand hypoglosse.
    - — pneumo-gastrique.
    - — spinal.
    - Des ganglions..
      - Cervical supérieur.
      - — moyen.
  - Branches..
    - Superficielles.
      - B. cervicale superficiel.
        - R. ascendants.
        - — descendants.
      - — auriculaire.
        - R. auriculaire.
        - — mastoïdien.
      - — mastoïdien.
        - R. externes.
        - — internes.
        - B. *Petite mastoïdienne.*
      - — sus-claviculaire.
      - — sus-acrom .
        - R. antérieur.
        - — externe.
    - Profondes...
      - Musculaires .
        - Des muscles prévertébraux.
        - Du muscle trapèze.
        - — sterno-cléido-mastoïdien.
        - — angulaire.
        - — rhomboïde.
      - Phrénique, ou diaphragmatique..
        - B. term. Du diaphragme, d'an. avec le grand sympathique de l'abdomen, du parench. du foie.
        - Anastomosé avec... Les 6e et 7e paires cervicales; le sous-clavier; les rameaux des ganglions cervicaux moyen et inférieur du grand sympathique.
      - B. descendante intern.
        - Formant une anse avec la branche descendante du grand hypoglosse.
        - Filets de l'anse.
          - De l'omoplat-hyoïdien.
          - Du sterno-thyroïdien.
          - Du sterno-hyoïdien.

APONÉVROLOGIE.

- **Aponévrose cervicale superficielle..**
  - Sous-hyoïdienne.
    - Feuillet superfic.
    - — moyen..
    - — profond.
      - Gaînes des muscles.
        - Sterno-mastoïdien.
        - Trapèze.
        - Sous-hyoïdiens.
      - Gaîne du larynx.
      - — pharynx.
      - — corps thyroïde.
      - — la trachée-artère.
      - Ligne blanche cervicale.
      - Aponévrose sus-claviculaire.
  - Feuillet superfic.
  - — profond (apon. interdigast.)
    - Gaîne de la glande sous-maxillaire.
- **Aponévrose prévertébrale.**
  - Recouvrant..
    - Les muscles prévertébraux.
    - Les plexus brachial et cervical.
  - Gaînes...... Des carotides, de la jugulaire interne et du pneumo-gastrique.

TÉGUMENT.

Veine jugulaire antérieure.... *Voyez* p. 334.

Lymphatiques................ *Voyez* p. 334.

Nerfs...
- Branche cervicale transverse du plexus brachial.
- — cervico-faciale du nerf facial.

RÉGION TEMPORO-MASSÉTÉRINE.

OSTÉOLOGIE.

- Fosse temporale..
  - Face externe du pariétal.
  - Portion écailleuse du temporal.
  - Face externe de la grande aile du sphénoïde.
  - Face postérieure de l'apophyse orbitaire externe du temporal.
  - Face profonde de l'os malaire.
- Branche du maxillaire inférieur.
- Arcade zygomatique..
  - Angle postérieur de l'os malaire.
  - Apophyse zygomatique du temporal.

MYOLOGIE.

Temporal ou crotaphyte.
Masséter.

ARTHROLOGIE.

- Articulation temporo-maxillaire.
  - Ligaments.
    - Latéral externe.
    - — interne.
    - Sphéno-maxillaire.
    - Ptérygo-maxillaire.
  - Deux synoviales.
  - Fibro-cartilage.

ANGÉIOLOGIE.

- Artères....
  - Superficielles. *Voyez* p. 333.
  - Profondes.... (Coll. de la maxillaire int.)
    - Massétérine..................
    - Temporale profonde postérieure.
    - — — antérieure..
- Veines ....
  - Superficielles. *Voyez* p. 334.
  - Profondes....
    - Massétérines antérieures et postérieures.
    - Temporale profonde antérieure.
    - — — postérieure.
- Lymphatiques .. Se rendant aux ganglions parotidiens.

NÉVROLOGIE.

- Rameaux..
  - De la branche temporo-faciale du nerf facial.
  - — — — — maxillaire inférieur.
  - B. du maxillaire inférieur.
    - Nerf temporal profond antérieur..
    - — — — postérieur.
    - — massétérin...............

APONÉVROLOGIE.

Aponévrose temporale.
— massétérine.

TÉGUMENT.

- Artères.... / Veines .... Superficielles.
- Lymphatiques superficiels.
- Nerfs.... . Superficiels.

RÉGION PTÉRYGOÏDIENNE.

OSTÉOLOGIE.

Tubérosité maxillaire.
Aile externe de l'apophyse ptérygoïde du sphénoïde.
Grandes ailes du sphénoïde.
Portion écailleuse du temporal.
Branche du maxillaire inférieur.

MYOLOGIE.

Ptérygoïdien externe.
— interne.

ANGÉIOLOGIE.

Artères....... *Voyez* A. maxillaire interne, p. 333.
Veines........ — V. — — p. 334.
Lymphatiques. — aux ganglions profonds du cou.

NÉVROLOGIE.

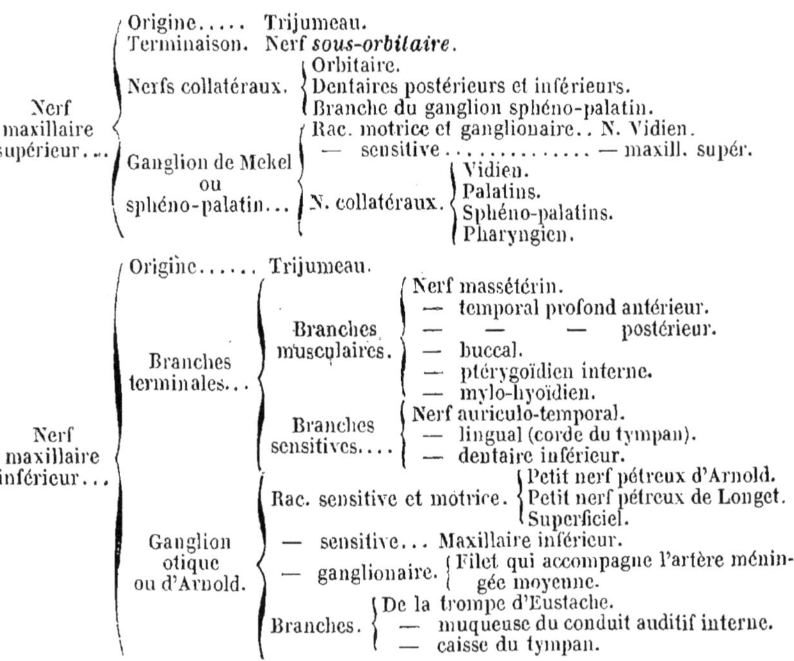

- Nerf maxillaire supérieur...
  - Origine..... Trijumeau.
  - Terminaison. Nerf *sous-orbitaire*.
  - Nerfs collatéraux.
    - Orbitaire.
    - Dentaires postérieurs et inférieurs.
    - Branche du ganglion sphéno-palatin.
  - Ganglion de Mekel ou sphéno-palatin...
    - Rac. motrice et ganglionaire.. N. Vidien.
    - — sensitive.............. — maxill. supér.
    - N. collatéraux.
      - Vidien.
      - Palatins.
      - Sphéno-palatins.
      - Pharyngien.
- Nerf maxillaire inférieur...
  - Origine...... Trijumeau.
  - Branches terminales...
    - Branches musculaires.
      - Nerf massétérin.
      - — temporal profond antérieur.
      - — — — postérieur.
      - — buccal.
      - — ptérygoïdien interne.
      - — mylo-hyoïdien.
    - Branches sensitives....
      - Nerf auriculo-temporal.
      - — lingual (corde du tympan).
      - — dentaire inférieur.
  - Ganglion otique ou d'Arnold.
    - Rac. sensitive et motrice.
      - Petit nerf pétreux d'Arnold.
      - Petit nerf pétreux de Longet.
      - Superficiel.
    - — sensitive... Maxillaire inférieur.
    - — ganglionaire.
      - Filet qui accompagne l'artère méningée moyenne.
    - Branches.
      - De la trompe d'Eustache.
      - — muqueuse du conduit auditif interne.
      - — caisse du tympan.

Nerfs du grand sympathique.. Filets qui enlacent l'artère maxillaire interne et provenant du plexus carotidien.

CHAPITRE VI.

RÉGION CRANIENNE.

La région crânienne présente à étudier : 1° les *parois* du crâne; 2° les *organes* renfermés dans le crâne. Les principaux organes sont : le cerveau, le cervelet, la protubérance annulaire et le bulbe rachidien. Le rocher renferme en outre l'organe de l'audition. Nous allons décrire ces différentes parties en commençant par les parois, comme nous l'avons fait pour la région thoracique.

OSTÉOLOGIE.

L'ensemble des os de la région que nous examinons porte le nom de *crâne*. Huit os le constituent par leur réunion. Parmi ces os, quatre sont impairs et placés sur la ligne médiane : ce sont, d'avant en arrière, le *frontal*, l'*ethmoïde*, le *sphénoïde* et l'*occipital*. Les os pairs, situés sur les côtés, sont les deux *pariétaux* et les deux *temporaux*. Outre ces os principaux, il n'est pas rare de rencontrer des os surnuméraires, ces derniers portent le nom d'os *Wormiens*.

A l'exemple de Boyer, nous allons étudier le crâne en général, avant de décrire les os en particulier. L'étude de ces derniers est compliquée. Nous connaîtrons les sutures et les canaux du crâne en le décrivant en général; nous aurons ainsi diminué les difficultés que présente la description isolée de chaque os.

DU CRANE EN GÉNÉRAL.

Le crâne, placé horizontalement sur l'extrémité supérieure de la colonne vertébrale, constitue les parties supérieure, postérieure et latérales de la tête. La forme du crâne est celle d'un ovoïde aplati sur les côtés et dont la grosse extrémité est tournée en arrière. Cette forme présente de nombreuses variétés individuelles, et souvent les deux moitiés du crâne du même sujet ne sont pas symétriques. Par une compression prolongée sur certaines régions de la tête, on peut changer, dans l'enfance, la forme du crâne. Les différences les plus remarquables de la forme de la boîte crânienne appartiennent aux variétés des races. — Le diamètre *antéro-postérieur* de la cavité du crâne, étendue du trou borgne à la protubérance occipitale interne, est à peu près de 14 centimètres. — Le diamètre *transverse,* représenté par une ligne qui mesure l'intervalle compris entre la base des deux rochers, est d'environ 12 centimètres. — Le diamètre *vertical,* étendu du sommet du crâne au trou occipital, est un peu moindre que le précédent. La partie la plus large de la cavité crânienne est à l'union de ses deux tiers antérieurs avec son tiers postérieur.

On divise le crâne en *voûte* et en *base.* Une ligne étendue de la racine du nez à la protubérance occipitale interne, établit la limite entre la voûte et la base. On considère à la voûte deux *surfaces,* l'une *extérieure,* l'autre *intérieure;* il en est de même à la base du crâne.

VOUTE DU CRANE A L'EXTÉRIEUR.

Nous diviserons la surface extérieure du crâne en *face supérieure* et en *faces latérales :* la supérieure est séparée des latérales par la ligne demi-circulaire qui limite chaque fosse temporale.

1° *Face supérieure.* — Elle est recouverte par le muscle occipito-frontal et par l'aponévrose épicrânienne. Elle est formée, en avant par le frontal, au milieu par les pariétaux, en arrière par l'occipital.

Cette face, examinée d'avant en arrière et sur la ligne médiane, présente : — 1° une *ligne longitudinale,* plus développée chez l'enfant que chez l'adulte; elle indique la suture des deux pièces dont le frontal est formé dans l'enfance. — 2° La *suture sagittale,* constituée par l'union des bords supérieurs des deux pariétaux; près de la partie la plus reculée de cette suture, on voit les *trous pariétaux.* — 3° La *protubérance occipitale externe* dont la saillie est très variable.

Examinée sur les côtés et d'avant en arrière, la face supérieure de la voûte du crâne présente : 1° la *bosse frontale;* — 2° la *suture fronto-pariétale* qui se réunit sur la ligne médiane avec la suture sagittale; —

3° la *bosse pariétale;* — 4° la *suture lambdoïde,* formée par la réunion de l'occipital avec les deux pariétaux.

2° *Faces latérales.* — Elles présentent à étudier : — 1° la *fosse temporale,* limitée en haut par une ligne saillante, qui commence à l'apophyse orbitaire externe du frontal et qui se termine en arrière et en bas sur le pariétal. Elle est limitée en bas par une crête que l'on voit sur la face externe de la grande aile du sphénoïde. Cette crête sépare la fosse temporale de la fosse zygomatique. La première est formée par le frontal, les grandes ailes du sphénoïde, le pariétal, et par la face profonde de l'os malaire. Les sutures que l'on rencontre dans la fosse temporale sont : la *suture écailleuse* (en avant, entre la partie écailleuse du pariétal et les grandes ailes du sphénoïde, et en arrière, entre la partie écailleuse du temporal et le pariétal); une partie de la suture *fronto-pariétale;* une suture entre l'angle antérieur et inférieur du pariétal avec la grande aile du sphénoïde, et les sutures de cette dernière avec le frontal et avec l'os malaire. — 2° Au-dessous et en arrière de la fosse temporale, on voit l'*apophyse mastoïde* du temporal. Cette éminence, dirigée de haut en bas et d'arrière en avant, donne insertion aux muscles sterno-cléido-mastoïdien et au splénius de la tête. A la partie interne et postérieure de sa base s'insère le petit complexus. Cette base est souvent perforée par le *trou mastoïdien,* qui livre passage à une artériole et à une petite veine. — 3° En avant de l'apophyse mastoïde, on voit l'*orifice externe* du conduit auditif; cet orifice est évasé, inégal, il donne insertion au cartilage de la conque.

VOUTE DU CRANE A L'INTÉRIEUR.

On trouve sur toute cette surface des *éminences mamillaires* et des *dépressions digitales* qui correspondent aux circonvolutions et aux anfractuosités du cerveau. — Sur la partie moyenne, on voit une gouttière plus large en arrière qu'en avant; elle loge le *sinus longitudinal supérieur* de la dure-mère. — On remarque, sur les côtés, les *fosses frontales* et *pariétales* qui correspondent aux fosses du même nom; les sutures fronto-pariétale, sagittale et lambdoïde, les orifices internes des trous pariétaux et mastoïdiens. — En arrière et en bas, la voûte présente les *fosses occipitales supérieures* qui logent les lobes postérieurs du cerveau. On doit remarquer aussi les *nervures* de *feuille de figuier* et les dépressions qui logent les *corps de Pacchioni.*

BASE DU CRANE A L'INTÉRIEUR.

La base du crâne, étudiée à l'intérieur, est formée de trois plans, l'antérieur est plus élevé que le moyen, et celui-ci plus élevé que le postérieur.

PLAN ANTÉRIEUR.

Le plan antérieur est séparé du plan moyen par un bord mince, sur les côtés, et, par une gouttière, sur la ligne médiane. Il est formé par la face supérieure de la lame criblée de l'ethmoïde et par une partie de la face supérieure du corps du sphénoïde, et par les bosses orbitaires du frontal. Il loge les lobes antérieurs du cerveau. On y remarque les sutures *ethmoïdo-frontales, ethmoïdo-sphénoïdales* et *fronto-sphénoïdales.* — On divise le plan antérieur en trois *fosses secondaires.*

La *fosse moyenne* offre d'avant en arrière le *trou borgne* (passage d'une veine qui vient des *sinus frontaux* et qui se jette dans le sinus longitudinal supérieur), l'*apophyse crista-galli,* dont le sommet donne attache à la faux du cerveau. — Sur les côtés de la lame criblée et en avant on trouve une fente pour le passage du nerf *nasal interne,* branche de l'ophthalmique de Willis. — En arrière de cette fente, est la *lame criblée* de l'ethmoïde, dont les trous sont traversés par les rameaux des nerfs *olfactifs ;* les troncs de ces nerfs laissent, en arrière de ce plan, deux légères empreintes. Enfin, en arrière et en dehors de ces trous on rencontre les orifices internes des trous *orbitaires internes,* pour le passage du nerf nasal interne et de l'artère nasale interne.

Les *fosses latérales* répondent à la voûte de l'orbite ; elles abondent en impressions digitales et en éminences mamillaires.

PLAN MOYEN.

Le plan moyen est séparé du plan postérieur par les bords supérieurs des deux rochers ; il est formé sur la ligne médiane par la face supérieure du corps du sphénoïde, et, sur les côtés, par la face supérieure des grandes ailes du même os, par les faces internes des parties écailleuses des temporaux, et par la face supérieure des rochers. Le rocher est une partie du temporal. Comme le plan antérieur, il est divisé en trois *fosses secondaires.*

La fosse moyenne offre tout à fait en avant une gouttière transversale qui répond au *chiasma* ou entrecroisement des nerfs optiques.

Aux extrémités de cette gouttière on voit les trous *optiques* par lesquels passent le nerf optique et l'artère ophthalmique pour arriver à l'orbite. En arrière du trou optique est une éminence, c'est l'apophyse *clinoïde antérieure.* — Derrière la gouttière optique est une fossette profonde, *fosse pituitaire* ou *selle turcique;* elle loge le corps pituitaire. Cette fosse est limitée postérieurement par une lame légèrement concave en avant, et terminée en dehors par deux saillies; ces saillies portent le nom d'apophyses *clinoïdes postérieures.* En dehors de la selle turcique est une gouttière large et profonde; elle loge le *sinus caverneux.* Le sinus renferme la carotide interne, les nerfs moteur oculaire commun, moteur oculaire externe, la branche ophthalmique du trijumeau qui se subdivise en trois branches (b. lacrymale, nasale et frontale), le nerf pathétique, et enfin les rameaux des filets crâniens du ganglion cervical supérieur.

Les *fosses latérales* sont marquées d'impressions digitales et d'éminences mamillaires. A la partie antérieure et interne, au-dessous du bord postérieur des petites ailes du sphénoïde, on aperçoit la *fente sphénoïdale,* par laquelle passe la veine ophthalmique et les nerfs qui occupaient les parois du sinus caverneux. — En arrière de cette fente est le *trou grand rond,* dans lequel passe le nerf maxillaire supérieur, branche moyenne du trijumeau. En dehors et en arrière du trou grand rond se trouve le *trou ovale,* passage du nerf maxillaire inférieur, branche du trijumeau et de l'artère petite méningée. En arrière du précédent, le trou *sphéno-épineux* ou *petit rond* qui est traversé par l'artère méningée moyenne. — Derrière ces deux trous est le *trou déchiré antérieur,* traversé par le filet crânien du nerf vidien ou grand nerf pétreux superficiel, par une artériole de l'artère vidienne, par le rameau nerveux désigné par M. Longet sous le nom de petit nerf pétreux. L'orifice supérieur du canal *carotidien* est placé près du sommet du rocher; il est destiné au passage de l'artère carotide interne, au rameau carotidien du nerf vidien et aux deux branches du ganglion cervical supérieur. — Près du sommet du rocher est la dépression qui loge le *ganglion de Gasser;* ce ganglion est formé par la racine sensitive du trijumeau. En dehors de cette dépression est un sillon dirigé d'avant en arrière, de dedans en dehors; il aboutit à une petite ouverture, l'*hiatus de Fallope;* il donne passage au grand nerf pétreux superficiel. Le petit nerf pétreux superficiel est logé dans un sillon qui est parallèle au précédent, et aboutit à un pertuis placé au-dessus de l'hiatus de Fallope. — Sur la partie moyenne de la face antérieure du rocher se trouve une éminence qui répond au canal demi-circulaire supérieur. — La fosse latérale présente en dehors les *nervures de la feuille de figuier;* ces nervures sont creusées dans le pariétal et dans le temporal. Sur cette fosse on trouve les sutures qui résultent de l'union du sphénoïde avec le temporal.

PLAN INFÉRIEUR.

Ce plan, séparé du plan moyen par le bord supérieur du rocher, est limité en arrière par la gouttière latérale de l'occipital. Il est divisé en trois *fosses.*

La fosse *moyenne* porte le nom de *gouttière basilaire;* elle est formée par l'occipital. Sur cette gouttière, un peu oblique de haut en bas et d'avant en arrière, s'appuient le tronc basilaire, la protubérance annulaire et le bulbe rachidien. Sur les côtés de cette fosse, on voit la dépression du *sinus pétreux inférieur;* elle est formée par la réunion du rocher avec l'occipital. Les *sinus pétreux supérieurs* sont creusés sur les bords supérieurs des deux rochers.—Derrière l'apophyse basilaire, on remarque le *trou occipital,* qui est ovalaire, et qui est traversé par la moëlle épinière et ses enveloppes, par les artères vertébrales et par les origines cervicales des nerfs accessoires de Willis. De chaque côté du trou occipital, on voit le *trou condylien antérieur* par lequel passe le nerf grand hypoglosse. Enfin, en arrière du trou occipital se trouve la *crête occipitale interne* qui donne insertion à la faux du cervelet.

Chaque fosse *latérale* est divisée en deux parties par la gouttière du *sinus latéral* et par le *trou déchiré postérieur.* — Ces gouttières commencent à la protubérance occipitale interne, et se terminent en avant au trou déchiré postérieur; la gouttière latérale droite est ordinairement plus large que la gauche. — Le trou déchiré postérieur est souvent divisé en deux par une petite crête; le nerf glosso-pharyngien passe alors en avant d'elle, et les nerfs pneumo-gastrique et spinal passent en arrière d'elle. Derrière ces nerfs est l'origine du *golfe* de la veine jugulaire interne. — La partie de cette fosse qui est en avant des gouttières latérales est formée par le rocher. A la partie moyenne de cet os, on remarque l'orifice du *conduit auditif interne* traversé par les nerfs facial et auditif. En dehors et en arrière de ce trou est une fente appelée *aqueduc du vestibule.* — La partie de la fosse latérale qui est en arrière des sinus latéraux présente les fosses *occipitales in-*

férieures qui logent les lobes du cervelet. Ces fosses sont séparées l'une de l'autre par la *crête occipitale interne.* Sur cette crête s'insère la faux du cervelet.

BASE DU CRANE A L'EXTÉRIEUR.

La base du crâne présente deux parties : l'antérieure est confondue avec les os de la face; la partie postérieure est libre. Cette dernière, qui doit seule être étudiée dans ce chapitre, est séparée de la partie faciale de la base du crâne par une ligne fictive étendue de l'une à l'autre tubérosité maxillaire et contournant les apophyses ptérygoïdes.

Sur la ligne médiane, et d'arrière en avant, on voit la *protubérance occipitale externe,* la *crête occipitale externe,* où se fixe le ligament cervical postérieur, et le *trou occipital,* traversé par la moelle et ses enveloppes, par les artères vertébrales et les origines cervicales des nerfs accessoires de Willis. En avant du trou occipital est la face inférieure de l'*apophyse basilaire;* elle forme la voûte du pharynx, et donne insertion à des ligaments et aux muscles grands et petits droits antérieurs de la tête. Plus en avant, on voit l'articulation *occipito-sphénoïdale.*

On remarque sur les côtés : la *ligne courbe supérieure,* le tiers interne de cette ligne donne attache au trapèze, et les deux tiers externes au sterno-cléido-mastoïdien. Au-dessous de cette ligne, on trouve une surface assez large, limitée en bas par la *ligne courbe inférieure.* Sur cette surface se fixent en dedans le grand complexus, et en dehors le splenius.

Au-dessous de la ligne courbe inférieure est une surface qui est concave en dedans et convexe en dehors : sur la concavité s'insère le petit droit postérieur de la tête, et sur la convexité, les muscles grand droit postérieur et petit oblique de la tête.— Sur les bords du trou occipital, on voit de chaque côté une éminence que l'on appelle *condyle* de l'occipital. Ce condyle, de forme ovalaire, est convexe et dirigé d'arrière en avant et de dehors en dedans. Il est recouvert par un cartilage d'encroûtement, et il s'articule avec l'atlas. En dedans du condyle, on trouve une petite fossette sur laquelle se fixe le ligament odontoïdien latéral. Derrière le condyle est la fosse *condylienne postérieure,* qui est souvent percée d'un trou, le trou *condylien postérieur* qui donne passage à une veine. — En dehors du condyle, on trouve une éminence rugueuse, l'*apophyse jugulaire,* sur laquelle se fixe le droit latéral de la tête. Elle concourt, avec le rocher, à former la *fosse jugulaire* qui loge le golfe de la jugulaire interne. En dedans de la fosse jugulaire est le trou *condylien antérieur*, traversé par le nerf grand hypoglosse; la légère dépression située en avant de ce trou porte le nom de fosse *condylienne antérieure.*

On voit en arrière et en dehors de la fosse jugulaire la *rainure digastrique,* dans laquelle s'insère le ventre postérieur du digastrique. En avant de cette rainure, on trouve l'*apophyse styloïde* du temporal à laquelle s'insère le *bouquet de Riolan,* qui est formé par les ligaments stylo-maxillaire et stylo-hyoïdien, et par les muscles stylo-hyoïdien, stylo-pharyngien et stylo-glosse. Entre l'apophyse mastoïde et la base de l'apophyse styloïde est le trou stylo-mastoïdien, qui est traversé par l'artère du même nom et par le nerf facial. En dehors de l'apophyse, on voit la *cavité glénoïde* du temporal, limitée en dedans par l'*apophyse vaginale.* Cette cavité est divisée en deux portions par la scissure de Glazer, par laquelle passent l'apophyse grêle de Raw et le muscle antérieur du marteau. Par un pertuis particulier passe la corde du tympan, branche du nerf facial. La partie de la cavité qui est en avant de la scissure s'articule seule avec le condyle du maxillaire inférieur. La face interne de la racine de l'apophyse zygomatique complète la cavité articulaire. — L'*apophyse zygomatique* naît par deux racines entre lesquelles on voit le tubercule qui donne insertion au ligament latéral interne de l'articulation temporo-maxillaire. La racine postérieure est horizontale, et va se confondre avec l'orifice externe du conduit auditif. La racine antérieure limite en partie la fosse temporale et se continue avec l'apophyse zygomatique. Cette dernière, plus large en arrière qu'en avant, se contourne de dehors en dedans en se dirigeant en avant. Sa face externe est convexe et sous-aponévrotique; sa face interne concave donne insertion à quelques fibres du masseter; son bord supérieur mince reçoit l'attache de l'aponévrose temporale et son bord inférieur sert aux insertions du masseter. Son sommet, taillé en biseau aux dépens du bord inférieur et de la face interne, s'articule avec l'os malaire.

En avant de la fosse jugulaire est le trou dechiré postérieur, traversé par les nerfs glosso-pharyngien, pneumo-gastrique et spinal.

En dehors de la fosse jugulaire, on remarque le canal carotidien, qui est traversé par la carotide interne, les filets supérieurs du ganglion cervical supérieur et par le rameau carotidien du nerf vidien. En dehors du trou déchiré, on rencontre la face *inférieure du rocher,* sur laquelle s'implante le constricteur supérieur du pharynx. Le *sommet* du rocher donne insertion aux muscles péristaphylin externe et antérieur du marteau. Plus en dehors est le trou déchiré antérieur, placé entre le sphénoïde et le rocher, il est traversé par les nerfs pétreux superficiels. En dehors du trou déchiré antérieur, entre le rocher et la portion écailleuse du temporal, on rencontre les orifices de deux canaux placés comme deux canons de fusil, séparés entre eux par une lamelle osseuse que l'on appelle le *bec de cuiller*. Le canal supérieur contient le muscle antérieur du marteau, l'inférieur est la partie osseuse de la *trompe d'Eustache.*

En avant du trou déchiré antérieur, on voit le trou *petit rond* qui est traversé par l'artère méningée moyenne. En avant et en dedans du précédent, le *trou ovale,* qui donne passage au nerf maxillaire inférieur et à l'artère petite méningée. En dedans du trou ovale, on remarque une apophyse verticale, l'*apophyse ptérygoïde* du sphénoïde, séparée de celle du côté opposé par l'ouverture postérieure des fosses nasales. La face antérieure de l'apophyse ptérygoïde fait partie de la fosse ptérygo-maxillaire, et elle offre en haut l'orifice antérieur du canal vidien et le trou grand rond. Sa face postérieure est divisée en deux *ailerons* par la *fosse ptérygoïdienne,* qui donne attache au ptérygoïdien interne. Cette fosse est surmontée d'une légère dépression, *fosse naviculaire,* qui reçoit l'insertion du péristaphylin externe. La face interne de l'apophyse ptérygoïde fait partie des fosses nasales, et sa face externe de la *fosse zygomatique.* — En dehors de l'apophyse ptérygoïde est la face inférieure de la grande aile du sphénoïde, elle présente une crête qui limite en bas la fosse temporale; la partie qui est au-dessous de cette crête donne insertion, ainsi que la face externe de l'apophyse ptérygoïde, au muscle ptérygoïdien externe.

La *fosse ptérygo-maxillaire* est formée par la réunion, en haut et en avant, des trois parois de la fosse zygomatique. Sur la paroi antérieure, formée par la tubérosité maxillaire, on voit les orifices des canaux *dentaires postérieurs* et *supérieurs* qui sont traversés par les nerfs et les vaisseaux du même nom. Supérieurement la fosse ptérygo-maxillaire communique avec l'orbite par la *fente sphéno-maxillaire,* traversée par le nerf orbitaire du maxillaire supérieur. En avant, elle présente l'orifice postérieur du canal *sous-orbitaire,* qui est traversé par le nerf et les vaisseaux du même nom. Cette fosse présente le trou grand-rond, traversé par le nerf maxillaire supérieur. Elle offre, en dedans, le trou *sphéno-palatin ;* en bas, l'orifice supérieur du canal *palatin postérieur* et les orifices antérieurs des canaux *vidien* et *ptérygo-palatin.* Ces trous et ces canaux sont parcourus par des nerfs et des vaisseaux qui portent les mêmes noms.

OS WORMIENS.

Ces os surnuméraires sont très variables par leur forme, leur étendue et par leur siége. On a observé ces os entre tous les os du crâne. Le plus constant de tous se rencontre assez souvent à l'angle supérieur de l'occipital.

FONTANELLES.

A la naissance, les os de la voûte du crâne sont très minces et séparés par des intervalles membraneux ; les intervalles les plus larges portent le nom de *fontanelles ;* on les rencontre aux endroits où les angles des os doivent se réunir. Les fontanelles permettent, pendant l'accouchement, de déterminer les rapports de la tête avec le bassin. Elles sont au nombre de six. — La *fontanelle antérieure* ou *fontanelle bregmatique,* se trouve à la réunion des deux pariétaux avec la suture des deux pièces du frontal. Elle est la plus large de toutes ; elle a la forme d'un losange. — La *fontanelle postérieure* ou *fontanelle occipitale,* plus petite que la précédente, est placée à la réunion de l'angle supérieur de l'occipital avec les deux pariétaux ; elle a la forme d'un triangle dont la base est inférieure. — La *fontanelle latérale et antérieure* est très petite ; on l'observe entre le pariétal, le frontal, le temporal et le sphénoïde. — La *fontanelle latérale et postérieure,* un peu plus étendue que la précédente, répond à l'angle latéral de l'occipital.

DES OS DU CRANE EN PARTICULIER.

FRONTAL.

L'os frontal ou *coronal* est un os impair, symétrique, situé à la partie antérieure du crâne et supérieure de la face. — Pour étudier cet os, il faut placer la face convexe en avant, et diriger en bas la face qui présente une échancrure sur la ligne médiane. — On divise le frontal en *deux faces*, l'une *externe*, l'autre *interne*, et en deux *bords*, l'un *supérieur* et l'autre *inférieur*.

Face externe. — Les trois quarts supérieurs de cette face sont convexes et sont tournés en haut; le quart inférieur est concave et tourné en avant.

La partie *convexe*, recouverte par le muscle frontal, présente, sur la ligne médiane, une ligne plus ou moins marquée; elle est la trace de la suture des deux pièces dont l'os est formé dans l'enfance. Au centre de la surface, on trouve la *bosse frontale*, surtout développée chez l'enfant. Au-dessous de cette bosse est une légère dépression, puis une nouvelle élévation, la *bosse nasale*, qui répond aux sinus frontaux. De chaque côté de cette éminence, on voit l'*arcade sourcilière*, plus large en dedans qu'en dehors; elle donne insertion au muscle sourcilier. En dehors de l'arcade est une dépression limitée par une ligne courbe qui part de l'apophyse orbitaire externe. Cette ligne limite, en avant, la fosse temporale.

La partie *concave* de cette face est très inégale; elle présente, sur la ligne médiane, une éminence pointue, l'*épine nasale*, articulée avec les os propres du nez. De chaque côté de l'épine est une surface rugueuse, articulée avec l'os propre du nez, par sa partie moyenne et avec les branches montantes du maxillaire supérieur par ses côtés. Au-dessous et en arrière de l'épine on remarque deux gouttières qui font partie de la voûte des fosses nasales; la crête qui sépare ces gouttières s'articule avec la lame perpendiculaire de l'ethmoïde.

Au-dessous de l'épine nasale est l'*échancrure ethmoïdale*, les bords de cette échancrure présentent des portions de cellules qui sont complétées par celles de l'ethmoïde; les plus larges communiquent avec les sinus frontaux. Sur ces bords on remarque deux gouttières transversales qui sont complétées par l'ethmoïde pour former les *trous orbitaires internes*. Le trou orbitaire *antérieur* donne passage au nerf *nasal interne* de l'ophthalmique, à l'artère *ethmoïdale antérieure* et à sa veine satellite. Le *postérieur* est moins constant; il est traversé par les vaisseaux *ethmoïdaux postérieurs*. A la partie antérieure de cette échancrure, on voit les ouvertures des *sinus frontaux*, qui se développent avec l'âge; souvent leur largeur est inégale; ils sont séparés l'un de l'autre par une cloison osseuse.

En dehors de l'épine et de l'échancrure nasale, la face superficielle du frontal présente l'*arcade orbitaire*, qui est terminée, en dedans, par l'*apophyse orbitaire interne*, articulée avec l'os unguis; et, en dehors, par l'*apophyse orbitaire externe*, qui s'articule avec l'os malaire. A l'union du tiers interne avec les deux tiers externes de cette arcade, on trouve le trou *sus-orbitaire*, qui est traversé par les vaisseaux sus-orbitaires et par le nerf frontal interne de l'ophthalmique. Souvent, au lieu d'un trou, on remarque une échancrure qui est convertie en trou, à l'état frais, par un ligament.

Au-dessous de l'arcade orbitaire, la face externe regarde en bas; elle est de forme triangulaire; ce triangle est la *fosse orbitaire*. Cette fosse offre, en dehors, une dépression qui loge la *glande lacrymale*, et en dedans, un léger enfoncement, dont les bords donnent insertion à la *poulie* du grand oblique de l'œil. Souvent la poulie est représentée par une crête osseuse.

Face interne. — Elle présente, dans toute son étendue, des dépressions digitales et des éminences mamillaires. On remarque à sa partie moyenne une crête, à laquelle s'insère la faux du cerveau. — Au-dessous de la crête, le *trou borgne*, qui est souvent complété par l'ethmoïde, et au-dessus de la crête, le commencement du sinus longitudinal supérieur. — En arrière du trou borgne est l'échancrure ethmoïdale. — Sur les côtés du sinus longitudinal supérieur on voit les *fosses frontales*.

Bord supérieur. — Ce bord est convexe, demi-circulaire, taillé, en haut, en biseau aux dépens de la table interne; en bas, et latéralement aux dépens de sa table externe; il s'articule, supérieurement, avec les pariétaux, et inférieurement, avec les grandes ailes du sphénoïde.

Bord inférieur. — Mince et inégal; il est articulé avec les petites ailes du sphénoïde; il est interrompu, à sa partie moyenne, par l'échancrure ethmoïdale.

Le frontal s'articule avec les pariétaux, les os propres du nez, les os malaires, les os unguis, les maxillaires supérieurs, l'ethmoïde et le sphénoïde.

ETHMOÏDE.

L'ethmoïde est un os impair, symétrique, situé à la partie antérieure de la base du crâne; il fait en outre partie des fosses nasales et de l'orbite. — Pour étudier cet os, il faut tourner en haut, en avant et verticalement, son apophyse en forme de crête de coq.

On divise l'ethmoïde en partie moyenne, *lame criblée;* et en deux parties latérales, *masses latérales.*

Lame criblée. — Elle est située, horizontalement, à la partie supérieure de l'os. — Sa *face supérieure* présente, sur la ligne médiane, à sa partie antérieure et moyenne, l'*apophyse crista-galli,* dont le sommet donne insertion à la faux du cerveau, et dont le bord antérieur offre deux petites échancrures qui complètent le *trou borgne.* — De chaque côté de l'apophyse, on trouve un grand nombre de trous, par lesquels passent les *filets des nerfs olfactifs,* et en avant de ces trous, une échancrure qui donne passage au nerf nasal interne de l'ophthalmique. — Sa *face inférieure* constitue la partie moyenne de la voûte des fosses nasales; elle est divisée en deux parties par la *lame perpendiculaire* de l'ethmoïde. Cette dernière, par ses *faces,* fait partie de la cloison des fosses nasales; son bord *inférieur* est articulé avec le vomer; le *supérieur* est confondu avec la lame criblée; le *postérieur* est articulé avec la crête du corps du sphénoïde. — Les bords *latéraux* de la lame criblée se confondent avec les masses latérales; le bord *antérieur* s'articule avec le frontal; le *postérieur,* aussi court que le précédent, s'unit au sphénoïde.

Masses latérales. — La forme des masses latérales est très irrégulière; on les divise en quatre *faces* et deux *extrémités.*

La face *externe, os planum,* est lisse, mince et fait partie de la paroi interne de l'orbite. De ses *quatre bords,* le *supérieur* est articulé avec l'échancrure ethmoïdale du frontal; l'*inférieur,* avec le maxillaire et le palatin; l'*antérieur,* avec l'*unguis,* et le *postérieur,* avec le palatin. — La face *interne* constitue, en grande partie, la paroi externe des fosses nasales; à sa partie supérieure, on voit une lame recourbée de haut en bas, et de dedans en dehors : c'est le *cornet supérieur* ou de *Morgani.* Au-dessous de cette lame, on remarque une dépression; on la nomme *méat supérieur;* elle communique, en haut et en avant, avec les cellules ethmoïdales postérieures. Au-dessous du méat supérieur, on voit une lame beaucoup plus grande que la précédente; cette lame est le *cornet moyen;* il s'articule, en arrière, avec le palatin. Au-dessous de ce cornet est un enfoncement, le *méat moyen,* qui communique avec les cellules ethmoïdales, les sinus frontal et maxillaire. La cellule qui communique avec le sinus frontal, est étroite en avant, et large en haut; elle porte le nom d'*infundibulum*. — La face *supérieure* offre des portions de cellules qui sont complétées par les cellules de l'échancrure ethmoïdale du frontal, et deux petites gouttières, qui, complétées aussi par le frontal, forment les trous orbitaires internes. — La face *inférieure* présente des lamelles minces; la plus longue (*apophyse unciforme* de M. Gosselin) est étroite; elle se dirige en bas, en dehors et en arrière; libre dans sa partie inférieure, elle se recourbe pour concourir à rétrécir l'ouverture du sinus maxillaire, qui s'ouvre au-dessus de cette lame.

L'extrémité *antérieure* de la masse latérale présente des cellules ethmoïdales antérieures, qui sont complétées par l'os unguis et par la branche montante du maxillaire. — L'extrémité *postérieure*, sur laquelle on remarque les cellules ethmoïdales postérieures, les unes complètes, les autres incomplètes, s'articule avec la face antérieure du corps du sphénoïde et avec le palatin.

L'ethmoïde s'articule avec le frontal, le sphénoïde, le vomer, les os propres du nez, les os unguis, les maxillaires supérieurs, les cornets inférieurs et les palatins.

SPHÉNOÏDE.

Le sphénoïde est un os impair, placé à la partie moyenne, antérieure et inférieure du crâne. De même que les os précédents, il fait aussi partie de la face. Sa figure est très irrégulière; les anciens anatomistes l'ont comparé à un coin, d'où son nom de sphénoïde. — Pour étudier cet os, il faut placer en haut la face qui présente de chaque côté une concavité, et diriger en avant le bord qui est le plus long.

On divise le sphénoïde en partie moyenne ou *corps*, et en parties latérales ou *grandes ailes*.

Corps. — Le corps est divisé en six *faces*. — La face *supérieure* présente à sa partie antérieure une légère saillie, placée entre deux enfoncements superficiels, qui répondent aux nerfs olfactifs. Des parties latérales et antérieures de cette face naît, de chaque côté, la *petite aile* du sphénoïde ou *apophyse d'Ingrassias*. Ces prolongements, de forme triangulaire, répondent, en haut, aux lobes antérieurs du cerveau, et font partie, en bas, de la voûte de l'orbite. Le bord antérieur de l'apophyse est mince, il s'articule avec le frontal et l'ethmoïde; le postérieur est plus épais en dedans qu'en dehors, il sépare les fosses antérieures des fosses moyennes de la base du crâne. Le bord postérieur est reçu dans la *scissure de Sylvius*. En se réunissant avec la base de l'apophyse d'Ingrassias, il forme une éminence pointue, l'apophyse *clinoïde antérieure*, dont la base, percée d'un trou, le *trou optique*, donne passage au nerf optique et à l'artère ophthalmique. — Au-dessous de la petite aile du sphénoïde, on remarque la *fente sphénoïdale* dans laquelle passent la veine ophthalmique, trois nerfs *moteurs* (les nerfs moteurs oculaire commun, pathétique, moteur oculaire externe), trois nerfs *sensitifs* (les trois branches de l'ophthalmique, les nerfs nasal, frontal et lacrymal), et un filet du grand sympathique qui provient du plexus caverneux. — En arrière de la gouttière des nerfs optiques est une dépression, *fosse turcique, fosse pituitaire*, elle loge la glande pituitaire. Cette fosse est limitée postérieurement par une lame aplatie d'avant en arrière, et creusée de chaque côté d'une petite gouttière pour le passage du nerf moteur oculaire externe. A la réunion des bords latéraux avec le bord supérieur de cette lame, on remarque de chaque côté une éminence qui porte le nom d'apophyse *clinoïde postérieure*. Assez souvent, on rencontre des apophyses *clinoïdes moyennes*, situées entre les antérieures et les postérieures. La fosse pituitaire est limitée de chaque côté par une dépression, cette dépression loge le sinus caverneux dans la paroi duquel on trouve l'artère carotide interne et les nerfs que nous avons vus traverser la fente spénoïdale.

Face inférieure. — Sur la ligne médiane, cette face présente une éminence assez mince, la *crête sphénoïdale* (*bec du sphénoïde*), qui est reçue dans l'enfoncement du bord supérieur du vomer; sur les côtés de cette crête est une rainure qui s'articule avec le vomer. En dehors de cette rainure est une gouttière qui est convertie en canal par le palatin; ce canal est appelé *ptérygo-palatin;* il donne passage au nerf et aux vaisseaux du même nom.

Faces latérales. — Elles sont confondues avec les *grandes ailes*, prolongements irréguliers qui présentent trois *faces*, trois *bords* et trois *angles*.

La *face supérieure*, concave, fait partie de la fosse moyenne et latérale du crâne. Elle présente au-dessous de la fente spénoïdale le *trou grand rond;* il donne passage au nerf maxillaire supérieur. Plus en arrière, on rencontre le *trou ovale,* qui est traversé par le nerf maxillaire inférieur et par l'artère petite méningée. En dehors du trou ovale est le trou *sphéno-épineux* ou *petit rond ;* il donne passage à l'artère méningée moyenne. — La face *antérieure,* legèrement concave, fait partie de la paroi externe de l'orbite. — La face *externe* est divisée en deux par une crête saillante. La partie *supérieure* fait partie de la fosse temporale, l'*inférieure* de la fosse zygomatique. Cette dernière présente les orifices inférieurs des trous ovale et sphéno-épineux, et en dedans une longue apophyse verticale, l'*apophyse ptérygoïde.*

La face externe de l'apophyse ptérygoïde, rugueuse, donne attache au muscle ptérygoïdien externe; sa face interne fait partie de la paroi externe des fosses nasales : sa face antérieure, libre en haut, s'articule en bas avec le palatin. La face postérieure de la même apophyse est divisée en deux ailerons par la *fosse ptérygoïde,* dans laquelle s'insère le ptérygoïdien interne. Au-dessous de cette fosse est une légère dépression, la *fosse scaphoïde,* qui donne insertion au péristaphylin interne. L'aileron interne donne attache par son bord postérieur au constricteur supérieur du pharynx. La base de l'apophyse ptérygoïde est traversée d'avant en arrière par le *canal vidien;* il donne passage au nerf et aux vaisseaux du même nom. En dehors de l'orifice antérieur du canal vidien est l'orifice inférieur du trou maxillaire supérieur. Le sommet de l'apophyse est bifurqué, il reçoit l'apophyse ptérygoïdienne du palatin. On remarque en dedans de ce sommet un *petit crochet* sur lequel se réfléchit le tendon du muscle péristaphylin externe.

Le *bord antérieur* des grandes ailes du sphénoïde est articulé en haut, où il est inégal, avec l'os malaire. La partie inférieure de ce bord est lisse et concourt à former la fente sphéno-maxillaire. — Le *bord externe* s'articule avec la partie écailleuse du temporal. — Le *bord interne* est articulé en avant par une surface triangulaire avec le frontal. Il fait ensuite partie de la fente sphénoïdale. En arrière de cette fente, le bord interne se confond avec le corps de l'os, mais il reparaît à la partie postérieure du corps dans une étendue d'environ 4 centimètres pour s'articuler avec le rocher et concourir à former le trou déchiré antérieur.

L'*angle antérieur* des grandes ailes est mince et articulé avec l'angle antérieur et inférieur du pariétal. — L'*angle postérieur* est aigu; on l'appelle *apophyse épineuse* du sphénoïde. Cette apophyse est reçue dans l'angle rentrant formé par la réunion du rocher avec la partie écailleuse du temporal.

Face antérieure. — Elle présente, sur la ligne médiane, la crête sphénoïdale qui se continue avec la lame osseuse qui sépare les deux *sinus sphénoïdaux*. Ces sinus, qui se développent avec l'âge, sont formés en partie par une lamelle osseuse, le *cornet de Bertin* ou *cornet sphénoïdal*. Sur les côtés des ouvertures des sinus sphénoïdaux, on voit des inégalités qui s'articulent en haut avec les masses latérales de l'ethmoïde et en bas avec le palatin.

Face postérieure. — Elle est rugueuse et articulée avec l'apophyse basilaire de l'occipital.

Le sphénoïde s'articule avec le frontal, l'ethmoïde, l'occipital, le vomer, les pariétaux, les temporaux, les palatins et les malaires.

OCCIPITAL.

L'occipital est un os impair, placé à la partie postérieure et inférieure du crâne ; on lui distingue deux *faces*, deux *bords* et quatre *angles*. — Pour l'étudier, il faut tourner en avant la face concave et placer en bas le trou le plus grand de cet os.

Face antérieure ou *interne*. — On remarque *sur la ligne médiane* et de haut en bas la gouttière qui loge la terminaison du sinus longitudinal supérieur : en avant de cette gouttière la *protubérance occipitale interne*. Au-dessous de cette éminence, la *crête occipitale* qui donne attache à la faux du cervelet. — Plus en avant, on voit le *trou occipital*, qui donne passage à la moelle, à ses enveloppes, aux artères vertébrales et aux origines cervicales des nerfs accessoires de Willis. Au-dessus des condyles, on aperçoit l'orifice supérieur du trou condylien antérieur par lequel passe le nerf grand hypoglosse. En avant du trou occipital, on remarque l'*apophyse basilaire*, sur laquelle s'appuient le tronc basilaire, la protubérance annulaire, le bulbe rachidien et les origines des cinq dernières paires des nerfs crâniens. Sur les côtés de l'apophyse, on trouve une petite gouttière qui concourt à former le sinus pétreux supérieur. — On voit de *chaque côté* de cette face : en haut, la *fosse occipitale supérieure* qui loge les lobes postérieurs du cerveau, et, en bas, la gouttière latérale, ordinairement plus large à droite qu'à gauche; elle loge l'origine du sinus latéral. Au-dessous de cette dernière est la *fosse occipitale inférieure,* sur laquelle s'appuie un des hémisphères du cervelet. Cette fosse, limitée en avant par la fin de la gouttière latérale, est complétée par le temporal : on y remarque l'orifice interne du trou condylien antérieur.

Face postérieure ou *externe.* — Cette face est convexe; examinée, sur la ligne médiane, d'arrière en avant et de haut en bas, elle présente la *protubérance occipitale externe,* au-dessus de laquelle est une surface plane triangulaire, couverte par les muscles occipitaux. Au-dessous de cette éminence, on voit la *crête occipitale externe,* où se fixe le ligament cervical supérieur. En avant de cette crête, on remarque le trou occipital; plus en avant encore, la face inférieure de l'apophyse basilaire, qui donne insertion à des ligaments et aux constricteurs supérieurs du pharynx et aux muscles grands et petits droits antérieurs de la tête. — Sur les côtés, la face superficielle présente la *ligne courbe occipitale supérieure,* sur laquelle se fixent en dedans le trapèze et en dehors le sterno-cléido-mastoïdien. Au-dessous de cette ligne, on voit des rugosités qui donnent attache en dedans au grand complexus, et en dehors au splénius. On trouve au-dessous des rugosités la *ligne courbe occipitale inférieure,* et sous cette dernière une surface inégale qui donne, de dedans en dehors et d'arrière en avant, insertion aux muscles petit droit postérieur, grand droit postérieur et petit oblique de la tête. Plus bas, de chaque côté du trou occipital, on remarque une éminence nommée *condyle.* Le condyle est convexe, dirigé de dehors en dedans et d'arrière en avant, et articulé avec les facettes supérieures de l'atlas. En avant des condyles est la *fosse condylienne postérieure,* percée ordinairement d'un trou, le *trou condylien postérieur,* pour le passage d'une veine. En avant du condyle est la fosse *condylienne antérieure* qui offre l'orifice antérieur du trou condylien antérieur.

Les *bords supérieurs* de l'occipital sont dentelés, et, en s'articulant avec les pariétaux, ils forment la suture lambdoïde. — Les *bords inférieurs* sont divisés en deux parties par une éminence nommée *apophyse jugulaire,* qui donne insertion, par sa face inférieure, au muscle droit latéral. La partie de ce bord, qui est postérieure à l'apophyse jugulaire, s'articule avec la portion mastoïdienne du temporal. Ce bord présente, en avant de l'apophyse, une dépression qui fait partie du golfe de la veine jugulaire interne, puis une surface raboteuse, articulée par juxta-position avec le rocher, et concourant à former le trou déchiré postérieur.

L'*angle supérieur* de l'occipital, aigu, est reçu dans l'angle rentrant des pariétaux. — L'*angle antérieur* forme l'apophyse basilaire et s'articule avec le sphénoïde. Le cartilage qui les sépare ne tarde pas à s'ossifier. — Les *angles latéraux* sont très mousses; ils sont reçus dans l'angle rentrant formé par la réunion des temporaux avec les pariétaux.

L'occipital s'articule avec le sphénoïde, l'atlas, les pariétaux et les temporaux.

PARIÉTAL.

Le pariétal est un os pair, situé aux parties latérale et supérieure du crâne. On lui distingue deux *faces,* quatre *bords* et quatre *angles.* —Pour étudier le pariétal, il faut tourner en dehors sa face convexe, et placer en avant et en bas l'angle le plus aigu et creusé d'une gouttière.

Face externe. — Elle est convexe, surtout à sa partie moyenne, où l'on voit la *bosse pariétale* qui est plus marquée chez l'enfant que chez l'adulte. Au-dessous de la bosse pariétale, on remarque une ligne courbe qui concourt à limiter la fosse temporale. La partie de la face externe qui est au-dessous de la ligne courbe, fait partie de la fosse temporale.

Face interne. — Elle est concave, surtout à sa partie moyenne, où l'on voit la *fosse pariétale;* sur toute sa surface, on remarque des impressions digitales, des éminences mamillaires et des sillons qui naissent les uns des autres; ces sillons logent les branches de l'artère méningée moyenne. L'ensemble de ces sillons est nommé *la nervure de la feuille de figuier*.

Le *bord supérieur du pariétal* le plus long est dentelé; il s'articule avec le pariétal opposé, pour constituer la suture sagittale; il est creusé, en bas, d'une gouttière qui fait partie de celle du sinus longitudinal supérieur. Sur le trajet de cette gouttière est l'ouverture du trou pariétal, dont la situation est variable. Ce trou, qui donne passage à une veine, manque souvent.

Le *bord antérieur* est dentelé et articulé avec le frontal.

Le *bord postérieur*, très dentelé, s'unit à l'occipital.

Le *bord inférieur*, taillé en biseau, aux dépens de sa face externe, s'articule avec la partie écailleuse du temporal et avec les grandes ailes du sphénoïde.

L'*angle antérieur et supérieur* ne présente rien de remarquable.

L'*angle antérieur et inférieur* est très aigu; il offre l'origine de la nervure de la feuille de figuier.

L'*angle postérieur et supérieur* est dentelé.

L'*angle postérieur et inférieur* est mousse, et articulé avec la partie mastoïdienne du temporal.

Le pariétal s'articule avec son congénère, le frontal, l'occipital, le sphénoïde et le temporal.

TEMPORAL.

Le temporal est un os pair, situé à la partie latérale et inférieure du crâne : on le divise en trois portions, savoir : une portion *écailleuse*, une portion *mastoïdienne* et une portion *pierreuse*. — Pour étudier cet os, il faut tourner son bord le plus tranchant en haut, la face lisse en dehors, et diriger en avant la longue apophyse que présente cette face.

1° *Portion écailleuse*. — Elle est située au-dessus des deux autres portions. On lui considère deux *faces* et deux *bords*. — La *face externe* est lisse, elle fait partie de la fosse temporale. On y voit quelques sillons qui sont parcourus par les artères temporales profondes. A sa partie antérieure et inférieure, on voit une apophyse aplatie de dehors en dedans, appelée *zygomatique*. L'apophyse zygomatique, dirigée d'arrière en avant, présente : une *face externe* lisse et convexe; une *face interne* concave qui donne insertion à quelques fibres du masseter; un *bord supérieur* sur lequel s'insère l'aponévrose temporale; un *bord inférieur* qui donne attache au masseter. Le *sommet* de cette éminence, coupé obliquement aux dépens du bord inférieur et de la face interne, s'articule avec l'os malaire. Sa *base* commence par deux *racines*, la *supérieure* se porte horizontalement d'avant en arrière et se divise bientôt en deux parties, la supérieure se continue avec la ligne courbe qui limite la fosse temporale, l'autre se perd sur l'orifice externe du conduit auditif. La racine *inférieure* est transversale; elle limite la fosse temporale et fait partie inférieurement de la cavité glénoïde; dans ce dernier point, elle est recouverte d'un cartilage d'encroûtement. Entre les racines, on remarque un gros tubercule qui donne attache au ligament latéral externe de l'articulation temporo-maxillaire. — Au-dessous des racines de l'apophyse zygomatique, on remarque la *cavité glénoïde,* divisée en deux portions par la *scissure de Glazer;* cette scissure est traversée par le muscle antérieur du marteau, l'apophyse grêle de Raw, et par l'artère tympanique. Par un pertuis particulier passe la corde du tympan. La partie antérieure de la cavité glénoïde est seule articulaire, elle reçoit le condyle du maxillaire inférieur. La partie postérieure est recouverte par le périoste. — La *face interne* de la portion écailleuse présente des éminences mamillaires et des dépressions digitales et des sillons; ces derniers logent des branches des artères méningées. — Le *bord supérieur* (ou *écaille* du temporal) forme trois quarts de cercle; il est taillé en biseau, il s'articule en avant avec le sphénoïde et en arrière avec le pariétal. — Le *bord postérieur* est confondu en avant avec le rocher, et en arrière avec la portion mastoïdienne.

2° *Portion mastoïdienne.* — Elle est formée par la partie postérieure et inférieure du temporal. On lui distingue deux *faces* et deux *bords.* — La face *externe* est convexe et inégale; elle se prolonge en bas par une éminence appelée *apophyse mastoïde,* qui donne insertion au sterno-cléido-mastoïdien. Au-dessous de cette apophyse est une dépression, *rainure digastrique,* qui donne attache au ventre postérieur du muscle digastrique. Derrière la même apophyse on voit le *trou mastoïdien* qui est traversé par une veine. — La *face interne* est concave, elle présente en avant une gouttière qui loge l'extrémité antérieure du *sinus latéral;* on voit au fond de cette gouttière le *trou mastoïdien* pour le passage d'une artériole et d'une veine.— Le *bord supérieur* est rugueux, il s'articule en avant avec la portion écailleuse et en arrière avec le pariétal. — Le *bord postérieur* est inégal et s'articule avec l'occipital.

3° *Portion pierreuse, apophyse pétrée* ou *rocher.* — Le rocher est situé entre les portions écailleuse et mastoïdienne. On lui considère trois faces, trois bords, une base et un sommet.

La *face supérieure,* fait partie de la fosse latérale et moyenne du crâne. On y voit des impressions digitales et des éminences mamillaires qui répondent aux anfractuosités et aux circonvolutions du cerveau, et près du sommet une dépression qui répond au *ganglion de Gasser*. A la partie moyenne de cette face est une grosse élévation, elle répond au canal demi-circulaire supérieur. En arrière de cette éminence est un canal qui se termine par un pertuis. Ce pertuis est l'*hiatus de Fallope,* il donne passage au nerf vidien ou grand nerf pétreux superficiel, et à une artériole de la méningée moyenne. Un autre petit conduit et une gouttière moins apparente que la précédente logent le petit nerf pétreux superficiel.

La *face postérieure* offre des bosselures et des enfoncements. On voit, à sa partie moyenne, l'orifice du conduit *auditif interne,* qui est traversé par les nerfs facial et auditif. Ces nerfs se séparent au fond de ce conduit, le nerf facial pénètre alors dans l'*aqueduc de Fallope*. En arrière et en dehors de l'orifice du conduit auditif interne est l'orifice de l'*aqueduc de Fallope.*

La *face inférieure* est très inégale ; elle présente une longue apophyse, l'*apophyse styloïde,* qui donne attache au *bouquet de Riolan,* formé par les muscles stylo-hyoïdien, stylo-pharyngien, stylo-glosse, par les ligaments stylo-hyoïdien et stylo-maxillaire. Derrière l'apophyse-styloïde, on voit le *trou stylo-mastoïdien,* orifice inférieur de l'aqueduc de Fallope; ce trou donne passage au nerf facial et à l'artère stylo-mastoïdienne. — En avant de l'apophyse styloïde est une dépression qui fait partie du golfe de la jugulaire interne, et, en avant de ce golfe, on remarque l'ouverture inférieure du *canal carotidien,* qui, d'abord vertical, se courbe ensuite d'arrière en avant pour devenir horizontal. Ce canal est parcouru par l'artère carotide interne, par le filet crânien du nerf vidien et par les deux filets ascendants du ganglion cervical supérieur. Au devant du canal est une surface inégale qui donne attache au constricteur supérieur du pharynx, et près du sommet du rocher au muscle péristaphylin externe et au muscle interne du marteau. La base de l'apophyse-styloïde est embrassée par une lamelle saillante, l'*apophyse vaginale.*

Le *bord supérieur* présente : la gouttière pétreuse supérieure, elle loge le *sinus pétreux supérieur*, la saillie du canal demi-circulaire supérieur, et, près du sommet du rocher, la dépression du trijumeau.

Le *bord inférieur* est rugueux, il s'articule avec l'occipital et concourt à former le trou déchiré postérieur. Il est souvent divisé en deux portions par une crête osseuse, le nerf glosso-pharyngien passe alors en avant de cette lamelle, et les nerfs pneumo-gastrique et spinal en arrière d'elle. Au devant de cette crête est un pertuis triangulaire, c'est l'orifice de l'*aqueduc du limaçon*.

Le *bord antérieur*, confondu en arrière avec la portion écailleuse, s'articule en avant avec la grande aile du sphénoïde. A l'union de son tiers interne avec ses deux tiers externes, il présente un canal, divisé en deux par une lamelle osseuse, *bec de cuiller*, la portion supérieure contient le muscle *interne du marteau*, l'inférieure forme la partie osseuse de *la trompe d'Eustache*.

La *base* du rocher est confondue avec les deux autres portions de l'os, elle présente l'orifice évasé et raboteux du conduit *auditif externe*.

Le *sommet* concourt à former le trou déchiré antérieur, il est traversé par l'orifice supérieur du canal carotidien.

Nota. — Les anatomistes considèrent le crâne comme formé par la réunion de plusieurs vertèbres, ils ne sont pas d'accord sur le nombre des vertèbres. On admet, en général, trois *vertèbres crâniennes*.

La *postérieure* ou *occipitale* a pour *corps* l'apophyse basilaire ; pour *trou*, le trou occipital ; pour *apophyse épineuse*, la protubérance occipitale externe ; pour *apophyse transverse*, l'apophyse mastoïde. Enfin le maxillaire inférieur représenterait les tubercules antérieurs des apophyses transverses.

La *moyenne* ou *sphéno-temporo-pariétale*, qui a pour *corps*, le corps du sphénoïde, pour *lames*, les grandes ailes du même os, l'écaille du temporal et les pariétaux, pour *trou* le trou de l'artère vertébrale, l'espace placé entre le sphénoïde et la voûte du crâne, aurait pour *apophyses transverses*, les apophyses clinoïdes antérieures. L'apophyse zygomatique et l'os malaire représenteraient les tubercules antérieurs des apophyses transverses.

L'*antérieure*, ou *sphéno-ethmoïdale-frontale*, a pour *corps* la lame perpendiculaire de l'ethmoïde et l'apophyse crista-galli, pour *trou* la concavité du frontal, pour *apophyse épineuse* la lame qui limite en avant la fosse pituitaire, pour *apophyses transverses*, les apophyses orbitaires externes, dont les tubercules antérieurs, soudés avec elles, seraient formés par les arcades orbitaires.

Les *trous de conjugaison*, placés entre ces vertèbres, seraient représentés par les trous déchirés antérieur et postérieur.

MYOLOGIE.

PYRAMIDAL DU NEZ.

Forme et *Situation.* — Mince, étroit à sa partie moyenne, élargi ses extrémités, il est situé sur la bosse nasale, à la racine du nez.

Insertions. — Insérées en bas, au cartilage latéral et au bord inférieur de l'os propre du nez par des fibres aponévrotiques très courtes, les fibres charnues se continuent en haut avec celles du muscle frontal.

Structure. — Les fibres sont verticales, et seulement aponévrotiques aux insertions inférieures.

Rapports. — En avant, avec la peau; en arrière, avec les os propres du nez et avec l'os frontal.

Usages. — Ces muscles, en prenant leur point fixe sur l'aponévrose occipito-frontale, cette dernière n'étant pas fixée, portent les sourcils en dedans et expriment ainsi les passions tristes.

FRONTAL.

Forme et *Situation.* — Large, mince, quadrilatère, simple en bas, divisé en haut en deux faisceaux.

Insertions. — En avant et sur la ligne médiane il est continu aux deux muscles pyramidaux que nous venons de voir s'insérer aux os propres du nez et aux cartilages de l'aile du nez. En avant et de chaque côté, il s'insère sur l'arcade orbitaire interne en se confondant avec le sourcilier. Plus en dehors, il confond ses fibres avec celles de l'orbiculaire des paupières. — En arrière et en haut, les fibres du muscle frontal s'insèrent à l'aponévrose épicrânienne.

Structure. — Les fibres internes de ce muscle s'entrecroisent sur la ligne médiane avec celles du muscle du côté opposé, ce qui a fait considérer le frontal comme un muscle impair; les fibres externes sont obliques en haut et en dehors.

Rapports. — La face superficielle est très unie à la peau par un tissu cellulaire très serré, qui contient la veine préparate et une partie des vaisseaux et des nerfs frontaux. — La face *profonde* est unie au périoste du frontal et des pariétaux, par du tissu cellulaire lâche, qui est parcouru par les ramifications profondes des vaisseaux et des nerfs frontaux.

Usages. — Il prend toujours son point fixe sur l'aponévrose épicrânienne, il est élévateur des sourcils et du tégument de la racine du nez; il exprime ainsi les passions gaies. Le frontal proprement dit est donc antagoniste du pyramidal.

OCCIPITAL.

Forme et *situation.* — L'occipital est mince, quadrilatère, plus étroit que le frontal, il est situé à la région postérieure du crâne, au-dessus de la ligne courbe occipitale supérieure.

Insertions. — En arrière et en bas, aux deux tiers externes de la ligne courbe occipitale supérieure. — En haut et en avant, à l'aponévrose épicrânienne.

Structure. — Les fibres charnues sont obliques de haut en bas et de dehors en dedans.

Rapports. — Il est recouvert par le cuir chevelu qui lui est fortement adhérent; il recouvre l'occipital et le pariétal. Sur la ligne médiane, il est séparé de celui du côté opposé par un intervalle d'environ deux centimètres.

Usages. — Tenseur de l'aponévrose épicrânienne; il entraîne en arrière le cuir chevelu.

APONÉVROSE ÉPICRANIENNE.

Cette large aponévrose réunit entre eux les muscles frontaux et occipitaux. Par sa circonférence elle se continue en avant avec les fibres charnues du frontal et descend sur la ligne médiane dans l'espace angulaire qui le sépare de celui du côté opposé. En arrière, elle reçoit les insertions des fibres charnues de l'occipital et se continue dans l'intervalle qui le sépare de celui du côté opposé. Cette aponévrose s'insère à la ligne courbe occipitale supérieure, à la base de l'apophyse mastoïde, entre cette éminence et l'insertion du muscle auriculaire supérieur. Elle s'attache, en outre, à l'arcade zygomatique, à l'os malaire, en se confondant avec l'aponévrose temporale. Elle est formée de fibres transversales et de fibres longitudinales antéro-postérieures; ces dernières sont les plus courtes : elle est recouverte par le cuir chevelu; elle recouvre les os du crâne, auquel elle adhère par du tissu cellulaire assez lâche pour permettre de légers mouvements.

Nota. La réunion des muscles frontal et occipital par l'aponévrose épicrânienne a fait considérer ces muscles comme constituant un seul muscle digastrique dont le tendon moyen serait l'aponévrose. — M. Cruveilhier compare l'aponévrose épicrânienne au centre phrénique du diaphragme, les fibres charnues des muscles occipitaux et frontaux représenteraient les fibres charnues de la circonférence du centre phrénique, les deux muscles pyramidaux seraient les piliers du muscle occipito-frontal.

TÉGUMENT.

Le tégument du crâne porte le nom de *cuir chevelu*. Le tissu cellulaire sous-cutané adhère fortement aux muscles frontal et occipital, et faiblement à l'aponévrose épicrânienne. — Dans ce tissu cellulaire rampe en avant la veine préparate ou *frontale externe*, la branche superficielle de l'artère *sus-orbitaire*, collatérale de l'ophthalmique (la branche profonde de ce vaisseau est située entre le périoste et le muscle frontal), et la branche superficielle de la *frontale interne*, une des deux branches terminales de l'ophthalmique. (La branche profonde de la frontale interne rampe entre le muscle frontal et le périoste). Les deux branches terminales du nerf frontal, le *frontal interne* et le *frontal externe*, accompagnent par leurs rameaux ascendants les troncs artériels superficiels et profonds. — Dans le tissu cellulaire sous-cutané de la région occipitale, on rencontre les ramifications des artères occipitale et auriculaire postérieure, collatérales de l'artère carotide externe. Les branches nerveuses de la même région sont : 1° le nerf *occipital externe* ou *branche mastoïdienne* du plexus cervical; 2° le nerf *occipital interne*, rameau principal de la branche postérieure de la deuxième paire cervicale. — Dans la région temporale, on trouve les branches *antérieure* et *postérieure* de l'artère temporale moyenne, qui est une des deux branches terminales de la carotide externe et des branches de l'auriculaire postérieure, collatérale de la carotide externe. Les nerfs de cette région sont ; 1° les rameaux de la branche *temporo-faciale,* une des branches terminales du nerf facial, et 2° le nerf *temporal superficiel,* qui émane du maxillaire inférieur.

Nota. Les artères du même côté s'anastomosent entre elles et avec celles du côté opposé. Il en est de même des veines satellites des troncs artériels.

Les vaisseaux lymphatiques de cette région sont : 1° les *vaisseaux temporaux* qui suivent l'artère temporale superficielle et se rendent aux ganglions *parotidiens* et aux ganglions de la partie supérieure du cou; 2° les *vaisseaux occipitaux,* qui accompagnent l'artère occipitale et se rendent aux ganglions *mastoïdiens* et *occipitaux;* 3° les *vaisseaux frontaux,* qui se dirigent en bas et en arrière pour arriver aux ganglions *parotidiens.*

TABLEAU SYNOPTIQUE DES PAROIS DU CRANE.

OSTÉOLOGIE.

Os pairs.......	Frontal. Ethmoïde. Sphénoïde. Occipital.
Os impairs....	Temporaux. Pariétaux.

MYOLOGIE.

Muscles.......	Frontal. Occipital, Pyramidal.
	Aponévrose épicrânienne.

CUIR CHEVELU.

Artères........	Frontale externe ou sus-orbitaire (coll. de l'ophthalmique). Frontale interne (termin. de l'ophthalmique). Temporale superficielle (termin. de la carotide externe). Auriculaire postérieure. } Coll. de la carotide externe. Occipitale............ }
Veines........	Préparate et ses origines. Satellites des artères et se rendant aux trous veineux correspondants.
Lymphatiques..	Temporaux. — Aux ganglions parotidiens. Occipitaux.. — Aux ganglions mastoïdiens et occipitaux. Frontaux... — Aux ganglions parotidiens.
Nerfs.........	Frontal externe ou sus-orbitaire.. } Branches terminales du nerf front. Frontal interne................. } Filets de la branche temporo-faciale du facial. Temporal superficiel du maxillaire inférieur. Branche occipitale externe du plexus cervical. — — interne de la deuxième paire cervicale

CENTRE NERVEUX CÉPHALO-RACHIDIEN.

La masse nerveuse centrale est appelée *moelle épinière* dans le canal vertébral et *encéphale* dans la cavité du crâne. L'encéphale se compose : du *cerveau,* du *cervelet,* de la *protubérance annulaire* et du *bulbe rachidien.*

La description des centres nerveux présente à étudier leurs enveloppes et les diverses parties que nous venons d'énumérer. Nous allons commencer par les enveloppes, et nous étudierons ensuite successivement la moelle, le bulbe rachidien, la protubérance annulaire, le cervelet et le cerveau, les nerfs crâniens et l'angéiologie des centres nerveux.

MÉNINGES.

Les enveloppes du cerveau, ou les *méninges,* au nombre de trois, sont, en procédant de l'extérieur à l'intérieur : la *dure-mère,* l'*arachnoïde* et la *pie-mère.*

DURE-MÈRE.

La dure-mère est une membrane fibreuse, très dense, très résistante, insensible, non contractile. Elle protége les centres nerveux et fournit en quelque sorte un périoste interne aux os du crâne. On la divise, pour faciliter la description, en deux portions : la *dure-mère crânienne* et la *dure-mère rachidienne.*

DURE-MÈRE CRANIENNE.

La dure-mère crânienne présente à étudier une *face externe* et une *face interne* et sa *structure.*

1° *Face externe.* — Elle tapisse exactement les os du crâne et leur adhère par des prolongements fibreux et vasculaires; l'adhérence est plus intime dans la vieillesse qu'aux autres âges; elle varie avec les différentes régions du crâne. Ainsi la dure-mère est plus adhérente au niveau des sutures et à la base qu'à la voûte du crâne. Cette face envoie des prolongements qui forment des canaux fibreux aux vaisseaux et aux nerfs qui sortent par les trous de la base du crâne et qui se confondent avec le périoste de la face externe des os. Le prolongement, qui traverse le trou optique avec le nerf du même nom se dédouble, un de ses feuillets se confond avec le périoste de l'orbite, l'autre constitue le névrilème du nerf optique et se confond ensuite avec la sclérotique, une des enveloppes du globe de l'œil.

2o *Face interne.* — Elle est partout tapissée par le feuillet pariétal de l'arachnoïde qui lui donne un aspect lisse et poli. De cette face naissent trois cloisons incomplètes et la gaîne du corps pituitaire. Ces cloisons sont : la faux du cerveau, la faux du cervelet et la tente du cervelet; elles servent à séparer les diverses parties de l'encéphale.

Faux du cerveau. — La faux du cerveau est un repli vertical, placé sur la ligne médiane, et étendu de l'apophyse crista-galli à la tente du cervelet; sa forme rappelle celle de la lame dont elle porte le nom. — Les *faces* de la faux du cerveau sont latérales et en rapport avec la surface plane des hémisphères cérébraux. — Le *bord supérieur,* convexe, renferme dans son épaisseur le sinus longitudinal supérieur, et répond successivement à la crête du frontal, à la suture sagittale et à la gouttière moyenne de l'occipital. — Le *bord inférieur,* mince et concave, plus court que le précédent, loge dans son épaisseur le sinus longitudinal intérieur, il répond au corps calleux, qu'il touche seulement en arrière. — La *base* tombe verticalement sur la partie moyenne de la tente du cervelet, avec laquelle elle se continue. — Le *sommet* embrasse l'apophyse crista-galli et envoie un prolongement dans le trou borgne.

Faux du cervelet. — Ce petit repli, de même forme que le précédent, s'étend de la protubérance occipitale interne au trou occcipital. Les *faces* de la faux du cervelet sont planes et en rapport avec les hémisphères cérébelleux. — Le *bord antérieur* concave répond à la partie la plus profonde de l'intervalle des hémisphères du cervelet. — Le *bord postérieur,* convexe, adhère à la crête occipitale. — La *base,* tournée en haut, se continue avec la tente du cervelet. — Le *sommet,* tourné en bas, se bifurque et se perd sur le pourtour du trou occipital en accompagnant les sinus occipitaux.

Tente du cervelet. — Elle a la forme d'un croissant, dont la concavité serait antérieure; elle sépare le cervelet des lobes postérieurs du cerveau. — La *face supérieure* de la tente du cervelet est convexe et divisée en deux parties égales par la base de la faux du cerveau. A l'union de ces deux replis fibreux se trouve le sinus droit. Chaque moitié est inclinée en bas et répond à un des lobes postérieurs du cerveau. — La *face inférieure* concave recouvre le cervelet et adhère à la faux de cet organe. — La *circonférence postérieure* est fixée, en arrière, sur les bords des gouttières latérales, et, en avant, au bord supérieur du rocher : elle loge en arrière le pressoir d'Hérophyle, la partie horizontale des sinus latéraux et les sinus pétreux supérieurs. Cette circonférence se termine en pointe sur l'apophyse clinoïde postérieure en formant une sorte de voûte sous laquelle passe le nerf trijumeau. — La *circonférence antérieure* est libre et embrasse la protubérance annulaire. L'extrémité antérieure de cette circonférence passe au-dessus de l'extrémité antérieure de la précédente pour aller s'insérer à l'apophyse clinoïde antérieure; elle loge le sinus caverneux, et elle augmente la profondeur de la fosse pituitaire. — Cette tente a pour usage d'empêcher la compression du cervelet par les lobes postérieurs du cerveau.

Repli pituitaire. — La dure-mère, en abandonnant la lame quadrilatère du sphénoïde, se dédouble, le feuillet périostique tapisse la fosse pituitaire, le feuillet viscéral passe au-dessus du corps pituitaire. Entre ces deux feuillets est logé le corps pituitaire. Le feuillet viscéral est percé à sa partie moyenne d'un trou pour le passage de l'*infundibulum*.

3° *Structure.* — La dure-mère, constituée par des fibres entrecroisées, doit être considérée comme formée par deux feuillets, l'un *périostique*, l'autre *viscéral;* ces deux feuillets, très adhérents l'un à l'autre dans presque toute leur étendue, se séparent au niveau des sinus, et sont alors tapissés par la membrane interne des veines. Le feuillet viscéral est très lisse et revêtu par le feuillet pariétal de l'arachnoïde. — Les *artères méningées antérieure* et *postérieure moyennes*, situées entre les veines satellites, fournissent quelques rameaux à la dure-mère et se rendent presque en totalité aux os du crâne. — Les *veines méningées* se jettent dans les sinus. — Les *vaisseaux lymphatiques* sont peu connus. — Les *nerfs* viennent du trijumeau; les antérieurs du filet ethmoïdal du nasal de l'ophthalmique, les postérieurs émanent du ganglion de Gasser. Quelques-uns, de la grosse racine du trifacial, les antérieurs, sont accolés au nerf pathétique, et n'émanent pas de ce cordon nerveux.

DURE-MÈRE RACHIDIENNE.

Dans le rachis, la dure-mère forme un étui fibreux et s'étend du trou occipital, où elle se continue avec la dure-mère crânienne, à la partie inférieure du canal sacré. Au delà de l'extrémité inférieure de la moelle elle se dilate, et se prolonge sur les nerfs de la queue de cheval. — La *face externe* de la dure-mère rachidienne adhère seulement, par des prolongements fibro-vasculaires, aux disques inter-vertébraux; elle est séparée des arcs vertébraux, des ligaments jaunes et du corps des vertèbres par les veines intra-rachidiennes et par un tissu cellulaire rougeâtre, presque fluide et analogue à la moelle des os. Latéralement, la face externe de la dure-mère se prolonge sur les diverses paires de nerfs, les accompagne jusqu'à leur sortie par les trous de conjugaison et se confond ensuite avec le périoste. — La *face interne* de la dure-mère est tapissée par le feuillet pariétal de l'arachnoïde, qui lui est adhérente et lui donne un aspect lisse. Latéralement, elle est perforée par les racines des nerfs spinaux, et elle est adhérente au ligament dentelé.

ARACHNOÏDE.

L'arachnoïde, intermédiaire à la dure-mère et à la pie-mère, est une membrane séreuse, qui, comme toutes les membranes de ce genre, présente un *feuillet pariétal* et un *feuillet viscéral;* nous allons étudier ces feuillets dans le crâne et dans le canal vertébral.

ARACHNOÏDE CRANIENNE.

Feuillet pariétal. — Il est si mince, et il adhère si fortement à la dure-mère dont on ne peut l'isoler, que son existence a été niée par quelques anatomistes; mais l'examen microscopique démontre l'existence d'un épithélium pavimenteux sur la surface viscérale de la dure-mère, et l'on voit les feuillets viscéral et pariétal de l'arachnoïde se continuer au niveau de toutes les gaînes arachnoïdiennes.

Feuillet viscéral. — Sur la *convexité* du cerveau, ce feuillet tapisse l'un des hémisphères, s'enfonce dans la grande scissure médiane, passe sous le bord antérieur de la faux du cerveau pour aller tapisser l'autre hémisphère. — Sur les *côtés* du cerveau, cette membrane passe d'une circonvolution à l'autre, sans entrer dans les anfractuosités. Après avoir tapissé les deux lobes du cerveau, elle passe sur la scissure de Sylvius, sans y pénétrer, pour recouvrir les parties latérales de la protubérance annulaire et du cervelet. — A la *base* du cerveau, elle pénètre en avant entre les deux lobes antérieurs ; en arrière de la scissure médiane, elle passe d'un lobe à l'autre, recouvre ensuite le chiasma des nerfs optiques, et se réfléchit autour de la tige pituitaire, en lui formant une sorte de gaîne. Au delà de la tige pituitaire, la séreuse se porte directement d'avant en arrière sur la protubérance annulaire, en laissant entre cette dernière et le cerveau un espace remarquable, désigné par M. Cruveilhier sous le nom d'*espace sous-arachnoïdien antérieur*. Derrière cet espace, l'arachnoïde s'enfonce dans le sillon qui sépare les lobes postérieurs du cerveau, et se réfléchit ensuite sur le vermis supérieur du cervelet; puis elle enveloppe les veines de Galien, en leur formant un repli circulaire. Ce repli, selon Bichat, serait un canal destiné à faire communiquer l'arachnoïde avec la séreuse ventriculaire. Ce canal, que l'on ne peut démontrer, passerait entre la protubérance et l'extrémité postérieure du corps calleux. L'arachnoïde revêt ensuite la face supérieure, puis la face antérieure du cervelet, et enfin le bulbe. En passant d'un hémisphère cérébelleux à l'autre, elle limite l'*espace sous-arachnoïdien postérieur*. — A la base du cerveau, l'arachnoïde enveloppe les vaisseaux et les nerfs crâniens, en leur formant des gaînes, et elle se réfléchit en cul-de-sac au moment où ils traversent les trous de la base du crâne.

ARACHNOÏDE SPINALE.

Le *feuillet pariétal* se continue avec le feuillet pariétal de l'arachnoïde crânienne ; il adhère fortement à la dure-mère. — Le feuillet *viscéral* tapisse la moelle épinière et se réfléchit sur les nerfs, en formant une gaîne à chaque paire. Ces gaînes accompagnent les cordons nerveux jusqu'à la dure-mère ; dans ce point, le feuillet viscéral se continue avec le feuillet pariétal. Ces deux feuillets sont adhérents dans un grand nombre de points.

Nota. L'espace compris entre les deux feuillets de l'arachnoïde porte le nom d'espace *intra-arachnoïdien* et renferme la sérosité du même nom. — Le feuillet viscéral de l'arachnoïde n'est pas appliqué directement sur la pie-mère. On voit entre ces deux membranes un espace, surtout remarquable, au crâne, au niveau des anfractuosités et des espaces sous-arachnoïdiens antérieur et postérieur, et dans le rachis entre l'arachnoïde et la pie-mère rachidienne. Le tissu cellulaire qui sépare les deux feuillets ne s'infiltre jamais de graisse, et laisse voir à travers sa transparence la pie-mère. Dans certains points, surtout au niveau de l'hexagone artériel, ce tissu, qui double la dure-mère, devient fibreux et très résistant. Le tissu cellulaire *sous-arachnoïdien* a été décrit sous le nom de séreuse sous-arachnoïdienne. — Dans le tissu cellulaire sous-arachnoïdien il existe une quantité assez considérable de sérosité, c'est le liquide *sous-arachnoïdien.* Cette sérosité, d'après les recherches de M. Magendie, communiquerait avec celle que l'on rencontre dans l'arachnoïde ventriculaire, non par l'ouverture indiquée par Bichat, mais par un pertuis situé à la paroi antérieure du quatrième ventricule, au niveau du bec du calamus scriptorius, entre ce bec, qui est en avant, le vermis inférieur du cervelet qui est en arrière, et l'amygdale qui est sur le côté.

Le feuillet viscéral de l'arachnoïde est donc placé, même à l'état physiologique, entre deux couches de liquide, l'un le liquide intra-arachnoïdien, l'autre le liquide sous-arachnoïdien, qui communique avec la sérosité ventriculaire. De ce que les centres nerveux sont plongés dans le liquide céphalo-rachidien, M. Foltz conclut que l'on doit appliquer à ces viscères le principe d'Archimède d'après lequel un corps plongé dans un liquide perd un poids égal au volume du liquide qu'il déplace. D'après ce principe les centres nerveux ne pèsent que la cinquantième partie de leur poids lorsqu'ils sont plongés dans le liquide sous-arachnoïdien. Il résulte du même principe que l'on doit considérer ce liquide comme le *ligament suspenseur du cerveau.* Ce liquide a en outre pour fonction d'amortir considérablement les violences des chocs transmis aux centres nerveux. En effet, la quantité de mouvement se mesure par le produit de la masse par la vitesse; or le liquide diminue le poids de la masse nerveuse, donc la violence des chocs est diminuée. Le même auteur établit que le liquide céphalo-rachidien est le régulateur de la circulation de l'axe cérébro-spinal.

PIE-MÈRE.

La pie-mère est la membrane la plus interne des enveloppes des centres nerveux, sa structure est cellulo-vasculaire; nous examinerons successivement la *pie-mère crânienne* et la *pie-mère rachidienne*.

PIE-MÈRE CRANIENNE.

Le tissu cellulaire de cette membrane est très fin et distendu par de la sérosité autour du cerveau et du cervelet; il est, au contraire, dense et résistant au niveau de la protubérance annulaire. Les artères se divisent à l'infini dans l'épaisseur de cette membrane avant de pénétrer dans la substance encéphalique; les veines sont, d'après M. Cruveilhier, cinq fois plus multipliées que les artères. Les vaisseaux lymphatiques et les nerfs de cette membrane, signalés par quelques anatomistes, ne peuvent être démontrés. La pie-mère tapisse le cerveau, et, s'enfonçant dans les anfractuosités, elle les tapisse en s'adossant à elle-même; elle s'enfonce aussi entre les lames du cervelet. — La *face externe* de cette membrane est en rapport avec l'arachnoïde qui, comme nous venons de le dire, s'applique seulement sur les circonvolutions. Elle accompagne les nerfs et se continue avec le névrilème de ces cordons nerveux lorsqu'ils traversent les trous de la base du crâne. — La *face interne* adhère à la substance cérébrale par des vaisseaux très multipliés. — La pie-mère s'introduit dans les cavités (ventricules) de l'encéphale par trois prolongements, la *toile choroïdienne* et les *plexus choroïdes*.

1° *Toile choroïdienne.* — Ce prolongement pénètre dans le ventricule moyen par la partie moyenne de la grande fente de Bichat. Il est parcouru par un grand nombre de vaisseaux artériels et veineux. Les veines, en se réunissant, forment les veines de Galien et pénètrent dans le ventricule moyen, entre le bourrelet du corps calleux et les tubercules quadrijumeaux. Il est de forme triangulaire, il présente : une *face supérieure*, recouverte par la voûte à trois piliers; une *face inférieure* qui constitue la paroi supérieure du ventricule moyen. Cette face est parcourue par deux rangées de granulations rouges, qui, après un court trajet, se réunissent pour former un cordon médian, qui se bifurque en avant. Les branches de bifurcation traversent les trous de Monro, pour s'unir aux plexus choroïdes. Ces granulations sont formées par des vaisseaux capillaires anastomosés entre eux. Les *bords* de la toile choroïdienne se continuent avec les plexus choroïdes. La *base* se dédouble, entre les deux feuillets on rencontre la glande pinéale. C'est entre les deux lames de la base que l'on pénètre lorsque l'on cherche avec un stylet le prétendu canal de Bichat.

2° *Plexus choroïdes des ventricules latéraux.* — Ces replis rougeâtres, formés comme la toile choroïdienne par un lacis de vaisseaux sanguins, pénètrent dans les ventricules latéraux par les parties latérales de la fente de Bichat, ils recouvrent presque toute la corne d'Ammon et se dirigent ensuite horizontalement en avant pour se continuer au niveau du trou de Monro avec la toile choroïdienne.

Sous le nom d'*Arachnoïde intra-choroïdienne,* M. Gelez a décrit une dépendance de l'arachnoïde. Le cul de sac qui termine chez l'adulte le canal admis par Bichat, est le vestige du canal de ce prolongement de l'arachnoïde ; il est visible chez le fœtus. Il s'oblitère chez l'adulte; mais la cavité séreuse intra-choroïdienne persiste et ne communique pas avec la cavité ventriculaire, même chez le fœtus.

3° *Plexus choroïdes du quatrième ventricule.* — Au nombre de deux, ces petits plexus commencent par une extrémité amincie à l'orifice inférieur du quatrième ventricule et se terminent par un petit renflement au côté interne des lobules du pneumo-gastrique. Ils ont la même structure que les précédents.

PIE-MÈRE RACHIDIENNE.

La pie-mère rachidienne, continue en haut avec la pie-mère crânienne, perd ses caractères de membrane vasculaire pour devenir fibreuse, blanchâtre, demi-transparente. Les plis obliques qu'elle présente disparaissent par l'allongement de la moelle.

La *face externe* de cette membrane est parcourue par des vaisseaux sanguins très multipliés, qui se subdivisent et la traversent ensuite pour arriver à la substance nerveuse. Elle est unie par des prolongements celluleux à l'arachnoïde, et éloignée de cette membrane par le liquide sous-arachnoïdien. On peut considérer le *ligament dentelé* comme une dépendance de la face externe de la pie-mère rachidienne. Certains anatomistes le considèrent au contraire comme une dépendance de la dure-mère ou de l'arachnoïde.

Ligament dentelé. — Cette bandelette fibreuse s'étend du trou occipital à la deuxième vertèbre lombaire. Elle est interposée dans toute sa longueur entre les racines antérieures et les racines postérieures des nerfs spinaux. Son *bord interne* adhère à la pie-mère rachidienne, son *bord externe* présente de vingt à vingt et une dentelures. Chaque dent se confond avec la dure-mère dans l'intervalle de l'orifice profond des trous de conjugaison. La première dentelure est située entre le nerf grand hypoglosse et l'artère vertébrale; et la dernière répond à la terminaison de la moelle.

Face interne de la pie-mère. — Elle adhère à la moelle par des prolongements cellulaires et vasculaires; elle se prolonge pour tapisser les sillons antérieur et postérieur de la moelle. Elle fournit des gaînes aux racines des paires nerveuses spinales; ces gaînes se continuent avec le névrilème des nerfs rachidiens.

La pie-mère se termine au même niveau que la moelle, mais elle se prolonge sous la forme d'un cordon grêle qui descend, accompagné d'une petite veine, et qui se fixe à la base du coccyx. Ce ligament, *ligament coccygien*, que les anciens considéraient comme un nerf, et qu'ils désignaient sous le nom de *nerf impair*, a pour usage de fixer l'extrémité inférieure de la moelle.

CORPS DE PACCHIONI.

Les corps de Pacchioni, ou *granulations méningiennes*, d'une couleur jaunâtre, dont le volume ne dépasse guère celui d'un grain de millet, ont une forme arrondie ou ovalaire et une consistance assez ferme. Ces corps se développent avec l'âge et n'existent pas chez le fœtus. Placés d'abord dans le tissu cellulaire sous-arachnoïdien, ils amènent par leur développement l'adhérence des deux feuillets de l'arachnoïde, les perforent, et finissent par s'engager entre les fibres de la dure-mère et par se creuser des cavités irrégulières dans l'épaisseur des os. — Les granulations de Pacchioni s'observent le long du sinus longitudinal supérieur, mais on peut les rencontrer sur le frontal, l'occipital et même sur le rocher. — Les usages de ces corps sont inconnus. Pacchioni les considérait comme des glandes dont les canaux allaient s'ouvrir dans le sinus longitudinal supérieur. On pense aujourd'hui que ces corps sont des globules de graisse ou des granulations fibro-plastiques.

SÉREUSE VENTRICULAIRE.

Cette séreuse, excessivement mince, tapisse la cavité des ventricules de l'encéphale. Après avoir tapissé les ventricules latéraux et les plexus choroïdes, elle pénètre par le trou de Monro, avec l'extrémité bifurquée de ces derniers, dans le ventricule moyen, et arrive dans le ventricule du cervelet par l'aqueduc de Sylvius. — Cette séreuse ne communique pas avec la cavité de l'arachnoïde, mais seulement avec l'espace sous-arachnoïdien, au niveau de l'extrémité inférieure du bec du calamus scriptorius, ainsi que l'a démontré M. Magendie.

TABLEAU SYNOPTIQUE DES MÉNINGES.

DURE-MÈRE.

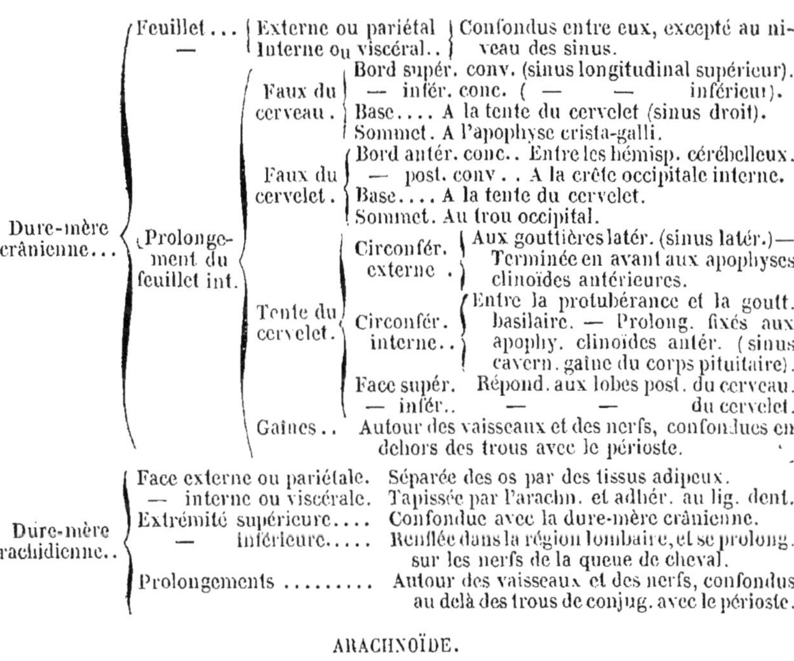

Dure-mère crânienne...
- Feuillet... Externe ou pariétal / — Interne ou viscéral.. — Confondus entre eux, excepté au niveau des sinus.
- Prolongement du feuillet int.
  - Faux du cerveau.
    - Bord supér. conv. (sinus longitudinal supérieur).
    - — infér. conc. (— — inférieur).
    - Base.... A la tente du cervelet (sinus droit).
    - Sommet. A l'apophyse crista-galli.
  - Faux du cervelet.
    - Bord antér. conc.. Entre les hémisp. cérébelleux.
    - — post. conv.. A la crête occipitale interne.
    - Base.... A la tente du cervelet.
    - Sommet. Au trou occipital.
  - Tente du cervelet.
    - Circonfér. externe. Aux gouttières latér. (sinus latér.) — Terminée en avant aux apophyses clinoïdes antérieures.
    - Circonfér. interne.. Entre la protubérance et la goutt. basilaire. — Prolong. fixés aux apophy. clinoïdes antér. (sinus cavern. gaîne du corps pituitaire).
    - Face supér. Répond. aux lobes post. du cerveau.
    - — infér.. — — du cervelet.
  - Gaînes.. Autour des vaisseaux et des nerfs, confondues en dehors des trous avec le périoste.

Dure-mère rachidienne..
- Face externe ou pariétale. Séparée des os par des tissus adipeux.
- — interne ou viscérale. Tapissée par l'arachn. et adhér. au lig. dent.
- Extrémité supérieure.... Confondue avec la dure-mère crânienne.
- — inférieure..... Renflée dans la région lombaire, et se prolong. sur les nerfs de la queue de cheval.
- Prolongements .... Autour des vaisseaux et des nerfs, confondus au delà des trous de conjug. avec le périoste.

ARACHNOÏDE.

Arachnoïde crânienne...
- Feuillet externe. Adhérent à la dure-mère.
- Feuillet interne. Répondant à la pie-mère..
  - Espace sous-arach. commun avec la séreuse ventriculaire...........
    - Espaces des anfractuosités.
    - — sous-arachnoïdien antérieur.
    - — — postérieur.
  - Espace intra-arachnoïdien.
- Gaînes... des nerfs et des vaisseaux se terminant en cul-de-sac.

Arachnoïde rachidienne..
- Feuillet externe. Adhérent à la dure-mère.
- — interne. — à la pie-mère (espace sous-arachnoïdien).
- Gaînes........ Des nerfs et des vaisseaux terminés en cul-de-sac.

PIE-MÈRE.

Pie-mère crânienne...	Pie-mère extérieure.	Face externe.	Adhér. à l'arach. (espace sous-arachnoïdien).	
		— interne.	— à la substance nerveuse.	
		Gaînes des vaisseaux et des nerfs, se cont. avec le névrilème.		
	Pie-mère intérieure.	Toile choroïd.	Face sup.	Répond. à la voûte à trois piliers.
			— inf.	— aux couches optiques.
			Bords...	Continus avec les plexus choroïd.
			Base....	— avec la pie-mère extér.
			Sommet.	Bifurqué trav. les trous de Monro.
		Plexus choroïdes des ventricules latéraux.	Bord int.	Continu à la toile choroïdienne.
			Ext. post.	— à la pie-mère extér.
			— ant.	— à la toile choroïdienne (trou de Monro).
			Arachnoïde intra-choroïdienne?	
		Plexus chor. du 4e ventric.	Se prolongeant jusqu'à la luette.	
			Continus en arrière avec la pie-mère extér.	
Pie-mère rachidienne..	Face externe...	Adhérente à l'arachnoïde (espace sous-arachnoïdien).		
		Ligament dentelé.	Adhérent en dedans à la pie-mère.	
			— en dehors à la dure-mère par 20 dentel.	
	Face interne...	Prolongements..	Dans les sillons de la moëlle.	
		—	Sur les racines nerveuses et se confondant avec le névrilème.	
	Extrémité supérieure..	Continue avec la pie-mère crânienne.		
	— inférieure...	Form. le ligam. coccygien (*nerf impair* des anc.).		

SÉREUSE VENTRICULAIRE.

Isolée de l'arachnoïde.

Communiquant par l'ouverture inférieure du quatrième ventricule avec l'espace sous-arachnoïdien.

Liquide céphalo-rachidien, contenu dans la séreuse ventriculaire et dans l'espace sous-arachnoïdien.

AXE CÉRÉBRO-SPINAL.

MOELLE ÉPINIÈRE.

La moelle épinière est cette portion des centres nerveux qui occupe la plus grande partie du canal vertébral. Elle est protégée par les vertèbres, par les ligaments qui réunissent ces pièces osseuses, par les muscles qui s'attachent sur ces os et par les méninges. Elle est loin de remplir la capacité du canal vertébral; l'espace qu'elle laisse libre est occupé par le liquide céphalo-rachidien. On doit considérer les ligaments dentelés comme des ligaments suspenseurs de la moelle. Ils servent en effet à la fixer à la colonne vertébrale, après s'être interposés entre les racines antérieures et postérieures des nerfs spinaux. — Son poids est d'environ 30 grammes. D'après M. Sappey, il est au poids de l'encéphale : : 1 : 50. D'une consistance plus ferme que celle du cerveau et du cervelet, la moëlle s'altère plus rapidement que ces organes. Nous décrirons successivement les *limites*, les *renflements*, la *s rface extérieure* et la *structure* de la moelle.

LIMITES DE LA MOELLE.

Les *limites supérieures* de la moelle, indiquées par les anatomistes, sont des lignes fictives, surtout en arrière. Gall, Mekel, Boyer, etc., lui donnent pour limite le trou occipital : Bichat, Chaussier, M. Cruveilhier, etc., la font commencer au sillon qui sépare en avant la protubérance annulaire du bulbe rachidien. Mais la situation du bulbe dans le crâne, sa structure plus complexe que celle de la moelle, les nerfs crâniens qui émanent de sa substance, doivent faire considérer le bulbe comme étant une des parties de l'encéphale. Nous admettrons pour limite supérieure à la moelle le point qui est placé immédiatement au-dessous de l'entrecroisement des *pyramides antérieures*, ce point correspond à la première vertèbre cervicale. — La *limite inférieure* de la moelle varie un peu avec l'attitude, mais elle varie surtout avec l'âge. Jusqu'au quatrième mois de la vie intra-utérine, la moelle occupe toute la longueur du canal rachidien jusqu'au sacrum ; elle est déjà moins longue à la naissance et elle se termine le plus souvent chez l'adulte au niveau de la première vertèbre lombaire.

RENFLEMENTS DE LA MOELLE.

Le volume de la moelle épinière n'est pas le même dans toute sa longueur. Le *renflement* cervical, surtout remarquable au niveau des origines du plexus brachial, s'étend de la troisième vertèbre cervicale à la deuxième vertèbre dorsale. — Le *renflement lombaire*, moins considérable que le précédent, commence au niveau de la onzième vertèbre dorsale et se termine avec la moelle en formant un cône dont le sommet donne attache au ligament coccygien. De ce renflement naissent les nerfs dont l'ensemble porte le nom de *queue de cheval*.

SURFACE EXTÉRIEURE DE LA MOELLE.

La moelle, débarrassée de la pie-mère, se présente sous la forme d'un cordon blanc, comprimée d'avant en arrière, et terminée en pointe. On remarque, sur cette surface, les renflements que nous venons de décrire et plusieurs *sillons*, les uns *médians* et les autres *latéraux*.

Sillons médians. — 1° Le *sillon médian antérieur* de la moelle mesure toute la longueur et pénètre environ jusqu'au tiers de l'épaisseur de cet organe. Il se termine à la *commissure blanche*, qui réunit en avant les deux moitiés de la moelle. — 2° Le *sillon médian postérieur*, plus profond, mais plus étroit que l'antérieur, d'après MM. Cruveilhier et Longet, n'arrive pas, d'après les mêmes observateurs, jusqu'à la *commissure grise*. Quelques anatomistes le considèrent comme inconstant.

Sillons latéraux. — 1° Le *sillon collatéral postérieur* se présente de chaque côté de la moelle, après l'ablation de la pie-mère et l'arrachement des racines postérieures des nerfs spinaux, sous la forme d'une rainure dont le fond est grisâtre. M. Cruveilhier, en étudiant ce sillon à l'aide d'un filet d'eau, a reconnu qu'il résultait de la préparation que l'on fait subir à la moelle pour l'examiner, car le filet d'eau arrive bientôt jusqu'au centre de l'organe. — 2° Le *sillon collatéral antérieur*, situé un peu en dehors du sillon antérieur, au niveau des racines antérieures des nerfs spinaux, n'existe pas, il est à peine visible après l'arrachement de ces racines. — 3° Indépendamment des deux sillons latéraux, postérieur et antérieur, on décrit, sous le nom de *sillon intermédiaire postérieur*, un sillon très superficiel, commençant en dehors du bec du calamus scriptorius et parcourant toute l'étendue de la moelle. D'après Longet, il serait situé à 1 millimètre et demi de chaque côté des sillons collatéraux postérieurs. Il est surtout apparent aux régions cervicale et dorsale.

Cordons ou *faisceaux*. — Les anatomistes ne sont pas d'accord sur le nombre des faisceaux de la moelle. Nous adopterons que chaque moitié de cet organe est formée de deux cordons (le sillon latéral antérieur est trop superficiel pour faire admettre trois faisceaux nerveux). — Le *faisceau antéro-latéral*, compris entre le sillon médian antérieur et le sillon médian postérieur et les racines postérieures des nerfs spinaux, représente environ les deux tiers de chaque moitié de la moelle. — Le *faisceau postérieur*, compris entre le sillon médian postérieur et les racines postérieures, représente seulement le tiers postérieur de chaque moitié de la moelle. Ce dernier faisceau serait, d'après quelques anatomistes, divisé en deux par le sillon intermédiaire postérieur.

STRUCTURE DE LA MOELLE.

Après avoir coupé transversalement la moelle épinière, on reconnaît qu'elle est formée de deux substances, l'une *grise* et l'autre *blanche*, la première est renfermée dans la seconde.

Substance grise ou *centrale.* — Cette substance présente une *partie moyenne,* qui forme la *commissure postérieure* et qui se confond par ses extrémités avec les *parties latérales.* Ces dernières sont convexes en dehors et en arrière; elles mesurent, comme la précédente, toute la longueur de la moelle. Leur extrémité *antérieure* est plus courte que la *postérieure;* la première n'arrive jamais jusqu'à l'origine des racines antérieures des nerfs spinaux, la postérieure se prolonge jusqu'à l'origine des racines postérieures de ces nerfs. La substance grise est plus abondante au niveau des renflements de la moelle que dans le reste de son étendue. Aussi la figure des coupes pratiquées à diverses hauteurs de cette tige nerveuse n'est-elle pas exactement la même.

Substance blanche ou *corticale.* — Cette substance représente deux cylindres aplatis d'avant en arrière et réunis entre eux par la *commissure blanche.* Cette commissure que l'on voit au fond du sillon médian antérieur est constituée par des fibres transversales, elle est doublée en arrière par la commissure grise. — On déchire facilement les commissures, et l'on peut alors aplanir la substance blanche et en former ainsi une longue bande, qui est lisse et blanche en dehors, grisâtre et comme floconneuse en dedans. Cette lame, après avoir été macérée, peut être divisée en un très grand nombre de lamelles longitudinales et cunéiformes. Ces lamelles, libres en dehors, ont deux faces latérales; elles sont séparées des lames qui les touchent par de très petits vaisseaux, et leur bord mince en contact avec la substance grise. Elles occupent toute la hauteur de la moelle et peuvent être décomposées en lamelles de plus en plus petites. Les dernières lamelles sont formées par les tubes nerveux, continus à ceux des racines nerveuses qui remontent ainsi, d'après les recherches de Valentin, jusqu'à l'encéphale. — Le canal central de la moelle, étendu du bec du calamus scriptorius et creusé dans l'épaisseur de la commissure postérieure, est nié par la plupart des anatomistes. Jusqu'au quatrième mois, d'après M. Cruveilhier, et jusqu'au neuvième mois de la vie intra-utérine d'après M. Serres, chaque moitié de la moelle est creusée d'un canal qui contient une matière gélatiniforme. Cette matière est remplacée peu à peu par la substance grise.

TABLEAU SYNOPTIQUE DE LA MOELLE ÉPINIÈRE.

- **Situation....** Dans le canal rachidien.
- **Limites.....**
  - Supérieures. Au niveau de l'entrecroisement des pyramides antérieures.
  - Inférieures. — de la 1re vertèbre lombaire (queue de cheval).
- **Surface extérieure...**
  - Sous forme de cordon blanc aplati d'avant en arrière....
    - Renflement cervical.
    - — lombaire.
    - Sillons.....
      - Médian antérieur.
      - — postérieur.
      - Antéro-latéral postérieur.
      - Antéro-latéral antérieur.
      - Intermédiaire postérieur.
    - Faisceaux ou cordons.
      - Antéro-latéral.
      - Postérieur (intermédiaire postérieur).
- **Structure....**
  - Substance grise ou centrale.
    - Partie moyenne (commissure grise).
    - Parties latérales (prolongements postérieurs plus longs que les antérieurs).
  - Substance blanche ou corticale..
    - Deux cylindres réunis par la commissure blanche.
    - Lame de chaque cylindre formée par.......... Des lamelles cunéiformes, remontant jusqu'à l'encéphale.
    - Canal central de la substance grise?
    - Canaux latéraux... Dans la vie intra-utérine.

BULBE RACHIDIEN.

Le bulbe rachidien, *moelle allongée,* est un renflement nerveux blanc, situé dans le crâne. Ce renflement s'appuie sur la moitié inférieure de l'apophyse basilaire; sa forme est celle d'un cône tronqué dont la base est séparée en avant de la protubérance annulaire par des fibres transversales, et dont le sommet se continue avec la moelle au niveau de l'entrecroisement des pyramides antérieures. Le bulbe rachidien est embrassé en arrière et sur les côtés par l'échancrure antérieure du cervelet. Nous distinguerons au bulbe rachidien quatre *faces* (une *antérieure,* une *postérieure,* et deux *latérales*), et nous procéderons ensuite à l'étude de sa *structure.*

FACE ANTÉRIEURE.

Cette face repose sur la moitié inférieure de la gouttière basilaire.

On distingue sur la ligne médiane le *sillon médian,* qui se termine en haut par une petite dépression, le *trou borgne.* Ce sillon se continue en bas avec le sillon antérieur de la moelle, mais il est interrompu au niveau de l'entrecoisement des pyramides. Il est traversé par des artérioles et des veinules. Souvent la partie supérieure du sillon est recouverte par des fibres transversales dont l'ensemble porte le nom de *ponticule, d'avant-pont.* — De chaque côté du sillon médian, on voit deux cordons longitudinaux et blancs, rétrécis à leurs extrémités. Ces cordons sont les *pyramides antérieures,* qui occupent toute la hauteur du bulbe. En dehors de chaque cordon on rencontre un sillon qui le sépare de l'olive correspondante ; dans ce sillon on voit les origines du nerf grand hypoglosse.— Les olives (*corps olivaires*) sont placées en dehors et en arrière des pyramides antérieures ; leur plus grosse extrémité regarde en haut. Elles sont limitées inférieurement par des *fibres arciformes* souvent peu apparentes. L'extrémité supérieure des olives est séparée de la protubérance annulaire par la *fosse olivaire,* qui présente l'origine apparente du nerf facial. — Au-dessous et un peu en arrière de l'olive se trouve le *tubercule cendré* de Rolando, qui fait une légère saillie et qui est souvent peu apparent.

FACE POSTÉRIEURE.

La face postérieure du bulbe se continue sans interruption avec la face postérieure de la protubérance, pour former la paroi antérieure du quatrième ventricule. Une ligne étendue d'un angle latéral de ce ventricule à son congénère, établit une limite fictive entre la face postérieure du bulbe et celle de la protubérance. — Sur cette face, on remarque un espace triangulaire, dont l'angle inférieur est désigné sous le nom de *calamus scriptorius.* — Sur la ligne médiane de cet espace, on rencontre un sillon qui se continue en haut avec l'aqueduc de Sylvius, et en bas avec le sillon postérieur de la moelle. — Le fond de l'espace triangulaire est recouvert par une lamelle de substance grise, sur laquelle on remarque des stries blanches dont quelques-unes concourent à former les racines du nerf auditif. Ces stries blanches représentent les barbes, le sillon médian le corps, et l'angle formé par la réunion des pyramides postérieures, le bec de la plume. — L'espace triangulaire est limité de chaque côté par la *pyramide postérieure.* Les pyramides postérieures se continuent avec les faisceaux postérieurs de la moelle. — Ces faisceaux, parvenus au niveau du bec du calamus scriptorius, s'écartent l'un de l'autre et se renflent pour limiter cet espace triangulaire, et se terminent ensuite en s'effilant vers les angles latéraux du quatrième ventricule. — En dehors des pyramides postérieures, on rencontre les *corps restiformes* ou *pédoncules cérébelleux inférieurs*, qui se continuent, comme les faisceaux précédents, avec les cordons postérieurs de la moelle. Un sillon superficiel, le sillon intermédiaire postérieur, sépare les pédoncules cérébelleux inférieurs des pyramides postérieures. Les corps restiformes se terminent supérieurement dans le cervelet.

FACES LATÉRALES.

On distingue, à droite et à gauche et d'avant en arrière, 1° la pyramide antérieure; 2° le sillon qui la sépare de l'olive et racines du grand hypoglosse; 3° l'olive et au-dessous d'elle le tubercule cendré; 4° des fibres arciformes; 5° un sillon situé entre l'olive et le tubercule cendré de Rolando, et le corps restiforme qui est en arrière. De ce sillon partent les racines des nerfs glosso-pharyngien, pneumogastrique et spinal.

STRUCTURE.

Pyramides antérieures. — Ces renflements sont formés par des fibres parallèles et blanches, qui se continuent avec celles des cordons antéro-latéraux de la moelle. Parvenues à 25 millimètres au-dessous du bord postérieur de la protubérance, les pyramides, après s'être divisées ordinairement en deux ou trois faisceaux, s'entrecroisent en formant une natte régulière, d'une hauteur d'environ 18 millimètres. La pyramide droite se porte obliquement de droite à gauche, passe au-dessous et en arrière de la pyramide gauche, pour se continuer avec le faisceau latéral gauche : la pyramide gauche se dirige obliquement à droite pour se continuer avec le faisceau latéral droit. Pour bien voir cet entrecroisement, il faut, après avoir fait macérer la pièce dans de l'alcool, renverser les pyramides de haut en bas et écarter ensuite les corps restiformes. La partie de la pyramide antérieure qui ne s'entrecroise pas avec celle du côté opposé forme le *faisceau sous-olivaire*. M. Cruveilhier admet qu'une autre partie du faisceau antéro-latéral de la moelle se jette dans le corps restiforme du même côté.

Faisceau sous-olivaire et *faisceau innominé du bulbe.* — La partie externe du faisceau antéro-latéral de la moelle, qui ne se rend pas à la pyramide antérieure et qui ne s'entrecroise pas avec celle du côté opposé, forme le *faisceau sous-olivaire.* Ce dernier devient visible lorsque l'on renverse en dehors les pyramides, les corps restiformes et les olives. — Le *faisceau innominé* ou de *renforcement du bulbe* se confond avec le précédent, et il est formé de substance blanche combinée avec de la substance grise. Il est situé entre l'olive qui est en avant et le corps restiforme qui est en arrière. Ce faisceau, plus épais supérieurement qu'inférieurement, parvenu à la protubérance, s'entrecroise avec celui du côté opposé, comme l'a démontré M. Foville. Après cet entrecroisement, il se subdivise en trois bandelettes; l'une d'elles se porte en dehors pour former le *pédoncule cérébelleux moyen.* Entre les deux autres, passe le *pédoncule cérébelieux supérieur* du cervelet. La bandelette la plus *interne* s'engage au-dessous des pédoncules supérieurs du cervelet, passe ensuite sous les tubercules quadrijumeaux pour se jeter dans les pédoncules cérébraux. La bandelette la plus externe forme le *faisceau triangulaire latéral de l'isthme.*

Corps olivaires. — Les olives que nous avons vu faire saillie en dehors des pypramides se prolongent derrière ces mêmes pyramides jusqu'à la ligne médiane. Ces corps sont formés d'une enveloppe nerveuse et blanche, qui en recouvre une seconde de couleur jaunâtre et plissée sur elle-même. Ces enveloppes sont percées d'une ouverture dirigée en dedans et en arrière. Par cette ouverture semblent pénétrer les substances blanche et grise qui forment l'olive.

Corps restiformes et *pyramides postérieures.* — Nous avons vu que le faisceau postérieur de la moelle constituait en dedans la *pyramide postérieure,* qui se terminait à l'angle latéral du quatrième ventricule, et en dehors le *corps restiforme* ou pédoncule inférieur du cervelet. Ce pédoncule est séparé du faisceau innominé du bulbe par le sillon d'où l'on voit naître les nerfs glosso-pharyngien, pneumo-gastrique et spinal. Nous verrons les corps restiformes s'entrecroiser à la partie antérieure de la protubérance annulaire.

TABLEAU SYNOPTIQUE DU BULBE RACHIDIEN.

- **Limites**
  - Inférieure...
    - En avant.. Entrecroisement des pyramides.
    - En arrière. Bec du calamus scriptorius.
  - Supérieure..
    - En avant.. Fibres transverses de la protubérance.
    - En arrière. Ligne étendue de l'un à l'autre angle latéral du quatrième ventricule.
- **Face antérieure**
  - Sur la ligne médiane. Sillon antérieur (trou borgne).
  - Sur les côtés (de dedans en dehors).
    - Les pyramides antérieures.
    - Le sillon collatéral antérieur.
    - Les olives et le tubercule cendré.
    - Les fibres arciformes.
    - Le sillon collatéral postérieur (racines des glosso-pharyngien, pneumo-gastrique et spinal).
- **Face postérieure**
  - Sur la ligne médiane. Calamus scriptorius.
    - Tige... Sillon méd. posté.
    - Barbes. Fibres blanches.
    - Bec... Angle inf. du cal.
  - Sur les côtés (de dedans en dehors).
    - Les pyramides postérieures.
    - Sillon peu marqué.
    - Corps restiformes ou pédoncul. cérébelleux infér.
- **Faces latérales**
  - Les pyramides antérieures.
  - Le sillon collatéral antérieur (racines du grand hypoglosse).
  - Les olives et le corps cendré de Rolando.
  - Les fibres arciformes.
  - Le sillon col. post. (racines du glosso-phar., du pneumo-gast. et du spinal).
- **Structure**
  - Faisceau antéro-latéral de la moëlle......
    - Formant 1° les pyramides antér. entrecroisées en natte.
    - — 2° le faisceau sous-olivaire.
    - — 3° une partie du corps restif. du même côté.
  - Faisceau innominé du bulbe......
    - Confondu avec le faisceau sous-olivaire.
    - Divisé en trois bandelettes, après s'être entrecroisé avec son congénère.....
      - Bandelette du pédoncule cérébelleux supérieur.
      - — se perdant dans le pédoncule cérébral.
      - — formant le faisceau triangulaire latéral de l'isthme.
  - Corps olivaire..
    - Enveloppe blanche....... / — jaune et plissée. Perforées pour laisser passer les substances blanche et grise de l'olive.
  - Faisceau postér. de la moëlle.
    - Formant en dedans. La pyramide postér. qui se perd à l'angle lat. du 4e ventricule.
    - — en dehors. Le pédoncule inférieur du cervelet ou corps restiforme.

ISTHME DE L'ENCÉPHALE.

Sous le nom d'isthme de l'encéphale, nous décrirons, à l'exemple de plusieurs anatomistes : *la protubérance annulaire, les pédoncules cérébraux, les tubercules quadrijumeaux et les pédoncules cérébelleux*. Nous examinerons ces différentes parties d'abord à l'extérieur, et nous étudierons ensuite leur structure.

ISTHME DE L'ENCÉPHALE A L'EXTÉRIEUR.

PROTUBÉRANCE ANNULAIRE.

La *protubérance annulaire*, désignée aussi sous les noms de *mésocéphale*, de *pont de Varole*, est une commissure qui unit entre elles les diverses parties de l'encéphale. Cette éminence a la forme d'un demi-anneau ; elle est blanche en avant et grise en arrière. Elle est placée au-dessus du bulbe rachidien, en arrière et au-dessous des pédoncules cérébraux et entre les pédoncules cérébelleux moyens. Les six faces du pont de Varole, excepté l'antérieure et la supérieure, ont des limites fictives.

Face antérieure. — Cette face est oblique de haut en bas et d'avant en arrière, comme l'apophyse basilaire, sur laquelle elle appuie. On remarque sur cette face une dépression longitudinale qui répond au tronc basilaire, et, de chaque côté, des fibres blanches transversales qui sont soulevées par le passage des pyramides antérieures, qui traversent la protubérance. Rolando a divisé les fibres transversales en trois faisceaux distincts. Ces faisceaux transversaux, en se contournant ensemble, forment les *pédoncules cérébelleux moyens*. Les fibres du faisceau *supérieur* se dirigent en dehors et en haut ; celles du faisceau *moyen* sont transversales et les plus superficielles ; celles du faisceau *inférieur* sont croisées en avant et en dedans par celles du faisceau moyen. Entre les faisceaux moyen et supérieur se voit l'origine apparente du nerf trijumeau.

Face postérieure. — Cette face est limitée en haut par un plan fictif qui passerait derrière les tubercules quadrijumeaux, et en bas par un second plan qui passerait immédiatement au-dessous des angles latéraux du quatrième ventricule. Cette face, recouverte par le cervelet, d'une couleur grise et sur laquelle on voit quelques tractus blancs, fait partie de la paroi antérieure du quatrième ventricule. Elle présente, sur la ligne médiane, *le sillon médian de l'isthme*, qui se continue en haut avec l'aqueduc de Sylvius, et en bas avec le sillon du bulbe rachidien. De chaque côté de ce sillon, cette face est soulevée par le faisceau innominé du bulbe. En dehors des deux saillies précédentes, on remarque les pédoncules supérieurs du cervelet. Ces faisceaux, avant de s'engager sous les tubercules quadrijumeaux, sont croisés par les faisceaux triangulaires latéraux de l'isthme; ils sont limités en dehors par un sillon, le *sillon latéral de l'isthme*.

Face supérieure. — Elle est formée par la coupe des pédoncules cérébraux, entre lesquels on voit le *locus niger*, petit amas de substance grise. On obtient cette face en coupant les pédoncules parallèlement au bord antéro-supérieur de l'isthme.

Face inférieure. — Elle se continue avec la base du bulbe.

Faces latérales. — Ces faces sont continues avec les pédoncules cérébelleux moyens. Au-dessus des origines du trijumeau, on voit le faisceau triangulaire latéral de l'isthme et la face externe du pédoncule cérébelleux supérieur.

PÉDONCULES CÉRÉBRAUX.

Les pédoncules cérébraux sont deux gros cordons blancs qui mergent de chaque côté de la face antérieure de la protubérance annulaire, et qui se confondent en avant avec les couches optiques. Ces pédoncules se dirigent en haut, en dehors et en avant; l'intervalle qui les sépare, étroit en arrière, plus large en avant à cause de la direction de ces cordons nerveux, est rempli par une lame nerveuse. Cette lame porte le nom de *lame perforée interpédonculaire*: elle est criblée d'une multitude de petits trous vasculaires. — La *face externe* de chaque pédoncule cérébral est contournée par la bandelette du nerf optique et par le nerf pathétique du même côté. — La *face interne* est libre, et présente les origines du nerf moteur oculaire commun. — La *face supérieure* adhère aux tubercules quadrijumeaux. — La *face inférieure* est libre, et formée par les fibres longitudinales et parallèles de chaque pédoncule. — La *face antérieure* se continue avec la couche optique correspondante. — La *face postérieure* est continue avec la protubérance.

TUBERCULES QUADRIJUMEAUX.

Les tubercules quadrijumeaux sont quatre petites éminences arrondies, deux à droite, deux à gauche, et séparées entre elles par un sillon antéro-postérieur. Les deux supérieures sont isolées des deux inférieures par un sillon transversal. Ces petites élévations, situées en arrière des couches optiques et du ventricule moyen, au-dessous de la toile choroïdienne et en avant de la valvule de Vieussens, concourent à former la partie horizontale de la grande fente de Bichat, et répondent inférieurement à l'aqueduc de Sylvius. Les deux éminences supérieures portent le nom de *nates;* elles sont grisâtres et plus volumineuses que les inférieures. Ces dernières, que l'on appelle *testes,* sont blanchâtres. Les testes envoient un cordon nerveux au corps genouillé interne : les éminences nates émettent aussi une bandelette qui se rend au corps genouillé externe. Aux éminences nates aboutit le faisceau triangulaire latéral de l'isthme. — Le *faisceau triangulaire latéral,* de l'isthme, *ruban de Reil,* confondu en bas avec le faisceau innominé du bulbe, et en haut avec les éminences testes, est limité par le sillon latéral de l'isthme; il décrit un demi-cercle autour des pédoncules cérébelleux supérieurs. — Dans une légère dépression qui sépare en avant les éminences nates et au-dessous du bourrelet du corps calleux, on remarque la *glande pinéale* (*conarium*). Le conarium est d'un gris rougeâtre, du volume d'un petit pois; sa forme l'a fait comparer à une pomme de pin. Par sa base, dirigée en avant, la glande pinéale, adhère à l'encéphale; le sommet de l'organe est libre. Ce petit corps présente quatre prolongements : les deux *prolongements supérieurs* (*rênes* ou *freins*) de la glande pinéale, après avoir longé la couche optique, se confondent avec les origines des piliers antérieurs de la voûte à trois piliers; les deux *prolongements postérieurs* se confondent bientôt avec les tubercules quadrijumeaux. Le conarium, considéré par les anciens anatomistes comme une glande, était regardé par Pascal comme la *source des esprits.*

PÉDONCULES CÉRÉBELLEUX.

Les pédoncules du cervelet sont au nombre de trois de chaque côté. — Les *pédoncules inférieurs* (*processus cerebelli ad medullam*) sont formés principalement par les corps restiformes. — Les *pédoncules moyens* (*processus cerebelli ad pontem*) sont composés de faisceaux qui sont continus en dedans avec les fibres transversales de la protubérance, et reçoivent une partie du faisceau triangulaire latéral de l'isthme. — Les *pédoncules supérieurs* (*processus cerebelli ad testes*), nés du lobe médian du cervelet, se dirigent en haut et en dedans, passent sous les tubercules quadrijumeaux pour se confondre avec la partie supérieure des pédoncules cérébraux. — Entre les pédoncules supérieurs du cervelet, on remarque la *valvule de Vieussens*. Cette lamelle nerveuse, de forme triangulaire, présente : une *face supérieure* recouverte par le vermis supérior, une *face inférieure* qui fait partie de la paroi postérieure du ventricule du cervelet. Les *bords latéraux* de la valvule sont adhérents aux pédoncules cérébelleux supérieurs; la *base* se continue avec la substance blanche centrale du crvelet; le *sommet* se perd au niveau des testes. De la partie postérieure du sillon qui sépare ces dernières éminences naît un petit faisceau médullaire, le *frein* de la valvule de Vieussens. Le frein se subdivise en trois faisceaux qui se confondent avec la valvule.

STRUCTURE DE L'ISTHME DE L'ENCÉPHALE.

Protubérance annulaire. — Ce renflement nerveux est constitué par des couches transversales et longitudinales, qui sont séparées les unes des autres par des couches de substance grise. En effet, si l'on étudie la protubérance de *bas* en *haut*, on rencontre une première couche de fibres transversales, entrecroisées sur la ligne médiane et formées par l'épanouissement des pédoncules cérébelleux moyens. Au-dessus de ces fibres transversales, on remarque de la substance grise, et au-dessus de celle-ci deux faisceaux blancs longitudinaux qui se continuent avec les pyramides antérieures, et qui vont former en grande partie les pédoncules cérébraux. Entre les fibres de ces faisceaux longitudinaux, on voit quelques fibres transversales qui se rendent aux pédoncules cérébelleux moyens. Plus profondément que les faisceaux longitudinaux, est une couche de substance grise qui est appliquée elle-même sur d'autres fibres longitudinales. Ces dernières appartiennent au *faisceau innominé du bulbe*. Ce faisceau, confondu en bas avec le faisceau sous-olivaire, est situé entre l'olive et le corps restiforme; en haut, il va former la partie moyenne des pédoncules cérébraux en passant sous les tubercules quadrijumeaux. Le faisceau innominé du bulbe répond en dedans à celui du côté opposé, et en dehors au faisceau triangulaire latéral de l'isthme. Ce dernier, comme nous l'avons vu, est constitué par la bandelette externe du faisceau de renforcement. Enfin, sur les fibres longitudinales précédentes, on trouve la substance grise du quatrième ventricule.

Pédoncules cérébelleux. — Les *inférieurs* sont constitués par les corps restiformes, faisceaux postérieurs de la moelle. Nous avons vu ces mêmes faisceaux former aussi les pyramides postérieures. — Les *moyens* sont formés par les fibres transversales de la protubérance, et partent des parties latérales de cette éminence. — Les *supérieurs,* dirigés d'avant en arrière, émergent du lobe médian du cervelet et se perdent dans les pédoncules cérébraux. — La *valvule de Vieussens,* demi-transparente, grise à l'extérieur et blanche à l'intérieur, est, d'après certains anatomistes, formée par quelques fibres du faisceau triangulaire latéral de l'isthme.

Pédoncules cérébraux. — Ils sont constitués par trois ordres de fibres : les fibres supérieures font suite aux pédoncules cérébelleux supérieurs et au faisceau triangulaire latéral de l'isthme ; les moyennes appartiennent au faisceau innominé du bulbe ; les inférieures se continuent avec les pyramides antérieures.

Tubercules quadrijumeaux. — Ces éminences sont formées par de la substance grise qui est revêtue d'une lamelle mince de substance blanche.

TABLEAU SYNOPTIQUE DE L'ISTHME DE L'ENCÉPHALE.

PROTUBÉRANCE ANNULAIRE.

Limites.....	En haut et en bas....	Par sa saillie.	
	Latéralement........	Par deux lignes verticales, l'une à droite, l'autre à gauche, en dehors des origines des trijumeaux.	
	En arrière et en haut..	Par une ligne transversale passant derrière les tubercules quadrijumeaux.	
	En arrière et en bas..	Par une ligne transversale passant par les angles latéraux du quatrième ventricule.	
Faces.......	Antérieure...	Sillon médian.	
		Fibres transversales.	Divisées en 3 faisc. qui se contourn. pour former les péd. cérébel. moy.
	Postérieure..	Sillon médian de l'isthme.	
		Substance grise et tractus blancs...	Saillies dues aux corps innominés.
		Pédoncules cérébelleux supérieurs.	
		Sillon latéral de l'isthme.	
	Supérieure...	Coupe des pédoncules cérébraux.	
		Locus niger.	
	Inférieure...	Continue au bulbe.	
	Latérales....	Pédoncules cérébelleux moyens.	
		Faisceau innominé du bulbe.	

PÉDONCULES CÉRÉBRAUX.

Extrémité inférieure		A la face antérieure de la protubérance.
— supérieure		Aux couches optiques.
Faces	Externe	Contournée par les nerfs optique et pathétique.
	Interne	Origines de la troisième paire.
	Supérieure	Tubercules quadrijumeaux.
	Inférieure	Fibres parallèles.

Lame perforée interpédonculaire.

TUBERCULES QUADRIJUMEAUX.

Supérieurs		Nates (grisâtres et les plus volumin., prolong. au corps genouillé externe).
Inférieurs		Testes (blanchâtres, prolongement au corps genouillé interne).
Situation	Au-dessus des pédoncules cérébraux.	
	Au-dessous de la toile choroïdienne.	
	En arrière du ventricule moyen.	
	En avant de la valvule de Vieussens.	
Faisceau triangulaire latéral de l'isthme.	Limité par le sillon latéral de l'isthme.	
	Extrémité supérieure.	Aux testes.
	— inférieure.	Au faisceau innominé du bulbe.
Glande pinéale.	Situation	Entre les nates.
	Forme	Celle d'une pomme de pin.
	Base	Adhérente.
	Sommet	Libre.
	Prolong. sup.	Aux origines des piliers antérieurs de la voûte.
	— post.	Aux tubercules quadrijumeaux.

PÉDONCULES CÉRÉBELLEUX.

Pédoncules inférieurs (*processus cerebelli ad medullam*).
— moyen (— — *ad pontem*).
— supérieurs(— — *ad testes*).

Valvule de Vieussens	Face inférieure.	Paroi postérieure du quatrième ventricule.
	— supérieure.	Recouverte par le cervelet.
	Bords	Adhérents aux processus cerebelli ad testes.
	Base	Adhérente au lobe médian du cervelet.
	Sommet	Adhérent aux nates.
	Frein	— au sillon des testes.

STRUCTURE DE L'ISTHME.

Protubérance annulaire (de bas en haut)	Fibres transversales.	Des pédoncules moyens du cervelet.
	Substance grise.	
	Faisceaux longitud.	Des pyramides antérieures.
	Faisceaux transversaux.	
	Substance grise.	
	Fibres longitudin.	Du faisceau innominé du bulbe.
	Substance grise.	Du quatrième ventricule.
Pédoncules cérébraux	Fibres supérieures.	Des pédoncules supérieurs du cervelet.
	— moyennes.	Du faisceau innominé du bulbe.
	— inférieures.	Des pyramides antérieures.
Tubercules quadrijum.	Substance grise à l'intérieur, et écorce blanche à l'extérieur.	
Pédoncules cérébelleux	Supérieurs.	Partant du lobe médian du cervelet et allant aux pédoncules cérébraux.
	Moyens	Continus avec les fibres transverses de la protubérance.
	Inférieures.	Continuant les corps restiformes.

CERVELET.

Le cervelet est un organe symétrique, dont le grand diamètre, qui est transversal, à environ 12 centimètres. Il est situé dans les fosses occipitales inférieures, au-dessous des lobes postérieurs du cerveau, dont il est séparé par la tente du cervelet; il est placé en arrière de la protubérance annulaire et du bulbe rachidien. Il est proportionnellement moins volumineux chez le nouveau-né que chez l'adulte. La substance grise qui recouvre la substance blanche de cet organe est, d'après M. Cruveilhier, moins consistante que la substance grise du cerveau; la substance blanche du cervelet l'emporte, au contraire, en consistance sur celle du cerveau. Après avoir étudié le cervelet à l'extérieur, nous aurons à décrire sa structure. Considéré à l'*extérieur*, le cervelet présente deux *faces* et une *circonférence*.

FACE SUPÉRIEURE.

La face supérieure du cervelet présente sur la ligne médiane une éminence allongée d'avant en arrière. Elle est due à l'entrecroisement des lames du cervelet. On a comparé cette saillie à un ver à soie, d'où le nom de *vermis superior* (appendice *vermiculaire supérieur*). Le vermis superior recouvre en avant les tubercules quadrijumeaux et la valvule de Vieussens. Sur les côtés de l'éminence vermiculaire supérieure, la face supérieure du cervelet est inclinée de haut en bas et de dedans en dehors. On y remarque de nombreux sillons.

FACE INFÉRIEURE.

Sur la ligne médiane, la face inférieure du cervelet est creusée d'une gouttière large et profonde, *grande scissure médiane du cervelet*, qui embrasse, en avant, la protubérance annulaire et le bulbe rachidien. La partie postérieure de cette scissure répond à la faux du cervelet, et sépare, en arrière, les lobes cérébelleux latéraux. La moitié postérieure de cette scissure présente le *vermis inferior* (appendice *vermiculaire inférieur*), formé, comme le superior, par l'entrecroisement des lames qui constituent les hémisphères cérébelleux. Les prolongements du *vermis inferior* sont au nombre de quatre. Les deux prolongements latéraux se perdent dans les lobes cérébelleux latéraux; le prolongement postérieur est situé dans le fond de la grande scissure médiane, et s'unit à l'extrémité amincie du vermis superior. Le prolongement antérieur concourt à former la paroi supérieure du quatrième ventricule, et se termine par un petit mamelon, *éminence mamillaire* (*la luette*), qui est libre dans la cavité du ventricule. De chaque côté de la luette naît une des *valvules de Tarin*. Les *valvules de Tarin* sont deux minces replis, en forme de croissant. Le bord antérieur des valvules est libre comme la luette, le postérieur se continue avec la substance du cervelet. L'extrémité interne des valvules est unie à la luette, et l'extrémité externe contourne le pédoncule cérébelleux inférieur pour se perdre dans le lobule du pneumo-gastrique.— Sur les côtés de la face inférieure du cervelet, on remarque les *lobes latéraux*. Ces derniers occupent les fosses occipitales inférieures.

CIRCONFÉRENCE.

Cette circonférence a été comparée à un cœur de carte à jouer qui serait échancré en avant et en arrière. L'échancrure antérieure embrasse la protubérance annulaire et le bulbe rachidien, la postérieure reçoit la faux du cervelet. Au fond de l'échancrure postérieure, on voit la réunion des deux vermis, dont l'ensemble constitue le *lobe moyen* du cervelet. — A la partie antérieure et échancrée de la circonférence, on remarque les *pédoncules cérébelleux*, qui, comme nous l'avons déjà dit, sont au nombre de trois de chaque côté : — Les *supérieurs* ne se terminent pas aux tubercules quadrijumeaux; ils s'engagent au-dessous de ces éminences pour aboutir aux pédoncules cérébraux. — Les *moyens* se continuent avec les fibres transverses de la protubérance et avec le faisceau triangulaire latéral de l'isthme. — Les *inférieurs* sont formés par les corps restiformes, qui se continuent avec les faisceaux postérieurs de la moelle. Le cervelet a donc par ses pédoncules des connexions importantes avec le bulbe rachidien, la protubérance annulaire et le cerveau.

Lobes, lobules, lames et lamelles du cervelet. — Le *lobe médian* du cervelet est formé par les deux vermis. — Les *lobes latéraux* sont isolés l'un de l'autre au niveau de l'échancrure antérieure, et séparés l'un de l'autre en arrière par la grande scissure médiane. Mais au fond de cette scissure, ces lobes sont réunis par les prolongements postérieurs du vermis inferior. — Les *sillons* que l'on voit à la surface du cervelet sont distingués par M. Cruveilhier en quatre ordres. — Les sillons du premier ordre sont les plus profonds, presque tous occupent la circonférence du cervelet; ils divisent cet organe en *lobules* ou *segments*. — Ces derniers sont divisés en *segments secondaires* par les sillons de second ordre. — Les sillons du troisième ordre divisent les segments secondaires en *lames,* et ces lames sont subdivisées à leur tour en *lamelles* par les sillons du quatrième ordre. — On est peu d'accord sur le nombre des lobules. Les plus importants à connaître sont : 1° le *lobule de la circonférence,* qui est séparé des autres par un sillon très profond ; 2° les *lobules du bulbe rachidien* ou *amygdales*, qui, situés en arrière du bulbe rachidien, et séparés l'un de l'autre par le vermis inferior, sont les plus internes de tous les lobules du cervelet ; 3° les *lobules des nerfs pneumo-gastriques,* situés en avant des précédents, en arrière des origines apparentes des nerfs pneumo-gastriques. — Le nombre des lames et surtout des lamelles a été indiqué par plusieurs anatomistes ; d'après Chaussier, on compterait soixante lames et au moins six cents lamelles. Les lames, isolées les unes des autres par les sillons, sont libres et sont seulement unies au cervelet par leur bord adhérent. Les lamelles passent souvent d'une lame à l'autre, et même d'un lobule à un autre. — Les segments, les lames et les lamelles de la face supérieure du cervelet appartiennent tous à une même courbe dont la concavité serait postérieure. Au niveau du vermis superior, il semble qu'il y ait échange de lames et de lamelles entre plusieurs segments. — Les segments de la face inférieure sont concentriques et indépendants des segments du lobe opposé. La continuité des lobes latéraux à leur face inférieure existe seulement en arrière par les prolongements du vermis inferior.

STRUCTURE.

La *substance grise,* qui se trouve à la superficie du cervelet, constitue les deux tiers de la totalité de l'organe, et elle résiste très peu de temps à la macération. — La *substance blanche* ou *centrale* est séparée de la substance grise par une lamelle jaunâtre. Après une macération d'une quinzaine de jours dans l'alcool, on reconnaît que le noyau blanc, peu considérable à sa partie moyenne et renflé sur les côtés, donne naissance à un grand nombre de feuillets, qui se prolongent dans les différents lobules du cervelet. Ces prolongements se divisent dans les segments secondaires en lames, et ces dernières se subdivisent à leur tour en lamelles. — Les lamelles, dans les pédoncules cérébelleux, ne peuvent être isolées les unes des autres ; elles forment des faisceaux. — Les lamelles supérieures et inférieures qui ne font pas partie de ces pédoncules sont recouvertes par la substance grise, et, en se contournant, forment une sorte d'enveloppe au *corps rhomboïdal.* Les lamelles supérieures paraissent s'entrecroiser sur la ligne médiane.

Corps rhomboïdal du cervelet.—Sur un cervelet durci par l'alcool, on parvient à isoler de chaque côté du cervelet un corps ovoïde qui porte le nom de *corps rhomboïdal* ou *dentelé du cervelet.* Ce corps présente, comme l'a fait remarquer Vicq-d'Azyr, une grande analogie avec l'olive. Le corps rhomboïdal est circonscrit, comme cette dernière, par une lamelle jaunâtre, plissée en zig-zag. Cette lamelle est percée d'un trou au niveau des angles latéraux du ventricule du cervelet, et par cette ouverture passent des ramifications vasculaires qui se perdent dans le tissu propre du corps rhomboïdal; ce tissu paraît être un mélange des substances grise et blanche.

Une coupe *verticale* sur la ligne médiane du cervelet permet de reconnaître la disposition des lames et des lamelles et la fusion des deux vermis pour former le lobe médian. Les prolongements du lobe médian constituent l'*arbre de vie* du lobe médian. — On reconnaît par une coupe *verticale,* pratiquée sur la partie moyenne des lobes latéraux du cervelet, 1° le *corps rhomboïdal* et 2° l'*arbre de vie* des lobes latéraux. Ce dernier est dû, comme celui du lobe médian, aux ramifications de la substance blanche centrale. En effet, du noyau central émanent des branches qui se rendent aux lobules; ces branches se divisent en rameaux, et ces derniers se subdivisent en ramuscules. Chaque division est recouverte par la substance grise ou corticale. — Nous avons déjà indiqué la disposition fasciculée des pédoncules cérébelleux.

Une coupe *horizontale* des lobes latéraux met à découvert la substance blanche centrale, entourée par la substance grise et le corps rhomboïdal.

QUATRIÈME VENTRICULE.

Le *quatrième ventricule* ou *ventricule du cervelet* est une cavité située entre le cervelet, qui est en haut, et le bulbe rachidien et la protubérance, qui sont en bas. La *paroi antérieure* de ce ventricule est de couleur grisâtre, de forme losangique : elle est constituée par la face postérieure de la protubérance annulaire et par celle du bulbe. Cette paroi offre le calamus scriptorius, dont les stries blanches concourent à former les origines des nerfs auditifs. Sur la ligne médiane on voit un sillon qui se termine par une petite dépression, *le ventricule d'Aurantius.* Ce sillon est limité par la saillie des faisceaux de renforcement du bulbe. — La *paroi postérieure* du quatrième ventricule est la plus courte de toutes. Constituée, en haut, par les pédoncules cérébelleux supérieurs du cervelet et par la valvule de Vieussens, elle est formée, en bas, par la luette, par les amygdales et par les valvules de Tarin. — Les *parois latérales* et *supérieures* de ce ventricule sont formées par les pédoncules cérébelleux supérieurs. — Les *parois latérales* et *inférieures* sont constituées par un prolongement de la pie-mère qui s'étend du bulbe aux amygdales. — Les *angles latéraux* de cette cavité répondent à la réunion des pédoncules cérébelleux et se prolongent jusqu'au corps rhomboïdal. — L'*angle supérieur* présente l'orifice postérieur de l'*aqueduc de Sylvius*. Ce canal, creusé au-dessous des tubercules quadrijumeaux, fait communiquer le quatrième ventricule avec le troisième. — L'*angle inférieur* répond au bec du calamus scriptorius, et offre en arrière une ouverture qui fait communiquer ce ventricule avec l'espace sous-arachnoïdien.

Le ventricule cérébelleux est tapissé par la séreuse ventriculaire. Les deux plexus choroïdes de cette cavité pénètrent par l'angle inférieur de ce ventricule, s'étendent, en dehors, jusqu'à l'angle latéral correspondant, et, sur la ligne médiane, jusqu'à la luette.

TABLEAU SYNOPTIQUE DU CERVELET.

Face supérieure.	Sur la ligne médiane.	Le vermis superior.	
	— les côtés........	Deux plans inclinés.	
Face inférieure.	Sur la ligne médiane.	Grande scissure médiane.	
		Vermis inferior..	Luette.
			Valvules de Tarin.
			Quatre prolongements.
			Union en arrière des 2 verm.
	Sur les côtés........	Hémisphères latéraux.	
Circonférence..	Échancrure antérieure..	Pédoncules cérébelleux supérieurs.	
		— — moyens.	
		— — inférieurs.	
	Échancrure postérieure.	Faux du cervelet.	
Sillons......	Du premier ordre...	Limitant les lobes.	
	Du deuxième —	— les segments.	
	Du troisième —	— les lames.	
	Du quatrième —	— les lamelles.	
Lames	De la face supérieure.	Appartenant aux deux lobes et au vermis superior.	
	— inférieure.	— à un seul lobe (prolong. du vermis infer.).	
Lobules.....	De la circonférence.		
	Du bulbe rachidien (amygdales).		
	Des pneumo-gastriques.		

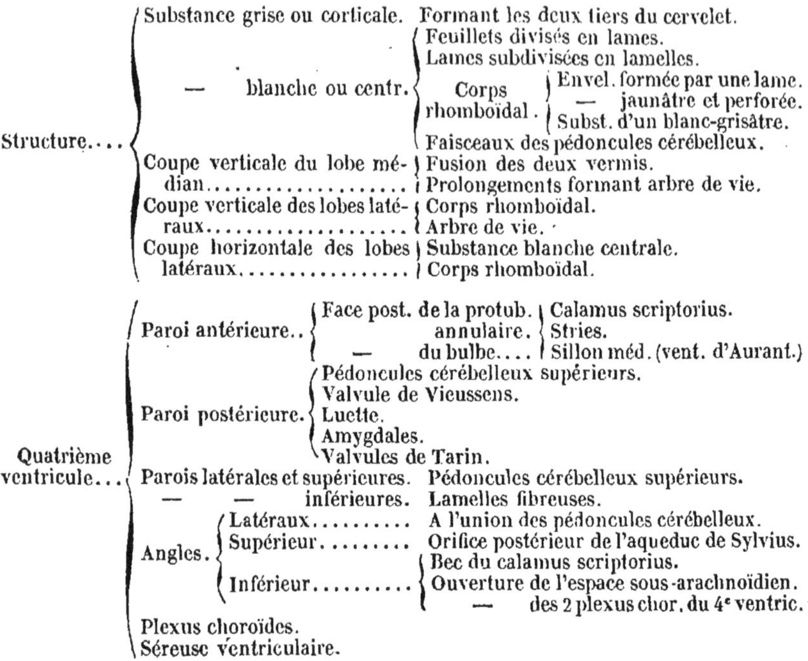

Structure....
- Substance grise ou corticale. Formant les deux tiers du cervelet.
- — blanche ou centr.
  - Feuillets divisés en lames.
  - Lames subdivisées en lamelles.
  - Corps rhomboïdal.
    - Envel. formée par une lame.
    - — jaunâtre et perforée.
    - Subst. d'un blanc-grisâtre.
  - Faisceaux des pédoncules cérébelleux.
- Coupe verticale du lobe médian....................
  - Fusion des deux vermis.
  - Prolongements formant arbre de vie.
- Coupe verticale des lobes latéraux....................
  - Corps rhomboïdal.
  - Arbre de vie.
- Coupe horizontale des lobes latéraux................
  - Substance blanche centrale.
  - Corps rhomboïdal.

Quatrième ventricule...
- Paroi antérieure..
  - Face post. de la protub. annulaire.
    - Calamus scriptorius.
    - Stries.
  - — du bulbe....
    - Sillon méd. (vent. d'Aurant.)
- Paroi postérieure.
  - Pédoncules cérébelleux supérieurs.
  - Valvule de Vieussens.
  - Luette.
  - Amygdales.
  - Valvules de Tarin.
- Parois latérales et supérieures. Pédoncules cérébelleux supérieurs.
- — — inférieures. Lamelles fibreuses.
- Angles.
  - Latéraux.......... A l'union des pédoncules cérébelleux.
  - Supérieur......... Orifice postérieur de l'aqueduc de Sylvius.
  - Inférieur..........
    - Bec du calamus scriptorius.
    - Ouverture de l'espace sous-arachnoïdien.
    - — des 2 plexus chor. du 4e ventric.
- Plexus choroïdes.
- Séreuse ventriculaire.

CERVEAU.

Le cerveau, la portion la plus considérable de l'encéphale, occupe toute la cavité crânienne, excepté les fosses occipitales inférieures et la gouttière basilaire. Il est remarquable chez l'homme par son développement relativement aux autres ganglions de l'axe céphalo-rachidien. Sa *forme* représente un segment d'ovoïde, dont la partie moyenne serait la plus renflée. Son *poids* est évalué à 1,155 grammes par M. Parchappe. La stature et le sexe ne semblent avoir aucune influence sur le *volume* du cerveau. Proportionnellement plus volumineux chez le nouveau-né que chez l'adulte, il s'atrophie dans un âge avancé. La pesanteur spécifique du cerveau est à celle de l'eau :: 1,031 : 1,000, d'après les recherches de Muschenbrock. Plusieurs anatomistes ont constaté que la densité de cet organe était moindre dans la vieillesse que chez les adultes. Il résulte des recherches de MM. Leuret et Mitivié que la densité du cerveau des idiots et des aliénés présente de grandes variétés, et que l'on ne peut assurer qu'elle soit diminuée ou augmentée chez ces individus.

Nous décrirons successivement le cerveau à l'*extérieur* et à l'*intérieur*.

CONFORMATION EXTÉRIEURE DU CERVEAU.

La surface du cerveau présente à étudier : 1° une surface supérieure ou convexe; 2° une surface inférieure ou base du cerveau.

SURFACE SUPÉRIEURE OU CONVEXE.

La face convexe du cerveau est divisée, par la *grande scissure médiane*, en deux moitiés, appelées *hémisphères* ou *lobes cérébraux*. La scissure médiane sépare complétement en avant et en arrière les hémisphères cérébraux; elle répond par sa partie moyenne au *corps calleux*, et elle loge la faux du cerveau. — Les hémisphères sont le plus souvent symétriques, mais le défaut de symétrie entre ces organes peut exister, dans de certaines limites, sans trouble marqué dans l'exercice des sensations, de l'intelligence et de la volonté. Chaque hémisphère présente : 1° une *face externe* convexe, en rapport avec le frontal, le pariétal et les fosses occipitales supérieures; 2° une *face interne* plane, qui répond à la faux du cerveau; 3° une *face inférieure*, qui fait partie de la région inférieure du cerveau.

SURFACE INFÉRIEURE OU BASE DU CERVEAU.

Examinée sur la *ligne médiane* et *d'avant en arrière*, la base du cerveau nous présente d'abord une fente qui termine en avant la grande scissure médiane. Cette fente, limitée en arrière par le corps calleux, reçoit l'apophyse crista-galli et la pointe de la faux du cerveau; elle sépare en avant les deux lobes cérébraux. — En éloignant les hémisphères cérébraux, on voit le *genou* du corps calleux qui limite en avant les ventricules latéraux, et qui, sur les côtés, forme deux cordons blancs, les *pédoncules du corps calleux*. Ces pédoncules se dirigent en dehors et en arrière, en longeant la partie externe de la bandelette optique, pour se terminer à l'espace perforé interpédonculaire. — En arrière de la partie postérieure de la grande scissure médiane, on trouve le *chiasma* des *nerfs optiques* et les cordons nerveux qui forment cette *commissure*. — En renversant en arrière le chiasma, on remarque la *racine grise* des nerfs optiques, qui se continue avec de la substance grise, qui ferme en avant et en bas le troisième ventricule. — Derrière le chiasma est le *tuber cinereum,* petite éminence grise d'où part la base de l'infundibulum. L'*infundibulum* (*tige pituitaire*) est un cordon d'un gris rougeâtre, long d'environ 5 millimètres, obliquement dirigé d'arrière en avant et de haut en bas. Le sommet de la tige pituitaire se termine au corps pituitaire. L'infundibulum est creusé d'un canal large en haut, étroit en bas. Ce canal, qui communique avec le troisième ventricule et qui se termine au corps pituitaire, manque assez souvent.

Le *corps pituitaire* (*hypophyse*) est placé dans la selle turcique, où il est fixé par le repli pituitaire de la dure-mère. Les sinus caverneux, les sinus transverse et coronaire l'entourent. Plus volumineux chez le fœtus que chez l'adulte, il est creusé chez les animaux, où il est à son maximum de développement, d'une cavité qui communique avec le troisième ventricule. L'hypophyse est formée de deux portions, l'antérieure d'un gris jaunâtre, la postérieure d'un gris blanchâtre. Considéré par certains anatomistes comme un ganglion du grand sympathique, par d'autres comme un ganglion lymphatique, cet organe, dont les usages sont inconnus, a présenté, à l'examen microscopique, des granulations très fines et des corpuscules nerveux arrondis. Dans des cas rares, on peut reconnaître par la pression les granulations signalées par Vicq-d'Azyr.

Entre le tuber cinereum, qui est en avant, et l'espace interpédonculaire, qui est en arrière, on trouve deux petits renflements pisiformes, les *tubercules mamillaires.* Ces renflements sont blancs à l'extérieur et gris à l'intérieur, et sont séparés l'un de l'autre par un léger sillon antéro-postérieur.

L'*espace interpédonculaire* a la forme d'un triangle, dont la base est antérieure et dont les côtés sont formés par la face interne des pédoncules cérébraux. Cet espace, d'une couleur grise, est traversé par de nombreux vaisseaux, ce qui lui a fait donner le nom d'*espace perforé.* On y trouve un sillon dirigé d'avant en arrière, et deux faisceaux séparés des pédoncules cérébraux par une ligne noirâtre. — La protubérance annulaire et le cervelet étant enlevés, on remarque le *bourrelet postérieur* du corps calleux et la *grande fente cérébrale.*

La *grande fente cérébrale,* dont la concavité est antérieure, étendue d'une scissure de Sylvius à l'autre, contourne les pédoncules cérébraux et passe au-dessous du bourrelet du corps calleux. Sa *portion moyenne* est transversale et est limitée, en haut, par le bourrelet du corps calleux; elle répond, en bas, aux tubercules quadrijumeaux. Elle donne passage à la toile choroïdienne, qui arrive ainsi dans le troisième ventricule. A droite et à gauche, la portion médiane se continue avec les *portions latérales*, qui sont demi-circulaires et qui contournent les pédoncules cérébraux et la couche optique, en se dirigeant en bas et en avant. Par les parties latérales de la grande fente cérébrale les plexus choroïdes, qui sont, comme la toile choroïdienne, des prolongements de la pie-mère, arrivent dans les ventricules latéraux. — Derrière le bourrelet du corps calleux, on observe la termina iso de la grande scissure médiane, qui loge la base de la faux du cerveau. Cette scissure, profonde à ce niveau, sépare complétement en arrière les deux hémisphères cérébraux.

Sur les côtés, la face inférieure de chaque hémisphère a été regardée par la plupart des anatomistes comme formée de *trois lobes*. M. Cruveilhier n'admet que deux lobes, l'*antérieur* et le *postérieur*, réunissant à ce dernier le *lobe moyen*, qui est peu distinct du postérieur. Le lobe antérieur est séparé du lobe postérieur par la *scissure de Sylvius*. Cette scissure profonde loge l'artère cérébrale moyenne. Elle commence à la grande fente cérébrale, et se dirige en arrière, en dehors et en haut. A l'union de la grande fente cérébrale et de la scissure de Sylvius, on remarque une lame quadrilatère de substance blanche, percée d'un grand nombre de pertuis vasculaires. Cette lame est la *substance blanche perforée*. En dehors de la scissure de Sylvius, on distingue un lobule de forme triangulaire, formé par de petites circonvolutions. Ce lobule, *insula* de Reil, est désigné par M. Cruveilhier sous le nom de *lobule du corps strié*, parce qu'il répond au corps de ce nom. Ce lobule est circonscrit par les deux branches principales de la bifurcation de la scissure de Sylvius. — Le lobe *antérieur* occupe la fosse frontale. Son extrémité antérieure est désignée par M. Cruveilhier sous le nom de *corne frontale*. — Le lobe *postérieur*, par sa partie convexe (*lobe moyen* de beaucoup d'anatomistes), est logé dans la fosse sphénoïdale, et se termine, en bas et en avant, par la *corne sphénoïdale*. Les deux tiers postérieurs de ce lobe (*lobe postérieur* d'un grand nombre d'anatomistes) sont concaves et séparés du cervelet par la tente de ce dernier organe, et se terminent en arrière par la *corne occipitale*.

CIRCONVOLUTIONS ET ANFRACTUOSITÉS.

Toute la surface du cerveau est remarquable par un nombre considérable d'éminences flexueuses, comme ondulées, séparées entre elles par des enfoncements profonds. Ces éminences sont les *circonvolutions du cerveau*, et les enfoncements s'appellent *anfractuosités*. Les circonvolutions, peu prononcées chez le nouveau-né, ont acquis leur complet développement vers la septième année. Les circonvolutions, dont on ne peut déterminer le nombre d'une manière exacte, sont, les unes *constantes* et les autres *inconstantes*. Ces dernières, tantôt très petites, tantôt très grosses, varient souvent sur les deux hémisphères d'un même cerveau. D'après M. Leuret, les circonvolutions de perfectionnement ou propres à l'homme sont placées sur les côtés, en arrière et en dedans des lobes du cerveau. A chaque circonvolution, on distingue un *bord adhérent* qui appuie sur le noyau central du lobe, un *bord libre* arrondi et deux *faces* ou *flancs*. Les sommets arrondis, ou bords libres, de deux circonvolutions, interceptent une gouttière en se rencontrant. Si trois circonvolutions se rencontrent, elles interceptent un espace triangulaire. Comme nous l'avons fait remarquer, les anfractuosités sont tapissées par la pie-mère.

M. Foville admet quatre ordres de circonvolutions. Celles du premier ordre seront décrites sous le nom de *circonvolutions de l'ourlet* (*circon volutions du corps calleux* de M. Cruveilhier).—Celles du deuxième ordre sont remarquables par leur origine à l'espace perforé et par l'étendue des anses qu'elles décrivent. — Celles du troisième ordre servent de moyen d'union entre celles du premier ordre et celles du deuxième ordre. —Les circonvolutions du quatrième ordre sont les plus volumineuses, les plus irrégulières de toutes ; elles remplissent l'espace que laissent entre elles les deux circonvolutions du deuxième ordre. Nous décrirons successivement les circonvolutions de la face interne, de la face inférieure et de la face externe du cerveau.

Circonvolutions de la face interne du cerveau. — La circonvolution *du corps calleux* commence, en avant, à l'espace perforé, contourne d'abord le genou du corps calleux, ensuite le corps calleux, enfin le bourrelet de ce corps, et se termine en formant une sorte de crochet à l'extrémité inférieure de la corne d'Ammon. —Chaque hémisphère est circonscrit, en haut, par une des circonvolutions du deuxième ordre. Cette circonvolution, née de l'extrémité antérieure de la circonvolution de l'ourlet, est la plus interne des circonvolutions du lobe antérieur du cerveau. Après avoir contourné le genou du corps calleux, elle gagne la face interne de l'hémisphère correspondant en décrivant dans son trajet de nombreuses flexuosités. Parvenue un peu en avant du genou du corps calleux, cette circonvolution se redresse brusquement pour se continuer avec les circonvolutions de la face externe du même hémisphère cérébral. — Entre la circonvolution de l'ourlet et celles de la face interne du cerveau, on voit des circonvolutions du troisième ordre ; elles sont au nombre de cinq à neuf.

Circonvolutions de la face inférieure du cerveau. — Une anfractuosité profonde, la *scissure de Sylvius,* sépare les circonvolutions du lobe antérieur de celles du lobe postérieur. Cette scissure est limitée en avant par une circonvolution du deuxième ordre. Cette circonvolution, née sur les côtés de l'espace perforé, se dirige d'abord en dehors, passe en avant de la scissure de Sylvius, se réfléchit ensuite au-dessus du lobule du corps strié. Arrivée au-dessus de ce corps strié, elle se réfléchit de nouveau, en se portant en bas et en avant et se termine au voisinage de l'espace perforé. Cette circonvolution circonscrit et cache en grande partie le *lobule du corpss trié* (*insula* de Reil). Ce lobule est triangulaire, sa base est supérieure ; les petites circonvolutions qui constituent ce lobule s'étendent du sommet à la base de cette éminence. — Sur le lobe antérieur du cerveau on remarque 1° deux petites circonvolutions, rectilignes et antéro-postérieures, elles limitent le sillon du ruban olfactif. 2° D'autres circonvolutions très irrégulières. — Les circonvolutions de la face inférieure du lobe postérieur du cerveau partent toutes de la circonvolution du corps calleux; celles du lobe postérieur proprement dit sont antéro-postérieures ; celles du lobe moyen, ou sphénoïdal, sont dirigées d'arrière en avant.

Circonvolutions de la face externe du cerveau.—Elles sont très flexueuses et appartiennent au quatrième ordre. Les *frontales*, au nombre de trois sont antéro-postérieures; les *pariétales*, aussi au nombre de trois, se dirigent en bas et en dehors : les *occipitales* sont dirigées d'avant en arrière.

CONFORMATION INTÉRIEURE DU CERVEAU.

Le cerveau est creusé à l'intérieur de trois cavités : les ventricules latéraux et le ventricule moyen, qui communiquent entre eux et avec le ventricule du cervelet. Avant de décrire ces cavités, nous allons étudier le *corps calleux*, la *voûte à trois piliers* et la *cloison transparente*.

CORPS CALLEUX, OU MÉSOLOBE.

Pour mettre à découvert le corps calleux dans toute son étendue, il faut, à l'exemple de M. Foville, écarter les hémisphères, et soulever avec le doigt la circonvolution qui borde en haut ce corps; on parvient par ce procédé à isoler le corps calleux jusqu'aux couches optiques et jusqu'aux corps striés. Le corps calleux ainsi isolé a la forme d'une voûte horizontale, mince en avant et renflée en arrière. Le corps calleux présente : une face supérieure, une face inférieure, deux bords latéraux, une extrémité antérieure et une extrémité postérieure.

Face supérieure. — Cette face recouverte, excepté sur la ligne médiane, par la circonvolution du corps calleux, est convexe et présente sur la ligne médiane un sillon antéro-postérieur. Ce sillon n'est pas dû à la pression de la face du cerveau qui n'arrive pas dans ce point jusqu'au corps calleux. Sur les côtés de ce sillon on remarque deux saillies dirigées d'avant en arrière, ce sont les *tractus longitudinaux*, décrits par plusieurs anciens anatomistes comme étant des nerfs. En dehors des tractus longitudinaux, on voit les *tractus transversaux* qui passent au-dessous des longitudinaux pour s'entrecroiser entre eux sur la ligne médiane. Enfin, en dehors des tractus transversaux, on remarque les *bourrelets longitudinaux* qui se dirigent en bas et en dehors pour se continuer avec les pédoncules cérébraux.

NOTA. Le *raphé du corps calleux* est formé, d'après certains anatomistes, par le sillon antéro-postérieur et par les tractus longitudinaux.

Par une coupe horizontale pratiquée un peu au-dessus du corps calleux, on obtient le *centre ovale de Vieussens*. Le centre ovale, vaste surface de substance blanche, envoie des prolongements dans les circonvolutions cérébrales; ces prolongements sont recouverts par de la substance grise.

Face inférieure. — Pour étudier cette face, il faut pénétrer dans les ventricules latéraux par la base du cerveau. Elle adhère en avant à la cloison transparente, et en arrière à la voûte à trois piliers. Elle forme la paroi supérieure des ventricules latéraux.

Bords latéraux. — M. Foville admet qu'ils sont formés seulement par des fibres qui, parties des pédoncules cérébraux, n'auraient nulle connexion avec les hémisphères cérébraux. Les hémisphères seraient donc isolés l'un de l'autre. M. Hirschfeld admet, comme tous les autres anatomistes, que les fibres du corps calleux se continuent avec celles de la substance blanche des circonvolutions; il a prouvé que les fibres transversales du mésolobe s'entrecroisaient au niveau des tractus longitudinaux avec les fibres pédonculaires. Ces dernières, de même que celles du corps calleux, envoient donc des expansions qui concourent à former la substance blanche des circonvolutions cérébrales.

Extrémité antérieure ou genou du corps calleux.—Echancrée à sa partie moyenne, cette extrémité convexe de haut en bas se termine en s'amincissant sous le nom de *bec du corps calleux.* Le genou présente en avant deux prolongements, *les pédoncules du corps calleux,* qui se perdent dans l'espace perforé, au niveau de l'origine des nerfs olfactifs. L'extrémité antérieure du corps calleux limite en avant les ventricules latéraux.

Extrémité postérieure ou bourrelet du corps calleux. — Cette extrémité, beaucoup plus épaisse que l'antérieure, limite sur la ligne médiane la fente cérébrale. Elle présente sur les côtés quatre prolongements. Les deux prolongements antérieurs, dirigés en avant et en bas, recouvrent la corne d'Ammon, les deux postérieurs enveloppent l'ergot de Morand.

VOUTE A TROIS PILIERS.

La voûte à trois piliers, *trigone cérébral,* est une lamelle médullaire de forme triangulaire située au-dessous du corps calleux. Elle présente à étudier : une *partie moyenne* et quatre prolongements, les *piliers du trigone.*

Partie moyenne.—Elle a la forme d'un triangle dont le sommet serait en avant. La *face supérieure* et convexe de cette lame médullaire est adhérente sur la ligne médiane, en avant à la cloison transparente, et en arrière au corps calleux. La face *inférieure* du trigone cérébral, concave et côtoyée par les plexus choroïdes, est appliquée sur la toile choroïdienne. Les fibres de cette face, disposées obliquement, se continuent avec celles du corps calleux. L'ensemble de ces fibres saillantes porte le nom de *lyre*.

Piliers antérieurs. — Ces prolongements naissent du sommet bifurqué de la voûte à trois piliers, et s'écartent bientôt l'un de l'autre. Les piliers antérieurs, dirigés en bas, contournent la partie antérieure et interne de la couche optique correspondante derrière la commissure antérieure et arrivent ainsi aux éminences mamillaires. D'après Reil, des éminences mamillaires, les piliers antérieurs passeraient dans les couches optiques. Les bandelettes demi-circulaires seraient, d'après M. Cruveilhier, les origines des piliers antérieurs du trigone cérébral. La bandelette demi-circulaire, parvenue à l'éminence mamillaire, se contournerait en formant des 8 de chiffres autour de cette éminence, et aboutirait ensuite à la couche optique du même côté. Les freins de la glande pinéale se jettent aussi dans les piliers antérieurs de la voûte. Les *trous de Monro* sont circonscrits en avant par les piliers antérieurs de la voûte et en arrière par la partie antérieure des couches optiques; ils font communiquer les ventricules latéraux avec le ventricule moyen.

Piliers postérieurs. — Les piliers postérieurs, nés des angles postérieurs du trigone cérébral, se dirigent en bas, en dehors et en arrière. Chaque pilier se divise en deux bandelettes, l'une se confond avec la corne d'Ammon, l'autre, plus longue et décrite sous le nom de *corps frangé*, tourne la couche optique, longe la partie concave de la corne d'Ammon, et se termine en pointe.

CLOISON TRANSPARENTE.

La cloison transparente, *septum lucidum*, est une lame verticale qui sépare en avant les ventricules latéraux; elle est demi-transparente et triangulaire. — Les *faces* latérales de cette cloison sont en rapport avec les corps striés et avec les couches optiques. — Les *bords supérieur* et *inférieur* sont curvilignes, le premier adhère à la face inférieure du corps calleux, le second à la partie réfléchie de ce même corps. Le *bord postérieur* du *septum lucidum*, concave, est uni à la voûte à trois piliers. — La cloison transparente est formée par l'adossement de deux lamelles grises en dehors, blanches en dedans. Entre ces lamelles est une petite cavité, le *cinquième ventricule*, ou *ventricule de Cuvier*. Cette cavité, tapissée par une séreuse et contenant un peu de sérosité, ne paraît pas communiquer avec les autres ventricules par la vulve; car on ne peut démontrer l'ouverture de la vulve dans la cavité du cinquième ventricule.

VENTRICULE MOYEN.

Cette cavité étroite, à grand diamètre antéro-postérieur, est située sur la ligne médiane, au-dessous de la toile choroïdienne et de la voûte à trois piliers. Ce ventricule présente *six parois*.

La *paroi supérieure*, peu étendue, recouverte par la toile choroïdienne et la voûte à trois piliers, est contournée par les pédoncules antérieurs de la glande pinéale, qui vont se confondre avec les piliers antérieurs du trigone cérébral.

La *paroi inférieure*, étroite, est formée, d'avant en arrière, par le chiasma des nerfs optiques, le tuber cinereum, les éminences mamillaires et par l'espace perforé interpédonculaire.

Les *parois latérales* sont planes, lisses et grisâtres; elles sont constituées, en haut et en arrière, par le tiers interne des couches optiques En bas et en avant, elles sont formées par la *masse grise du troisième ventricule*. La masse grise, continue, en bas, avec le tuber cinereum et, en haut, avec la masse grise du trigone cérébral, va former, en avant, les racines grises des nerfs optiques.

La *paroi antérieure* (*plancher antérieur du troisième ventricule* de M. Cruveilhier) est inclinée de haut en bas et d'avant en arrière. Elle est formée d'une lame de substance grise, mince, résistante et revêtue d'un prolongement du névrilème des nerfs optiques. Cette lame se continue avec la masse grise du troisième ventricule et avec les racines grises des nerfs optiques. La paroi antérieure du troisième ventricule est limitée en haut par la *commissure antérieure ou blanche*. Cette commissure, transversale, arrondie, libre seulement par sa partie moyenne dans une étendue d'environ six centimètres, est placée un peu en avant des piliers antérieurs du trigone cérébral. Par ses extrémités, ce cordon se continue avec les corps striés. D'après Reil, chaque extrémité de cette commissure traverse le corps strié et arrive jusqu'à la partie antérieure du lobe sphénoïdal du cerveau; mais une partie semble s'épanouir dans les pédoncules cérébraux. — Entre les piliers antérieurs de la voûte et la commissure antérieure, on voit une petite dépression, la *vulve*, qui n'est pas perforée et qui ne fait pas communiquer, comme on l'avait pensé, le cinquième ventricule avec le ventricule moyen.— Derrière la commissure antérieure sont situés les *trous de Monro.* Chaque ouverture est circonscrite, en avant, par le pilier antérieur de la voûte, et, en arrière par le bord antérieur de la couche optique. Par les trous de Monro passent les branches de bifurcation de la toile choroïdienne; elles vont s'unir aux plexus choroïdes des ventricules latéraux.

La *paroi postérieure* est formée par la *commissure grise* ou *postérieure,* lame mince, située immédiatement au-dessous des tubercules quadrijumeaux et de la glande pinéale. — Au-dessous de la glande pinéale est l'*anus,* orifice antérieur de l'aqueduc de Sylvius. Cet aqueduc, canal étroit, creusé au-dessous des tubercules quadrijumeaux, fait communiquer le troisième ventricule avec celui du cervelet.

VENTRICULES LATÉRAUX.

Les ventricules latéraux, au nombre de deux, placés de chaque côté de la ligne médiane, sont les plus considérables des ventricules de l'encéphale. On peut distinguer à chaque ventricule latéral trois étages, un étage *antérieur* ou *supérieur,* un étage *moyen* ou *inférieur* et un étage *postérieur* ou cavité *digitale.*

ÉTAGE ANTÉRIEUR DES VENTRICULES LATÉRAUX.

L'étage antérieur du ventricule latéral, plus étroit en arrière qu'en avant, offre *trois parois* à étudier.

La *paroi interne,* verticale, est formée, en avant, par l'une des faces de la cloison transparente, et, en arrière, où elle est peu élevée, par l'union de la voûte avec le corps calleux. Elle sépare l'un de l'autre les ventricules latéraux; nous avons vu que ces ventricules communiquaient avec le ventricule moyen, et par suite entre eux par les trous de Monro.

La *paroi supérieure*, concave, est formée par la face inférieure du corps calleux.

La *paroi inférieure* présente à considérer la *couche optique* et le *corps strié.* Entre ces éminences on remarque la *lame cornée* et la *bandelette demi-circulaire.*

Couche optique. — La couche optique est un renflement d'une couleur de café au lait, située en avant des tubercules quadrijumeaux, en arrière et en dedans du corps strié. On considère à chaque couche optique quatre *faces* et deux *extrémités.* — La *face supérieure* de la couche optique fait saillie dans la cavité du troisième ventricule ; elle est recouverte par les plexus choroïdes et par la voûte à trois piliers ; en avant elle présente une saillie d'où part une des origines du trigone cérébral. — La *face inférieure* fait partie de la base du cerveau et se continue avec le pédoncule cérébral. — La *face externe*, longée par la lame cornée et par la bandelette demi-circulaire, se confond avec le corps strié. — La *face interne*, séparée de la supérieure par les prolongements antérieurs de la glande pinéale, constitue en avant l'une des parois latérales du ventricule moyen ; elle répond, en arrière, aux tubercules quadrijumeaux. — La *commissure molle*, lamelle grise, qui manque souvent, s'étend de la face interne d'une des couches optiques à celle du côté opposé. Derrière cette commissure, on en voit une seconde, la *commissure postérieure*, qui s'étend aussi d'une face interne des couches optiques à l'autre. — L'*extrémité antérieure* de la couche optique est contournée en dedans par le pilier antérieur du trigone cérébral. Entre le pilier et cette extrémité on voit le trou de Monro. — L'*extrémité postérieure*, continue en dedans avec les tubercules quadrijumeaux, est libre en dehors. Elle est contournée en dehors par l'un des plexus choroïdes et par l'un des prolongements postérieurs de la voûte à trois piliers. Cette extrémité présente les *corps genouillés.* Le corps *genouillé externe,* grisâtre, ovoïde, est situé en dehors et en arrière de cette extrémité, et donne naissance à la racine externe du nerf optique, et reçoit une bandelette du tubercule quadrijumeau du même côté. Le corps *genouillé interne,* arrondi et moins volumineux que le précédent reçoit une bandelette du tubercule quadrijumeau supérieur et fournit la racine interne du nerf optique.

Lame cornée. — La lame cornée est demi-transparente et jaunâtre. Elle est formée par la séreuse ventriculaire épaissie. Elle est située entre la couche optique et le corps strié, et elle recouvre la veine du corps strié et la bandelette demi-circulaire.

Le *tœnia semi-circulaire* (*bandelette demi-circulaire*) est formé par des fibres blanches qui se dirigent obliquement en arrière, en dehors et en bas. Ces fibres contournent la couche optique, pour aboutir à la paroi supérieure de l'étage moyen du ventricule latéral, où elles s'épanouissent, d'après les recherches de M. Sappey. Ces fibres commenceraient et se termineraient, selon M. Foville, à l'espace perforé inter-pédonculaire. L'extrémité antérieure de la bandelette demi-circulaire, dit M. Cruveilhier, peut être suivie dans l'épaisseur de la couche optique; elle forme une des origines du pilier antérieur de la voûte et elle se rend avec lui à l'éminence mamillaire. — M. Foville a décrit une deuxième bandelette demi-circulaire; elle contournerait, d'après les recherches de cet anatomiste, le bord externe du corps strié; elle commencerait et se terminerait aussi à l'espace perforé.

Corps strié. — Le corps strié ou *cannelé* est d'une couleur grisâtre. il doit le nom de corps strié aux stries blanches qui traversent la substance grise. Sa forme est ovoïde; il est saillant en partie dans la cavité du troisième ventricule et il est reçu en partie dans la paroi excavée de l'insula de Reil. — La *portion intra-ventriculaire* est recouverte par un réseau vasculaire; de ce réseau naissent les veines de Galien. Cette portion est pyriforme. Large et rapprochée de celle du côté opposé en avant, elle se dirige, en s'amincissant, obliquement en bas et en arrière, jusqu'à l'étage inférieur du ventricule latéral. En dedans, cette portion libre est concave et séparée de la couche optique par une dépression qui loge la lame cornée et la bandelette demi-circulaire. Dans l'épaisseur de la même partie, on remarque les origines de la commissure antérieure. — La *portion extra-ventriculaire* est adhérente en haut et en dedans; elle est traversée par des faisceaux blancs qui font suite à ceux de la couche optique. — La partie directe des plexus choroïdes fait aussi partie de l'étage antérieur des ventricules latéraux.

ÉTAGE POSTÉRIEUR DES VENTRICULES LATÉRAUX.

Il est constitué par la *cavité digitale ou ancyroïde*, creusée dans l'épaisseur du lobe occipital du cerveau et dirigée en bas et en dedans. Circonscrite de toutes parts par le *forceps major* ou prolongement postérieur du corps calleux, cette cavité offre, en dedans, une éminence saillante, l'*ergot de Morand* (*petit hippocampe*). Cette saillie, formée par une circonvolution dédoublée et renversée à l'intérieur de la cavité digitale, comme le prouve une coupe verticale, présente de grandes variétés de forme et de volume; quelquefois elle n'existe même pas.

ÉTAGE INFÉRIEUR DES VENTRICULES LATÉRAUX.

L'étage inférieur (portion réfléchie du ventricule latéral) occupe le lobe sphénoïdal du cerveau. Il se continue en haut avec l'étage antérieur en contournant les couches optiques, et, il fait partie en dedans de la fente cérébrale. Sa paroi supérieure est circonscrite par le prolongement antérieur de l'extrémité postérieure du corps calleux. Ce prolongement est désigné par Reil sous le nom de *tapetum*. Sur la paroi inférieure de cet étage on remarque :

1° La *corne d'Ammon* (*pied d'hippocampe*). Cette éminence, recourbée sur elle-même, large en avant, étroite en arrière, est concave en dedans et longée, dans ce dernier sens, par le corps bordé. Sa surface présente des saillies, séparées par des sillons peu profonds. La corne d'Ammon se continue avec le bourrelet du corps calleux; elle est côtoyée par une saillie de même forme qui manque souvent et qui constitue l'*accessoire* du pied d'hippocampe.

2° Le *corps bordé* (*corps bordant, corps frangé*). Cette bandelette étroite et dense fait suite au pilier postérieur du trigone cérébral ; elle suit le bord concave de la corne d'Ammon.

3° Si l'on soulève le corps bordant, on voit au-dessous de lui une bandelette grise qui contourne aussi le bord concave de la corne d'Ammon. Cette bandelette porte le nom de *corps godronné* de Vicq-d'Azyr.

4° La *portion réfléchie* du plexus choroïde.

TEXTURE DE L'AXE CÉRÉBRO-SPINAL.

Nous avons décrit la disposition des substances blanche et grise en décrivant les différentes parties du centre encéphalo-rachidien ; il nous reste à résumer les travaux importants de MM. Gerdy, N. Guillot et Foville sur la texture de cet axe.

TEXTURE DES FIBRES BLANCHES.

M. N. Guillot considère la substance blanche comme formée de stratifications qui prennent l'apparence fibreuse par la dissection. On peut diviser avec cet anatomiste les fibres blanches de l'axe cérébro-spinal en trois appareils, séparés les uns des autres par la substance grise.

1° Appareil *fondamental* ou appareil des *fibres longitudinales*. — Les fibres de cet appareil sont les seules que l'on peut suivre dans toute l'étendue du centre encéphalo-rachidien.

Les fibres longitudinales de la *moelle épinière* forment, de chaque côté, deux cylindres adossés, l'un *antéro-latéral*, l'autre *postérieur*. Chacun de ces cylindres est constitué par des lamelles cunéiformes dont le sommet est tourné vers le centre de la moelle.

Parvenu au *bulbe rachidien*, le faisceau antéro-latéral de la moelle se divise en deux faisceaux. Le faisceau *interne* s'entrecroise avec le faisceau semblable pour concourir à former la pyramide antérieure ; le faisceau *externe* se subdivise en deux portions : l'une se réunit au faisceau sous-olivaire, et l'autre se rend à la pyramide antérieure du même côté. — Arrivé au *bulbe rachidien*, le faisceau postérieur de la moelle se subdivise en deux parties : l'une, sous le nom de corps restiforme, va s'unir aux autres pédoncules du cervelet ; l'autre, sous celui de pyramide postérieure, va se confondre, à l'angle latéral du ventricule du cervelet, avec le faisceau sous-olivaire.

La pyramide antérieure traverse d'arrière en avant le pont de Varole pour aboutir au pédoncule cérébral. Le corps innominé, formé par le faisceau sous-olivaire et par la pyramide postérieure, augmente rapidement de volume, s'entrecroise avec celui du côté opposé et se divise en trois bandelettes. La bandelette externe va former le pédoncule cérébelleux moyen ; la postérieure, sous le nom de faisceau triangulaire latéral de l'isthme, se rend au corps genouillé externe, après avoir donné naissance à la valvule de Vieussens. La bandelette moyenne passe au-dessous des tubercules quadrijumeaux pour se jeter dans le pédoncule cérébral. — D'après MM. Longet et Foville, le corps restiforme traverserait le centre médullaire du cervelet et se continuerait sous le nom de pédoncule cérébelleux supérieur ; on ne peut pas anatomiquement démontrer cette continuité.

Dans le *cerveau*, les pédoncules cérébraux s'épanouissent dans les couches optiques, les traversent pour former les couches blanches de ces organes, des corps striés et des circonvolutions cérébrales.

2° *Appareil secondaire* ou des *commissures*. — Les fibres transversales comprennent : 1° la commissure antérieure de la moelle ; elle occupe le fond du sillon antérieur de l'organe. — 2° Les pédoncules cérébelleux moyens, qui forment les fibres corticales du pont de Varole. — 3° La commissure postérieure qui réunit les deux couches optiques. — 4° La commissure antérieure plus développée que la postérieure et étendue d'un corps strié à l'autre. — 5° Le corps calleux qui unit les deux hémisphères cérébraux. — 6° La commissure des couches optiques. — 7° Le chiasma des nerfs optiques. — 8° Le trigone cérébral. — 9° La glande pinéale et ses prolongements. — 10° Le tuber cinereum et la tige pituitaire.

3° *Appareil tertiaire* ou des *fibres annulaires.* — Ces fibres qui tendent à diminuer l'écartement des fibres de l'appareil fondamental, sont d'abord les *fibres arciformes* que nous avons examinées en décrivant le bulbe. M. Gerdy admet les anneaux suivants : — 1° l'anneau lobaire ou circonvolution du corps calleux. — 2° L'anneau mésolobaire ou corps calleux que l'on doit considérer comme une commissure. — 3° L'anneau du raphé, constitué par les tractus longitudinaux du corps calleux et que l'on peut suivre jusqu'au corps dentelé. — 4° L'anneau de la voûte ou du trigone cérébral. — 5° Le tuber cinereum et le corps strié. — 6° L'anneau des bandelettes et du chiasma des nerfs optiques. On peut considérer ces deux derniers anneaux comme des commissures. — 7° L'anneau de la bandelette demi-circulaire.

M. Foville ne regarde pas avec raison la toile choroïdienne comme formant un anneau, mais admet un huitième anneau qui serait formé par un deuxième tænia semi-circularis.

TEXTURE DE LA SUBSTANCE GRISE.

Nous examinerons la substance grise successivement dans les diverses parties de l'axe cérébro-spinal.

1° Dans la *moelle*, la substance grise est centrale et présente des prolongements qui isolent les faisceaux antéro-latéraux des faisceaux postérieurs de l'organe.

Dans le *bulbe* et dans la *protubérance* la substance grise est encore centrale, mais elle devient superficielle sur le tubercule cendré de Rolando, sur les olives, les tubercules quadrijumeaux et sur le calamus scriptorius.

Dans le *cervelet*, la substance grise forme la substance corticale de l'organe, mais se continue avec celle du côté opposé comme à la moelle, au bulbe rachidien et à la protubérance annulaire.

Examinée dans le *cerveau*, la substance grise s'isole de celle du côté opposé, mais les deux parties sont réunies par une traînée noirâtre que l'on voit entre les pédoncules cérébraux et par la substance grise perforée inter-pédonculaire. Les couches optiques sont formées supérieurement par de la substance blanche, et, en dedans et en bas par la commissure grise et par le tuber cinereum. Les corps striés présentent une grande quantité de substance grise que traversent des faisceaux blancs. Enfin nous avons vu que la substance grise des hémisphères cérébraux formait six couches, alternativement rentrantes et saillantes dans les circonvolutions cérébrales.

TABLEAU SYNOPTIQUE DU CERVEAU.

CERVEAU A L'EXTÉRIEUR.

- **Circonvolutions**
  - Deux faces ou flancs.
    - Anfractuosités séparant les flancs et les bords libres des circonvolutions.
  - Bord libre.
  - Bord adhérent.
  - Division...
    - 1er ordre .... circonv. du corps calleux.
    - 2e ordre .... — nées de l'espace perforé, à anses très étendues.
    - 3e ordre .... — unissant celles du 1er ordre à celles du 2e.
    - 4e ordre .... — séparant les circ. du 2e ord.
    - Des faces. .
      - Interne.
      - Externe.
      - Inférieure.
  - Structure. .
    - Noyau blanc.
    - Substance grise formant six couches.
- **Face supérieure du cerveau..**
  - Grande scissure médiane .... séparant les deux hémisphères.
  - Hémisphère
    - Face externe.
    - — interne
    - — inférieure.
- **Face inférieure du cerveau.**
  - Sur la ligne médiane (d'avant en arrière).
    - Origine de la grande scissure médiane.
    - Genou du corps calleux et pédoncules de ce corps.
    - Chiasma des nerfs optiques.
    - Tuber cinereum.
    - Infundibulum....... canal communiquant avec le 3e ventricule.
    - Corps pituitaire..... formé de deux lobes.
    - Tubercules maxillaires.
    - Espace inter-pédonculaire ou perforé.
    - Bourrelet du corps calleux.
    - Grande fente cérébrale
      - limitée en haut par le bourrelet du corps calleux.
      - limitée en bas par les tubercules quadrijumeaux.
    - Terminaison de la grande scissure médiane.
  - Sur les côtés (d'avant en arrière).
    - Lobe antérieur.....
      - Corne frontale.
      - Sillon des nerfs olfactifs.
    - Scissure de Sylvius
      - Limitant l'insula de Reil.
      - Séparant le lobe antérieur du lobe postérieur.
    - Substance blanche perforée.
    - Lobes postérieurs.
      - Lobe sphénoïdal... convexe... corne frontale.
      - Lobe occipital.... concave.... corne occipitale.
- **Faces latérales du cerveau..**
  - Circonvolutions.

CERVEAU A L'INTÉRIEUR.

- **Corps calleux.**
  - Face supérieure.....
    - Convexe.
    - Sillon antéro-postérieur. } Raphé?
    - Tractus longitudinaux.. } Raphé?
    - Tractus transversaux (commissure).
    - Centre ovale de Vieussens.
  - Face inférieure.....
    - Concave.
    - Adhérant en avant à la cloison transparente.
    - — — arrière à la voûte à trois piliers.
  - Bords....... Continus avec le noyau blanc des circonvolutions.
  - Extrémité antérieure (genou).
    - Amincie.
    - Fermant le troisième ventricule.
    - Pédoncules du corps calleux.
  - Extrémité postérieure (bourrelet).
    - Limitant la grande fente cérébrale.
    - Prolong. antérieurs recouvrant la corne d'Ammon.
    - — postérieurs — l'ergot de Morand.
- **Voûte à trois piliers.**
  - Partie moyenne...
    - Triangulaire.
    - Face supérieure
      - Contiguë au corps calleux.
      - Unie sur la ligne avec le septum lucidum.
    - Face inférieure
      - Les fibres forment avec le corps calleux la lyre.
  - Piliers antérieurs.
    - Partant du sommet du trigone.
    - Circonscrivant la partie antér. du trou de Monro.
    - Continus avec les éminences mamillaires, les couches optiques, les bandelettes demi-circulaires et avec les freins de la glande pinéale.
  - Piliers postérieurs.
    - Naissant des angles latéraux de la voûte.
    - Bandel. postér.... confond. avec l'ergot de Morand.
    - — antér..... corps frangés... contournant les cornes d'Ammon.
- **Cloison transparente.**
  - Faces latérales séparant en avant les ventricules latéraux.
  - Bords.......
    - Supérieur...... adhérant au corps calleux.
    - Inférieur....... — — genou du corps calleux.
    - Postérieur ..... — — au trigone.
  - Cavité ..... Ventricule de Cuvier (5e ventricule).
- **Ventricule moyen........**
  - Situation... entre les couches optiques et au-dessous de la toile choroïdienne.
  - Parois......
    - Supérieure
      - Recouverte par la toile choroïdienne.
      - Contour. par les péd. de la gl. pinéale.
    - Inférieure.
      - Formée par le chiasma des nerfs optiq.
      - — — tuber cinereum.
      - — par les éminences mamillaires.
      - — par l'espace perforé inter-péd.
    - Latérales..
      - Formées par la face inter. des couches optiques.
      - — — masse grise du troisième ventricule.
    - Antérieure
      - Formée par la lame cornée.
      - Commissure antérieure (ou blanche).
      - Vulve..... entre les piliers antérieurs du trigone et la commissure blanche.
      - Trou de Monro.
        - Passage des veines de Galien et des branches de bifurcation de la toile choroïd.
    - Postérieure
      - Formée par la commissure grise.
      - Anus ou ouverture antérieure de l'aqueduc de Sylvius.

- **Ventricules latéraux.....**
  - Étage antérieur......
    - Paroi interne.... — Une des faces du septum lucidum.
    - Paroi supérieure. — Face inférieure du corps calleux.
    - Paroi inférieure.
      - Couche optique.
        - Faces.
          - Sup. — Recouverte par les plexus choroïdes et par une des origines de la voûte à trois piliers.
          - Inf.. — Continue au pédoncule cérébral.
          - Int.. — Formant une des parois latérales du ventricule moyen. Commiss. molle. Commissure post.
        - Extrémités.
          - Ant. — Concourant à former le trou de Monro.
          - Post. — C. genouillé ext. — — int.
      - Lame cornée. . — Séreuse ventriculaire épaissie et demi-transparente.
      - Bandelette demi-circulaire..
        - Située — Au-dessous de la lame cornée. Entre le corps strié et la couche optique.
        - Origine et terminaison. — A l'espace perforé.
      - Corps strié.....
        - Portion extra-ventriculair. — Contin. aux couches optiques.
        - Portion intra-venticulaire. — Pyriforme. Grosse extrémité en avant. Petite extrémité à l'étage infér.
        - Stries blanches traversant la substance grise.
      - Partie directe du plexus choroïde.
  - Étage postérieur.
    - Dirigé en bas et en dedans.
    - Forceps major ou prolongement postérieur du corps calleux.
    - Ergot de Morand.
  - Étage moyen ou réfléchi.
    - Dirigé en avant et en bas.
    - Tapetum ou prolongement antérieur du corps calleux.
    - Corne d'Ammon.
    - Corps frangé.
    - Corps godronné.
    - Partie réfléchie du plexus choroïde.

NERFS CRANIENS.

Les cordons nerveux qui sortent par les trous de la base du crâne portent le nom de *nerfs crâniens*. Nous admettrons, avec Sœmmering, douze paire de nerfs crâniens. Cette classification a l'avantage de séparer d'une manière assez précise les nerfs moteurs des nerfs sensitifs.

NERFS OLFACTIFS (1re PAIRE).

Origines et trajet crânien des nerfs olfactifs. — Le nerf olfactif est un cordon d'un blanc grisâtre, dirigé d'avant en arrière. Ce cordon nerveux se renfle dans la gouttière ethmoïdale pour constituer le *ganglion olfactif* (*bulbe ethmoïdal*), qui donne naissance aux *nerfs olfactifs* proprement dits. En effet, on doit considérer le nerf olfactif et le renflement ethmoïdal comme étant un prolongement de l'encéphale ; ils représentent les lobes olfactifs des animaux. — Les nerfs olfactifs sont les seuls nerfs crâniens qui naissent du cerveau. Les origines des nerfs olfactifs ont lieu par trois *racines*. La racine *blanche externe*, cachée en grande partie par la scissure de Sylvius, émane de la partie postérieure de cette scissure, elle se dirige en avant et en dedans. La racine *blanche interne*, plus courte que la précédente, naît de la partie la plus reculée de la circonvolution interne du lobe antérieur du cerveau; souvent divisée en plusieurs bandelettes, elle se dirige en avant et en dehors pour se réunir aux autres racines. La racine *grise*, de forme pyramidale, placée entre les deux racines blanches, se réunit à ces racines par son sommet et se prolonge sur la face supérieure du nerf et du bulbe olfactifs. — M. Cruveilhier admet que les racines blanches se prolongent jusqu'à la commissure antérieure. M. Foville prétend que les nerfs olfactifs naissent de deux prolongements, fournis, au niveau des tubercules quadrijumeaux, par les pédoncules cérébraux.— A la réunion des trois racines le nerf olfactif présente un renflement, le *bulbe d'origine*, mais il s'effile bientôt et se place dans le sillon de la face inférieure du lobe antérieur du cerceau; ce sillon est limité par les deux circonvolutions les plus internes du lobe antérieur de cet organe. Dans ce trajet, le nerf olfactif a la forme d'un prisme triangulaire. La face inférieure de ce prisme présente des sillons longitudinaux, les deux autres faces sont latérales. L'arachnoïde ne fournit pas de gaîne au nerf olfactif, elle passe au-dessous de lui, mais la pie-mère passe au-dessus de ce cordon nerveux pour tapisser l'anfractuosité dans laquelle il est reçu. Le tronc du nerf olfactif, parvenu dans la gouttière ethmoïdale, forme le bulbe ethmoïdal. Ce renflement, très mou, grisâtre et olivaire, est traversé par les faisceaux blancs du nerf olfactif.

Nerfs olfactifs proprement dits. — Les nerfs olfactifs proprement dits partent de la face inférieure du bulbe ethmoïdal. D'un volume très inégal, au nombre de quinze à vingt, ces filets nerveux empruntent leur névrilème à la pie-mère, en traversant les canaux de la lame criblée de l'ethmoïde. Après s'être divisés dans ces canaux, ils se partagent en trois groupes. — Les filets du *groupe externe* s'épuisent dans la muqueuse qui revêt les méats supérieur et moyen, et dans celle qui revêt les cornets supérieur et moyen et la convexité du cornet inférieur. — Les filets du *groupe interne*, au nombre de douze à quinze, ne dépassent pas la partie moyenne de la cloison. — Les filets du *groupe moyen* se terminent presque aussitôt dans la muqueuse qui tapisse la paroi supérieure des fosses nasales.

Usages des nerfs olfactifs. — Les filets nerveux des nerfs olfactifs, nerfs de l'odorat, d'abord situés entre le périoste et la pituitaire, s'épanouissent en pinceaux dans cette dernière membrane. La muqueuse qui tapisse les sinus de la face, et celle du méat moyen ne reçoivent pas de rameaux des nerfs olfactifs.

NERFS OPTIQUES (2e PAIRE).

Origines des nerfs optiques. — Ce nerf naît par deux *racines* principales. La *racine externe*, la plus volumineuse, part du corps genouillé externe; la *racine interne* émane du corps genouillé interne. Les recherches des anatomistes prouvent que, chez le fœtus, ces racines se prolongent jusqu'aux tubercules quadrijumeaux; M. Foville les fait provenir des prolongements émis par les pédoncules cérébraux au niveau des tubercules quadrijumeaux.

Trajet crânien des nerfs optiques — Les deux racines du nerf optique en se réunissant forment un cordon aplati, *la bandelette optique*. Ce cordon contourne le pédoncule cérébral en se dirigeant en avant et en bas. Après avoir reçu quelques fibres du pédoncule cérébral auquel elle adhère, la bandelette optique, en s'unissant avec celle du côté opposé, constitue le chiasma des nerfs optiques. — Le *chiasma* est placé en avant de la selle turcique sur une surface plane. Il est en rapport en arrière avec le tuber cinereum qui envoie quelques fibres à la bandelette optique, et, en avant avec la partie antérieure du ventricule moyen (*carré sus-optique* de Gerdy). Le chiasma est de forme quadrilatère, ses angles postérieurs reçoivent les bandelettes optiques; de ses angles antérieurs partent les nerfs optiques. Les fibres les plus internes des bandelettes optiques s'entrecroisent et se rendent à l'œil du côté opposé, les plus externes ne s'entrecroisent pas et se rendent à l'œil du même côté; enfin, les fibres les plus postérieures forment une véritable commissure. Au-delà du chiasma, le nerf optique est arrondi. Enveloppé par le névrilème qui se continue avec la pie-mère et par la dure-mère qui va se confondre avec la sclérotique, il se dirige en dehors et en avant, traverse le trou du même nom ordinairement au-dessus de l'artère ophthalmique et pénètre dans l'orbite entre les extrémités postérieures des quatre muscles droits de l'œil.

Des nerfs optiques dans l'orbite.—Le nerf optique parvenu dans la cavité orbitaire traverse la sclérotique un peu en dedans du diamètre transverse du globe de l'œil et va constituer la *membrane rétine.* Dans l'orbite, il est entouré par les vaisseaux et les nerfs ciliaires, et par une grande quantité de tissu cellulaire graisseux. Le ganglion ophthalmique est situé à son côté externe.

Usages des nerfs optiques. — Le nerf optique transmet au cerveau les impressions lumineuses reçues par la rétine.

NERFS MOTEURS OCULAIRES COMMUNS (3e PAIRE).

Origines des nerfs moteurs oculaires communs. — Le nerf moteur oculaire commun naît de la face interne du pédoncule cérébral par six ou huit filets très mous, qui, en se réunissant, forment d'abord un cordon aplati et bientôt arrondi. — Les filets d'origine n'atteignent pas la ligne médiane. M. Cruveilhier les a suivis jusqu'à la protubérance annulaire. Les pédoncules cérébraux se continuant en bas avec les pyramides antérieures, et ces dernières avec les faisceaux antéro-latéraux de la moelle, les nerfs moteurs oculaires communs en émanant des pédoncules cérébraux naissent donc des prolongements faisceaux moteurs de la moelle.

Trajet crânien des nerfs moteurs oculaires communs.— Devenu libre, le nerf moteur oculaire commun se dirige obliquement en avant et en dehors, passe entre les artères cérébrale postérieure et cérébelleuse supérieure et traverse la dure-mère un peu au-dessous de l'apophyse clinoïde postérieure pour arriver dans la paroi externe du sinus caverneux. — Dans cette paroi, il est placé en dedans du pathétique et de la branche ophthalmique et au-dessus du moteur oculaire externe. Avant d'arriver à la fente sphénoïdale, le nerf moteur oculaire commun reçoit un filet d'anastomose de l'ophthalmique et quelques filets très grêles du plexus carotidien. Il pénètre ensuite dans l'orbite par la partie la plus large de la fente sphénoïdale, en perforant le tendon du muscle droit externe de l'œil.

Des nerfs moteurs oculaires communs dans l'orbite. — Le nerf moteur oculaire commun se divise presque aussitôt en *deux branches.* — La *branche supérieure,* dirigée en haut et en avant, passe au-dessus du nerf optique pour arriver à la face inférieure du muscle droit supérieur de l'œil, fournit à ce muscle de nombreux filets; l'un d'eux, après avoir perforé le même muscle, se jette dans l'élévateur de la paupière supérieure. — La *branche inférieure,* beaucoup plus volumineuse que la précédente, se divise en *trois rameaux.* Le *rameau externe,* après avoir fourni la racine courte ou motrice du ganglion ophthalmique, s'engage entre les muscles droits externe et inférieur pour s'épanouir dans le muscle petit oblique de l'œil. Le *rameau moyen,* dirigé en avant, se termine dans le muscle droit inférieur de l'œil. — Le *rameau interne,* le plus volumineux des trois, passe en dedans du nerf optique pour se rendre dans le muscle droit interne du même organe.

Usages des nerfs moteurs oculaires communs. — Le nerf moteur oculaire commun anime tous les muscles de l'orbite, excepté les muscles grand oblique et droit externe, et il envoie la racine motrice du ganglion ophthalmique de Willis.

NERFS PATHÉTIQUES (4e PAIRE).

Origines des nerfs pathétiques. — Le plus grêle de tous les nerfs crâniens, le pathétique, naît de la face supérieure de la protubérance, par trois ou quatre petites racines en arrière les éminences testes. Une bandelette semble réunir les racines du nerf droit à celles du nerf gauche. — M. Longet fait remarquer que le faisceau triangulaire latéral de l'isthme ou ruban de Reil s'étale au-dessous des tubercules quadrijumeaux; que ce faisceau fait suite au faisceau antéro-latéral de la moelle, et qu'ainsi le nerf pathétique, en naissant de la face supérieure de la protubérance, naît ainsi du prolongement faisceau moteur de la moelle.

Trajet crânien des nerfs pathétiques. — Le tronc nerveux qui résulte de l'union des racines du pathétique se dirige en dehors, en avant et en bas, en contournant le pédoncule cérébral. Parvenu sur les côtés de la selle turcique, le pathétique perfore la dure-mère pour pénétrer dans la paroi externe du sinus caverneux. Dans ce sinus il est accolé à la branche ophthalmique et s'anastomose avec elle; il est alors placé au-dessous et en dehors du moteur oculaire commun. Ce nerf fournit quelques filets déliés à la tente du cervelet, filets qui viennent de son anastomose avec le nerf ophthálmique et pénètre ensuite dans l'orbite par la partie la plus large de la fente sphénoïdale.

Des nerfs pathétiques dans l'orbite. — Parvenu dans l'orbite, le nerf pathétique se dirige en dedans, croise obliquement le moteur oculaire commun pour s'épanouir dans le muscle grand oblique de l'œil.

Usages des nerfs pathétiques.—Ce nerf moteur est exclusivement destiné au muscle grand rotateur de l'œil.

NERFS TRIJUMEAUX OU TRIFACIAUX (5e PAIRE).

Origines des nerfs trijumeaux.—Le nerf de la cinquième paire, le plus volumineux des nerfs crâniens, naît de la face antérieure de la protubérance au niveau de l'origine des pédoncules cérébelleux moyens. Les filets d'origine, au nombre d'une centaine, en se réunissant, forment deux *racines*. La *racine externe*, la plus volumineuse, est *sensitive ;* la racine interne, la plus élevée, est *motrice.* — Les filets d'origine de la grosse racine traversent la protubérance pour se confondre avec les corps restiformes au niveau de la partie inférieure de l'olive. M. Longet professe que la petite racine se continue avec le ruban de Reil.

Trajet crânien des nerfs trijumeaux. — Les deux racines du trijumeau sont aplaties; elles se dirigent en avant et en dehors, et traversent un canal formé, en bas, par la dure-mère qui revêt le bord supérieur du rocher, et, en haut, par un prolongement de la tente du cervelet. La grosse racine aboutit alors au *ganglion semi-lunaire* ou *de Gasser;* la petite racine se place au-dessous de ce renflement. — Le ganglion de Gasser est semi-lunaire; il reçoit par sa concavité la racine sensitive du trijumeau, et il émet par sa convexité : 1° des filets très déliés qui, comme l'a démontré M. Cruveilhier, se dirigent d'avant en arrière pour se perdre dans la tente du cervelet et dans la dure-mère qui revêt les faces supérieures du rocher et du sphénoïde; 2° le *nerf ophthalmique* de Willis; 3° le *nerf maxillaire supérieur;* 4° le *nerf maxillaire inférieur ;* ce dernier, en recevant la petite racine, au moment où il traverse le trou ovale, devient un nerf *mixte.*

NERFS OPHTHALMIQUES.

La branche ophthalmique de Willis, plus petite et plus élevée que les branches maxillaires supérieure et inférieure, se dirige en haut, en avant et en dehors; elle s'engage dans l'épaisseur de la paroi externe du sinus caverneux. Après s'être anastomosée avec les nerfs moteurs oculaires commun et externe, avec le pathétique et avec les rameaux carotidiens du grand sympathique, la branche ophtahlmique fournit des filets très déliés à la tente du cervelet et se divise ensuite en trois rameaux, les nerfs *lacrymal*, *nasal et frontal*.

Nerf lacrymal.— Le nerf lacrymal, le plus petit des trois rameaux de l'ophthalmique, dirigé en avant et en dehors, d'abord situé dans l'épaisseur de la paroi externe du sinus caverneux, traverse ensuite la partie la plus étroite de la fente sphénoïdale et pénètre ainsi dans l'orbite. — Arrivé dans l'orbite, le nerf lacrymal chemine entre le muscle droit externe et le périoste pour traverser la glande lacrymale en lui abandonnant de nombreux filets. — Avant d'arriver à la glande lacrymale, le nerf du même nom a fourni le filet *malaire* qui traverse l'os malaire pour s'épanouir dans le tégument de la joue et de la paupière supérieure.— Après avoir traversé la glande lacrymale, le nerf lacrymal s'engage entre l'aponévrose palpébrale et le muscle orbiculaire des paupières, et se subdivise en filets qui se perdent, les uns dans la peau de la paupière supérieure et dans celle de la région temporale, et, les autres, dans la conjonctive.

Le *nerf nasal* arrive dans l'orbite en passant entre les deux attaches postérieures du muscle droit externe de l'œil et au-dessus des nerfs moteurs oculaires externe et commun. Après s'être anastomosé avec ces deux cordons nerveux, le nerf nasal se porte obliquement en avant, en haut et en dedans, et, arrivé à la paroi interne de l'orbite, il se subdivise en deux rameaux, le *nasal externe* et le *nasal interne*. Dans ce trajet le nerf nasal fournit : 1° la *racine longue* du ganglion ophthalmique; 2° les *nerfs ciliaires longs*, qui se rendent au globe de l'œil.— Le nerf *nasal externe* sort de l'orbite au-dessous de la poulie du grand oblique et se sépare en deux branches: la supérieure se jette dans le tégument de la paupière supérieure; l'inférieure, après avoir fourni à la muqueuse de la caroncule lacrymale et du sac lacrymal, se perd dans la peau du dos et de l'aile du nez.— Le nerf *nasal interne* ou *ethmoïdal* traverse, avec l'artère ethmoïdale antérieure, le trou orbitaire interne et antérieur, arrive dans le crâne sur les côtés de la gouttière ethmoïdale et se dirige ensuite d'arrière en avant, au-dessous de la dure-mère, qui l'isole complétement du nerf olfactif, pour pénétrer dans les fosses nasales par une échancrure située en avant de la gouttière ethmoïdale. Dans la fosse nasale, le nerf ethmoïdal fournit deux rameaux : l'un se perd dans la muqueuse de la paroi externe des fosses nasales ; l'autre, logé dans une gouttière de la face postérieure de l'os propre du nez, abandonne des filets qui traversent les trous de cet os pour s'épanouir dans la peau du dos du nez. La branche terminale du nerf ethmoïdal passe entre le cartilage de l'aile du nez et le bord inférieur de l'os propre de cet organe pour se terminer dans le tégument du lobule de la fosse nasale correspondante.

Le *nerf frontal*, plus volumineux que le nasal, pénètre dans l'orbite par la partie la plus large de la fente sphénoïdale, s'engage ensuite entre le périoste et l'élévateur de la paupière supérieure et se divise plus ou moins promptement en *deux rameaux* :— l'un, le nerf *frontal interne*, sort de l'orbite entre le périoste et la poulie du grand oblique de l'œil, fournit des filets *palpébraux* qui vont se perdre dans le tégument de la paupière supérieure. Les filets *ascendants*, ou *frontaux* du nerf frontal interne, remontent les uns en avant, les autres en arrière des muscles sourcilier et frontal ; ils sont tous destinés à la peau du front et de la partie supérieure et antérieure de la tête. — L'autre, le nerf *frontal externe* (*nerf sus-orbitaire*), traverse le trou sus-orbitaire et se divise aussitôt en filets *descendants* et en filets *ascendants*. Les filets descendants ou *palpébraux* se perdent dans le tégument de la paupière supérieure. Plusieurs filets arrivent dans la peau du dos du nez, et s'anastomosent avec les filets du nerf nasal interne. Les rameaux ascendants ou *frontaux*, les uns superficiels, les autres profonds, sont destinés à la peau du front et à celle de la partie supérieure de la tête. Un des filets profonds traverse un canal particulier creusé dans l'épaisseur du sinus frontal, abandonne quelques rameaux très grêles à la muqueuse de ce sinus et devient ensuite cutané. — Plusieurs filets des nerfs frontaux externe et interne s'anastomosent avec des rameaux du nerf facial.

GANGLION OPHTHALMIQUE.

Ce renflement du grand sympathique est situé sur le côté externe du nerf optique, environ à 8 millimètres en avant du trou optique. Ce petit ganglion, ordinairement de forme lenticulaire, est blanchâtre à la circonférence et grisâtre au centre. Aussi gros qu'un grain de millet, il présente à étudier *quatre angles*. — L'angle *postérieur* et *supérieur* reçoit la racine longue ou sensitive fournie par le nasal au-dessus du nerf optique. — A l'angle *postérieur* et *inférieur* du ganglion aboutit la racine courte ou motrice, qui naît de la branche inférieure du moteur oculaire commun. — La *racine ganglionnaire* de ce renflement vient du plexus caverneux; elle traverse la fente sphénoïdale avec le nerf nasal et se rend au ganglion tantôt isolément, tantôt avec la racine longue. — Des deux *angles antérieurs* du ganglion partent les nerfs *ciliaires courts* divisés en deux faisceaux. Le faisceau supérieur est formé par six ou sept nerfs, l'inférieur par huit ou dix; ils s'anastomosent avec les nerfs ciliaires longs. Tous parvenus autour de l'insertion du nerf optique perforent la sclérotique, s'avancent entre cette membrane et la choroïde pour arriver à l'anneau ciliaire. Les nerfs ciliaires se divisent alors en plusieurs filets qui traversent l'anneau ciliaire, se perdent dans la membrane iris et peut-être dans les procès ciliaires. M. Giraldès a démontré que plusieurs filets des nerfs ciliaires perforent la sclérotique à son union avec la cornée transparente et se distribuent à la conjonctive.

NOTA. Les nerfs *ciliaires longs*, au nombre de deux ou trois, sont fournis par le nasal, se comportent comme les ciliaires courts.

NERFS MAXILLAIRES SUPÉRIEURS.

Plus volumineux que le nerf ophthalmique, mais plus petit que le maxillaire inférieur, le nerf maxillaire supérieur émane de la partie moyenne du ganglion de Gasser. Ce cordon nerveux se dirige en avant et en dehors, traverse le trou grand rond et parvient ainsi au sommet de la fosse zygomatique. Il abandonne ensuite cette fosse pour s'engager, sous le nom de nerf *sous-orbitaire*, dans le canal du même nom et se divise ensuite en nombreux rameaux. Dans le trajet qu'il parcourt du trou ovale jusqu'à l'orifice du canal sous-orbitaire, le nerf maxillaire supérieur fournit des *nerfs collatéraux ;* ce sont, en les examinant d'arrière en avant :

1° Le nerf *orbitaire*. — Ce filet nerveux traverse la fente sphéno-maxillaire pour pénétrer dans l'orbite. Il longe ensuite le bord inférieur du muscle droit interne de l'œil, et se partage en *deux rameaux*. — Le rameau *lacrymo-palpébral* s'anastomose avec le lacrymal de l'ophthalmique, et se perd dans la glande lacrymale et dans le tégument de l'angle externe de l'œil. — Le rameau *temporo-malaire* se divise en deux filets qui traversent l'os malaire; l'un s'anastomose avec le nerf temporal profond, branche du nerf maxillaire inférieur; l'autre se perd dans le tégument de la pommette.

2° Les deux ou trois *rameaux du ganglion sphéno-palatin.*

3° Les nerfs *dentaires postérieurs* et *supérieurs.* — Ces nerfs, au nombre de trois ou quatre, descendent sur la tubérosité maxillaire, fournissent des filets à la muqueuse des gencives, s'engagent, avec les branches de l'artère dentaire postérieure et supérieure, dans les canaux de la tubérosité maxillaire, abandonnent plusieurs filets au tissu osseux et à la membrane muqueuse de ce sinus et se terminent en fournissant aux racines des grosses et des petites molaires.

4° Le nerf *dentaire supérieur* et *antérieur.* — Ce nerf émane du maxillaire supérieur, lorsque ce dernier est contenu dans le canal sous-orbitaire, il descend dans un canal particulier creusé dans l'épaisseur de la branche ascendante du maxillaire supérieur. Ce nerf, après avoir abandonné plusieurs filets à la muqueuse du sinus maxillaire et s'être anastomosé avec les nerfs dentaires postérieurs et supérieurs, se termine en fournissant des filets aux incisives, à la canine et la première petite molaire. Quelques filets très grêles traversent l'épine nasale antérieure pour se rendre à la pituitaire.

Rameaux *terminaux* du nerf maxillaire supérieur ou rameaux *sous-orbitaires.* — Ces rameaux résultent de l'épanouissement du maxillaire supérieur à sa sortie du canal sous-orbitaire. Ils sont d'abord placés entre les muscles canin et élévateur de la lèvre supérieure. Les rameaux *ascendants* ou *palpébraux* se perdent dans le tégument de la paupière inférieure; les *inférieurs* ou *labiaux* s'épuisent dans le tégument et dans les glandules de la lèvre supérieure; les rameaux *internes* ou *nasaux* se ramifient dans la peau et dans la muqueuse des fosses nasales, et les filets *externes* vont se perdre dans la peau de la joue.

GANGLION SPHÉNO-PALATIN OU DE MEKEL.

Le ganglion de Mekel est peu volumineux, de forme triangulaire et d'un gris rougeâtre. Il est situé en avant du trou grand rond, au-dessous du nerf maxillaire supérieur et il est enlacé par de nombreuses branches de l'artère maxillaire interne. — La *racine sensitive* du ganglion de Mekel est fournie par le nerf maxillaire supérieur; elle s'unit après un court trajet à ce renflement. — Les *racines motrice* et *ganglionnaire* sont fournies par le *nerf vidien*. Le *nerf vidien*, que l'on peut faire partir de la partie postérieure du ganglion sphéno-palatin, traverse d'avant en arrière le canal vidien et se partage, à la sortie de ce canal, en deux rameaux : — l'un, le grand nerf *pétreux superficiel*, ou rameau *crânien* du nerf vidien, pénètre dans le crâne entre le sphénoïde et le rocher, se dirige en arrière et en dehors dans la gouttière que l'on remarque à la face supérieure du dernier de ces os. Il traverse ensuite l'hiatus et l'aqueduc de Fallope, et se continue avec le nerf facial au premier coude de ce dernier nerf. D'après M. Longet, le grand nerf pétreux superficiel serait un *nerf mixte*; il serait formé par un filet sensitif du maxillaire supérieur et par un rameau moteur du facial. D'après M. Barbarisi, ce cordon nerveux serait constitué par une branche du maxillaire supérieur et par une branche du ganglion géniculé. —L'autre branche du nerf vidien, le rameau *carotidien*, émane du plexus carotidien du grand sympathique et fournit la racine ganglionnaire du ganglion de Mekel. —Les branches fournies par le ganglion sphéno-palatin sont :

1° Les nerfs *palatins*, lesquels, au nombre de trois ou quatre, semblent se continuer avec les racines sensitives du ganglion de Mekel.

Le nerf *grand palatin* parcourt, de haut en bas, le canal palatin postérieur et fournit, à son entrée dans ce canal, le nerf *nasal inférieur*. Ce dernier s'introduit dans les fosses nasales, fournit des filets à la muqueuse qui tapisse le méat moyen et les cornets moyen et inférieur. Près de l'orifice inférieur du canal palatin postérieur, le nerf grand palatin émet le rameau *staphylin*, qui, après avoir parcouru un canal particulier, s'épanouit dans la muqueuse et dans les glandules du voile du palais. A sa sortie du canal, le grand nerf palatin se divise en deux *branches* : les nombreux filets de la *branche externe* fournissent à la muqueuse des gencives et à celle de la voûte palatine; ceux de la *branche interne* se distribuent à la muqueuse et aux glandules de cette voûte.

Le nerf *palatin moyen* parcourt tantôt un canal particulier, tantôt accompagne le nerf grand palatin et va se rendre à la muqueuse et aux glandules du voile du palais.

Le nerf *palatin postérieur*, dirigé d'avant en arrière, s'engage entre l'os maxillaire et le ptérygoïdien externe, parcourt un canal particulier et se divise ensuite en deux rameaux : l'un, moteur, se perd dans les muscles palato-staphylin et péristaphylin interne; l'autre, sensitif, est destiné à la muqueuse et aux glandules du voile du palais.

2° Les nerfs *sphéno-palatins.* — Ces nerfs sont au nombre de trois ou quatre. — Les nerfs *sphéno-palatins externes* s'introduisent dans les fosses nasales par le trou sphéno-palatin et se rendent, par des ramifications très grêles, à la muqueuse du cornet moyen. Le nerf *sphéno-palatin interne*, nerf *naso-palatin*, traverse le trou sphéno-palatin et se recourbe au devant du sinus sphénoïdal. Au-delà du sinus, sous le nom de nerf *de la cloison*, il se dirige d'abord verticalement en bas et ensuite horizontalement d'arrière en avant jusqu'au niveau de l'orifice supérieur du canal palatin antérieur, où il s'adosse à celui du côté opposé et l'abandonne ensuite pour se rendre à la muqueuse palatine. Hipp. Cloquet admettait un ganglion, le *ganglion naso-palatin*, qui serait situé à l'orifice inférieur du canal palatin antérieur. Ce ganglion aurait reçu les deux nerfs de la cloison et les branches terminales des deux nerfs palatins antérieurs. Les anatomistes rejettent l'existence de ce ganglion dont on ne peut pas démontrer l'existence. — D'après M. Longet, le nerf naso-palatin fournirait des filets à la pituitaire.

3° Le nerf *pharyngien.* — Ce nerf, dirigé d'avant en arrière comme le nerf vidien, parcourt un canal formé par l'apophyse sphénoïdale du palatin et par l'apophyse ptérygoïde, et se divise bientôt en plusieurs filets qui se rendent à la muqueuse et aux glandules du voile du palais et de la partie supérieure du pharynx.

NERFS MAXILLAIRES INFÉRIEURS.

Le nerf maxillaire inférieur est formé de deux faisceaux : le plus volumineux est *sensitif* et est fourni par le ganglion de Gasser, le second est *moteur* et est constitué par la petite racine du trijumeau. Ces deux racines se réunissent en traversant le trou ovale. A l'exemple de M. Longet, nous diviserons les branches terminales du nerf maxillaire inférieur en *sensitives* et en *motrices.*

BRANCHES MOTRICES DU MAXILLAIRE INFÉRIEUR.

1° Le nerf *masséterin.* — Ce filet nerveux se dirige horizontalement en dehors et en arrière, traverse l'échancrure sygmoïde, entre le tendon du temporal qui est en avant et le condyle du maxillaire inférieur qui est en arrière, et s'épanouit dans le masséter, qu'il pénètre par sa face profonde. Il fournit un rameau très grêle à l'articulation temporo-maxillaire.

2° Le nerf *buccal*, plus volumineux que le précédent, dirigé d'avant en arrière, passe entre les deux ptérygoïdiens et ensuite entre l'apophyse coronoïde et le buccinateur. Ce nerf fournit des filets aux muscles ptérygoïdien interne, temporal et buccinateur. Comme plusieurs filets, après avoir traversé le buccinateur, se perdent dans la peau, on doit considérer, avec M. Longet, le nerf buccal comme étant mixte.

3° Nerfs *temporaux profonds*. — Les nerfs temporaux profonds, l'un *antérieur*, l'autre *postérieur*, naissent ordinairement par un tronc commun, ils passent entre le ptérygoïdien externe et le périoste de la fosse zygomatique, remontent ensuite entre l'os temporal et le muscle du même nom et s'épuisent dans ce muscle. — Le nerf temporal profond antérieur s'anastomose avec les filets temporaux du nerf lacrymal de l'ophthalmique et avec le rameau orbitaire du maxillaire supérieur. — Le nerf temporal profond postérieur fournit des filets qui perforent l'aponévrose temporale au-dessus de l'arcade zygomatique et qui s'anastomosent avec des rameaux des nerfs facial et temporal superficiel.

4° Nerf *mylo-hyoïdien*. — Accolé au nerf dentaire inférieur, ce nerf s'en sépare au niveau de l'orifice postérieur du canal dentaire inférieur. Devenu libre, le nerf mylo-hyoïdien parcourt une gouttière particulière et s'épuise dans le muscle mylo-hyoïdien et dans le ventre antérieur du digastrique.

5° Nerf *ptérygoïdien interne*. — Souvent double, ce cordon nerveux s'engage entre le ptérygoïdien interne et le péristaphylin externe et s'épanouit dans ces deux muscles.

BRANCHES SENSITIVES DU MAXILLAIRE INFÉRIEUR.

1° Nerf *temporal superficiel* ou *auriculo-temporal*. — Il naît du maxillaire inférieur par deux racines entre lesquelles passe l'artère méningée moyenne, il se dirige en arrière et remonte ensuite entre le conduit auditif et le col du condyle. A ce niveau, il fournit plusieurs filets à l'articulation temporo-maxillaire et deux petits rameaux qui, après avoir donné quelques ramifications à la peau de l'oreille externe, passent entre les portions osseuse et cartilagineuse du canal auditif externe pour se perdre dans la peau et dans les glandules de ce canal. Près de l'articulation temporo-maxillaire, le nerf auriculo-temporal se divise en *deux branches :* — la branche *supérieure* ou *temporale* monte verticalement en passant au devant du conduit auditif et se partage ensuite en ramifications qui se perdent dans le tégument de la fosse temporale. L'une d'elles s'anastomose avec le nerf temporal profond postérieur. — La *branche inférieure* ou *auriculaire* se divise en plusieurs rameaux : les uns semblent s'épuiser dans la glande parotide, d'autres traversent cet organe pour se distribuer au lobule de l'oreille. Deux rameaux de cette branche, après avoir traversé cette glande, s'anastomosent avec des filets du nerf facial et du plexus cervical.

2° Nerf *dentaire inférieur.* — Ce tronc nerveux est accolé au nerf mylo-hyoïdien jusqu'à l'orifice du canal dentaire inférieur. Il descend d'abord entre les deux ptérygoïdiens et ensuite entre la branche du maxillaire et le ptérygoïdien interne. Il est séparé de ce dernier muscle et du nerf lingual par le ligament latéral interne de l'articulation temporo-maxillaire. Avant de pénétrer dans le canal qui lui est destiné, le nerf dentaire inférieur envoie un ou deux filets au nerf lingual. Ce nerf parcourt ensuite toute l'étendue du canal dentaire inférieur en fournissant des filets aux racines des grosses et des petites dents molaires. —Arrivé au *trou mentonnier,* le nerf dentaire inférieur se divise en nerf *incisif* et en nerf *mentonnier.* — Le nerf incisif reste dans l'épaisseur de l'os maxillaire et distribue ses filets aux incisives et à la canine. — Le nerf mentonnier sort du maxillaire par le trou du même nom et s'épanouit en rameaux divergents, les uns destinés à la peau du menton et de la lèvre inférieure, les autres à la muqueuse et aux glandules de cette lèvre. — En s'enlaçant avec les branches du nerf facial, les rameaux mentonniers forment le *plexus mentonnier.*

3° *Nerf lingual* (*petit hypoglosse*). — Un peu plus volumineux que le précédent et situé à son origine entre les muscles péristaphylin et ptérygoïdien externes, ce cordon nerveux s'engage, en se dirigeant en bas et en avant, entre les deux ptérygoïdiens, reçoit alors la *corde du tympan* et un ou deux filets du nerf dentaire inférieur. Le nerf lingual se place bientôt entre le ptérygoïdien interne et la branche du maxillaire et se dirige ensuite en avant au-dessus du muscle mylo-hyoïdien ; il croise alors le canal de Warthon en passant entre la muqueuse buccale et la glande sous-maxillaire, pour arriver ainsi sur les parties latérales de la langue, au-dessus du grand hypoglosse. Il forme avec ce dernier une arcade en forme d'anse. Le nerf lingual traverse ensuite le tissu de la langue pour s'épanouir en filets qui se terminent en pinceaux dans la muqueuse des trois quarts antérieurs de cet organe. On peut suivre ces filets jusque dans les papilles de la langue.

Nota. — Avant de croiser le canal de Warthon, entre la muqueuse et la glande sous-maxillaire, le nerf lingual présente un renflement, le *ganglion sous-maxillaire,* qui serait formé, d'après M. Cruveilhier, par les fibres les plus inférieures du nerf lingual. — Une partie de la corde du tympan serait, d'après M. Longet, la racine *motrice* du ganglion ; le lingual fournirait la racine *sensitive* de ce renflement, dont la racine du *grand sympathique* serait une des branches nerveuses qui enlacent l'artère linguale. — De ce ganglion partent des filets qui s'épuisent, les uns dans les parois du canal de Warthon, les autres dans la glande sous-maxillaire.

Le ganglion *sublingual,* décrit pour la première fois par Blandin, est inconstant, il est placé entre la glande sublinguale et le maxillaire inférieur. D'après cet anatomiste, la racine *sensitive* de ce renflement serait un filet du nerf lingual, la racine *motrice* serait un filet de la corde du tympan, et la *ganglionnaire* serait une branche qui accompagnerait l'artère sublinguale. Ce ganglion émettrait des filets qui se rendent dans la glande sublinguale.

GANGLION OTIQUE OU D'ARNOLD.

Le ganglion otique est situé un peu au-dessous du trou ovale, en dehors du nerf maxillaire inférieur ; il est recouvert en dedans par la portion cartilagineuse de la trompe d'Eustache. Ce renflement, d'un gris rougeâtre, a un diamètre d'environ cinq millimètres.—La racine *motrice* est, d'après M. Longet, fournie par le nerf facial, à son premier coude, et, d'après M. Barbarisi par le nerf de Wrisberg. Ce filet nerveux, *petit nerf pétreux superficiel,* placé en dehors du grand nerf du même nom, sort de l'aqueduc de Fallope par un conduit particulier, se loge à la face supérieure du rocher dans une gouttière parallèle à celle du grand nerf pétreux, traverse un pertuis placé entre les trous ovale et grand rond, et se rend au ganglion d'Arnold.— La racine *sensitive* de ce renflement est formée par le *petit nerf pétreux superficiel d'Arnold ;* ce filet nerveux s'accole au nerf petit pétreux superficiel découvert par M. Longet, et se rend avec lui au ganglion otique.—Les racines *ganglionnaires* se continuent avec les rameaux du grand sympathique qui enlacent la carotide externe. — A ces racines on doit ajouter celles qui sont mixtes et qui émanent du nerf maxillaire inférieur. — Les filets fournis par le ganglion d'Arnold se rendent : les uns à la muqueuse du tympan et de la trompe d'Eustache, et les autres au muscle interne du marteau.

Usages des nerfs trijumeaux.—Le nerf *ophthalmique*, nerf de sensibilité générale, fournit quelques filets à la dure-mère. Par ses trois branches, il se distribue au tégument de la joue, à celui du front, des paupières et du nez. Des filets de l'ophthalmique se perdent encore dans les membranes conjonctive et pituitaire. Ce nerf s'anastomose avec les nerfs moteurs de l'œil et avec le plexus caverneux, et, par son rameau lacrymal, avec les nerfs maxillaires supérieur et inférieur. Le ganglion ophthalmique fournit les nerfs ciliaires qui se perdent dans l'iris et dans la conjonctive.

Le nerf *maxillaire supérieur*, nerf de sensibilité générale, distribue ses filets à la glande lacrymale, au tégument de la paupière inférieure, de la région malaire, de l'œil, du nez et de la lèvre supérieure. Il s'épanouit encore dans les muqueuses de la lèvre supérieure, de la voûte palatine, du pharynx, dans la pituitaire, dans la conjonctive, et dans les glandules de ces membranes. Il fournit enfin les filets des racines des dents supérieures. — Il s'anastomose avec les nerfs facial, ophthalmique et maxillaire inférieur. — Le ganglion de Mekel émet les nerfs palatins, sphéno-palatins et le nerf pharyngien.

Le nerf *maxillaire inférieur* est mixte. Il fournit à l'articulation temporo-maxillaire, au tégument et aux glandules du conduit auditif externe, à la glande parotide, à la peau de la fosse temporale, aux racines des dents inférieures et au tégument de la lèvre inférieure. Le nerf lingual, nerf de sensibilité générale et spéciale du goût, après avoir fourni à la muqueuse du pharynx, du voile du palais, à la glande sous-maxillaire, à l'amygdale et à la glande sublinguale, se perd dans la muqueuse des trois quarts antérieurs de la langue. Le nerf maxillaire inférieur donne des filets aux muscles ptérygoïdien interne, masséter, temporal, buccal, mylo-hyoïdien et au ventre antérieur du muscle digastrique. — Le ganglion sous-maxillaire fournit au canal de Warthon et à la glande sous-maxillaire. — Le ganglion sublingual donne des filets à la glande du même nom. — Le glanglion otique fournit des rameaux au conduit auditif, à la trompe d'Eustache et au muscle antérieur du marteau.

NERFS MOTEURS OCULAIRES EXTERNES (6e PAIRE).

Origines des nerfs moteurs oculaires externes. — Ce nerf émerge de la partie supérieure de la pyramide antérieure. Les trois ou quatre filets d'origine forment d'abord deux faisceaux. Sur un cerveau durci par l'alcool on peut suivre ces filets profondément; les uns dirigés horizontalement s'épanouissent dans la protubérance, et les autres descendent dans la partie supérieure du bulbe.

Trajet crânien des nerfs moteurs oculaires externes. — Les deux faisceaux du moteur oculaire commun dirigés en haut, en avant et en dehors, traversent la dure-mère en dedans du trijumeau pour arriver dans la paroi externe du sinus caverneux, et pour former bientôt un seul tronc. — Dans le sinus caverneux le nerf moteur oculaire externe est placé en dehors de la carotide interne, en dedans des nerfs moteur oculaire commun, pathétique et ophthalmique. Dans ce sinus il s'anastomose avec le plexus carotidien et avec le nasal de l'ophthalmique de Willis.

Des nerfs moteurs oculaires externes dans l'orbite. — Le nerf moteur oculaire externe arrive dans l'orbite par la partie la plus large de la fente sphénoïdale, en traversant avec les nerfs moteurs oculaire commun et nasal les deux faisceaux postérieurs du muscle droit externe de l'œil, et s'épuise dans ce dernier. Assez souvent un filet de ce nerf se rend au ganglion ophthalmique.

Usages des nerfs moteurs oculaires externes. Le nerf moteur oculaire externe est destiné au muscle adducteur de l'œil.

NERFS FACIAUX (7e PAIRE.)

Origines des nerfs faciaux. — Le nerf facial naît de la fossette sus-olivaire en dedans des racines du nerf auditif.—Les filets qui le forment, d'après les recherches de M. Sappey, se dirigent en bas, en dedans et en arrière sur les côtés de l'olive et se confondent avec le faisceau innominé de la protubérance.

Trajet crânien des nerfs faciaux. — Le nerf facial se dirige en haut et en dehors en contournant le bord inférieur du pédoncule cérébelleux moyen, pénètre dans le canal auditif interne, où il est reçu dans une gouttière qui présente la face antérieure du nerf auditif. Parvenu au fond du conduit auditif, le nerf de la septième paire s'engage dans l'aqueduc de Fallope et le parcourt pour sortir du crâne par le trou stylo-mastoïdien. Dans ce trajet, le nerf facial se porte d'abord transversalement en dehors, et ensuite en arrière, en formant un premier coude. Il présente un second coude en se dirigeant en avant et en bas.—Au premier coude du nerf de la septième paire, nous avons à étudier le *ganglion géniculé*, le *grand nerf pétreux superficiel*, le *petit nerf pétreux superficiel* de M. Longet; mais avant de les décrire, nous avons à examiner le *nerf intermédiaire de Wrisberg*.—Au-delà du premier coude, le nerf facial donne le *nerf de l'étrier*, la *corde du tympan*, les *rameaux d'anastomose avec les nerfs pneumo-gastriques et glosso-pharyngiens.*

Nerf de Wrisberg (*nerf tympanique*).—M. Barbarisi est venu appuyer par ses dissections les travaux importants de MM. Longet, Cusco, etc., sur les fonctions et l'origine de ce cordon nerveux. Suivant M. Barbarisi, le nerf de Wrisberg est *mixte*. Les deux ou trois racines motrices de ce nerf semblent se confondre avec celles du nerf facial et faire suite au cordon moteur de la moelle. Des deux racines sensitives, l'une naît immédiatement derrière le glosso-pharyngien, l'autre entre ce nerf et l'acoustique. Les racines sensitives s'anastomosent entre elles et fournissent d'abord deux petites ramifications qui vont se rendre, l'une à la branche vestibulaire, l'autre à la branche cochléenne du nerf acoustique et les accompagnent jusqu'à leur terminaison. Ces ramifications président donc à la sensibilité générale du labyrinthe membraneux. Les racines sensitives se réunissent ensuite aux racines motrices, et forment un tronc mixte qui est accolé aux nerfs facial et auditif, jusqu'au fond du conduit auditif interne. Le nerf intermédiaire accompagne le nerf de la septième paire jusqu'au niveau du premier coude de ce nerf, et se divise alors en quatre filets : les deux premiers sont sensitifs et s'appliquent sur la partie interne du nerf facial et sortent avec lui par le trou stylo-mastoïdien; les deux autres filets traversent le ganglion géniculé pour fournir les racines motrices des nerfs pétreux superficiels.

Ganglion géniculé (*intumescence du nerf facial*). — Ce petit renflement d'un gris rougeâtre, accolé au premier coude du facial, présente, comme l'a démontré M. Cusco, tous les caractères qui appartiennent aux autres ganglions crâniens. Au ganglion géniculé on voit aboutir deux filets du nerf intermédiaire et les nerfs pétreux superficiels. D'autres petits filets détachés du même renflement, s'accolent au facial et l'abandonnent un peu au-dessus du trou stylo-mastoïdien, pour constituer la branche récurrente que l'on désigne sous le nom de *corde du tympan.*

Grand nerf pétreux superficiel.—Né du ganglion géniculé, ce cordon nerveux sort du rocher par l'hiatus de Fallope, se loge dans une gouttière particulière, sort du crâne par le trou déchiré antérieur, s'accole au filet carotidien du nerf vidien, pour former un seul tronc, le *nerf vidien* qui parcourt d'arrière en avant le canal du même nom et qui se rend au ganglion de Mekel. — M. Longet considère le grand nerf pétreux comme un nerf mixte, formé à la fois par le facial et le maxillaire supérieur. M. Cusco pense que le grand nerf pétreux superficiel est composé par le facial et par un petit nerf émané du nerf de Jacobson. M. Barbarisi a démontré que la racine sensitive était fournie par le ganglion sphéno-palatin, et la racine motrice par le ganglion géniculé, et que ces racines avaient des directions opposées.

Petit nerf pétreux superficiel de M. Longet. — Ce filet nerveux émané du ganglion géniculé sort du temporal par un pertuis particulier, se place à la face supérieure du rocher dans une gouttière parallèle à celle du grand nerf pétreux superficiel, et s'anastomose avec le petit nerf pétreux d'Arnold. Il sort du crâne par une ouverture située entre les trous ovale et petit rond et se rend au ganglion otique. Le petit nerf pétreux superficiel est mixte, sa racine motrice vient du nerf de Wrisberg, les sensitives du maxillaire inférieur et du petit nerf pétreux d'Arnold.

Nerf de l'étrier. — Ce filet très grêle fourni par le facial, lorsque ce dernier devient vertical, se perd dans le muscle de l'étrier.

Corde du tympan. — La corde du tympan abandonne le nerf facial un peu au-dessus du trou stylo-mastoïdien. Ce cordon nerveux, par un trajet rétrograde, se porte de bas en haut dans un canal particulier parallèle à celui de Fallope, pour arriver dans l'oreille moyenne par une ouverture pratiquée en dedans et en arrière de la membrane du tympan. Parvenue dans l'oreille moyenne, la corde du tympan la traverse de haut en bas et d'arrière en avant, en passant entre le manche du marteau et la branche verticale de l'enclume; elle abandonne ensuite la caisse en traversant une ouverture particulière placée entre le rocher et la portion écailleuse du temporal et s'unit au nerf lingual entre les deux ptérygoïdiens. Nous avons vu M. Longet admettre que la corde du tympan était une branche du facial et qu'elle abandonnait en partie le nerf lingual pour se rendre aux ganglions sous-maxillaire et sublingual. D'après les recherches de M. Barbarisi, la corde du tympan est formée par le nerf de Wrisberg et par le nerf facial. Nous devons enfin ajouter que M. H. Cloquet, Ribes, etc., ont considéré la corde du tympan comme la continuation du grand nerf pétreux superficiel, lequel, d'après les mêmes anatomistes, serait une branche du maxillaire supérieur.

Rameau d'*anastomose avec le pneumo-gastrique.* — Ce filet nerveux naît à peu près au même niveau que la corde du tympan, traverse un petit canal creusé dans la partie antérieure de la fosse jugulaire et s'unit au pneumo-gastrique. — M. Cruveilhier admet que le rameau de la fosse jugulaire est formé par un filet moteur du facial et par un filet sensitif du pneumo-gastrique, venus de directions opposées.

Rameau d'*anastomose avec le glosso-pharyngien.* — Né du facial un peu au-dessus du trou stylo-mastoïdien, ce nerf passe entre l'apophyse styloïde et la veine jugulaire interne et s'unit au nerf glosso-pharyngien.

Des nerfs faciaux hors du crâne. — Du trou stylo-mastoïdien le nerf de la septième paire se porte en avant, en bas et en dedans et se divise dans l'épaisseur de la parotide en deux branches : l'une *supérieure*, l'autre *inférieure*.

Mais avant de se diviser, le nerf facial fournit : 1° le rameau *auriculo-temporal*, filet très grêle, qui se réfléchit sur l'apophyse mastoïde et se subdivise en deux rameaux : l'un, *l'ascendant*, se perd dans les muscles auriculaires supérieur et postérieur ; l'autre, le *transverse*, après s'être anastomosé avec le nerf auriculaire du plexus cervical, s'épuise dans le muscle occipital. — 2° Le rameau du *digastrique*, rameau *sous-mastoïdien*, lequel va fournir au ventre postérieur du digastrique et qui s'anastomose avec un filet du glosso-pharyngien. — 3° Le rameau du *stylo-hyoïdien* qui se dirige en bas et en avant et qui se termine dans le muscle stylo-hyoïdien. — 4° Le rameau *lingual*, décrit pour la première fois par M. Hirschfeld, lequel sort du crâne par le trou stylo-mastoïdien, traverse le muscle stylo-pharyngien, au-dessous de l'amygdale, va passer et se rend aux fibres musculaires superficielles de la langue.

La branche *temporo-faciale*, branche *terminale supérieure* du nerf facial, se dirige en avant et en haut, traverse la parotide, s'anastomose avec deux ou trois rameaux du nerf auriculo-temporal, branche du maxillaire inférieur et se divise en *rameaux* de plusieurs ordres. — Les rameaux *temporaux* montent verticalement en avant de l'apophyse zygomatique et s'épanouissent dans les muscles auriculaires supérieur et antérieur et dans le muscle frontal. — Les rameaux *fronto-orbitaires* fournissent des filets à la partie antérieure des mucsles frontal sourcilier. Ceux qui se rendent à l'orbiculaire des paupières sont désignés sous le nom de *palpébraux*. — Les rameaux *nasaux* ou *sous-orbitaires* passent sous les muscles grand et petit zygomatiques, fournissent à ces muscles, et s'épuisent ensuite dans la partie inférieure de l'orbiculaire des paupières, dans les muscles pyramidal du nez, élévateur propre de la paupière supérieure, élévateur commun de l'aile du nez et de la lèvre supérieure. Ces filets, en s'enlaçant et en s'anastomosant avec ceux du nerf sous-orbitaire, forment le *plexus sous-orbitaire*. — Les rameaux *buccaux* fournissent au buccinateur et à la partie supérieure de l'orbiculaire des lèvres et s'anastomosent, comme les précédents, avec les filets du nerf sous-orbitaire et avec ceux de la branche inférieure du facial.

La branche *cervico-faciale*, branche *terminale inférieure* du nerf facial, traverse la parotide en se dirigeant en bas et en avant, et, arrivée au niveau de l'angle du maxillaire inférieur, elle se divise en *rameaux* de plusieurs ordres. — Les rameaux *buccaux*, anastomosés entre eux et avec les rameaux du même nom de la branche supérieure du facial, se perdent dans l'orbiculaire des lèvres et dans le buccinateur. — Les rameaux *mentonniers* vont se terminer dans les muscles triangulaire, carré et de la houppe du menton, et dans la partie inférieure de l'orbiculaire des lèvres. En s'anastomosant entre eux et avec les filets du nerf mentonnier, ils forment une sorte de plexus, le *plexus mentonnier*. —Les rameaux *cervicaux*, au nombre de deux ou trois, s'anastomosent avec la branche cervicale antérieure du plexus cervical, et se perdent dans le muscle peaucier et dans les muscles du menton.

Usages des nerfs faciaux. — Le nerf facial est moteur à son origine, il devient mixte par ses anastomoses avec les nerfs pneumo-gastrique, glosso-pharyngien et maxillaires. Les filets du nerf facial, qui paraissent se perdre dans la peau et les muqueuses viennent des anastomoses que nous venons de signaler. Le nerf facial fournit à tous les muscles de la face, aux muscles occipito-frontal, stylo-hyoïdien, auriculaires, de l'étrier et au ventre postérieur du digastrique. D'après M. Hirschfeld, il se rend encore aux muscles de la langue. Nous avons vu qu'il s'anastomosait avec le nerf de Wrisberg et qu'il semblait s'unir par ce dernier au nerf acoustique.

NERFS AUDITIFS (8e PAIRE).

Origines des nerfs auditifs. —Le nerf de la huitième paire, ou *portion molle* de la septième paire des anciens, par opposition au nerf facial qu'ils désignaient sous le nom de *portion dure,* naît par deux racines; la postérieure commence par quelques filets qui font suite aux fibres du calamus scriptorius; l'antérieure naît par plusieurs filets qui émergent de la fossette olivaire avec ceux du facial.

Trajet crânien des nerfs auditifs. — Le nerf auditif, accolé aux nerfs facial et de Wrisberg, se dirige en dehors et en avant, parcourt le conduit auditif interne, et, parvenu au fond de ce conduit, il s'engage au-dessus de l'orifice interne du canal de Fallope, il traverse ensuite la lame criblée placée au fond du conduit auditif interne et arrive ainsi au labyrinthe.

Des nerfs auditifs dans le labyrinthe. — Parvenu dans le labyrinthe, le nerf auditif se divise en deux branches : — La branche *antérieure, cochléenne* ou *limacienne*, se contourne comme le limaçon et se divise ensuite en ramifications très déliées; les unes s'accolent à la surface de la columelle, et s'étalent sur le premier tour de la rampe du limaçon en se divisant en plusieurs filets qui, en s'anastomosant entre eux, forment des anses. D'autres rameaux s'engagent dans les ouvertures de la base de la columelle, sortent par des pertuis de ce canal pour s'étaler sur le second tour de la rampe du limaçon et se comporter comme les précédents; enfin, deux ou trois filets passent par le sommet de la columelle et s'étalent sur le dernier tour de la rampe supérieure, de la même manière que ceux des deux premières rampes.—La branche *postérieure* ou *vestibulaire* du nerf auditif se divise en *trois rameaux.* Le rameau *postérieur* et *supérieur*, le plus volumineux, se rend par trois filets aux canaux demi-circulaires supérieur et horizontal et à l'utricule. Le rameau *moyen* va au saccule, et le rameau *le plus petit,* au canal demi-circulaire vertical inférieur.

Les rameaux terminaux du nerf auditif forment des mailles considérées comme des anses. D'autres anatomistes pensent au contraire que ces filets nerveux se terminent par une extrémité libre.

Usages. — Le nerf auditif est la partie essentielle de l'appareil de l'audition.

NERFS GLOSSO-PHARYNGIENS (9e PAIRE).

Origines des nerfs glosso-pharyngiens. — Le nerf glosso-pharyngien naît par six ou sept radicules qui sont peu distinctes de celles du pneumo-gastrique. Ces radicules émergent des corps restiformes, très près du sillon qui sépare ces éminences des olives; elles ne peuvent être suivies au-delà de leur point d'émergence.

Trajet crânien des nerfs glosso-pharyngiens. — Après s'être isolé du pneumo-gastrique, le nerf glosso-pharyngien traverse la dure-mère et le trou déchiré postérieur, en avant du pneumo-gastrique.

Des nerfs glosso-pharyngiens hors du crâne. — Immédiatement au-dessous du trou déchiré postérieur, le nerf glosso-pharyngien se renfle. Ce renflement porte le nom de *ganglion d'Andersch*, de *ganglion pétreux*, et s'anastomose avec les nerfs facial, pneumo-gastrique, spinal et grand sympathique. — Du ganglion d'Andersch part le *nerf de Jacobson*, qui, traversant un pertuis situé entre le canal carotidien et la fosse jugulaire, se dirige d'avant en arrière et de bas en haut, arrive ainsi dans l'oreille moyenne sur le promontoire en avant de la fenêtre ovale. Parvenu dans la caisse du tympan, le nerf de Jacobson se divise en six rameaux, qui sont : — 1° le filet de la *fenêtre ovale*, dirigé de haut en bas et ramifié autour de la fenêtre ronde ; — 2° le filet de la *fenêtre ovale* qui se distribue autour de cette fenêtre ; — 3° le filet qui s'anastomose avec le *plexus carotidien ;* — 4° le filet *tympanique,* lequel fournit à la muqueuse du tympan ; — 5° le filet qui s'unit au grand nerf pétreux superficiel ; — 6° le *petit nerf pétreux* d'Arnold, qui s'anastomose avec le petit nerf pétreux superficiel de M. Longet. — Un peu au-dessous du ganglion d'Andersch, le nerf glosso-pharyngien reçoit le rameau de la fosse jugulaire du pneumo-gastrique et un rameau du facial. Souvent un filet du glosso-pharyngien, anastomosé avec le nerf sous-mastoïdien dans l'épaisseur du ventre postérieur du digastrique, semble se perdre dans ce muscle et dans le stylo-hyoïdien.

Du nerf glosso-pharyngien au-delà du ganglion d'Andersch. — Le nerf de la neuvième paire se porte alors en bas, passe en arrière des muscles styliens, croise en dehors la carotide interne et s'engage entre les muscles stylo-pharyngien et stylo-glosse. — Après avoir perforé le stylo-pharyngien, le tronc nerveux se dirige en avant en décrivant une courbe dont la concavité est supérieure, passe derrière l'amygdale et va se rendre dans la muqueuse de la langue.

Les *nerfs collatéraux*, fournis par le glosso-pharyngien dans ce trajet, sont nombreux, ce sont : — 1° les filets *carotidiens*, qui s'unissent aux filets du ganglion cervical supérieur et du spinal. Tous ces filets, en s'enlaçant, forment le *plexus inter-carotidien*. — 2° Les filets *pharyngiens*, très nombreux et anastomosés avec ceux du rameau pharyngien du nerf spinal, se perdent dans la muqueuse du pharynx et dans les constricteurs du même organe. Les filets qui s'épuisent dans les muscles de cet organe paraissent provenir des filets anastomotiques fournis par le spinal. — 3° Les filets du muscle stylo-hyoïdien et du ventre postérieur du digastrique; ils semblent venir de l'anastomose du facial avec le glosso-pharyngien. — 4° Les rameaux *tonsillaires* qui s'épuisent dans la muqueuse des amygdales et des piliers du voile du palais. Un filet, provenant sans doute des anastomoses du spinal avec le glosso-pharyngien, se perd dans les muscles pharyngo-staphylin et glosso-staphylin.

Les rameaux *terminaux* ou *linguaux* du glosso-pharyngien se subdivisent en nombreux filets qui, d'abord sous-muqueux, se distribuent à la muqueuse et aux papilles de la langue, en arrière du V lingual. Quelques filets se dirigent en avant et se perdent dans les papilles du côté correspondant de l'organe.

Usages des nerfs glosso-pharyngiens. — Le nerf de la huitième paire, nerf de la sensibilité générale de la muqueuse des amygdales et du voile du palais, est le nerf de la sensibilité spéciale du goût de la base de la langue. Il paraît présider à la sécrétion de la muqueuse de la caisse du tympan. Par ses anastomoses avec les nerfs spinal et facial, il devient moteur et distribue ses filets au ventre postérieur du digastrique, aux muscles constricteurs du pharynx, pharyngo et glosso-staphylins.

NERFS PNEUMO-GASTRIQUES (10e PAIRE).

Origines des nerfs pneumo-gastriques. — Le nerf pneumo-gastrique, *nerf vague*, naît des corps restiformes par huit ou dix filets, immédiatement au-dessous de ceux du glosso-pharyngien, suivant une ligne qui prolongerait celle des origines des racines postérieures des nerfs spinaux.

Trajet crânien des nerfs pneumo-gastriques. — Le pneumo-gastrique, gagne le trou déchiré postérieur et le traverse derrière le glosso-pharyngien. Il est isolé de ce dernier par une cloison cartilagineuse ou osseuse. En traversant le trou déchiré postérieur, le nerf vague présente un premier renflement qui se continue avec le ganglion olivaire. Au premier renflement aboutissent des filets anastomotiques des nerfs glosso-pharyngien et spinal.

Des nerfs pneumo-gastriques dans la région cervicale. — Immédiatement au-dessous du trou déchiré postérieur, le nerf vague offre le *ganglion olivaire,* que l'on peut comparer aux ganglions des racines postérieures des nerfs rachidiens. — En exposant la région cervicale, nous avons décrit (voy. p. 144 et 307) la partie cervicale du pneumo-gastrique. Nous allons seulement présenter ici un résumé succinct de cette portion du nerf vague. — Au-dessous du ganglion olivaire, le nerf pneumo-gastrique s'engage dans la gaîne des artères carotides interne et primitive. Dans cette gaîne on rencontre aussi la veine jugulaire interne. Il s'anastomose : 1° avec le nerf facial par le rameau de la fosse jugulaire; 2° avec le spinal et reçoit encore la *branche interne* de ce nerf; 3° avec le grand hypoglosse, les branches antérieures des deux premiers nerfs cervicaux et avec les filets du grand sympathique. — Les *nerfs collatéraux* du pneumo-gastrique dans la région cervicale sont : — 1° le *nerf pharyngien,* qui se rend au plexus du même nom; — 2° le *nerf laryngé supérieur,* qui se divise en *laryngé externe* et *laryngé interne :* le premier est destiné aux muscles cricothyroïdien et constricteur inférieur du pharynx et au corps thyroïde; le second se rend à la muqueuse du larynx. — 3° Les *nerfs cardiaques,* qui, au nombre ordinairement de trois, se rendent au plexus cardiaque.

Des pneumo-gastriques dans le thorax. — Nous avons décrit cette partie du nerf vague en examinant la région thoracique (voy. p. 176). — Le pneumo-gastrique *droit* entre dans le thorax entre l'artère sous-clavière droite et le tronc veineux brachio-céphalique. Il fournit le nerf *laryngé inférieur droit* qui est plus court que le gauche. — Le pneumo-gastrique *gauche,* qui parallèle, à l'artère carotide primitive gauche, passe en avant de la crosse de l'aorte et fournit le nerf *laryngé inférieur gauche.* Ce dernier décrit une anse en contournant cette crosse, de la même manière que le laryngé droit contourne la sous-clavière droite. Les nerfs récurrents laryngés fournissent des filets à la trachée-artère, à l'œsophage, au corps thyroïde, et, dès leur origine, un des nerfs cardiaques. Les nerfs aryngés inférieurs se terminent dans tous les muscles du larynx, excepté dans les muscles crico-thyroïdiens.—Après avoir fourni les nerfs laryngés inférieurs, les nerfs pneumo-gastriques se séparent en nombreux filets. Ces filets, anastomosés avec des rameaux du grand sympathique, forment les *pulmonaires antérieurs et postérieurs*. — Au-dessous de ces plexus, les filets des nerfs vagues s'anastomosent entre eux pour former le *plexus œsophagien inférieur ;* en se réunissant ensuite, ils donnent naissance à deux troncs nerveux, les *cordons œsophagiens droit* et *gauche*. Le cordon gauche, après avoir longé le bord antérieur de l'œsophage, et, le droit le bord postérieur du même organe, traversent l'ouverture œsophagienne du diaphragme et arrivent ainsi à l'estomac.

Des nerfs pneumo-gastriques dans l'abdomen. — Le *cordon œsophagien droit* se divise alors en un grand nombre de filets qui se distribuent à la face postérieure de l'estomac, et qui se terminent à l'extrémité interne du ganglion semi-lunaire du même côté en formant une anse remarquable avec le grand nerf splanchnique droit. — Le *cordon œsophagien gauche* se divise en plusieurs filets longitudinaux qui suivent la petite courbure de l'estomac, en abandonnant de nombreuses ramifications à la face antérieure de ce viscère et qui se terminent dans le plexus hépatique. — Les filets qui se rendent à l'estomac s'épuisent dans les membranes musculeuse et muqueuse.

Usages des nerfs pneumo-gastriques. — Sensitif à son origine, ce nerf devient mixte en recevant la branche interne du spinal et les filets des nerfs grand hypoglosse, facial et de ceux des deux premiers nerfs cervicaux. —Le pneumo-gastrique préside à la sensibilité des membranes muqueuses du larynx, de la trachée-artère, et des bronches jusqu'à leurs dernières ramifications; il préside aussi à la sensibilité du pharynx, de l'œsophage, de l'estomac, et peut-être à celle des viscères auxquels se rend le plexus solaire. — Par ses anastomoses, il préside aux mouvements du larynx, de la trachée-artère, des bronches, du pharynx, de l'œsophage et de l'estomac.

NERFS SPINAUX (11e PAIRE).

Origines des nerfs spinaux.—Le nerf spinal ou *accessoire de Willis*, naît par deux ordres de racines : — les *racines bulbaires* naissent des corps restiformes immédiatement au-dessous de celles du pneumo-gastrique. — Les *racines cervicales* naissent au devant des racines postérieures des cinq premières paires cervicales. Les filets qui constituent le petit cordon des racines cervicales du nerf spinal sont ascendants et largement espacés. Ce cordon rentre dans le crâne par le trou occipital et se réunit aux racines bulbaires. — Le nerf spinal sort du crâne par le trou déchiré postérieur en dedans du pneumo-gastrique.

Des nerfs accessoires de Willis hors du crâne.—Au sortir du trou déchiré postérieur, le nerf spinal se divise en *deux branches* : l'une *interne*, l'autre *externe*. — La branche interne ou *anastomotique* se jette dans le pneumo-gastrique et fournit la plupart des filets *moteurs* de ce nerf. — La branche externe ou *musculaire* descend verticalement en bas entre l'artère occipitale et la veine jugulaire interne ; et passe au-dessous du ventre postérieur du digastrique et du muscle stylo-hyoïdien. Au-delà de ces muscles, elle se dirige en arrière et en dehors, au-dessous du sterno-cleïdo-mastoïdien qu'elle traverse le plus souvent, et gagne la face profonde du trapèze et s'épanouit dans ce muscle. Dans l'épaisseur du sterno-cleïdo-mastoïdien, elle fournit des filets qui se perdent dans ce muscle et qui s'anastomosent avec ceux qui lui sont fournis par la branche antérieure du troisième nerf cervical. Au-delà du sterno-cleïdo-mastoïdien, le spinal s'anastomose avec les branches antérieures des 3e, 4e et 5e nerfs cervicaux, et fournit quelquefois des filets aux muscles splénius, angulaire de l'omoplate et rhomboïde.

Usages des nerfs accessoires de Willis. — Par sa branche interne il semble présider aux mouvements du larynx, du pharynx, de la trachée-artère, des bronches, de l'œsophage et de l'estomac. — Par sa branche externe il anime le sterno-cleïdo-mastoïdien, le trapèze et plus rarement le splénius, l'angulaire et le rhomboïde.

NERFS GRANDS HYPOGLOSSES (12e PAIRE).

Origines des nerfs grands hypoglosses. — Le nerf de la douzième paire naît par environ douze filets qui apparaissent dans le sillon qui sépare l'olive des pyramides antérieures. — Il se dirige horizontalement en dehors et sort du crâne par le trou condylien antérieur.

Des nerfs grands hypoglosses hors du crâne. — Après s'être anastomosé avec l'anse formée par l'union des deux premiers nerfs cervicaux, avec le pneumo-gastrique et avec les filets du ganglion cervical supérieur, le grand hypoglosse se porte verticalement en bas entre la carotide interne qui est en dedans et la jugulaire interne qui est en dehors. Dans ce trajet il contourne de dedans en dehors et d'arrière en avant le pneumo-gastrique. — Parvenu au bord inférieur du ventre postérieur du digastrique, le nerf de la 12e paire change de direction en se portant d'arrière en avant, s'engage entre les carotides externe et interne et n'est plus séparé de la peau que par le peaucier et le sterno-cleïdo-mastoïdien. Bientôt ce nerf redevient profond, il est recouvert alors par le digastrique, le stylo-hyoïdien et par la glande sous-maxillaire. Il s'enfonce ensuite dans l'épaisseur de la langue sur un plan inférieur au nerf lingual avec lequel il s'anastomose par plusieurs filets; il est alors séparé de l'artère linguale par le muscle hyo-glosse.

Nerfs collatéraux des nerfs grands hypoglosses.— Les nerfs collatéraux du grand hypoglosse sont : 1° les filets anastomotiques que nous avons signalés; — 2° la *branche descendante.* Elle se détache du grand hypoglosse au moment où il devient horizontal, descend verticalement au devant des carotides interne et primitive, et s'anastomose, en formant une anse en avant de la veine jugulaire interne, avec la branche descendante interne du plexus cervical. De la convexité de l'anse dont la concavité regarde en haut, partent deux filets : l'un destiné au sterno-hyoïdien; l'autre, dirigé en dehors, se divise pour fournir à l'omoplat-hyoïdien et au sterno-thyroïdien. La branche descendante paraît se continuer avec les filets d'anastomose des deux premiers nerfs cervicaux avec le grand hypoglosse. — 3° Le nerf du *muscle thyroïdien* qui se sépare du tronc principal au niveau du bord postérieur du muscle hypoglosse. — 4° Les filets des muscles *hyo-glosse* et *stylo-glosse.*

Nerfs terminaux des nerfs grands hypoglosses. — Les filets terminaux du nerf grand hypoglosse se perdent dans tous les muscles de la langue. — Le nerf grand hypoglosse ne s'anastomose pas avec les nerfs facial et glosso-pharyngien, mais il forme une anse remarquable en s'anastomosant avec le nerf lingual.

Usages des nerfs grands hypoglosses. — Le nerf de la 12e paire préside aux mouvements des muscles de la langue et à ceux des muscles sous-hyoïdiens.

TABLEAU SYNOPTIQUE DES NERFS CRANIENS.

NERF OLFACTIF.

Origines......	Racine blanche externe. — — interne. — grise ou pyramidale. Bulbe d'origine. Cordon prismatique et triangulaire. Renflement ethmoïdal.		
Trajet crânien.	Dans une gouttière du lobe antérieur du cerveau.		
Sortie du crâne.	Par les trous de la lame criblée de l'ethmoïde.		
Terminaison. .	Nerfs olfactifs proprement dits.	R. externes, — internes, — moyenn.	Terminées dans la pituitaire.

NERF OPTIQUE.

Origines......	Bandelette optique.	Racine du corps genouillé ext. — — — int. — grise du carré sus-optique. Racines du pédoncule cérébral.	Des tubercules nates et testes.
Trajet crânien.	Chiasma. (Dans une dépression en avant de la selle turcique.).........	Fibres internes entrecroisées. — externes non entrecroisées. — postérieures formant une commissure.	
Sortie.........	Par le trou optique.		
Terminaison...	A la membrane *rétine*.		

NERF MOTEUR OCULAIRE EXTERNE.

Origines.......	Face interne des pédoncules cérébraux.	
Trajet crânien.	Dans la paroi externe du sinus caverneux.	
Sortie du crâne.	Par la fente sphénoïdale.	
Terminaison...	Branche supérieure.	Rameau du droit supérieur. — de l'élévateur de la paupière supér.
	Branche inférieure.	Rameau du droit interne. — — inférieur. — du petit oblique (filet du ganglion ophthalmique).

NERF PATHÉTIQUE.

Origines.......	Derrière les éminences testes.
Trajet crânien.	Dans le sinus caverneux.
Sortie du crâne.	Par la fente sphénoïdale.
Terminaison...	Dans le muscle grand oblique.

NERF TRIJUMEAU.

Origines........	De la face antérieure de la protubérance, à l'origine du pédoncule cérébelleux moyen...	Racine sensitive.. — motrice...	La plus volumineuse. La plus élevée.

Trajet crânien. Les deux racines gagnent une fossette de la face sup. du rocher.

Terminaison... { Grosse racine. { Au ganglion de Gasser fournissant. { Les rameaux de la dure-mère. Le nerf ophthalmique. — maxillaire supérieur. La racine sensitive du maxillaire inf. } Petite racine. Formant la racine motrice du nerf maxillaire inf. }

NERF OPHTHALMIQUE DE WILLIS.

Origine......... Au ganglion de Gasser.
Trajet crânien. Dans la paroi externe du sinus caverneux.

Division (les trois nerfs sortant du crâne par la fente sphénoïdale).
- N. nasal..
  - R. coll.... Racine longue du ganglion ophthalmique.
  - B. termin.
    - N. nas. ext. { A la peau du dos du nez. — de la paup. supér.
    - N. nas. int. { A la pituitaire. A la peau du dos du nez. — de l'aile du nez.
- N. frontal.
  - B. termin.
    - N. frontal externe, ou sus-orbit. { A la peau de la paup. supér. — du front. — de la tête.
    - N. frontal interne. { A la peau du front. — de la tête. A la muqueuse du sinus fron.
- N. lacrymal.
  - B. term...
    - R. de la glande lacrymale, de la conjonctiv.
    - R. malaire. { F. temporaux. F. de la région malaire.
    - Nerfs ciliaires longs.

Ganglion ophthalmique.
- Situation. Dans l'orbite, sur le côté externe du nerf optique, un peu en avant du trou du même nom.
- Racine motrice..... de la branche infér. du moteur oculaire exter.
- — sensitif..... du nasal de l'ophthalmique.
- — ganglionnaire du plexus caverneux.
- Branches... Nerfs ciliaires courts { De l'iris. De la conjonctive.

NERF MAXILLAIRE SUPÉRIEUR.

Origine......... Au ganglion de Gasser.
Sortie du crâne Par le trou ovale.

N. collatéraux.
- Nerf orbitaire { R. lacrymo-palpébral. R. temporo-malaire.
- Nerfs du ganglion sphéno-palatin.
- Nerfs dentaires post. et sup.. { R. des dents molaires. R. des gencives.

N. terminal...
- N. sous-orbitaire.
  - N. coll. { N. dentaire supér. et antérieur...... { R. des incisives. R. de la canine.
  - N. term. { Palpébraux. Buccaux.... Nasaux..... Jugaux..... } Aux téguments et aux glandules.

- **Ganglions phéno-palatin ou de Mekel.**
  - Situation.... dans la fosse sphéno-maxillaire, un peu en avant du trou ovale.
  - Racine motrice....
    - Grand nerf pétreux superficiel ou rameau crânien du nerf vidien.
      - Formé par la réunion des filets
        - Du maxillaire supér.
        - Du ganglion génic.
  - Racines sensitives...... R. du maxillaire supérieur.
  - Racine ganglionnaire. Rameau carotidien du nerf vidien.
  - Branches...
    - Grand nerf palat.
      - R. nasal infér.... à la pituitaire.
      - R. de la muqueuse palatine.
    - N. palatin moyen
      - R. de la muqueuse et des glandules du voile du palais.
    - N. palat. postér.
      - R. de la muqueuse et des glandules du voile du palais.
      - R. des muscl. péristaphyl. ext. et palat.-staphylin.
    - N. sphéno-pal. int. R. de la pituitaire.
    - N. sphéno-pal. ext.
      - R. de la muqueuse de la clois.
      - R. de la muqueuse palatine (ganglion de H. Cloquet?).
    - N. pharyngien .... R. de la muq. du voile du pal.
    - N. vidien.........
      - Rameau carotidien.
      - Grand nerf pétreux superficiel.

NERF MAXILLAIRE INFÉRIEUR.

- **Origines.......**
  - Origine sensitive au ganglion de Gasser.
  - Racine motrice du trijumeau.
- **Sortie du crâne.** Par le trou ovale.
- **Branches terminales.....**
  - Motrices..
    - N. massétérin.
    - — buccal.
    - — temporal profond antérieur.
    - — — — postérieur.
    - — mylo-hyoïdien (fil. du ventre ant. du digastrique).
    - — ptérygoïdien interne.
  - Sensitives.
    - N. temporal superficiel .
      - N. collat.
        - De l'art. temporo-maxillaire.
        - De la glande parotide.
      - B. term.
        - Supérieure ou temporale.
        - Inférieure ou auriculaire.
    - N. dentaire inférieur...
      - N. collat.
        - Des racines des molaires.
        - Des gencives.
      - B. term.
        - Mentonnière.. Cutanée.
        - Incisive........
          - De la canine.
          - Des incisives.
    - N. lingual.
      - Anastomosé......
        - Avec le dentaire inférieur.
        - — la corde du tympan.
      - N. collat.
        - Muqueuse du pharynx.
        - — des gencives.
        - — de la bouche.
        - — des amygdales.
      - N. term. De la muqueuse de la langue en avant du V. lingual.

- Ganglion sous-maxillaire.
  - R. motrice. .. Corde du tympan.
  - — sensitive. . N. lingual.
  - — ganglionn. Filets qui enlacent l'artère linguale.
  - Branches.
    - ... Des parois du canal de Warthon.
    - — De la glande sous-maxillaire.

- Ganglion sub-lingual. . .
  - R. motrice..... Corde du tympan.
  - — sensitive... N. lingual.
  - — ganglionn.. Filets enlaçant l'artère sub-linguale.
  - Branches. ..... De la glande sub-linguale.

- Ganglion otique ou d'Arnold.......
  - Situation................ Un peu au-dessous du trou ovale.
  - Racines sensitives.....
    - Du maxillaire inférieur.
    - Petit nerf pétreux superficiel d'Arnold.
  - Racine motrice......... Petit nerf pétreux de Longet.
  - — ganglionnaire. Du plexus carotidien.
  - Branches.
    - Sensitives.
      - Muqueuse de la trompe.
      - — de la caisse du tympan.
      - — du conduit auditif.
    - Motrice.... Du muscle antérieur du marteau.

NERF MOTEUR OCULAIRE EXTERNE.

Origine.	Au-dessus des pyramides antérieures.
Trajet crânien.	Dans la paroi externe du sinus sphénoïdal.
Sortie du crâne.	Par la fente sphénoïdale.
Terminaison. ..	Dans le muscle droit externe de l'œil.

NERF FACIAL.

- Origines........ A la fossette olivaire.

- Trajet crânien.
  - Dans le conduit auditif interne.
  - Dans le canal de Fallope....
    - Au 1er coude.
      - Nerf de Wrisberg.
      - Ganglion géniculé.
      - Grand et petits nerfs pétreux superficiel.
    - Au-delà du 1er coude..
      - F. du muscle de l'étrier.
      - Corde du tympan.
  - Nerf de Wrisberg..
    - Origines.
      - Sensitives. Avec celles du glosso-phar.
      - Motrices. . Avec celles du facial.
    - Branches.
      - Du ganglion géniculé.
      - Du facial.
      - Du labyrinthe membraneux.

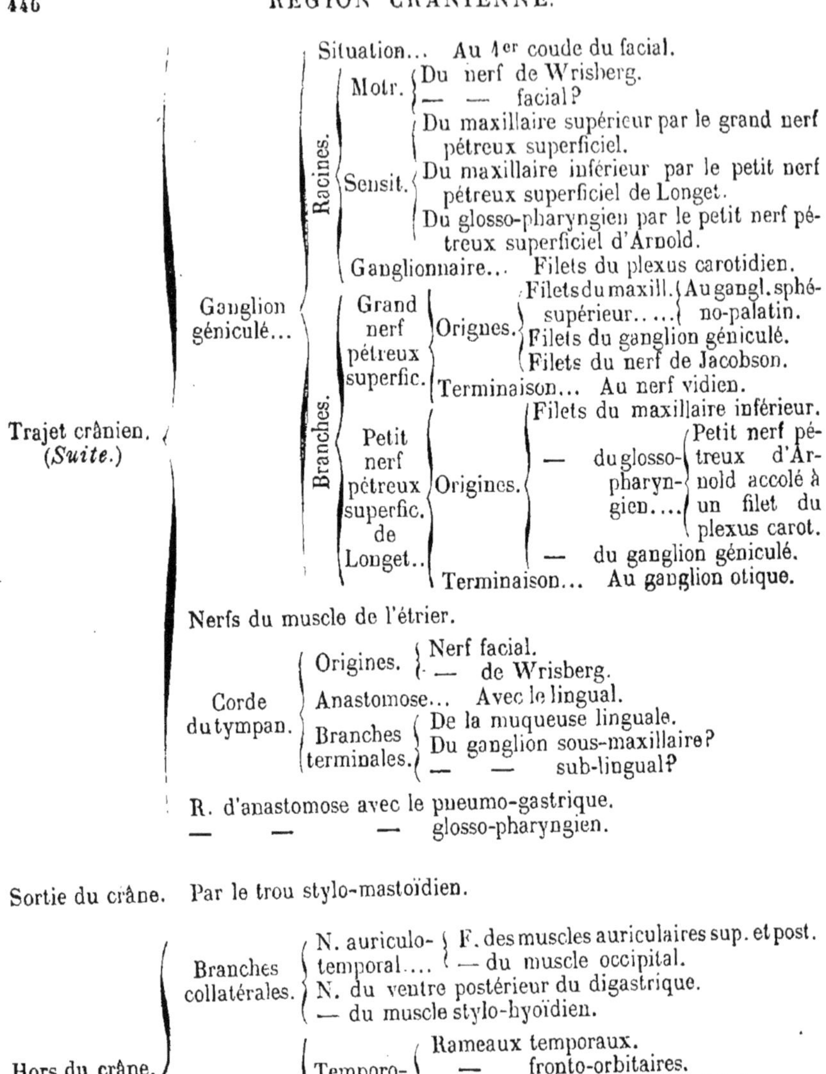

- **Trajet crânien.** (*Suite.*)
  - Ganglion géniculé...
    - Situation... Au 1er coude du facial.
    - Racines.
      - Motr.
        - Du nerf de Wrisberg.
        - — — facial?
      - Sensit.
        - Du maxillaire supérieur par le grand nerf pétreux superficiel.
        - Du maxillaire inférieur par le petit nerf pétreux superficiel de Longet.
        - Du glosso-pharyngien par le petit nerf pétreux superficiel d'Arnold.
      - Ganglionnaire... Filets du plexus carotidien.
    - Branches.
      - Grand nerf pétreux superfic.
        - Origines.
          - Filets du maxill. supérieur..... Au gangl. sphéno-palatin.
          - Filets du ganglion géniculé.
          - Filets du nerf de Jacobson.
        - Terminaison... Au nerf vidien.
      - Petit nerf pétreux superfic. de Longet..
        - Origines.
          - Filets du maxillaire inférieur.
          - — du glosso-pharyngien.... Petit nerf pétreux d'Arnold accolé à un filet du plexus carot.
          - — du ganglion géniculé.
        - Terminaison... Au ganglion otique.
  - Nerfs du muscle de l'étrier.
  - Corde du tympan.
    - Origines.
      - Nerf facial.
      - — de Wrisberg.
    - Anastomose... Avec le lingual.
    - Branches terminales.
      - De la muqueuse linguale.
      - Du ganglion sous-maxillaire?
      - — — sub-lingual?
  - R. d'anastomose avec le pneumo-gastrique.
  - — — — glosso-pharyngien.
- **Sortie du crâne.** Par le trou stylo-mastoïdien.
- **Hors du crâne.**
  - Branches collatérales.
    - N. auriculo-temporal....
      - F. des muscles auriculaires sup. et post.
      - — du muscle occipital.
    - N. du ventre postérieur du digastrique.
    - — du muscle stylo-hyoïdien.
  - Branches terminales.
    - Temporo-faciale....
      - Rameaux temporaux.
      - — fronto-orbitaires.
      - — nasaux ou sous-orbitaires.
      - — buccaux.
    - Cervico-faciale....
      - Rameaux buccaux.
      - — mentonniers.
      - — cervicaux.

NERF AUDITIF.

- **Origines........**
  - Antérieures.... à la fossette sus-olivaire.
  - Postérieures... aux fibres du calamus scriptorius.
- **Trajet crânien.** Dans le conduit auditif interne.

- **Division**
  - Branche cochléenne ou limacienne : Filets étalés sur les trous de la rampe spirale.
  - Branche vestibulaire
    - R. postér. et supér.
      - F. du canal demi-circ. postérieur.
      - — — horizontal.
      - F. de l'utricule.
    - R. moyen. du saccule
    - R. petit... du canal demi-circul. inférieur.

NERF GLOSSO-PHARYNGIEN.

- **Origines**........ Des corps restiform. dans le sillon qui sépare ces corps des olives.
- **Sortie du crâne.** Par le trou déchiré postérieur
- **Hors du crâne.**
  - Ganglion d'Anderch.
    - Situation... au-dessous du trou déchiré postérieur.
    - Branche.... nerf de Jacobson...
      - F. de la fenêtre ovale.
      - F. — ronde.
      - F. carotidiens.
      - F. tympanique.
      - F. d'an. avec le gr. nerf pétr. sup.
      - F. — pet. — —
  - Anastom..
    - Avec le pneumo-gastrique.
    - Avec le facial.
    - Avec le spinal.
  - Branches collatéral.
    - Filets carotidiens.
    - — pharyngiens.
    - — tonsillaires et du voile du palais.
    - Filets des muscles
      - Stylo-hyoïdien.
      - Pharyngo-staphylin.
      - Glosso-stapyhlin.
  - Branches terminales. Dans la muqueuse et les papilles de la base de la langue.

NERF PNEUMO-GASTRIQUE.

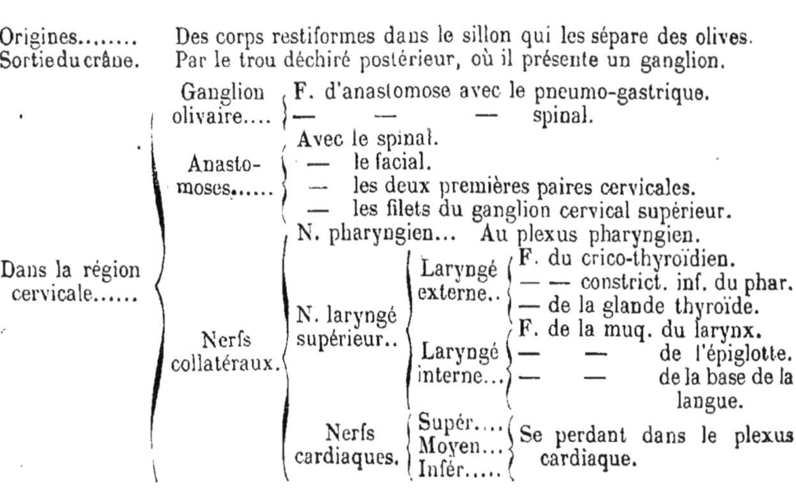

- **Origines**........ Des corps restiformes dans le sillon qui les sépare des olives.
- **Sortie du crâne.** Par le trou déchiré postérieur, où il présente un ganglion.
- **Dans la région cervicale**......
  - Ganglion olivaire....
    - F. d'anastomose avec le pneumo-gastrique.
    - — — — spinal.
  - Anastomoses......
    - Avec le spinal.
    - — le facial.
    - — les deux premières paires cervicales.
    - — les filets du ganglion cervical supérieur.
  - Nerfs collatéraux.
    - N. pharyngien... Au plexus pharyngien.
    - N. laryngé supérieur..
      - Laryngé externe..
        - F. du crico-thyroïdien.
        - — — constrict. inf. du phar.
        - — de la glande thyroïde.
      - Laryngé interne...
        - F. de la muq. du larynx.
        - — — de l'épiglotte.
        - — — de la base de la langue.
    - Nerfs cardiaques.
      - Supér.... Moyen... Infér..... : Se perdant dans le plexus cardiaque.

- **Dans la région thoracique...**
  - F. œsophagiens supérieurs. — Aux plexus œsophagiens supérieurs.
  - — trachéens.
  - — cardiaques inférieurs... — Aux plexus cardiaques.
  - **N. laryngé inférieur...** — Le gauche le plus long... Le droit le moins volumineux.....
    - Filets collat.. : Cardiaques. Trachéens. Œsophagiens. Du corps thyroïde.
    - Branches termin. : Des muscles arythéno-arythénoïdien, crico-arythénoïdien latéral, crico-arythénoïdien postérieur et thyro-arythénoïdien.
  - **Nerfs pulmonair.**
    - R. pulmonaires
    - — œsophagiens inférieurs
    - Cordons œsophagiens droit et gauche.
- **Dans la région abdominale...**
  - **Cordon œsophagien droit.......**
    - F. de la face postérieure de l'estomac.
    - — du ganglion semi-lunaire.
  - **Cordon œsophagien gauche....**
    - F. de la face antérieure de l'estomac.
    - — Des plexus hépatique et solaire.

NERF SPINAL.

- **Origines........**
  - Cervicales. .. En avant des racines postérieures des 5 premières paires cervicales.
  - Crâniennes.. Des corps restiformes au-dessous du glosso-pharyng.
- **Sortie du crâne.** Par le trou déchiré postérieur.
- **Hors du crâne.** — Division...
  - Branche interne anastomosée avec le pneumo-gastriq.
  - Branche externe.
    - F. du sterno-cleïdo-mastoïdien.
    - — d'anastomose avec les 5 premiers nerfs cervicaux.
    - — terminaux du trapèze.
    - — — de l'angulaire?
    - — — du rhomboïde?
    - — — — splénius?

NERF GRAND HYPOGLOSSE.

- **Origines........** Entre les pyramides antérieures et les olives.
- **Sortie du crâne.** Par le trou déchiré postérieur.
- **N. collatéraux.**
  - D'anastomose avec les 2 premiers nerfs cervicaux.
  - — — le pneumo-gastrique.
  - — — les filets du ganglion cervical supérieur.
  - — — le lingual.
  - **Branche descendante interne.....** — Formant l'anse du grand hypoglosse en s'anastomosant avec la branche descendante interne du plexus cervical.
    - R. de l'anse. : De l'omoplat-hyoïdien. Du sterno-hyoïdien. Du sterno-thyroïdien.
  - F. du thyro-hyoïdien.
  - — du stylo-glosse.
  - — du hyo-glosse.
- **B. terminaux..** Des muscles de la langue et surtout du génio-glosse.

TABLEAU SYNOPTIQUE DU GRAND SYMPATHIQUE.

- **Portion crânienne.....**
  - **Ganglion ophthalmique........**
    - Situation... Dans l'orbite, au côté ext. du nerf opt., un peu en avant du trou du même nom.
    - Racine motrice........ De la branch. infér. du nerf moteur oculaire commun.
    - — sensitive....... Du nasal de l'ophthalmique.
    - — ganglionnaire. Du plexus caverneux.
    - Branches... Nerfs ciliaires courts......
      - De l'iris.
      - De la conjonctive.
  - **Ganglion sphéno-palatin....**
    - Situation... Dans la fosse sphéno-palatine, un peu en avant du trou ovale.
    - Racine motrice........ Grand nerf pétreux superfic. formé par le maxill. sup. et le ganglion géniculé. — Par le facial?
    - — sensitives..... Du maxillaire supérieur.
    - — ganglionnaire. R. carotidien du nerf vidien.
    - Branches.
      - Grand nerf palatin.
      - Nerf palatin moyen.
      - — — postérieur.
      - — sphéno-palatin externe.
      - Nerfs sphéno-palatins internes.
      - Nerf pharyngien.
      - — vidien......
        - Rameau carotidien.
        - — crânien.
  - **Ganglion otique....**
    - Situation... Un peu au-dessous du trou ovale.
    - Racine motrice... ... Petit nerf pétreux de Longet.
    - Racines sensitives....
      - R. du maxillaire inférieur.
      - Petit nerf pétreux d'Arnold.
    - Racine ganglionnaire. Du plexus carotidien.
    - Branches.
      - Sensitives.
        - De la muqueuse de la trompe.
        - — — du tympan.
        - Du conduit auditif.
      - Motrice... Du muscle antér. du marteau.
  - **Ganglion sous-maxillaire... ..**
    - Situation... Entre la muq. et la glande sous-maxill.
    - Racine motrice. ...... Corde du tympan.
    - — sensitive...... Fil. du nerf lingual.
    - — ganglionnaires Fil. ganglionnaires qui enlacent l'artère linguale.
    - Branches.
      - De la glande sous-maxillaire.
      - Du canal de Warthon.
  - **Ganglion sub-lingual.**
    - Situation... Entre la glande sub-ling. et le maxil. inf.
    - Racine motrice........ Corde du tympan.
    - — sensitive...... Fil. du nerf lingual.
    - — ganglionnaires Enlacent l'artère sub-ling.
    - Branches... De la glande sous-maxillaire.

- **Portion crânienne..... (*Suite.*)**
  - Ganglion géniculé...
    - Situation... Au 1er coude du facial.
    - Racines motrices.
      - Du nerf de Wrisberg.
      - — — facial.
    - Racines sensitiv..
      - Du maxil. sup. par le gr. nerf pétreux superf.
      - — — inf. — pet. — — — de Longet.
      - Du glosso-pharyngien par le petit nerf pétreux superficiel d'Arnold.
    - Ganglionnaires.. Fil. du plexus carotidien.
    - Branches.
      - Grand nerf pétreux superficiel.
      - Petit — — —
      - Corde du tympan.
- **Ganglions solaires.........**
  - Situation... En dedans des capsules surrénales, en avant de l'aorte, au niveau du tronc cœliaque.
  - Nombre. ... Indéterminé comme la forme.
  - Filets....... Formant le *plexus solaire.*
  - Ganglions semi-lunaires....
    - Situation. En dedans des capsules surrénales.
    - Formes... Celle d'un crois. dont la conc. serait en haut.
    - Recevant.. Par la concav. les fil. du nerf phrénique.
    - — — l'angle ext.
      - Le nerf gr. splanchnique.
      - Un fil du petit n. splanch.
    - — — l'angle int. droit.. Le nerf pneumo-gastrique droit.
    - Émettant par sa concavité les filets du plexus solaire.
  - Plexus solaire.....
    - P. diaphragmatiques inférieurs.
    - P. cœliaque.
      - P. coronaire stomachique.
      - P. hépatiq. antérieur...
        - P. cystique.
        - — pylorique.
        - — gastro-épiploïque droit.
      - P. mésentérique.
      - P. splénique.
        - Fil. de la grosse tubérosité de l'estomac.
        - P. gastro-épipl. gauche.
        - — pancréatique.
    - P. mésentérique supérieur.
    - P. rénal...
      - P. surrénal.
      - — spermatique ou ovarique.
    - Fil. des plexus mésentérique inf, et lombo-aortique.
- **Ganglions lombaires......**
  - Situation... En dedans du grand psoas.
  - Nombre.... De trois à cinq.
  - B. supér. ou infér...
    - Fil. de communic. avec le 12e ganglion thoracique.
    - — — des ganglions lombaires entre eux.
    - — — avec le 1er ganglion sacré.
  - B. internes et ganglions aortiques..
    - P. mésentériques infér... P. hémorrhoïdaux moyens.
    - P. lombo-aortique.
    - P. hypogastrique.
      - P. vésicaux.
      - — hémorrhoïdaux moyens.
      - — vaginaux.. } Chez la femme.
      - — utérins.... } Chez la femme.
  - B. postérieures ou périostiques.
- **Ganglions sacrés...........**
  - Situation... En dedans des trous sacrés antérieurs.
  - Nombre.... De trois à cinq.
  - B. supér. et infér....
    - Fil de communic. avec le dernier ganglion lombaire.
    - — — des ganglions sacrés entre eux.
    - — — entre les deux derniers gangl. sacrés.
  - B. internes.
    - Fil. du plexus hypogastrique.
    - — du rectum.
  - B. postérieures ou périostiques.

NERFS RACHIDIENS.

Afin de rapprocher les origines des nerfs rachidiens de l'étude de la moelle, nous les décrirons dans ce chapitre.

Les trente-une paires des nerfs rachidiens naissent de la moelle par des filets qui, en se réunissant, forment les deux racines de ces cordons nerveux. Le rapport de nombre entre les deux ordres de filets n'est pas le même dans les diverses régions. Le rapport suivant a été établi par M. Cruveilhier : au cou, les racines postérieures sont aux racines antérieures comme 3 : 1 ; dans la région dorsale, comme 1/2 : 1 et dans la région lombaire, comme 2 : 1. Séparées à leur origine par le ligament dentelé, ces racines, dirigées d'autant plus obliquement en bas et en dehors qu'elles sont plus inférieures, traversent des canaux particuliers formés par la dure-mère à l'entrée du trou de conjugaison et les racines sensitives présentent alors un ganglion. Immédiatement au-delà du ganglion, la racine antérieure se réunit à la postérieure pour former un nerf mixte. Comme nous l'avons déjà fait remarquer, les ganglions sacrés sont situés dans le canal de ce nom. Le tronc nerveux des nerfs rachidiens, en abandonnant le trou de conjugaison, se divise en branche *antérieure* et en branche *postérieure*.

Avant d'examiner ces branches, nous allons indiquer les *caractères propres à l'extrémité centrale des nerfs rachidiens dans les régions cervicale, dorsale* et *lombaire*. — 1° Les nerfs rachidiens de la *région cervicale* naissent par des racines qui augmentent rapidement de volume de la première paire jusqu'à la cinquième. Celles des trois dernières cervicales ont un volume égal à celui de la cinquième. La longueur du trajet qu'elles parcourent dans le canal rachidien ne dépasse pas la hauteur d'une vertèbre. Les filets d'origine des racines postérieures sont plus nombreux et plus volumineux que ceux des racines antérieures. Cependant la première paire cervicale fait exception ; les filets d'origine des racines postérieures étant moins nombreux que ceux des racines antérieures. — 2° Dans la *région dorsale*, la première paire présente les caractères des dernières paires cervicales ; les autres paires ont pour caractères communs d'avoir des racines d'un volume à peu près égal. Les filets d'origine, grêles et peu nombreux, sont plus éloignés les uns des autres que dans les autres régions

L'obliquité des racines leur permet de parcourir au moins la hauteur de deux vertèbres. — 2° Dans la *région lombaire*, les filets d'origine, très rapprochés les uns des autres, sont plus nombreux que dans les autres régions. Les racines antérieures et postérieures ont un volume à peu près égal. La direction de ces racines est presque verticale; aussi parcourent-elles un long trajet dans le canal rachidien.

BRANCHES POSTÉRIEURES DES NERFS RACHIDIENS.

Nous allons étudier successivement les branches postérieures des nerfs rachidiens dans les régions cervicale, dorsale et lombaire. Toutes, excepté la première, sont musculo-cutanées.

BRANCHES POSTÉRIEURES DES NERFS CERVICAUX.

Toutes ces branches présentent une grande analogie de distribution. Elles se dirigent de dehors en dedans entre le grand complexus et le transversaire épineux, et, arrivées sur les côtés du ligament cervical postérieur, elles traversent d'avant en arrière les insertions aponévrotiques du trapèze. Devenues alors sous-cutanées, ces branches se dirigent transversalement en dehors pour se perdre dans le tégument. M. Cruveilhier désigne, sous le nom de *plexus cervical postérieur*, les anastomoses des branches postérieures des trois premières paires cervicales. Ce plexus fournit des rameaux aux muscles grand complexus et trapèze et au tégument du dos. — La *branche postérieure* de la *première paire cervicale*, plus volumineuse que l'antérieure, sort du rachis entre l'occipital et l'arc postérieur de l'atlas, en dedans de l'artère vertébrale. Elle se divise bientôt en plusieurs rameaux dans l'espace triangulaire limité par les muscles grand droit postérieur, grand et petit oblique, la branche postérieure de la tête. Les rameaux de cette branche se perdent dans ces muscles et dans le petit droit postérieur de la tête. L'un d'eux s'unit à la deuxième paire cervicale. — La *branche postérieure* de la *deuxième paire cervicale, branche occipitale interne*, de M. Cuveilhier, sort du canal rachidien entre l'arc postérieur de l'atlas et la lame correspondante de l'axis. Cette branche, la plus volumineuse des branches postérieures des nerfs rachidiens, croise le bord inférieur du grand oblique de la tête s'engage entre ce dernier muscle et le grand complexus et fournit alors de nombreux rameaux; les uns font partie du plexus cervical postérieur;

les autres s'épanouissent dans les muscles splénius et grand complexus. Cette branche traverse ensuite le grand complexus, se dirige en dehors, perfore le trapèze pour devenir sous-cutanée et se réfléchir enfin de bas en haut en fournissant de nombreux filets, qui sont tous destinés au cuir chevelu. On peut suivre plusieurs de ces filets jusqu'à la suture fronto-pariétale. Ils accompagnent les divisions de l'artère occipitale. — *Branche postérieure de la 3e paire cervicale.* Elle sort du rachis entre les apophyses transverses de l'axis et de la troisième vertèbre. Après avoir fourni d'abord un rameau au plexus cervical postérieur, elle se réfléchit de dehors en dedans entre le grand complexus et le transversaire épineux, et, arrivée au bord interne de ce dernier muscle, elle se divise en deux *branches* : la branche *ascendante* traverse les fibres du trapèze et se perd dans la peau de la nuque, en dedans de la branche occipitale interne; la branche *descendante*, après avoir perforé le trapèze, se perd dans le tégument de la nuque. — *Branches postérieures des 4e, 5e, 6e, 7e et 8e paires cervicales.* Elles vont en décroissant depuis la 4e jusqu'à la 8e. A la sortie des trous de conjugaison, ces troncs nerveux se dirigent en dedans. Les branches postérieures des 6e, 7e et 8e paires cervicales fournissent au transversaire épineux dont elles croisent la direction, ensuite elles se dirigent en haut, pour s'épanouir dans la peau de la nuque. Les 6e, 7e et 8e branches postérieures des nerfs cervicaux, arrivées au voisinage de la ligne médiane, traversent les insertions aponévrotiques du splénius et du trapèze pour s'épanouir dans le tégument de la partie supérieure du dos.

BRANCHES POSTÉRIEURES DES NERFS DORSAUX.

La branche postérieure de la 1re paire dorsale présente la même disposition que celle de la dernière paire cervicale.—Les branches postérieures des 2e, 3e, 4e, 5e, 6e et 7e paires dorsales, se divisent, à la sortie des trous de conjugaison, en branches *externe* et *interne*.—La branche *interne* contourne de dehors en dedans le transversaire épineux et parvient sur les côtés de l'apophyse épineuse; elle traverse alors les insertions spinales du long dorsal, se dirige ensuite transversalement en dehors, perfore le trapèze pour s'épanouir dans le tégument de l'épaule et de la partie postérieure du thorax. — La branche *externe* occupe l'interstice celluleux qui sépare le sacro-lombaire du long dorsal, et s'épuise dans ces deux muscles. — Les *branches postérieures des cinq dernières paires dorsales* ne se bifurquent pas ; elles occupent d'abord l'interstice des muscles sacro-lombaire et long dorsal, abandonnent des rameaux à ces deux muscles et traversent successivement les aponévroses des muscles petit dentelé postérieur et inférieur, transverse le petit oblique de l'abdomen pour s'épanouir en rameaux cutanés. Les uns, les plus grêles, se perdent dans le tégument qui avoisine les apophyses épineuses; les autres dans celui des parties latérales du thorax. Les filets les plus volumineux descendent sur la crête iliaque et se perdent dans a peau de la région fessière.

BRANCHES POSTÉRIEURES DES NERFS LOMBAIRES.

Les branches postérieures des paires lombaires se distribuent comme celles des derniers nerfs dorsaux. Celles des deux paires inférieures sont d'un petit volume.

BRANCHES POSTÉRIEURES DES NERFS SACRÉS.

Ces branches augmentent de volume de la 1re à la 5e, mais la 6e est toujours très grêle. Ces petites branches nerveuses s'épuisent dans la masse commune et dans le tégument de la région sacrée.

BRANCHES ANTÉRIEURES DES NERFS RACHIDIENS.

BRANCHES ANTÉRIEURES DES NERFS CERVICAUX.

Nous avons vu, en décrivant les régions cervicale et brachiale, que les branches antérieures des nerfs cervicaux formaient les plexus brachial et cervical, et que ces plexus étaient réunis entre eux par l'anse formée par l'union des 4e et 5e nerfs cervicaux. Les cordons nerveux augmentent de volume de haut en bas. La branche antérieure du premier nerf cervical sort du rachis entre l'occipital et l'arc antérieur de l'axis; les autres par les trous de conjugaison. A la sortie de ces ouvertures, elles sont reçues dans la gouttière de la face supérieure des apophyses transverses des vertèbres cervicales. Les quatre branches supérieures forment des arcades en s'anastomosant entre elles ; les quatre inférieures au contraire s'unissent à angle aigu.

BRANCHES ANTÉRIEURES DES NERFS DORSAUX.

Les branches antérieures des nerfs dorsaux ou nerfs *intercostaux* ont été étudiées lorsque nous avons décrit les parois du thorax. Nous rappellerons ici que la branche antérieure du premier nerf intercostal concourt à former le plexus brachial, que les rameaux perforants des 2e et 3e nerfs de cette région s'anastomosent avec l'accessoire du cutané interne.

BRANCHES ANTÉRIEURES DES NERFS LOMBAIRES.

Ces branches, en se réunissant entre elles et avec une grosse branche du 12e nerf intercostal dans l'épaisseur du grand psoas, constituent le *plexus lombaire*, dont les branches se rendent aux parois de l'abdomen, à la région inguinale et au membre inférieur. La description de ce plexus sera faite lorsque nous décrirons les régions de l'abdomen et celle du membre inférieur.

BRANCHES ANTÉRIEURES DES NERFS SACRÉS.

En s'anastomosant entre elles et avec le nerf lombo-sacré, une des branches terminales du plexus précédent, les branches antérieures des quatre premiers nerfs sacrés donnent naissance au *plexus sacré*. Ce plexus fournit, comme nous l'exposerons plus tard, des branches aux viscères contenus dans le petit bassin, aux muscles du bassin, aux organes génitaux et au membre abdominal. — Les branches antérieures des deux derniers nerfs sacrés, très grêles, s'anastomosent entre elles, pour former un seul tronc qui se divise en deux rameaux : ces rameaux traversent l'ischio-coccygien et le grand ligament sacro-sciatique; l'un se perd dans le tégument de la région fessière, l'autre dans le muscle grand fessier.

ANGÉIOLOGIE.

Les vaisseaux que nous devons examiner ici comprennent : — 1° les *artères* qui se rendent aux enveloppes des centres nerveux et les *artères* qui s'épuisent dans la substance nerveuse : — 2° les *veines* qui rapportent le sang des artères précédentes dans les sinus de la dure-mère et dans les veines rachidiennes. — 3° Les vaisseaux *lymphatiques*: ces derniers réclament de nouvelles recherches. Mascagni a injecté ceux de la dure-mère, ils accompagnent les vaisseaux méningés, s'anastomosent avec les vaisseaux lymphatiques des ptérygoïdiens, et se rendent aux ganglions de la jugulaire interne. D'après le même anatomiste, des vaisseaux lymphatiques naissent de la convexité de l'encéphale, et disparaissent vers le sinus longitudinal supérieur; d'autres, nés des faces latérales et de la face inférieure des centres nerveux, traversent les trous déchirés et occipital au-delà desquels il n'a pu suivre leur trajet.

Nous décrirons successivement : 1° les *vaisseaux méningés ;* 2° les *vaisseaux des centres nerveux ;* 3° les *sinus de la dure-mère ;* 4° les *veines rachidiennes.*

1° VAISSEAUX MÉNINGÉS.

Artères méningées. — 1° *Artères méningées antérieures.* Ces artérioles naissent de la carotide interne, de la lacrymale et des ethmoïdales antérieure et postérieure. Ces trois dernières artères sont des collatérales de l'ophthalmique; après avoir fourni quelques rameaux au corps pituitaire, elles gagnent les fosses frontales et se distribuent à la dure-mère et aux os.—2° *Artère méningée moyenne.* La plus considérable des artères méningées, elle naît, comme nous l'avons vu, de la maxillaire interne, arrive dans le crâne par le trou petit rond, et se divise après avoir fourni quelques rameaux, en deux branches *terminales:* l'*antérieure* gagne l'angle inférieur et antérieur du pariétal, et se subdivise en rameaux qui parcourent les *nervures de la feuille de figuier;* la *postérieure* se subdivise aussi en rameaux qui sont reçus dans les dépressions de la face interne du pariétal et de la portion écailleuse du temporal. — 3° *Artère petite méningée.* Née comme la précédente de la maxillaire interne, elle passe par le trou ovale, s'anastomose avec cette dernière, et fournit quelques rameaux au nerf dentaire inférieur.—4° L'artère *stylo-mastoïdienne,* fournie, tantôt par l'occipitale, tantôt par l'auriculaire postérieure, manque souvent. Après avoir parcouru le canal de Fallope, elle se distribue comme les autres artères méningées.—5° L'*artère méningée postérieure.* Fournie ordinairement par la vertébrale, et plus rarement par l'occipitale, elle se rend dans les fosses occipitales après s'être anastomosée avec une artériole de la pharyngienne ascendante; cette dernière artériole arrive dans le crâne en passant par le trou déchiré postérieur. — Les artères méningées sont logées dans l'épaisseur du feuillet externe de la dure-mère; elles s'anastomosent entre elles, fournissent quelques rameaux à la dure-mère, se terminent dans les os. Dans l'épaisseur des parois du crâne, elles s'anastomosent avec les artères extra-crâniennes; elles communiquent encore avec ces dernières par des artérioles qui traversent les trous mastoïdiens, pariétaux et stylo-mastoïdiens.

Veines méningées. — Ces veines accompagnent les artères du même nom, elles se rendent dans les sinus de la dure-mère. Toutes communiquent par des anastomoses multipliées avec les *veines diploïques*. Les *veines diploïques*, d'un calibre variable et développées en raison directe de l'âge, s'anastomosent souvent entre elles. Ces veines (*canaux diploïques*) sont réduites à leur tunique interne, la tunique externe se trouvant remplacée par les canaux osseux. De nombreuses valvules leur donnent un aspect noueux. — Les *canaux diploïques frontaux*, au nombre de deux, l'un droit, l'autre gauche, vont en grossissant du bord supérieur du frontal à l'arcade orbitaire, et s'ouvrent dans les veines sus-orbitaires. — Les *canaux diploïques temporo-pariétaux* s'ouvrent par des pertuis dans les veines qui répondent aux artères méningée moyenne et petite méningée. — Les *canaux diploïques occipitaux*, au nombre de deux, s'ouvrent dans les veines occipitales.

Les vaisseaux, au moyen desquels les canaux diploïques communiquent avec les veines extérieures du crâne, portent le nom de veines *émissaires de Santorini*. Les principales sont : les *frontales*, qui s'ouvrent dans les veines du même nom; les *pariétales*, qui s'ouvrent dans les veines temporales, et les *mastoïdiennes*, qui aboutissent aux veines occipitales.

2° VAISSEAUX DE LA SUBSTANCE CÉRÉBRALE.

ARTÈRE CAROTIDE INTERNE.

L'artère carotide interne résulte de la bifurcation de la carotide primitive, au niveau du condyle du maxillaire inférieur. — D'abord située en dehors de la carotide externe, elle passe bientôt derrière elle. La carotide interne monte, recouverte par les muscles styliens, en avant des muscles prévertébraux, jusqu'à l'orifice inférieur du canal carotidien. Dans ce trajet, elle est placée en dedans du ptérygoïdien interne et des nerfs glosso-pharyngien, pneumo-gastrique et grand hypoglosse et de la veine jugulaire interne; elle répond en dedans au pharynx. Ce vaisseau s'introduit ensuite dans le canal carotidien avec les filets ascendants du ganglion cervical supérieur ; parvenue à l'orifice supérieur de ce canal, elle pénètre dans le sinus caverneux en se recourbant à angle droit, le parcourt jusqu'à l'apophyse clinoïde antérieure, et perce alors la dure-mère pour se diviser en *quatre branches terminales :* les *artères cérébrale antérieure, cérébrale moyenne, communiquante postérieure* et *choroïdienne.*

Branches collatérales. — Hors du crâne, l'artère carotide interne ne fournit pas de *collatérales,* mais dans le canal carotidien elle émet une petite collatérale qui arrive au tympan par une petite ouverture.—Dans le sinus caverneux elle émet plusieurs artérioles qui se rendent au corps pituitaire et à la dure-mère.—En dedans de l'apophyse clinoïde antérieure, elle donne une collatérale importante, l'*artère ophthalmique* qui traverse le trou optique avec le nerf du même nom, et se termine au niveau de la poulie du grand oblique de l'œil par deux branches, la *frontale* interne et la nasale *externe,* qui, toutes deux, sortent de l'orbite. Les nombreuses collatérales de l'ophthalmique, sur lesquelles nous aurons occasion de revenir en décrivant les appareils de la vision et de l'olfaction, peuvent être divisées en deux groupes : le premier groupe comprend celles qui se rendent à l'œil (l'artère *centrale de la rétine* et les artères *ciliaires*) et à ces annexes (l'artère *lacrymale*, les *musculaires* et les *palpébrales*); le deuxième groupe renferme celles qui sortent de l'orbite) : l'artère *sus-orbitaire* et les artères *ethmoïdales.*

Branches terminales.—1° *Artère cérébrale antérieure.* — Elle se porte obliquement en avant et en dedans, au-dessus du nerf optique du même côté, vers la grande scissure cérébrale, en se rapprochant de celle du côté opposé avec laquelle elle s'anastomose par un gros tronc transversal, l'*artère communiquante antérieure.* Parvenue au corps calleux, l'artère cérébrale antérieure se réfléchit de bas en haut en contournant le bord antérieur du corps calleux, se dirige ensuite d'avant en arrière sur sa face supérieure, sous le nom d'*artère calleuse,* et arrive ainsi jusqu'aux lobes postérieurs du cerveau. Les nombreuses branches fournies par ce vaisseau sont toutes très flexueuses; les unes se rendent au ventricule moyen et au corps calleux; les autres, plus nombreuses, s'engagent entre les anfractuosités du lobe cérébral du même côté et s'anastomosent sur la face convexe du même hémisphère avec les cérébrales moyenne et postérieure. — 2° *Artère cérébrale moyenne*, plus volumineuse que la précédente, elle se dirige en arrière et en dehors en s'engageant dans la scissure de Sylvius et se termine par des branches divergentes qui sont surtout destinées au lobe moyen du cerveau. Dans son trajet elle fournit de nombreuses branches qui se rendent à la *substance perforée* que l'on voit à la partie la plus interne de la scissure de Sylvius et à *l'insula de Reil* ou *lobule du corps strié*. —3° Artère *communiquante postérieure*, très variable pour le volume, elle se porte en arrière et un peu en dedans et s'unit à la cérébrale postérieure, branche terminale du tronc basilaire. Elle fournit des artérioles aux pédoncules du cerveau et au plexus choroïde. —4° *artère choroïdienne*, moins volumineuse encore que la précédente, elle se porte en haut en arrière vers le pédoncule cérébral, traverse la grande fente cérébrale et se subdivise ensuite pour former le *plexus choroïde*.

ARTÈRE VERTÉBRALE.

L'artère vertébrale est une collatérale de l'artère *sous-clavière* qui la fournit avant de s'engager entre les scalènes. L'artère vertébrale, située, à son origine, en arrière des artères thyroïdienne inférieure et carotide primitive, monte pour traverser le trou de l'apophyse transverse de la 6e ou de la 5e vertèbre cervicale, et parcourt ensuite un canal constitué par les trous des autres apophyses transverses des vertèbres cervicales et par les muscles intertransversaires du cou, en passant en avant des nerfs cervicaux. Elle décrit une première courbure verticale, dont la concavité regarde en dehors entre l'axis et l'atlas. Elle décrit ensuite une seconde courbure horizontale à concavité antérieure,en contournant la partie postérieure de la masse latérale de l'atlas et pénètre dans le crâne par le trou occipital. La seconde courbure, recouverte par le grand complexus, est placée dans un espace triangulaire limité par les muscles grand oblique, petit oblique et grand droit postérieur de la tête. — Dans le crâne, l'artère vertébrale se dirige obliquement en dedans entre le bulbe et la gouttière basilaire, et se réunit à celle du côté opposé vers le sillon qui sépare le bulbe de la protubérance pour former le *tronc basilaire*.

Branches collatérales. — Jusqu'à sa première courbure, la vertébrale fournit : 1° des rameaux très grêles, destinés aux muscles transversaires du cou, aux muscles droits antérieurs de la tête et qui s'anastomosent avec les rameaux de la pharyngienne inférieure et de la cervicale ascendante; 2° des rameaux *spinaux* qui traversent les trous de conjugaison et qui vont renforcer les artères spinales antérieure et postérieure. — Dans le crâne elle fournit : 1° l'*artère méningée postérieure*, qui, comme nous venons de le voir, se rend dans les fosses occipitales; 3° l'*artère spinale antérieure*, qui descend en avant du bulbe rachidien, s'unit à celle du côté opposé au niveau du trou occipital pour former un tronc qui occupe le sillon médian antérieur de la moelle et qui arrive jusqu'à l'origine de la queue de cheval. Cette petite branche fournit un rameau ascendant qui se perd dans le bulbe rachidien. Dans son long trajet, l'artère spinale antérieure reçoit des vaisseaux de renforcement qui sont fournis : 1° au cou par les cervicales ascendantes; 2° au dos par les artères spinales des intercostales supérieures et aortiques; 3° aux lombes, par les spinales des artères lombaires. — 4° *L'artère spinale postérieure*, qui, plus grêle encore que la précédente, après avoir donné un petit rameau ascendant au bulbe, se dirige en bas et en arrière et se divise ensuite en deux branches, l'une située en avant et l'autre en arrière des racines des nerfs rachidiens. Ces branches, renforcées par des artérioles très grêles qui ont les mêmes origines que celles qui s'unissent à la spinale antérieure, mesurent toutes la longueur de la moelle. Elles s'anastomosent entre elles, avec celles du côté opposé et avec la spinale antérieure. — 5° *L'artère cérébelleuse inférieure et postérieure.* Elle naît de la terminaison de l'artère vertébrale et quelquefois du tronc basilaire; elle se porte en arrière et en dehors en croisant les origines du grand hypoglosse, pour se terminer à la face inférieure du cervelet.

Tronc basilaire. — Produit par la réunion des deux vertébrales, le tronc basilaire se dirige en avant et en haut dans le sillon de la face inférieure de la protubérance annulaire, et se termine au devant du bord antérieur de cette éminence par deux branches, les *cérébrales postérieures*. — *Branches collatérales du tronc basilaire.* — 1° Deux *artères cérébelleuses inférieures* et *antérieures*, l'une droite et l'autre gauche. Elles se dirigent en dehors en longeant les pédoncules cérébelleux moyens auxquels elles envoient des rameaux et se terminent par des branches qui se rendent aux hémisphères cérébelleux. — 2° Deux *artères cérébelleuses supérieures*, l'une droite, l'autre gauche. Nées près de la terminaison du tronc basilaire, elles contournent le pédoncule cérébral avec le nerf pathétique, et, parvenues à la face supérieure de la protubérance annulaire, elles se divisent en plusieurs branches qui se distribuent à la face supérieure du cervelet. — *Branches terminales du tronc basilaire.* — L'*artère cérébrale postérieure* résulte de la bifurcation du tronc basilaire, elle se porte d'abord en dehors et en avant, contourne ensuite le pédoncule cérébral en se recourbant d'arrière en avant, parvient ainsi à la face inférieure du lobe postérieur du cerveau et se divise ensuite en branches multipliées qui se perdent dans ce lobe. Cette artère reçoit la communiquante postérieure ou de Willis, fournit des rameaux très grêles à l'espace perforé, aux pédoncules cérébraux et une *artère choroïdienne*. Cette dernière contourne le pédoncule cérébelleux supérieur, passe au-dessus des tubercules quadrijumeaux, et va se perdre dans la toile choroïdienne et dans les plexus choroïdes.

De l'hexagone artériel. — Ce polygone, dans l'aire duquel sont inscrits les nerfs optiques, les tubercules mamillaires, l'infundibulum et le tubercule cendré, est constitué par les anastomoses des vaisseaux artériels. Les bords antérieurs de l'hexagone sont formés par les cérébrales antérieures, les bords postérieurs par les cérébrales postérieures et les bords latéraux par les communiquantes postérieures. Des angles antérieurs partent les cérébrales antérieures, des angles latéraux et antérieurs les cérébrales moyennes, et des angles latéraux et postérieurs les cérébrales postérieures.

Les artères cérébrales, cérébelleuses et spinales, avant d'arriver à la substance nerveuse, se ramifient et donnent ainsi naissance, avec les veines correspondantes, *à la membrane pie-mère.*

VEINES ENCÉPHALIQUES.

Les veines encéphaliques sont remarquables par la ténuité de leurs parois. On les divise en *veines ventriculaires* et en *veines superficielles* du cerveau; toutes se terminent à angle aigu dans les sinus de la dure-mère. — 1° *Veines ventriculaires.* Les *veines des corps striés* prennent naissance dans ces corps eux-mêmes. Elles se placent entre la couche optique et le corps strié, et après avoir reçu les *veines choroïdiennes* qui naissent des plexus choroïdes et de la toile du même nom, elles constituent les *veines de Galien*. Ces dernières se portent horizontalement en arrière dans la toile choroïdienne et se rendent au sinus droit. — Les *veines cérébrales superficielles supérieures, inférieures* et *latérales*, seront examinées avec les sinus auxquels elles se rendent. — Les *veines cérébelleuses supérieures, latérales* et *antérieures, latérales et inférieures* se rendent aussi dans les sinus de la dure-mère.

VEINES MÉDULLAIRES.

Les *veines médullaires* répondent aux artères spinales antérieure et postérieure, elles s'anastomosent entre elles et vont, au niveau du trou de conjugaison, se jeter dans les veines intra-rachidiennes.

3° SINUS DE LA DURE-MÈRE.

Les sinus de la dure-mère sont des veines dont la tunique externe est remplacée par le dédoublement de la dure-mère, leur intérieur ne présente pas de valvules, mais seulement des prolongements fibreux qui ne mettent aucun obstacle au cours du sang. Les sinus les plus importants occupent la convexité du cerveau, et nous avons vu les artères principales de l'encéphale occuper au contraire la base du cerveau. Les sinus représentent des prismes triangulaires, dont la base répond aux os et dont le sommet correspond à l'encéphale. Les plus importants répondent aux grandes divisions de la masse encéphalique. Tous les sinus doivent être considérés comme étant les origines de la jugulaire interne, car tous se terminent directement ou indirectement par suite de leurs anastomoses dans le golfe de cette veine. — Les sinus sont au nombre de *quatorze*, non compris le *sinus longitudinal inférieur*, veine qui est contenue dans l'épaisseur du bord inférieur de la faux du cerveau. — Parmi ces sinus, les uns sont *pairs* et les autres sont *impairs*. Les cinq sinus pairs sont : les sinus *caverneux, pétreux supérieurs, pétreux inférieurs, occipitaux et latéraux*. Les quatre sinus impairs sont : le *sinus longitudinal supérieur, le sinus droit, le sinus coronaire* et le *sinus occipital antérieur ou transverse*.

SINUS IMPAIRS.

1° *Sinus longitudinal supérieur*. — Il s'étend en s'élargissant de l'apophyse crista-galli à la protubérance occipitale. Ce sinus répond à la gouttière sagittale. Il reçoit 1° en avant la veine émissaire du trou borgne et les veines émissaires qui traversent les trous pariétaux; 2° des veines diploïques, 3° sept ou huit veines cérébrales supérieures et externes; la plus volumineuse de ces veines semble naître de la scissure de Sylvius; 4° les veines de la dure-mère. — Parvenu au pressoir d'Hérophile, le sinus se bifurque et se continue avec les sinus droits et latéraux.

2° *Sinus droit.* — Plus large en arrière qu'en avant, il occupe toute l'étendue de la base de la faux du cerveau. Il a la forme d'un prisme triangulaire dont la base serait en bas, et se termine au pressoir d'Hérophyle. Ce sinus communique en avant avec la *veine longitudinale* inférieure ; cette dernière, logée dans le bord concave de la faux du cerveau, augmente d'épaisseur d'avant en arrière en recevant la plupart des veines propres de la faux, et vient s'ouvrir dans le sinus droit. Ce dernier sinus reçoit encore par son extrémité antérieure : 1° les *deux veines de Galien*, 2° les deux veines *cérébrales médianes inférieures*, toutes deux très volumineuses; 3° la *veine cérébelleuse médiane inférieure* qui passe entre les veines supérieures et la valvule de Vieussens.

3° *Sinus coronaire.* — Etroit en avant, large en arrière, il entoure le corps pituitaire et s'ouvre de chaque côté dans le sinus caverneux. Il reçoit les veines du corps pituitaire et quelques veines méningées.

4° *Sinus occipital antérieur.* — Placé transversalement à la partie antérieure de l'apophyse basilaire, toujours très considérable, assez souvent double et même triple, il sert de canal de communication entre les sinus caverneux, pétreux inférieurs et pétreux supérieurs d'un côté, et les sinus du même nom du côté opposé. Il reçoit quelques veines méningées.

SINUS PAIRS.

1° *Sinus caverneux.* — Ainsi nommé à cause des nombreuses brides fibreuses, rougeâtres, qui, détachées des lames de la dure-mère, sont plus ou moins saillantes sous la membrane interne de ce sinus. Ces brides sont aussi très marquées à la paroi inférieure du sinus longitudinal supérieur, et non moins nombreuses et non moins saillantes dans les autres sinus. Les sinus caverneux occupent la gouttière caverneuse du sphénoïde, et s'ouvrent en arrière dans les sinus pétreux et dans le sinus transverse. Ces sinus reçoivent la *veine ophthalmique* et quelques veines cérébrales antérieures et postérieures.

Nota. On rencontre, dans l'épaisseur de la paroi externe du sinus caverneux, le nerf ophthalmique de Willis et ses trois branches, les nerfs moteur oculaire commun, pathétique et moteur oculaire externe, et enfin, l'artère carotide interne. Le moteur oculaire externe, placé en dehors de l'artère, paraît baigner dans le sang du sinus. L'aspect lisse et poli des parois du sinus, aspect qui est dû, sans nul doute, à la présence de la membrane interne des veines, semble pouvoir faire affirmer que cette membrane isole du sang l'artère carotide interne et le nerf moteur oculaire externe.

2° *Sinus pétreux supérieurs.*—Situés dans la gouttière du bord supérieur du rocher, ils occupent la moitié antérieure de la tente du cervelet; ils communiquent avec les sinus caverneux et occipital antérieur, et ils s'ouvrent dans les sinus latéraux. Ils reçoivent la *veine cérébelleuse latérale antérieure* et quelques veines de la base du cerveau.

3° *Sinus pétreux inférieurs.*—Situés dans les gouttières creusées à la fois sur le bord inférieur du rocher et de l'apophyse basilaire, ils communiquent en avant avec les sinus caverneux et transverse, et ils s'ouvrent dans les sinus latéraux, un peu au-dessus du golfe de la veine ugulaire interne. Ils ne reçoivent que des veines peu importantes.

4° *Sinus occipitaux postérieurs* — Situés dans le dédoublement de la faux du cervelet, ils commencent d'une manière insensible aux trous déchirés postérieurs, se portent sur les côtés du trou occipital, s'engagent parallèlement dans la faux du cervelet pour s'ouvrir dans le confluent des sinus.

5° *Sinus latéraux.* — Ils occupent les gouttières latérales de la base du cerveau; le droit est ordinairement plus considérable que le gauche. Ils s'étendent du pressoir d'Hérophile au golfe de la veine jugulaire interne et se continuent avec ce vaisseau. Dans leur trajet ils reçoivent les sinus pétreux supérieurs et inférieurs, les cinq ou six veines *cérébrales latérales et inférieures*, et les veines *mastoïdiennes* et *condyliennes postérieures.*

Confluents des sinus.—Le *confluent postérieur* est encore appelé *pressoir d'Hérophile,* parce que les anciens pensaient, mais à tort, que les colonnes de sang contenues dans les différents sinus exerçaient dans ce point des pressions les unes sur les autres. Cette cavité irrégulière est située en avant de la protubérance occipitale interne, à l'union de la faux du cerveau, de la faux et de la tente du cervelet. Il reçoit le sinus longitudinal et le sinus droit, les sinus occipitaux et latéraux. — Les *confluents antérieurs*, placés de chaque côté au sommet du rocher, reçoivent les sinus caverneux, pétreux supérieurs et inférieurs, et les sinus coronaire et occipital antérieur.

4° VEINES RACHIDIENNES.

Les *veines rachidiennes* forment un système particulier, qui semble surtout destiné à faire communiquer les deux veines caves entre elles. On doit les distinguer en *extra-rachidiennes* et en *intra-rachidiennes*.

VEINES EXTRA-RACHIDIENNES.

Les *veines extra-rachidiennes antérieures* forment : 1° les deux *veines azygos* et les deux troncs des *veines intercostales supérieures* (voyez page 126); — 2° des veines qui seront décrites avec la région abdominale, ce sont : les *veines lombaires*, les *veines sacrées latérales* et la *veine sacrée moyenne*; — 3° les *veines extra-rachidiennes postérieures*. Les unes accompagnent exactement les artères en suivant les interstices musculaires, et les autres ont une disposition propre d'où résultent les *veines jugulaires postérieures*, *vertébrales* et *longitudinales médianes*. — Les *veines jugulaires postérieures*, nées entre l'atlas et l'axis, se dirigent obliquement en bas et en dedans et s'anastomosent entre elles par une branche transversale. Au niveau du sommet de l'axis elles changent de direction, elles se portent alors en bas et en dehors, s'engagent entre la 7e vertèbre cervicale et la 1re côte pour s'ouvrir dans le tronc brachio-céphalique, derrière la veine vertébrale. Ces veines jugulaires communiquent avec les autres veines rachidiennes, avec les mastoïdiennes, les occipitales et avec les vertébrales. — Les *veines vertébrales* représentent seulement les collatérales cervicales des artères vertébrales. Située dans un canal formé par les trous des apophyses transverses des vertèbres cervicales et par les muscles intertransversaires du cou, cette veine abandonne l'artère vertébrale pour traverser le trou dont est percée l'apophyse de la 7e vertèbre cervicale et se jeter dans le tronc brachio-céphalique. Cette veine communique avec la jugulaire postérieure, reçoit les veines cervicale ascendante et cervicale profonde qui accompagnent les artères du même nom. — Les *veines longitudinales médianes*. Ces vaisseaux, situés sur les côtés du sommet des apophyses épineuses, émettent des *rameaux inter-épineux*. Ceux-ci, dirigés d'arrière en avant, s'accolent aux ligaments inter-épineux, et se divisent à la base de l'apophyse transverse en deux branches. La première s'anastomose avec la branche descendante du rameau inter-épineux qui est au-dessus, et, la seconde, avec la branche ascendante du rameau qui est au-dessous. Les arcades formées par ces anastomoses autour des apophyses transverses et des lames des vertèbres communiquent, au niveau de chaque trou de conjugaison, avec les veines intra-rachidiennes.

VEINES INTRA-RACHIDIENNES.

Les *veines intra-rachidiennes antérieures* représentent les arcades artérielles formées par les branches des artères vertébrales, intercostales, lombaires et sacrées. Par des rameaux ascendants et descendants anastomosés entre eux, ces veines forment deux *vaisseaux longitudinaux* placés en arrière et sur les côtés du ligament vertébral commun postérieur. Ces vaisseaux longitudinaux sont réunis par deux *rameaux transversaux* placés, l'un au-dessus, l'autre au-dessous du trou de chaque vertèbre. Les *veines longitudinales antérieures* ne sont pas recouvertes par le ligament vertébral commun qui ne leur fournit pas de gaîne. Les *veines transverses antérieures* sont seulement recouvertes par la dure-mère, qui ne leur fournit pas de gaîne ; elles reçoivent les *veines propres du corps des vertèbres*. Ces dernières, dirigées d'avant en arrière, parallèlement au corps de la vertèbre, anastomosées avec les veines extra-rachidiennes antérieures, traversent les trous de la face postérieure du corps de la vertèbre pour s'ouvrir dans les veines intra-rachidiennes transverses antérieures. Souvent elles forment une sorte de canal au centre du corps de la vertèbre. Ces veines ont la même organisation que les autres sinus osseux.

Les veines *intra-rachidiennes postérieures*, situées au devant de l'extrémité externe des lames des vertèbres et des ligaments jaunes, forment des arcades moins développées que celles des veines longitudinales intra-rachidiennes antérieures. Elles communiquent entre elles par les rameaux *transverses postérieurs* et avec les veines intra-rachidiennes antérieures par les rameaux *transverses latéraux postérieurs*. — Des nombreuses anastomoses des veines rachidiennes résulte un plexus très compliqué, qui mesure toute la hauteur de la colonne vertébrale

ARTÈRES DES MÉNINGES.

- **Artères**........
  - Méningée antérieure.... Coll. De l'ophthalmique.
  - — moyenne..... — De la maxillaire interne.
  - — petite........ — — —
  - — postérieure... — De la vertébrale.
  - — .... — De la pharyngienne inférieure.

VEINES DES MÉNINGES.

- **Veines**..........
  - Satellites des artères.
  - Diploïques.
    - Frontales.
    - Temporo-pariétales.
    - Occipitales.
  - Émissaires.
    - Frontales.
    - Pariétales.
    - Mastoïdiennes.
    - Condyliennes postérieures.

ARTÈRES DES CENTRES NERVEUX.

- **1° Carotide externe**..........
  - Origine.... A la carotide primitive.
  - Collaté
    - Méningées antérieures.
    - Ophthalmique...
      - Coll...
        - Du globe oculaire....
          - Centrale de la rétine.
          - Ciliaires postérieures.
          - — moyennes.
        - Des annexes de l'œil..
          - Lacrymale.
          - Palpébrale supér.
          - — infér.
          - Musculaire supér.
          - — infér.
        - Sortant de l'orbite.
          - Sus-orbitaire.
          - Ethmoïdale antér.
          - — postér.
      - Term.
        - Frontale interne.
        - Nasale interne.
  - Terminales.
    - Cérébrales antérieures.
      - Communiquante antérieure.
      - Calleuse.
    - Cérébrale moyenne.
    - Communiquante postérieure.
    - Choroïdienne antérieure.
- **2° Vertébrales.**
  - Origine.... A la sous-clavière.
  - Coll.......
    - Musculaires des inter-transversaires, etc.
    - Spinales cervicales.
    - Spinale antérieure.
    - — postérieure.
    - Méningée postérieure.
    - Cérébelleuses inférieure et postérieure.
  - Termin...
    - Tronc basilaire.
      - Coll.
        - Cérébelleuses infér. et antérieures.
        - — supérieures.
      - Termin... Cérébrales postérieures.
- **3° Médullaires.**
  - Spin. ant..
  - — post.
  - Coll. de la vertébrale.
    - Renforcés par les..
      - Spinales cervicales de la vertébrale.
      - — de la cervicale ascendante.
      - — des intercostales supérieures.
      - — — aortiques.
      - — des lombaires.
      - — des sacrées latérales.
      - — de la sacrée moyenne.

VEINES DES CENTRES NERVEUX.

Ventriculaires.	V. choroïdienne formant la veine de Galien.
	V. du corps strié.
Superficielles de l'encéphale..	V. cérébrales supérieures.
	— — inférieures.
	— — latérales.
	— cérébelleuse supérieure.
	— cérébelleuses latérales antérieures.
	— — latérales et inférieures.
Médullaires....	Satellites des artères.

SINUS DE LA DURE-MÈRE.

Origines.......	Veines diploïques.
	— émissaires.
	— méningées.
	— cérébrales.
	— cérébelleuses.
Terminaison...	Au golfe ou origine de la veine jugulaire interne.
Sinus pairs.....	Longitudinal supérieur.
	— inférieur?
	Droit.
	Coronaire.
	Occipital antérieur.
Sinus impairs.	Caverneux.
	Pétreux supérieurs.
	— inférieurs.
	Occipitaux postérieurs.
	Latéraux.
Confluents.....	Postérieur ou pressoir d'Hérophile.
	Latéraux.

VEINES RACHIDIENNES.

Extra-rachidiennes...	Antérieur..	V. intercostales supérieures.	
		— grande et petite azygos.	
		— lombaires.	
		— sacrées latérales.	
		— sacrée moyenne.	
	Postérieur..	Satellites des artères.	
		Jugulaires postérieures.	
		Vertébrales.	
		Longitudinales médianes postérieures.	
Intra-rachidiennes...	Antérieures...	Longitudinales antér. anast. entre elles par les V. transversales antérieures.	
	Postérieur..	Longitud. postér....	Anast. entre elles par les V. transv. post.
			— avec les longitudinales antér. par les V. transv. postér. et latérales.

Paris. — Typ. Lacour, rue Soufflot, 18.

PL. 1.

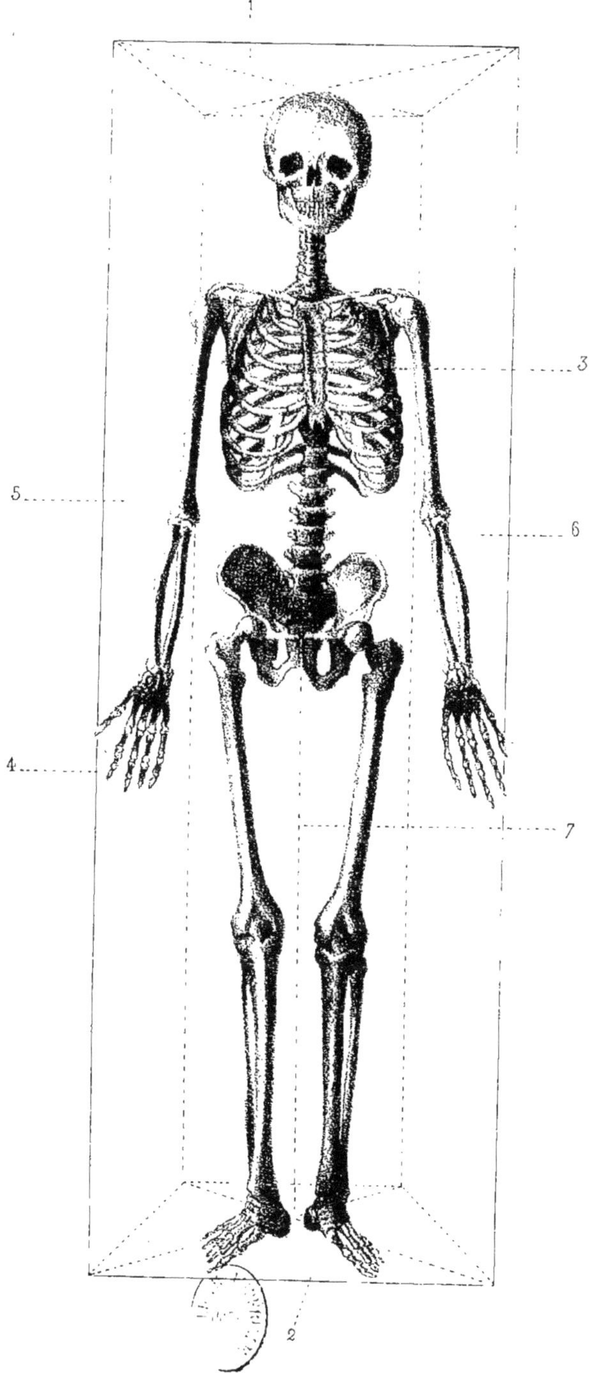

J. Ducastel de Rauber del. Lith. Becquet frères, Paris. Arnoult lith.

PL. 11.

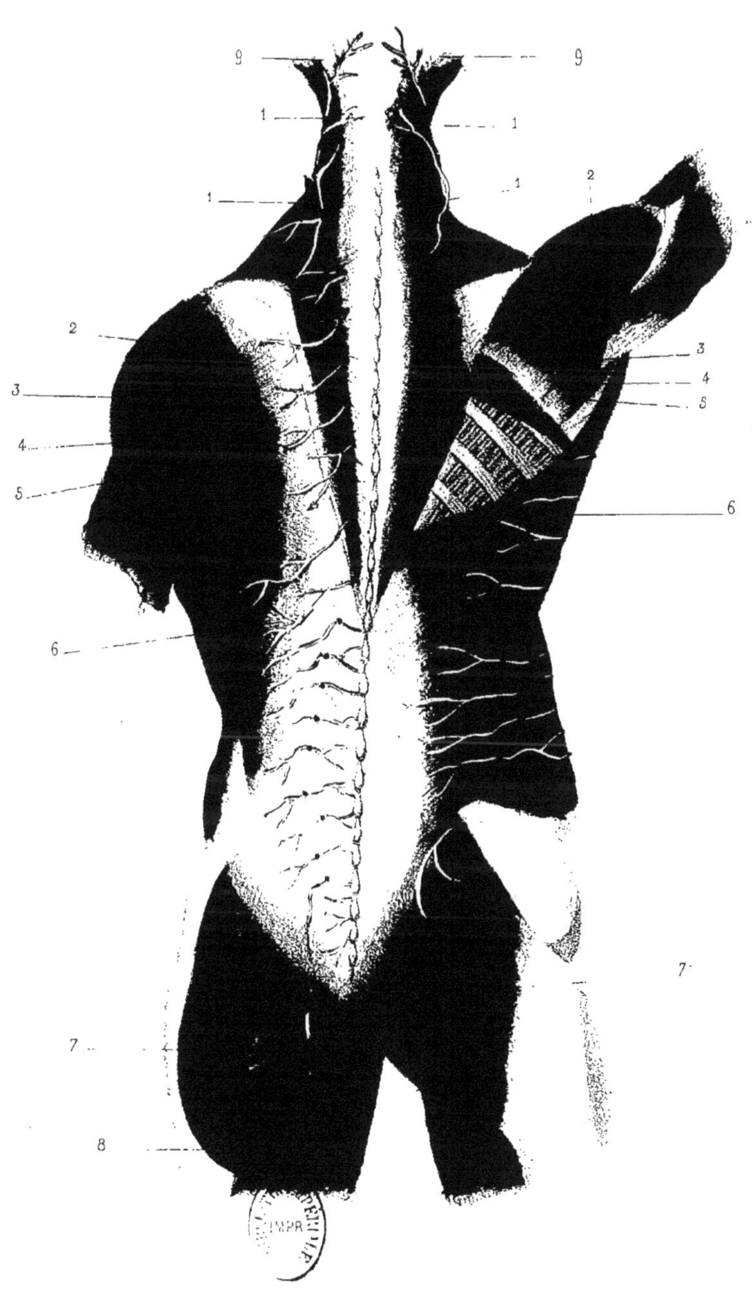

J D de Rauber del

Lith Becquet frères, Paris

Arnoul lith

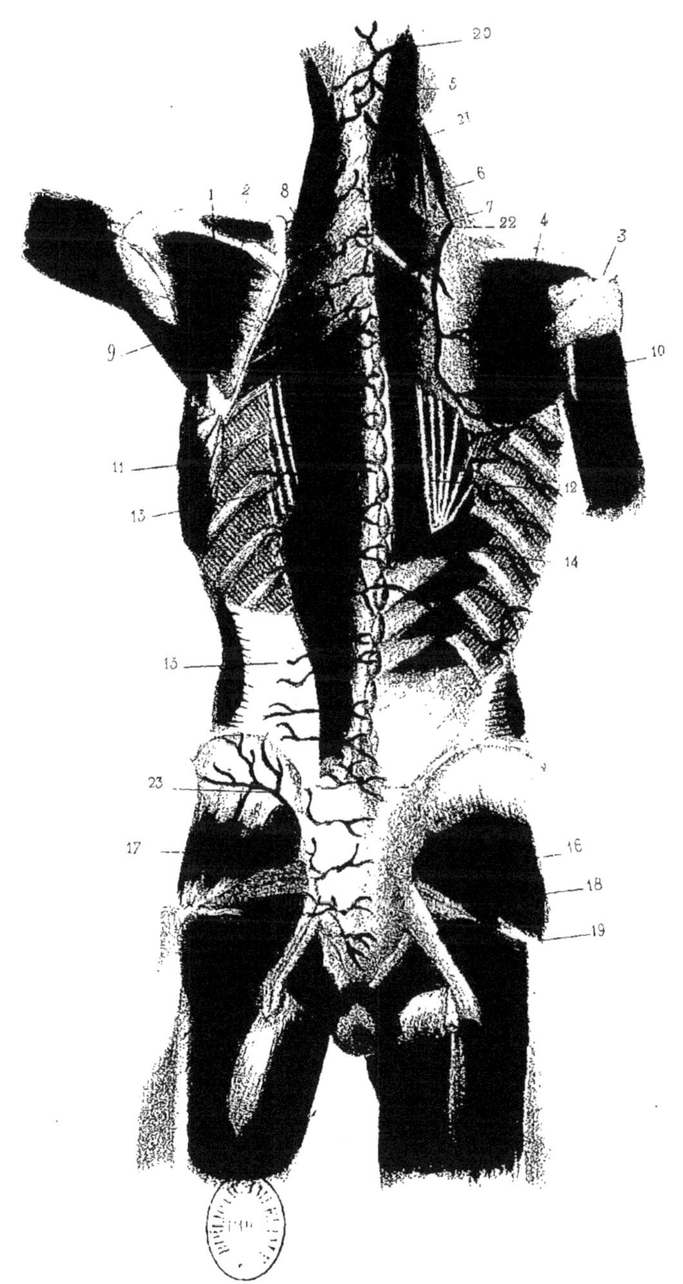

J. Ducastel de Rauber del. Lith Becquet frères Paris Arnoult lith.

PL. IV.

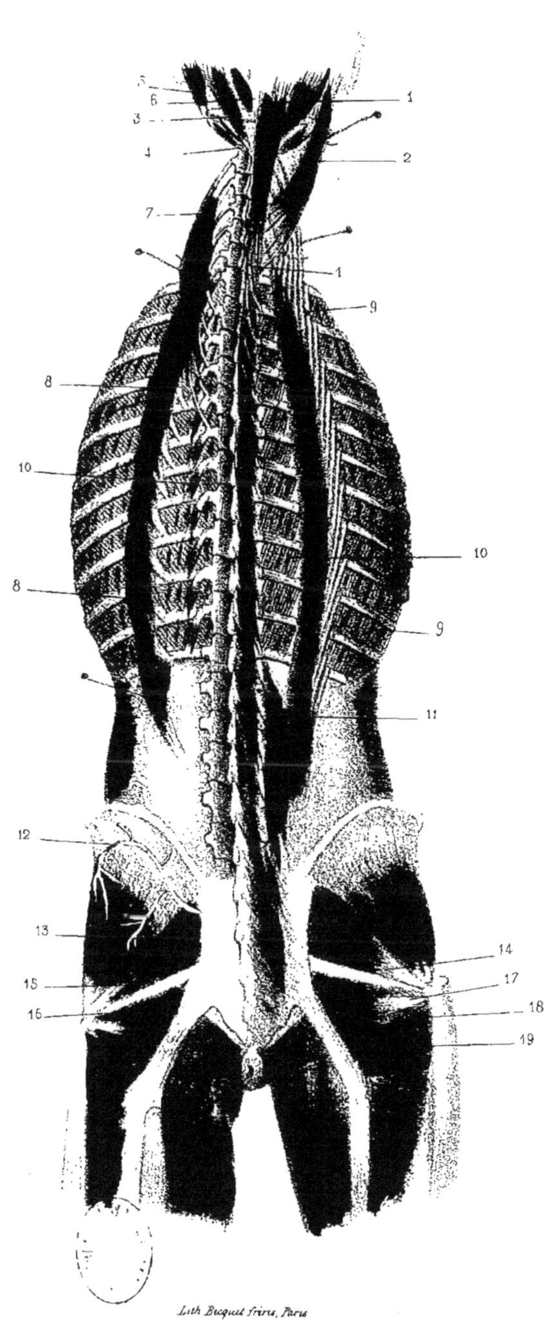

J.D. de Rauber del.

Lith Becquet frères, Paris

Arnoul lith

Pl. V.

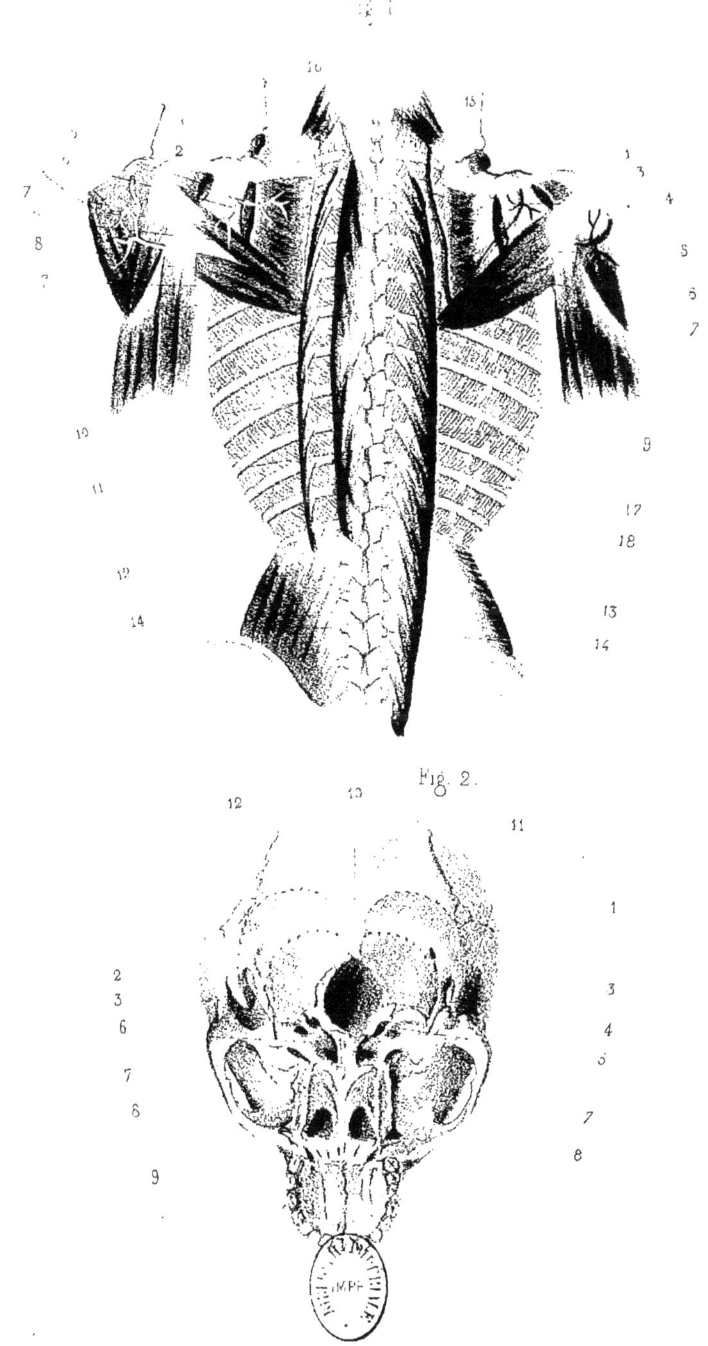

Lith. Becquet Frères Paris

Arnoul lith.

Fig. 1

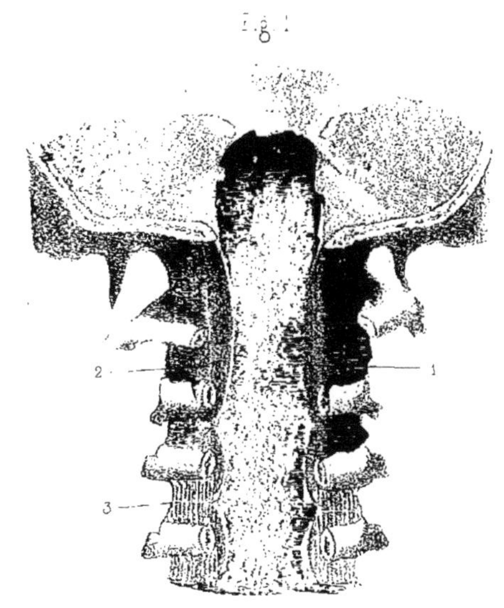

Fig. 2

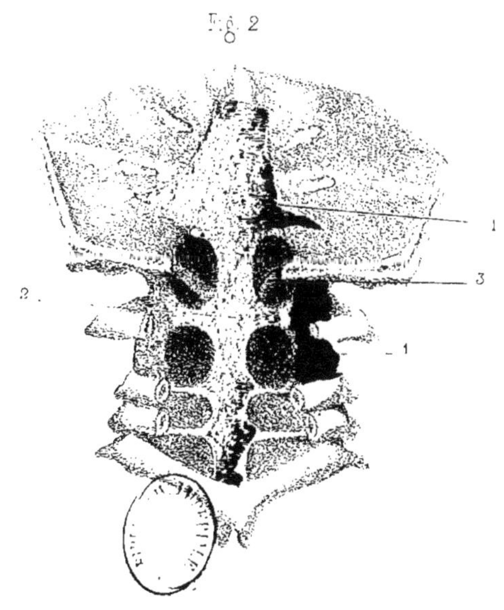

[illegible] del. — Lith Becquet Frères Paris — Arnoul lith

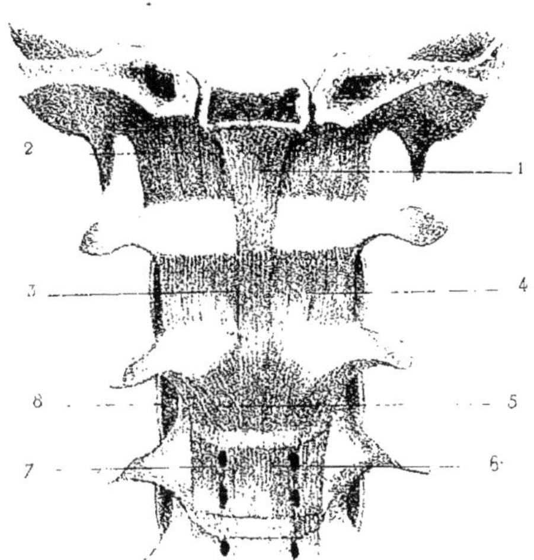

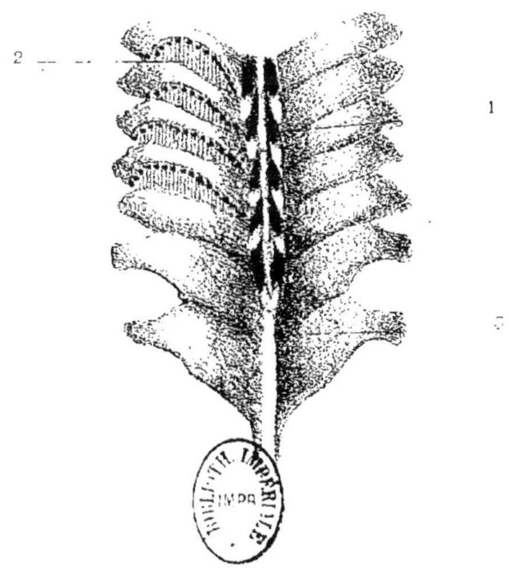

J. D. de Kaufer del. Lith. Bicquet frères, Paris. Arnoul lith.

PL. VIII.

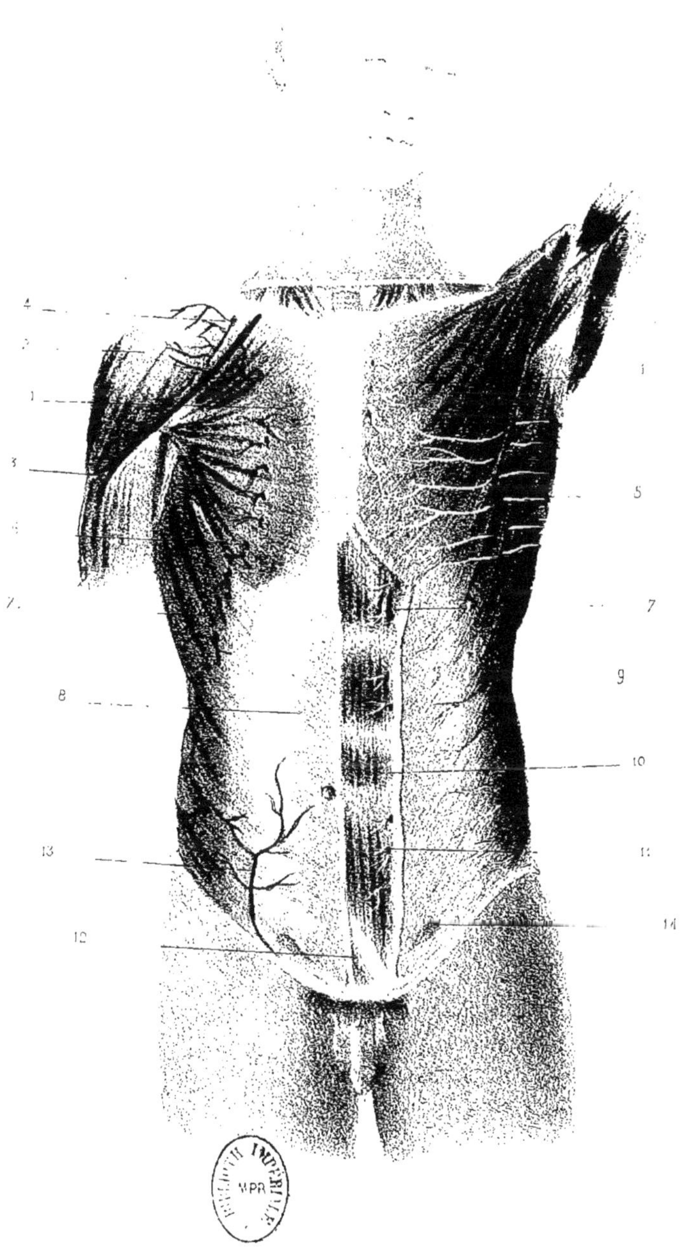

J. D. de Raubir del.

Arnoul lith.

Pl. IX.

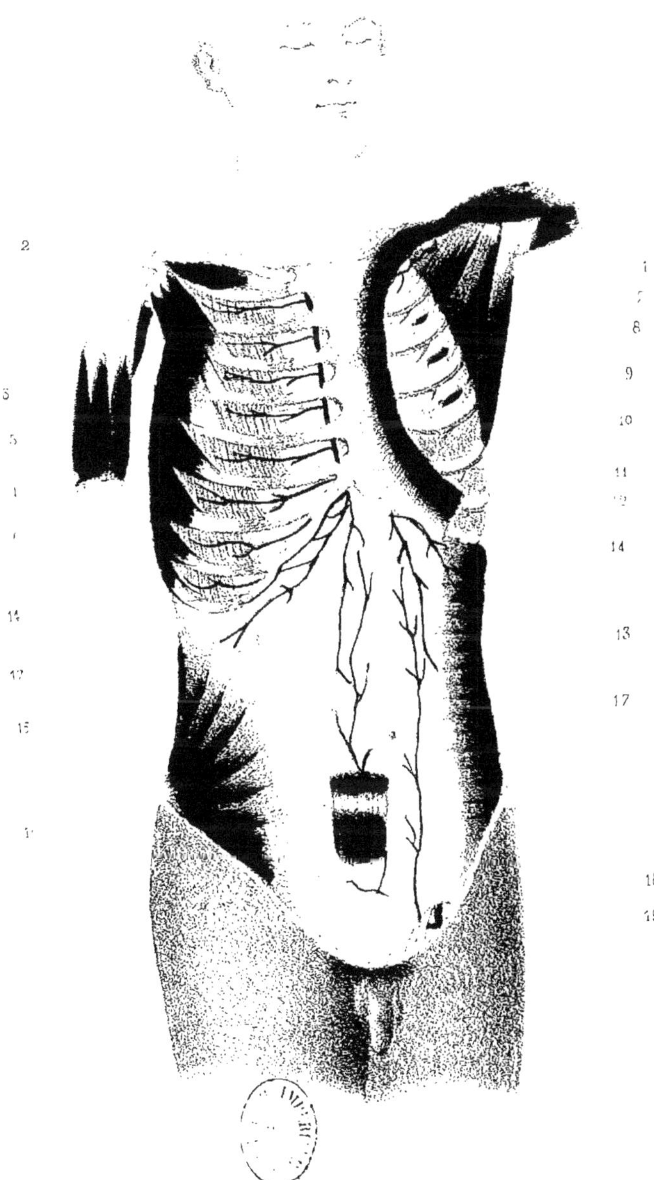

J. D. de Rauber del. Lith. Becquet frères Paris Arnoul lith.

PL. X.

Fig. 2.
1
2
3
4
Fig. 1.
1
2
3
4
5
6
Fig. 3
1
2
3
4
Fig. 4.
1
2
3
4
5
6
7
8
9
9
10
10
11
11
12
12
13

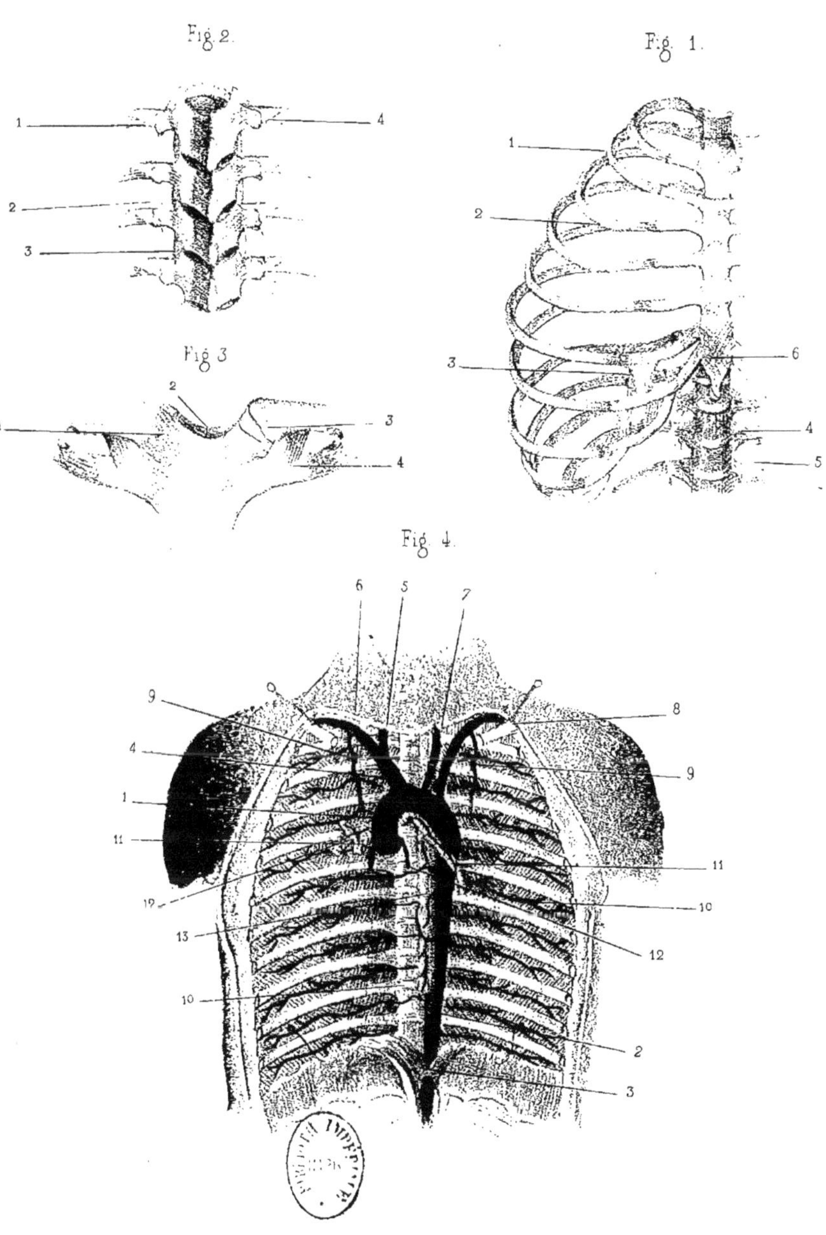

PL. XI.

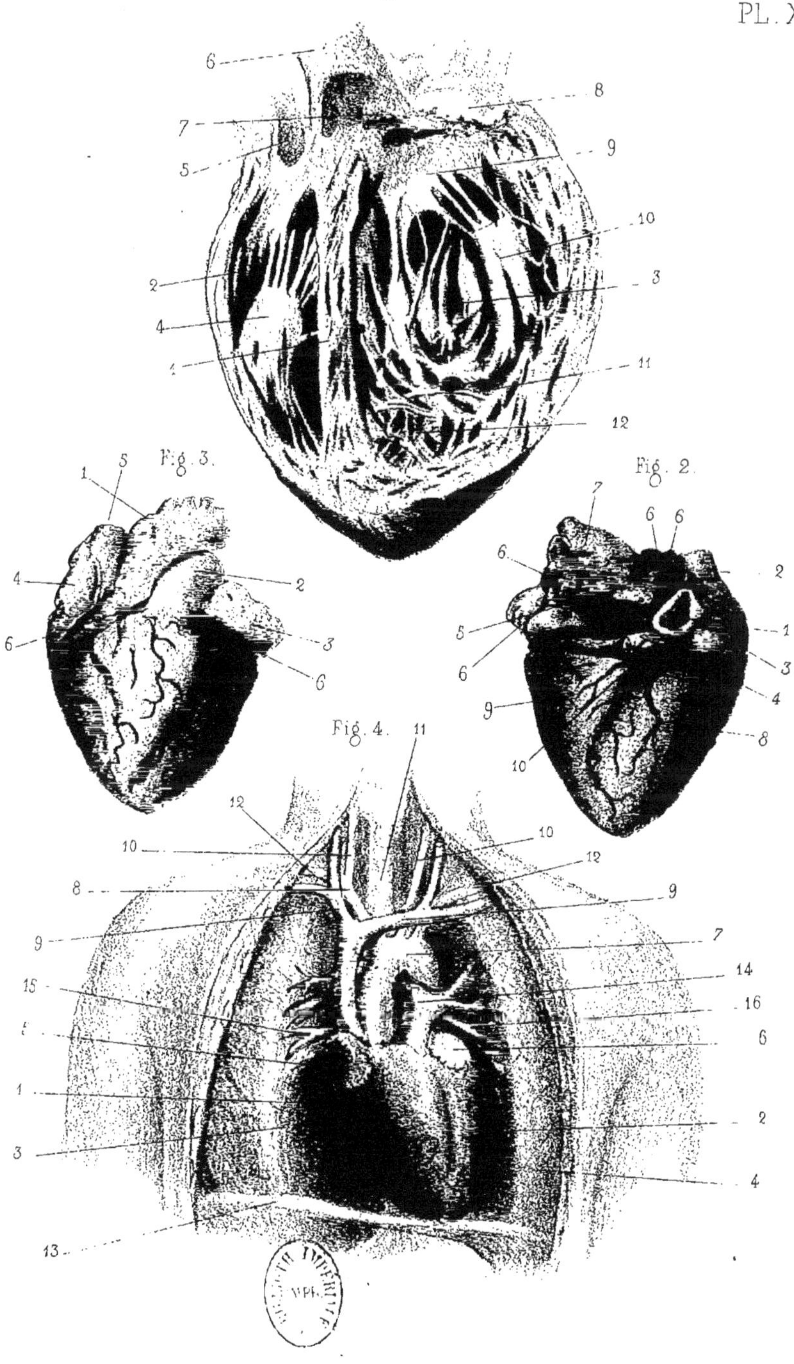

J. Barrau, del et lith.

Lith. Becquet frères

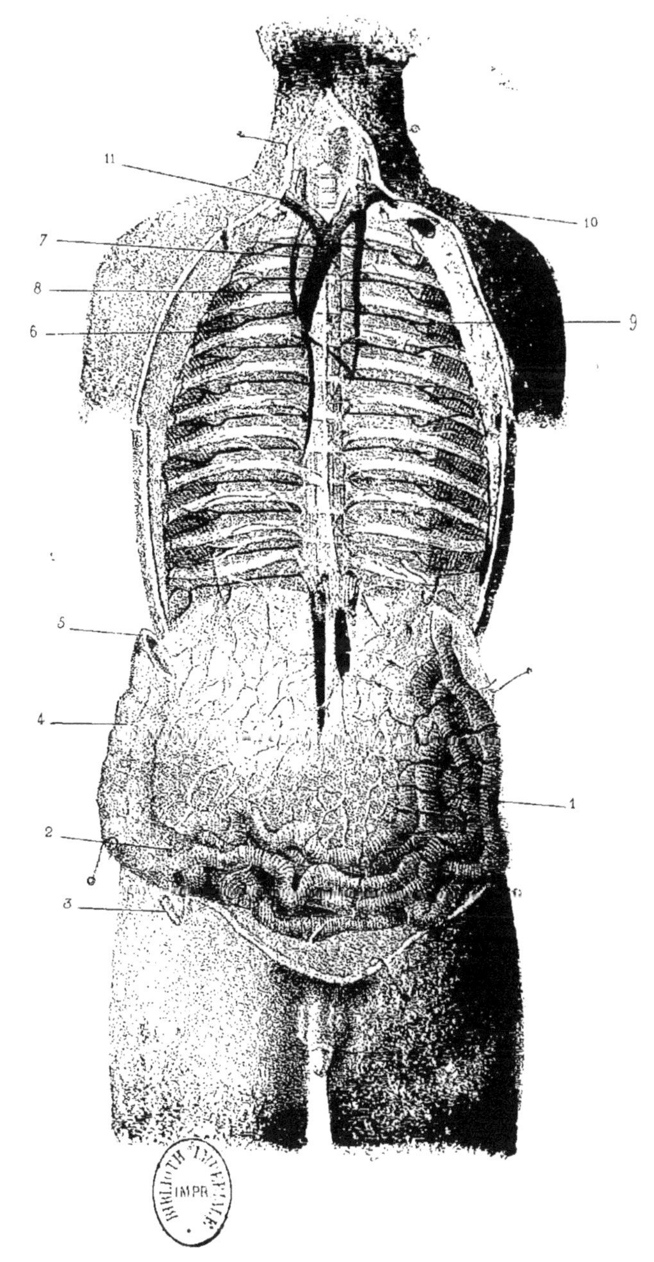

J. D. de Rauber del. Lith Becquet frères, Paris. Arnoul lith.

PL. XIII.

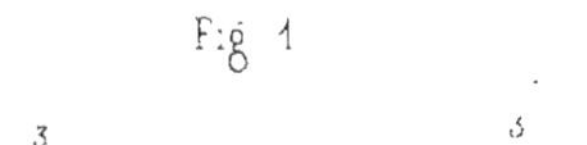

Fig. 1

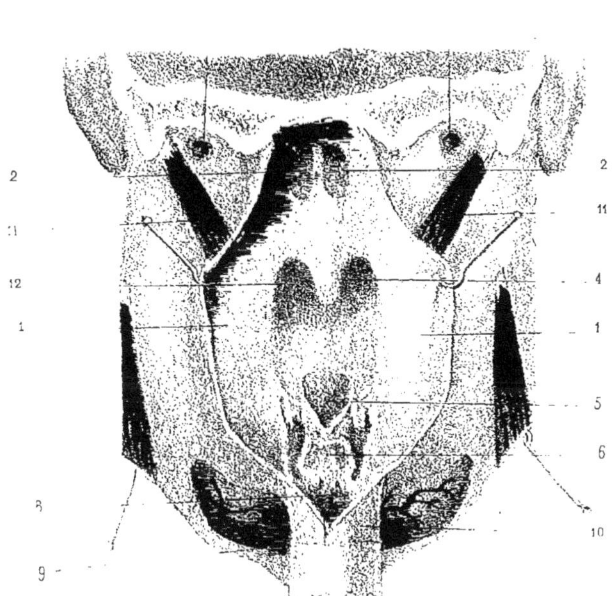

Fig. 2.

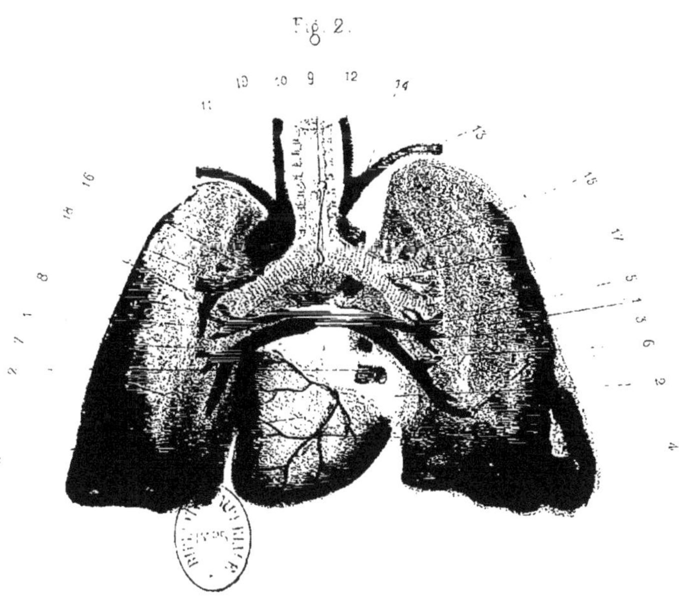

J. D. de Rauber del. Lith. [illegible], Paris Arnoul lith.

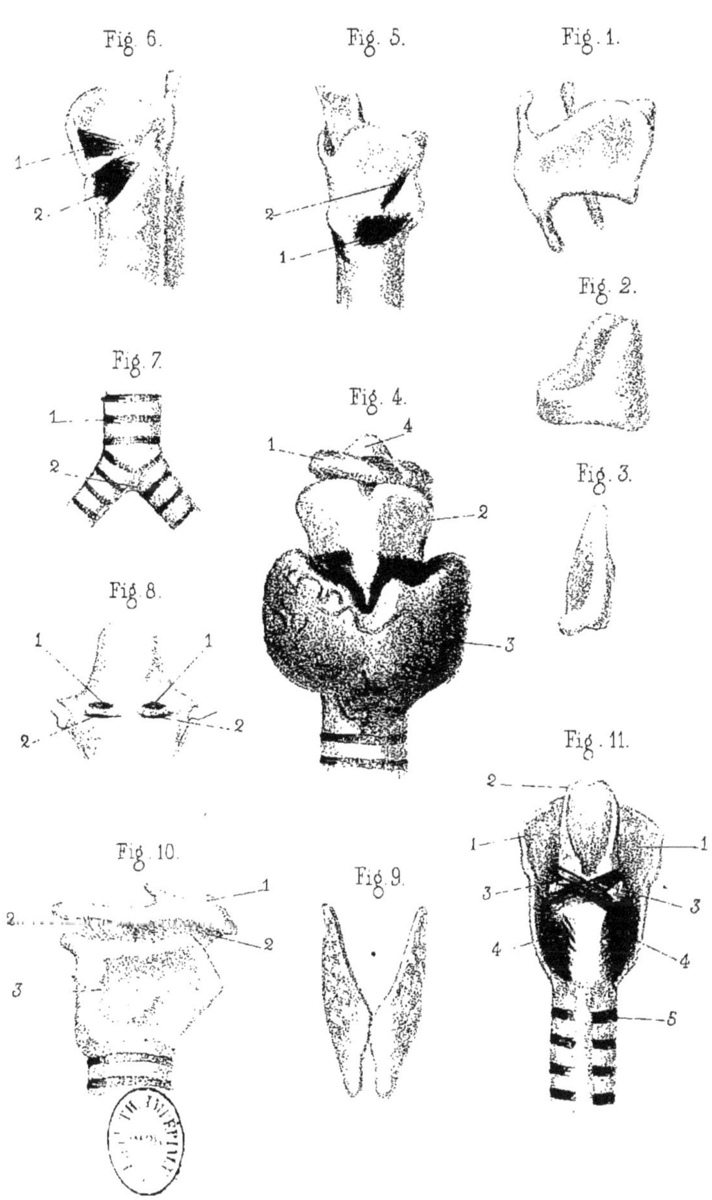

J. Barau del. et lith.

Lith. Becquet frères.

PL. XV.

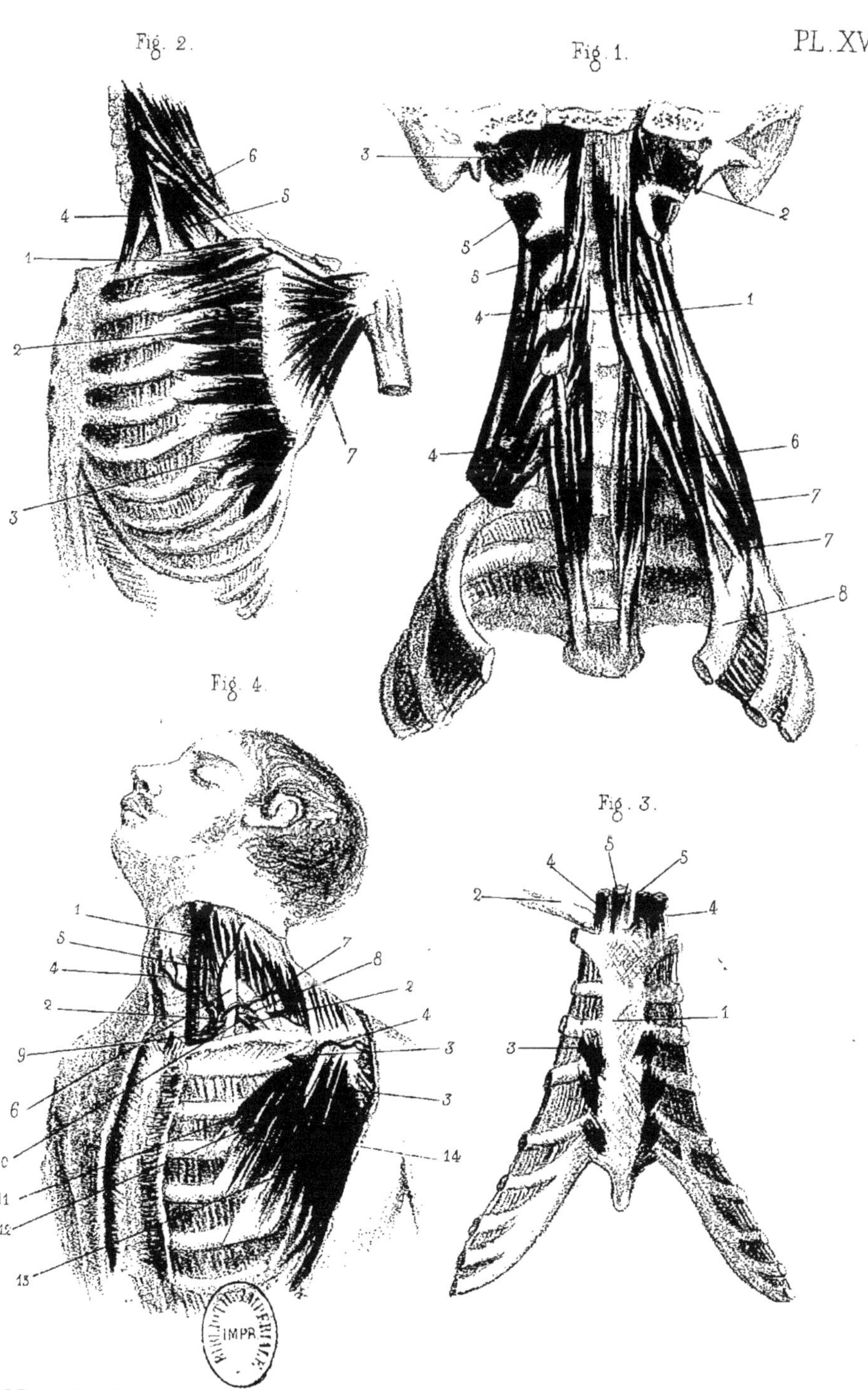

J. Bariau, del et lith.

Lith. Becquet frères.

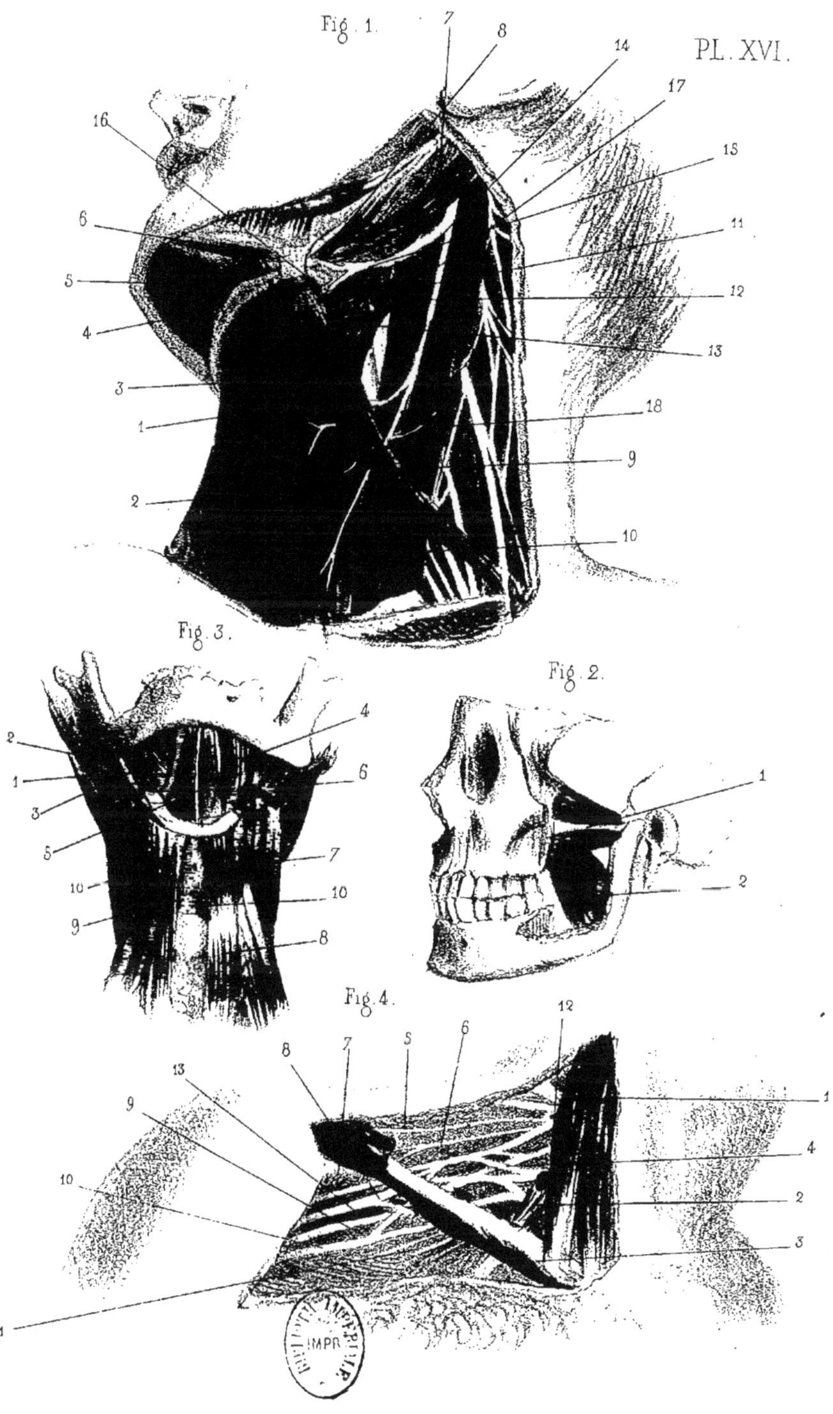

J. Bariau, del. et lith.

Lith. Becquet frères.

PL. XVII.

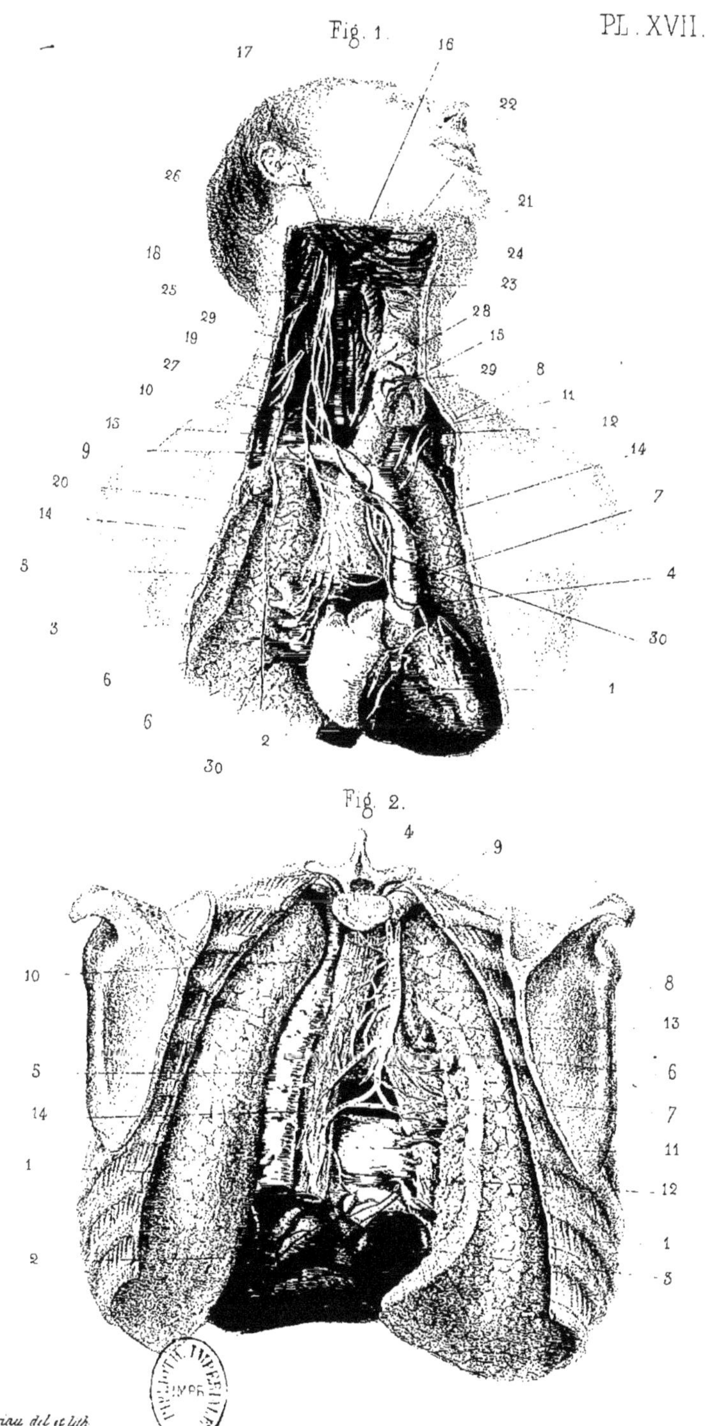

Fig. 1.

Fig. 2.

J. Bariau del. et lith.

Lith. Buquet frères.

PL. XI.

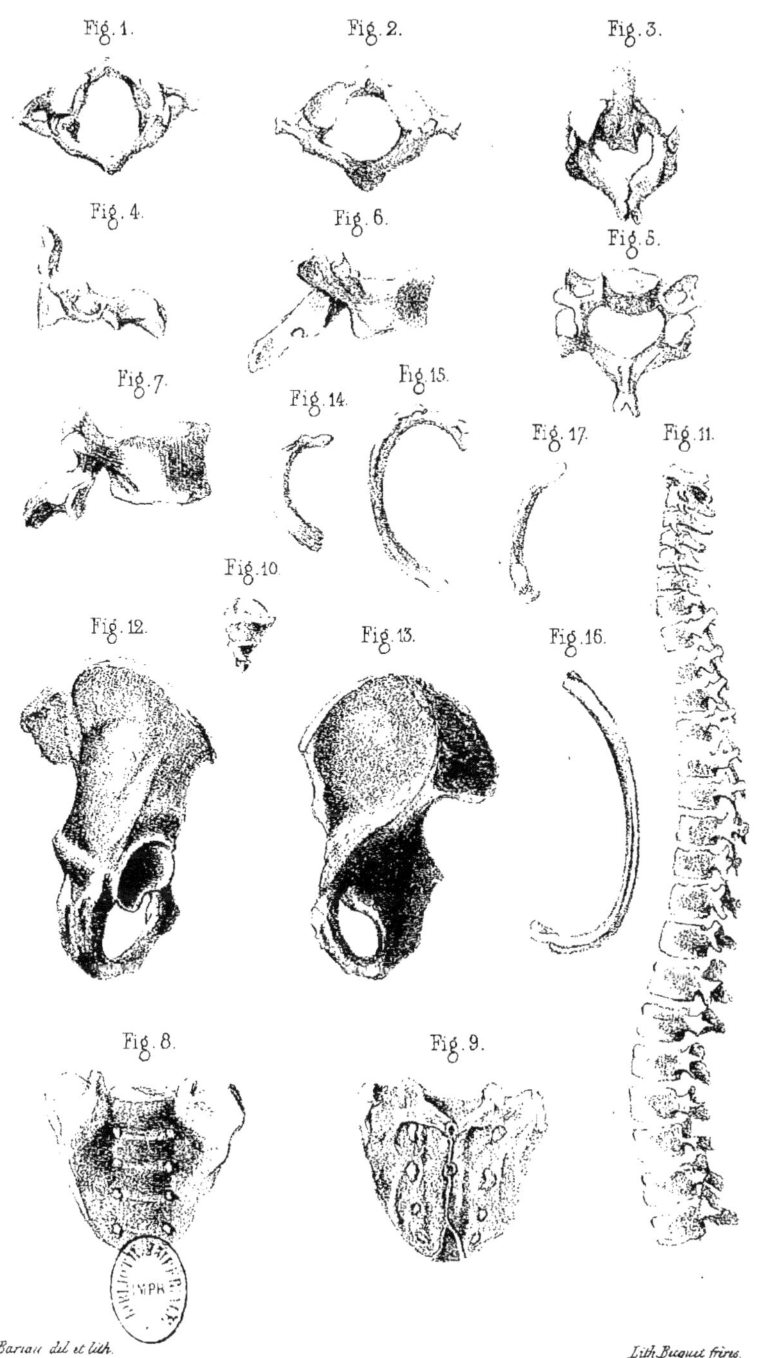

J. Bariau del. et lith. Lith. Becquet frères.

PL. XIX

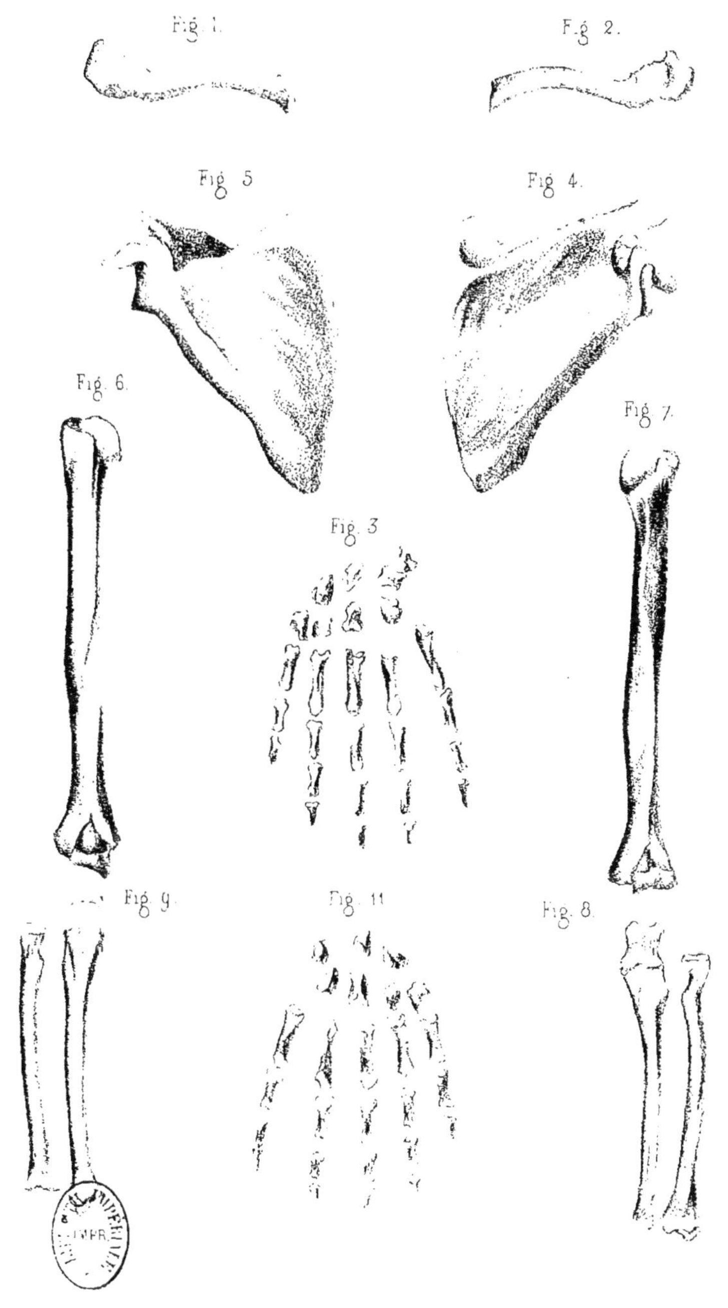

PL. XX.

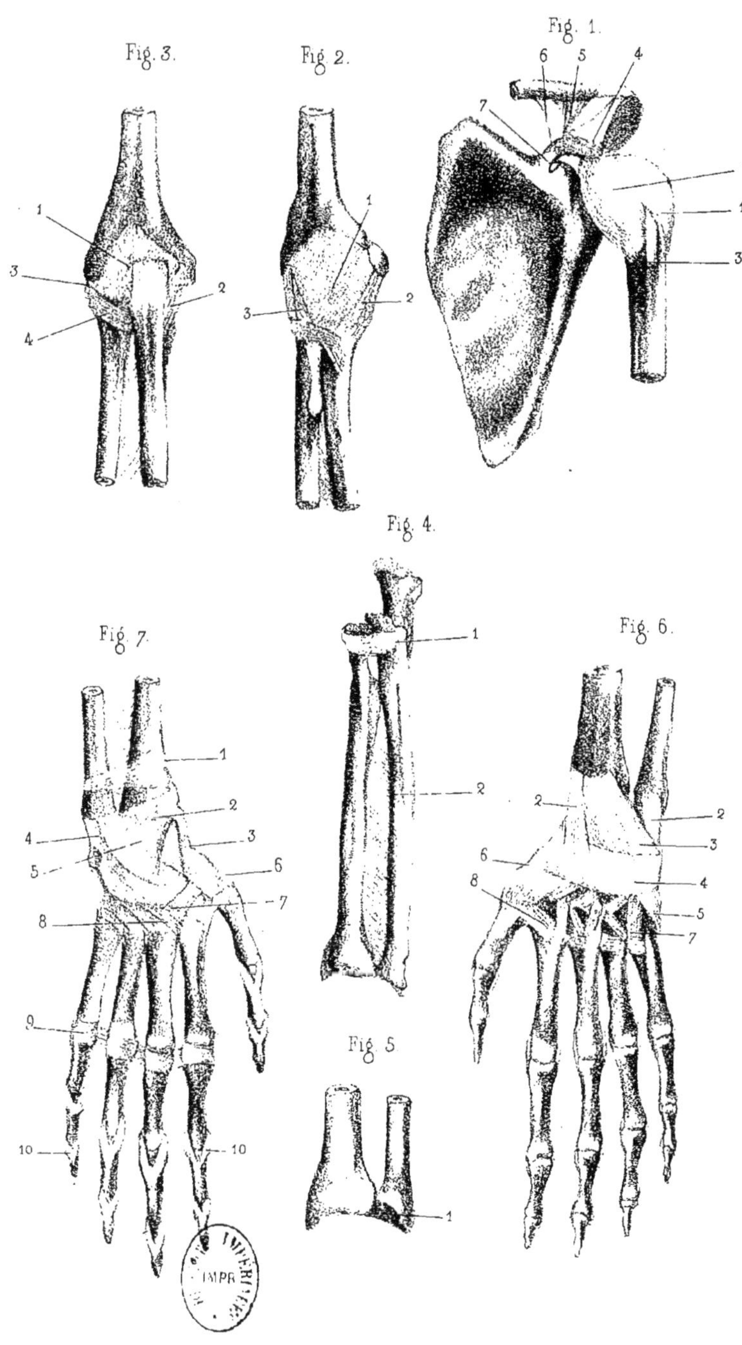

de Rauber del.

Lith. Becquet frères, Paris

Arnoul lith.

PL. XXII.

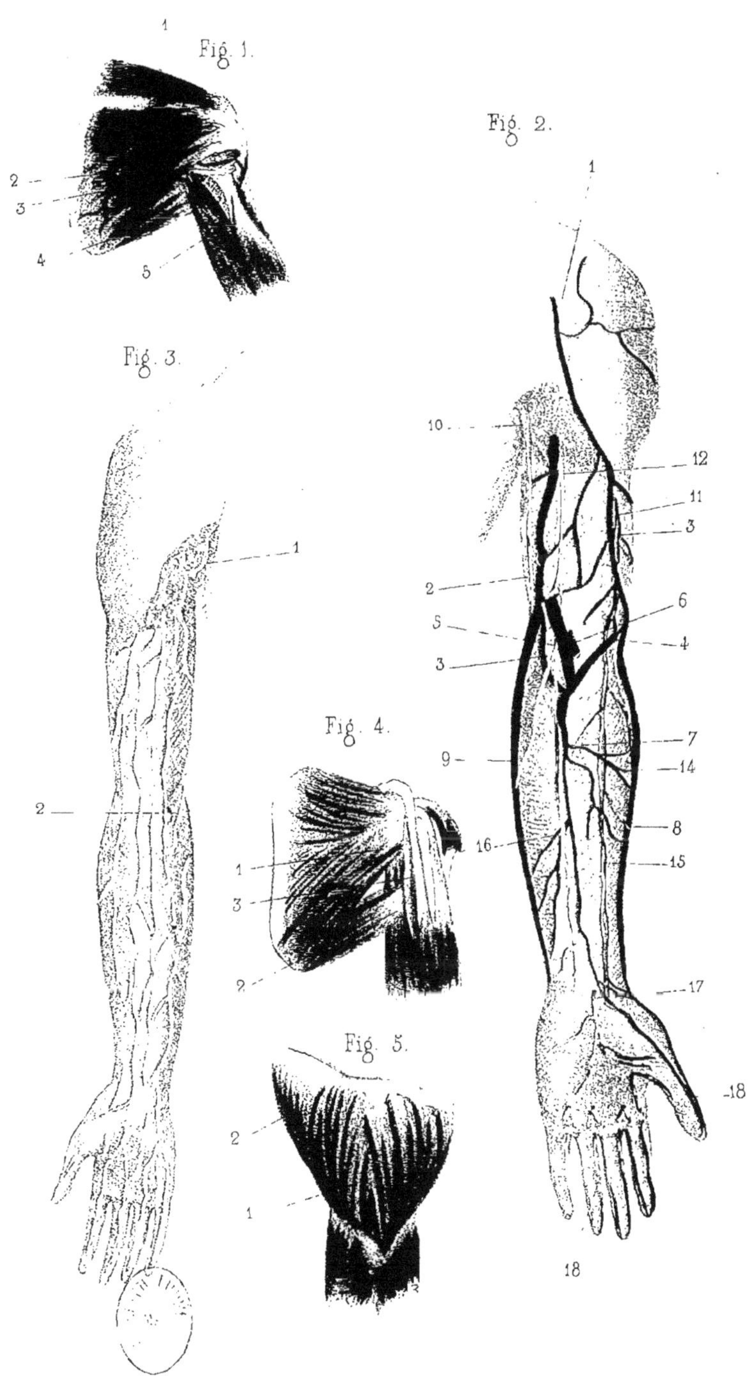

J. D. de Rauber del. Lith. Buquet frères, Paris Arnoul lith.

PL. XXII.

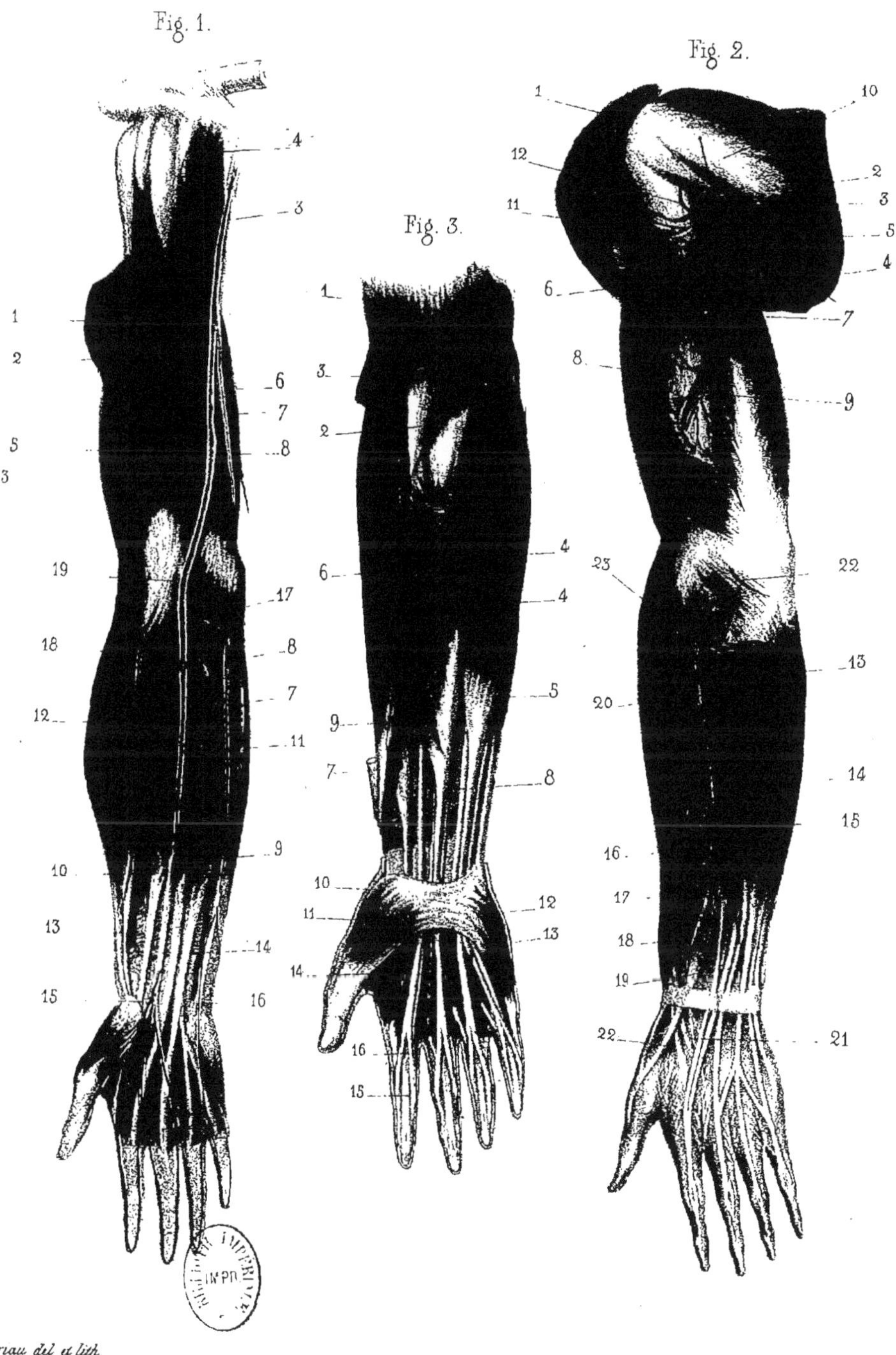

T. Barrau del. et lith.

Lith. Becquet frères.

PL. XXIII.

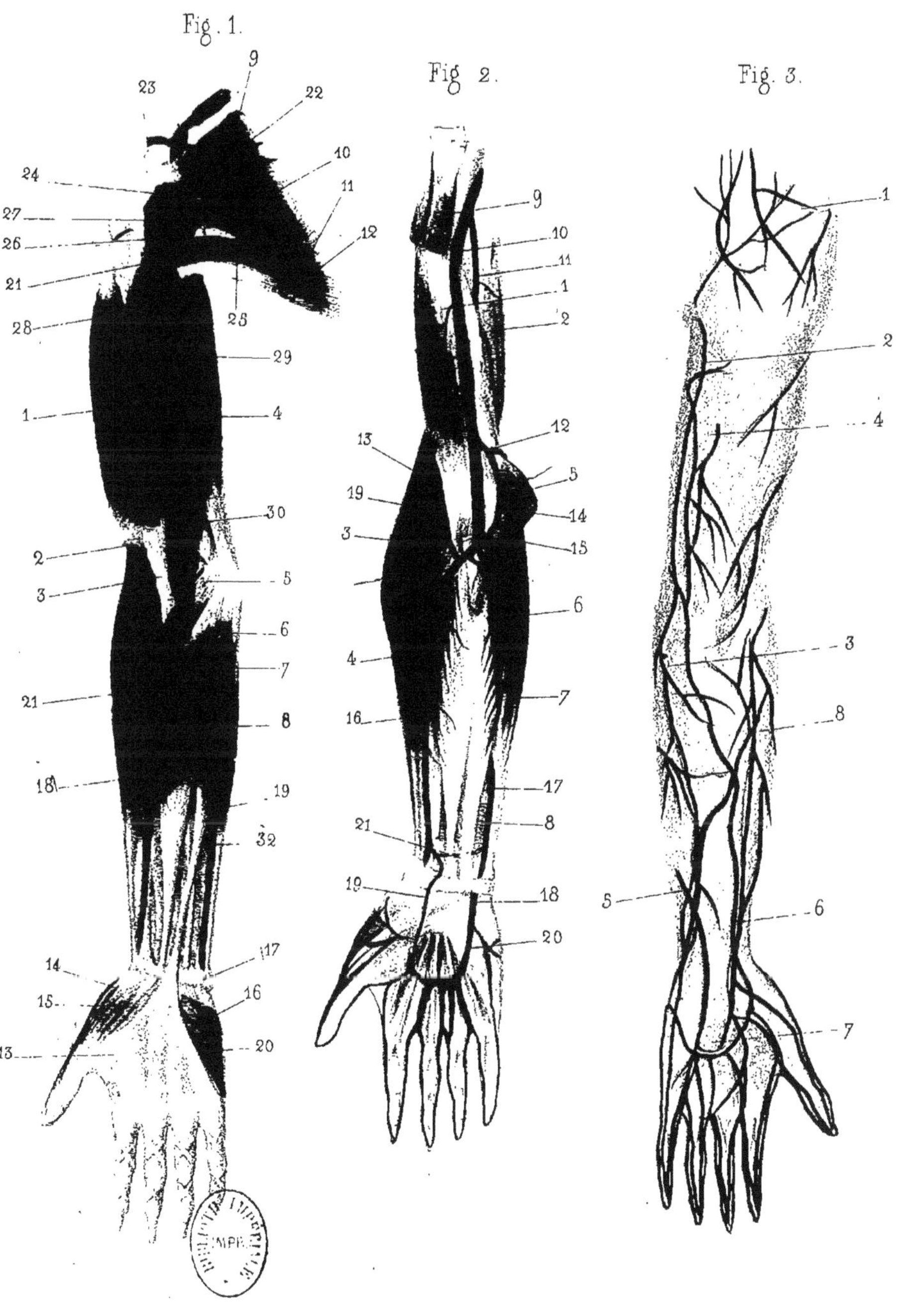

J. Bariau del et lith.

Lith. Becquet frères.

PL. XXIV.

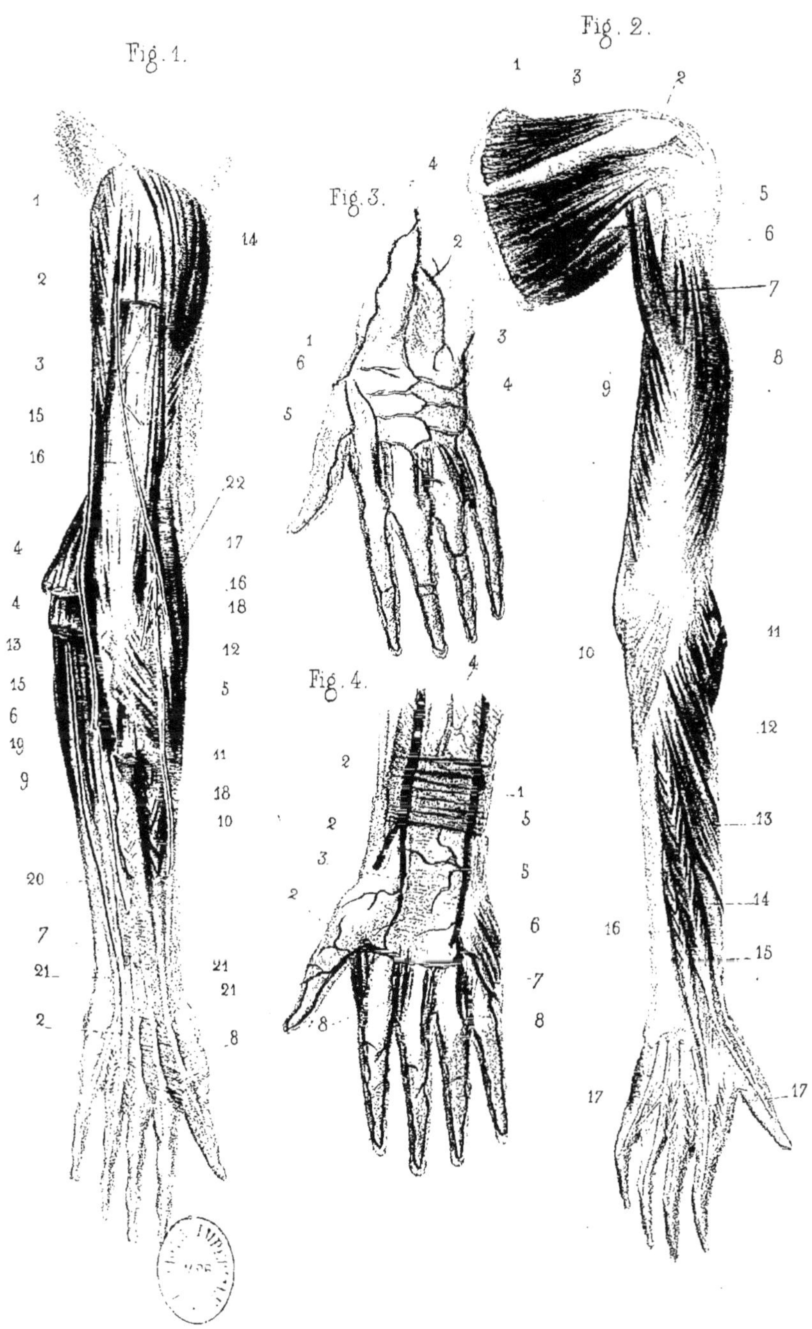

J. Bariau, del et lith

Lith. Becquet frères.

PL. XXV.

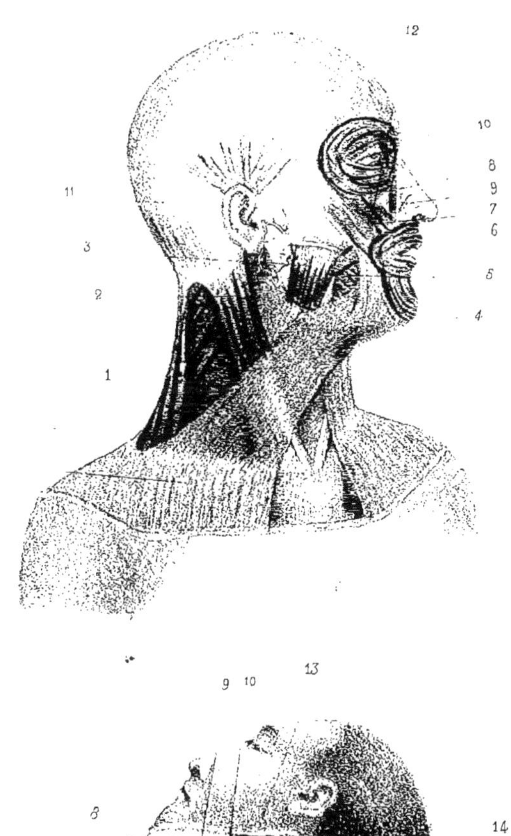

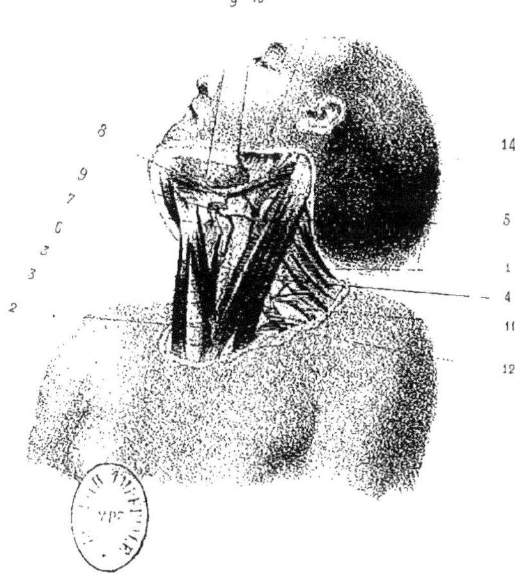

J. B. de Rouber del. | Lith. Becquet frères Paris | Arnoud lith.

PL. XXVI.

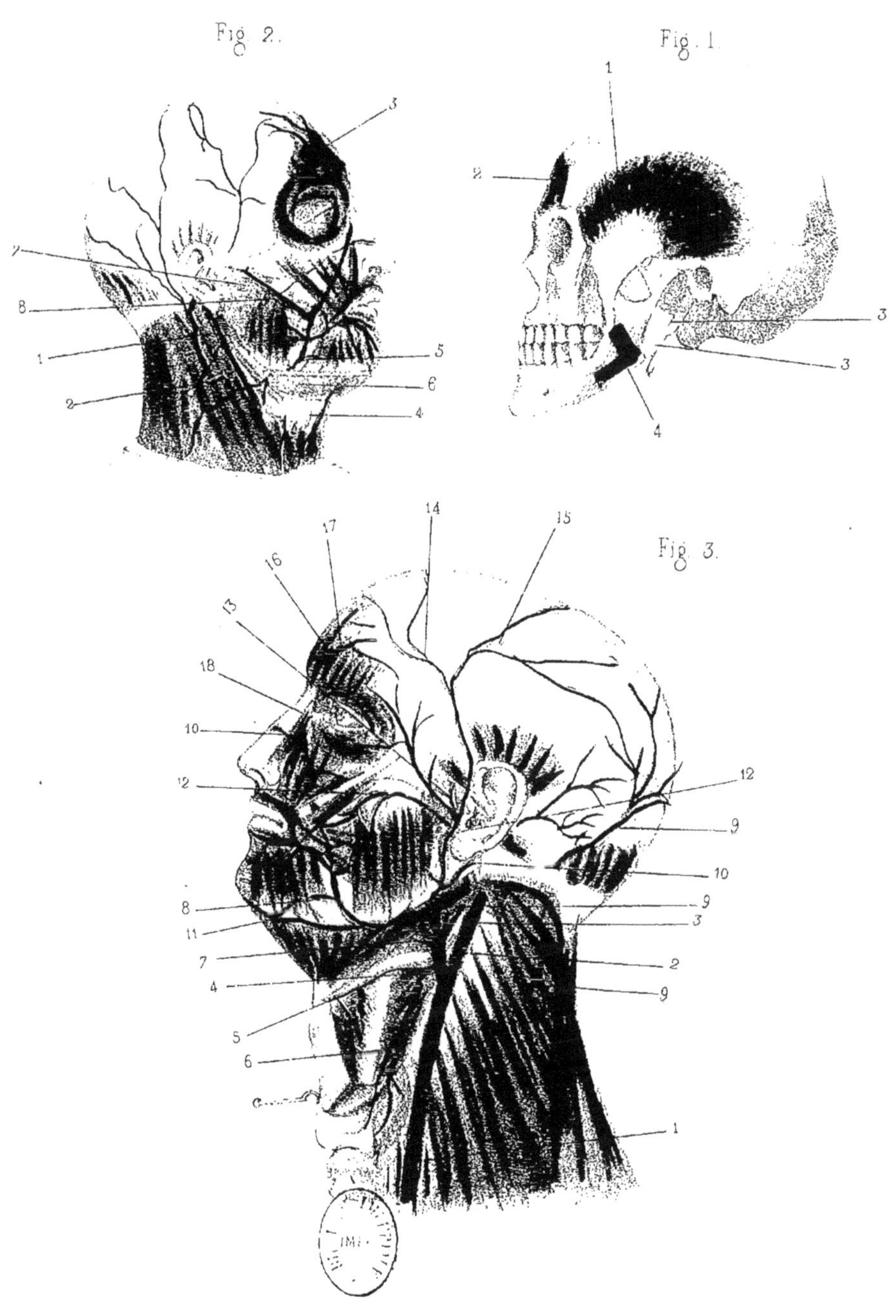

J. D. de Rauber del. Lith. Becquet frères, Paris. Arnoul lith.

PL. XXVII

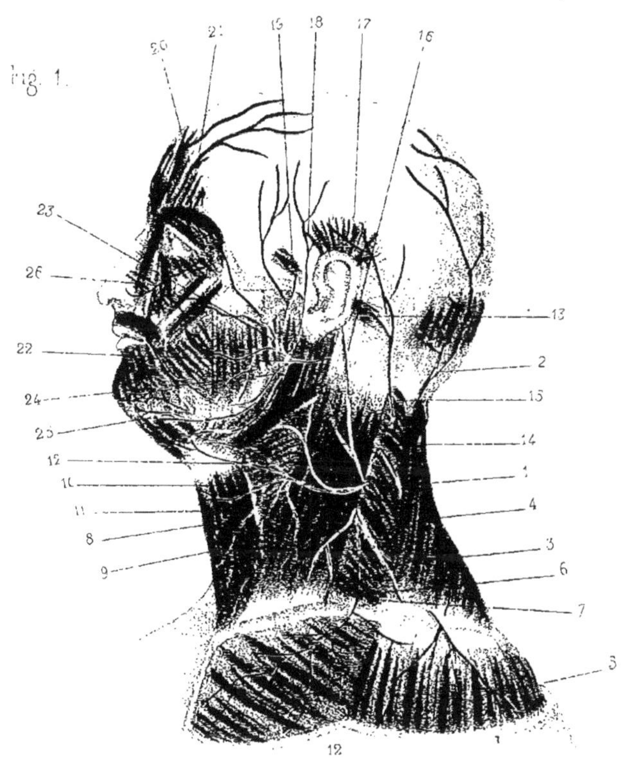

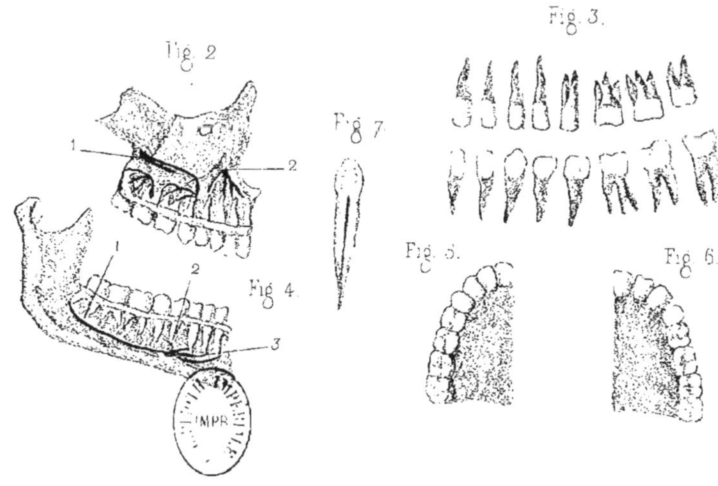

de Renter del. Lith. Becquet frères Paris Arnoul lith.

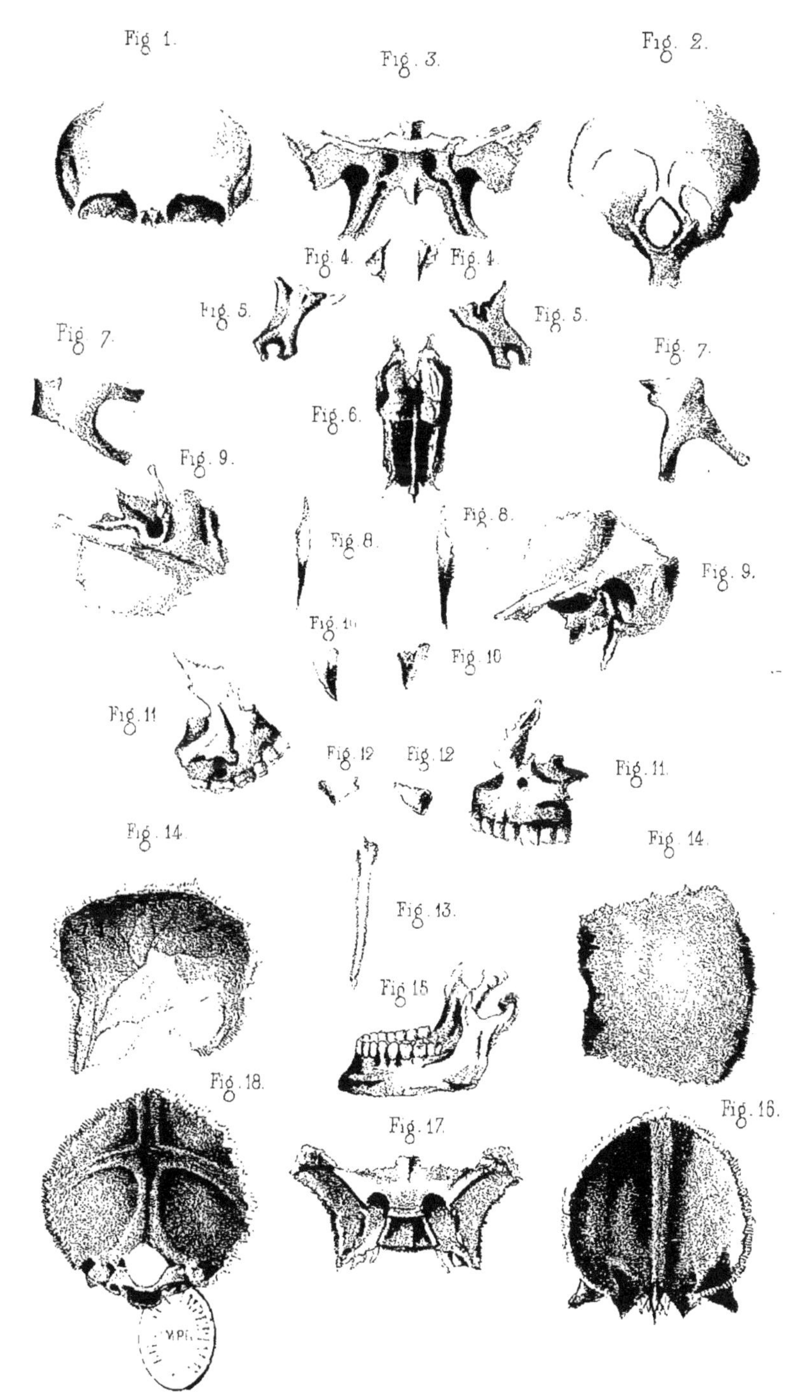

J. D. de Rauber. del. Lith. Bequet frères, Paris Arnoul lith.

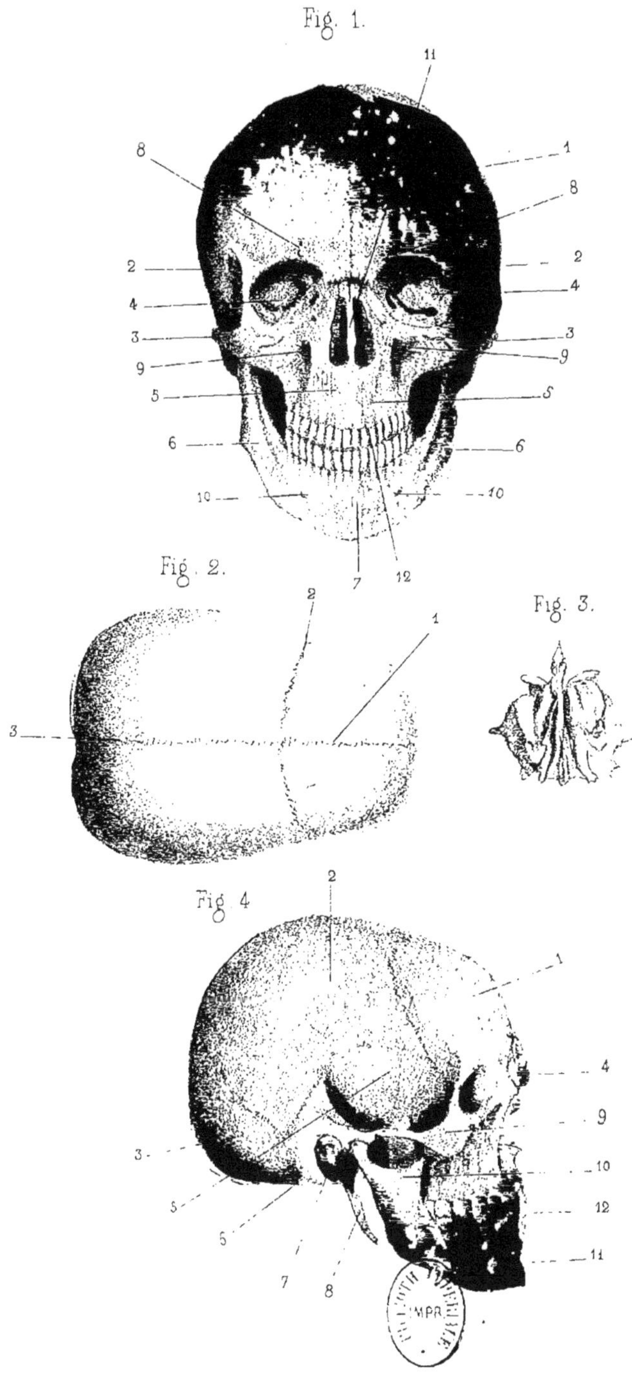

J D de Raube, del. — Lith. Becquet frères, Paris. — Arnoul lith.

PL. XXX.

Fig. 1.

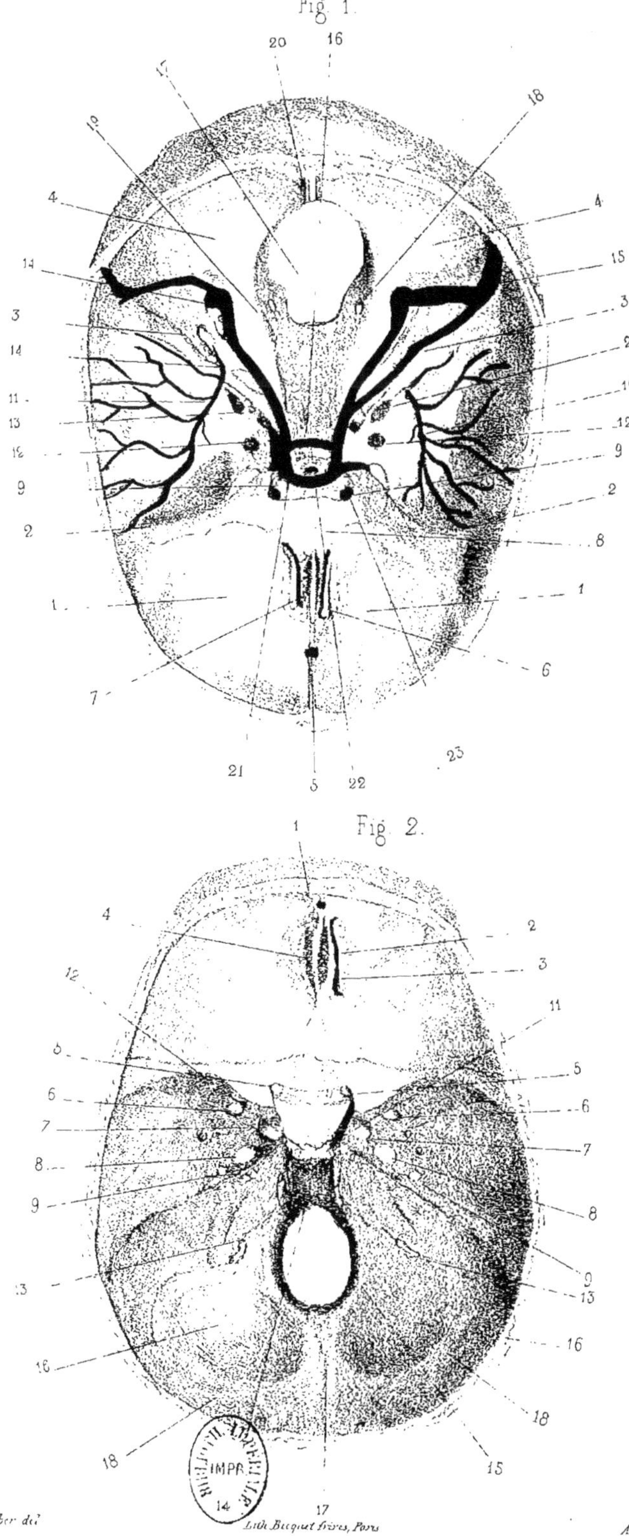

Fig. 2.

J. D. de Rauber del.

Lith. Becquet frères, Paris

Arnoul lith.

www.ingramcontent.com/pod-product-compliance
Ingram Content Group UK Ltd.
Pitfield, Milton Keynes, MK11 3LW, UK
UKHW020308200726
13857UKWH00001B/118